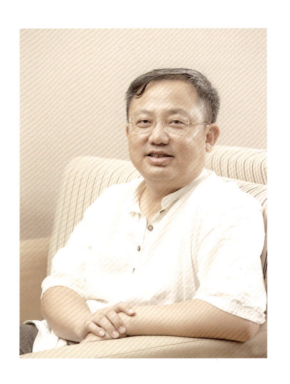

杜嚣，浙江天景生公益基金会发起人，天首达脑科学研究所所长

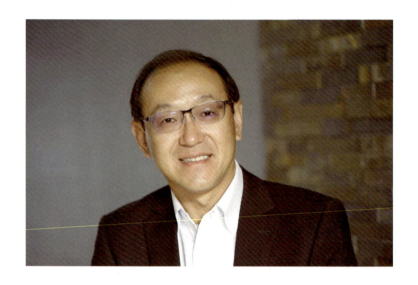

薛史地夫（Steve A. Xue），整合医学专家，美国波特兰州立大学终身教授

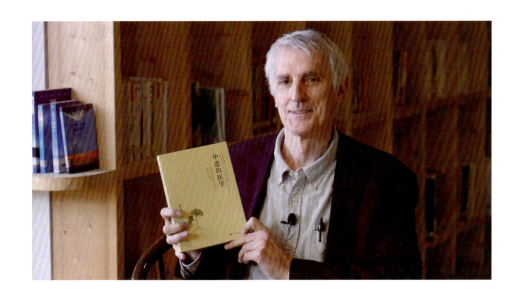

丹·肯纳（Dan Kenner），美国自然医学专家，加州针灸与整合医学院研究主任

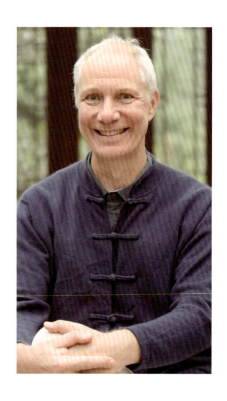

付海呐(Heiner Fruehauf.),德国汉学家,美国国立自然医科大学经典中医学院创院院长

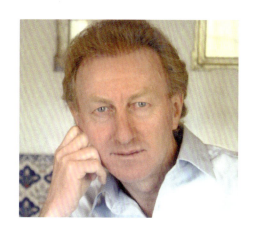

卢克·德善普（Luc de Schepper）
美国医生，复兴和疗医学研究院创院院长

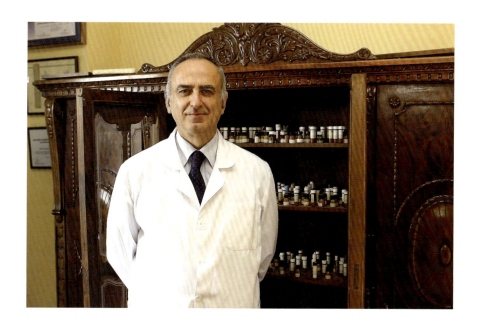

卡莱斯·文森（Carles Vicens），西班牙和疗医师，世界和疗医生学会（LMHI）前主席

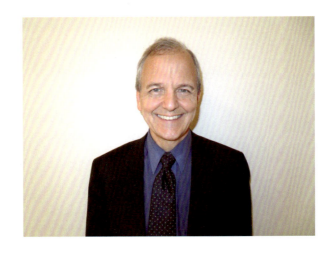

罗伯特·蒂尔（Robert Thiel），美国全球新营养创始人

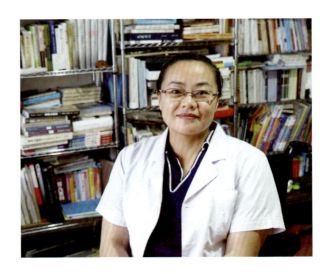

杨环，南京中医药大学博士

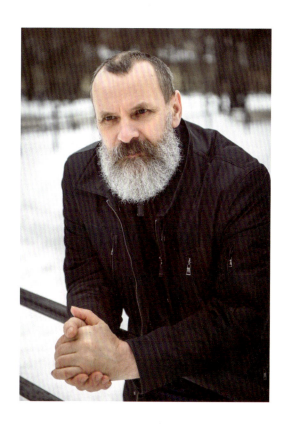

瑟给·菲多托夫（Sergey Feldotov），俄罗斯物理学家，脉诊学院创始人

致力于中国人的心灵成长与文化重建

立 品 图 书·自觉·觉他
www.tobebooks.net
出 品

INTEGRAL MEDICINE AND REHABILITATION

整体医学与美好生活

# 整合医学与康复

薛史地夫 /编著　　王一珂 /译

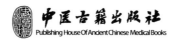
中医古籍出版社
Publishing House Of Ancient Chinese Medical Books

图书在版编目（CIP）数据

整合医学与康复/薛史地夫编著；王一珂译．－北京：中医古籍出版社，2018.6

ISBN 978-7-5152-1578-5

Ⅰ．①整… Ⅱ．①薛… ②王… Ⅲ．①康复医学 Ⅳ．① R49

中国版本图书馆 CIP 数据核字（2017）第 238440 号

## 整合医学与康复

薛史地夫　编著

王一珂　译

| | |
|---|---|
| 责任编辑 | 刘从明 |
| 封面设计 | 尚上文化 |
| 出版发行 | 中医古籍出版社 |
| 社　　址 | 北京东直门内南小街 16 号（100700） |
| 电　　话 | 010-64089446（总编室）　010-64002949（发行部） |
| 网　　址 | www.zhongyiguji.com.cn |
| 印　　刷 | 三河市华晨印务有限公司 |
| 开　　本 | 787 毫米 ×960 毫米　1/16 |
| 印　　张 | 32.25（含彩插 0.5 印张） |
| 字　　数 | 438 千字 |
| 版　　次 | 2018 年 6 月第 1 版　2018 年 6 月第 1 次印刷 |
| 标准书号 | ISBN 978-7-5152-1578-5 |
| 定　　价 | 148.00 元 |

献给我的母亲黄碧玉，
她引导我超越常规的思考范式，
进而觉悟到人类真正的生命潜能。

# 目录

序一　整体医学与美好生活……………………………………………………1

序二　整体的医学与完整的人生……………………………………………7

致谢………………………………………………………………………………19

前言………………………………………………………………………………21

第一章　治疗与疗愈：整合医学该整合什么………………………………………1
　　一、医学和疗愈在西方的演变历程…………………………………2
　　二、新千年医疗和医护的可持续发展………………………………8
　　三、美国和其他西方国家　补充和替代医学的新浪潮……………12
　　四、在康复治疗中采用补充和替代医学的可行性和临床有效性……17

五、整体医学和康复治疗：医学领域的未来.................22
　　六、结语.................26

**第二章 综合型与分析型的思维模式：存在于医学和疗愈中的认知偏好**.................31
　　一、引言.................32
　　二、两种认知偏好.................33
　　三、现代医学和传统疗愈的区别.................45

**第三章 走近古老科学"经典中医"的核心理念和历史背景**.................57
　　一、"绝对科学"所遭遇的窘境.................58
　　二、"传统中医"的科学体系、历史背景和创立经过.................60
　　三、从"经典中医"一窥古老医药科学的基础概念.................82
　　四、中国意象科学的基本要素.................104

**第四章 经典和疗医学：融合身、心、灵的整体医学**.................145
　　一、和疗医学：整体医学体系.................146
　　二、塞缪尔·哈内曼——和疗医学的创始人.................148
　　三、和疗医学的法则与原理.................153

四、药剂的药力和剂量..................................................................165

　　五、和疗医学的诊断方法：发现症状的重要性..............................174

　　六、遗传因素或遗传易感体质：解开遗传之谜..............................184

　　七、和疗医学的临床有效性..........................................................188

第五章　藏医学、中医学与和疗医学的比较..................................................217

　　一、藏医学、中医学与和疗医学的理论基础与历史......................218

　　二、藏医学、中医学与和疗医学的病因与病理..............................230

　　三、饮食、行为与疾病疗愈..........................................................233

　　四、藏医学、中医学与和疗医学的诊断方法..................................236

　　五、藏医学、中医学与和疗医学的药物与治疗..............................243

　　六、藏医学、中医学与和疗医学的比较总结..................................256

　　七、附录......................................................................................257

第六章　西方自然疗法：药食同源..................................................................259

　　一、简探西方自然疗法之历史......................................................260

　　二、血毒邪症才是导致疾病的原因..............................................272

　　三、导致体虚乏力的原因..............................................................287

四、食物性来源维生素和人工合成（或所谓天然）维生素的区别...303

五、食物性来源矿物质和人工合成（或所谓天然）矿物质的区别...328

第七章 生命的智慧——阿育吠陀医学...355

一、认识阿育吠陀医学...357

二、阿育吠陀的基本原理...360

三、阿育吠陀的诊疗方法...371

四、阿育吠陀的养生防病...380

五、今天的阿育吠陀医学...387

第八章 生命的宇宙机理...391

前言...392

一、物理学中的基本元素：空间及其内容物...393

二、宇宙空间的属性...395

三、以太（Aether）的属性...396

四、以太浓度变化对生物及其生化的影响...400

五、传统中医理论五行元素的起源以及元素每天的周期变化...405

六、经络的振荡变化和六气能量的关系...413

七、五腧穴的正确用法 ........................................................... 419

八、可以用多普勒定律来解释基础元素形成的更多证据 ................. 425

九、萨摩科斯基提出的电解质宏单元 ....................................... 428

**参考文献** ............................................................................. 433

# 序一 整体医学与美好生活

杜嚚（中国杭州 天首达脑科学研究所）

首先，由衷地恭喜薛史地夫教授完成这本迎合时代潮流、富有启发意义的著作。我和薛教授结识于 2015 年的首届未来医学论坛，薛教授是整合医学和另类医学方面的专家，对于他的学术思想我亦早有耳闻。他在两届未来医学论坛上的精彩演讲，也让我们耳目一新。薛教授现在也是我在"天首达脑科学研究所"的同事，我们同为"未来医学论坛"的理事。除了在工作上有频繁的交流外，我们还是和睦的好邻居，一起住在"富川山居图"所描绘的这个富有诗意的地方。

2016 年春，在浙江天景生公益基金会支持下，我们一行人由薛教授引领，去美国完成了十天的访问游学之旅。期间，我们参观了美国的几所自然医科大学，与校长们和自然医学院的专家、教授们讨论和交流了对医学现状与演变的看法，顺便参观了一些整合医学诊所。在这些诊所中，我们看到许多来自不同领域的医疗仪器和设备被广泛使用，具有不同医学哲学和不同医学技巧的医生在协同工作，这些对于我来说都是非常新鲜的经验。这次旅行让我对北美的整合医学与自然医学有了更加直观的认识。对于整合医学我还在不断观察与了解，基于要为薛教授这部国内首次介绍整合医学的著作作序，我只能从宏观的角度来谈谈自己对过去、现在和未来的医学的看法。

"宇宙之眼、人类之眼、工具之眼，哲学思辨引领未来医学"是我为第二届未来医学论坛演讲集的出版而勾勒的纲要，该论文集是谈未来的各种医学流派的融合。未来的医学一定是融合现有医学成就之后的结晶，同时它也应该是认识论的融合、医学哲学的融合。薛教授认为这个观点与本书的要义相互照应，十分契合。盛邀之下，我勉力为之作序，进一步廓清我对现今方兴未艾的"整合医学"和未来医学的期许。

过去的两三百年是人类生活状态变化最大的时期，而该巨变也呈加速的趋势。在过去的一百年里，医疗行业也经历了翻天覆地的变化：第一，医生的人数达到空前的规模；第二，医疗支出在生活中所占比例史无前例；第三，疾病的种类、分类和数量均为历史之最；第四，从国家和社会管理来看，医学问题从来没有这么复杂，医疗带来的社会负担也从来没有这么沉重。

或许许多人从来没有认真地思考过，吃西药和做手术这两种完全不同的治疗手段出现的时间跨度相距至少 2 000 多年。抗生素是 20 世纪 40 年代后才出现的，手术已经被应用了数千年。它们代表着两只不同的"眼睛"，即两个不同的角度看到的东西，所以整合医学第一阶段的工作，可能更像是搜集与归纳；第二阶段，更应该是以疗愈为目的去整合在人类历史上出现过的、代表不同时期的、不同认识论的医学体系，这一阶段的工作无疑是非常艰巨的。

《黄帝内经》说："古圣人之治病也，通于天地之故，究乎性命之源，经络、脏腑、气血、骨脉，洞然如见，然后察其受病之由，用药以驱除而调剂之。其中自有玄机妙悟，不可得而言喻者，盖与造化相维，其义不亦精乎？道小，则有志之士有所不屑为，义精，则无识之徒有所不能窥也。"这三个眼的划分，如果从医生的角度来看:"宇宙之眼"是人类历史上诸多民族都出现过的圣贤的视角。他们是一批能够通天彻地,不但看到宇宙的宏大,同时也看到人体精微构造的特殊人群。"人类之眼"更像是一些医生的视角,诸如历史上有记录的一些名医、药医或代表这类普通的医务工作者的视角。"工具之眼"指的是现代医学工具,例如光、声、电等检测仪器的视角,它们成为了普通人观察和觉知的延伸。而整合医学,正是借助工具对人类的拓展,让普通的医生能够用古代圣人的视角和方法去理解人体和疾病。对于医学而言,治病救人,三个层面的视角都很重要,尤其是代表"宇宙之眼"的观察和觉知在整个治疗过程中更应占有较大的比重。

庄子有句话说:"知天之所为,知人之所为者,至矣。"整合医学的源头,可能是要人们清楚宇宙的由来,或者是人的由来,包括宇宙是怎么应运而生的。

从人类现有的知识经验中,不论你相信哪一种宗教,或者只信奉自然科学,乃至你可以不相信任何宗教,或者也不相信任何科学,只依赖于自己的探索和经验,有一个基本的问题无法避免:人类是谁的孩子?基督教的亚当夏娃,佛教里光音天的来客,亦或是进化论里的猴子,归结起来有一个观点总是避免不了,就是人类是宇宙的孩子。现代社会里人们想当然地认为我们都是地球的孩子,而在现实社会里大家都变成了办公室里的孩子。

一个人的生存状态决定了他身体的物质结构,或者身体的物质状态。一个人的精神生活决定了他的精神状态,或者说是神经系统的存在状态。尝试比较一下一个西部的牛仔和一个办公室文员,他们的生命力的区别显而易见。

我曾经思考过,清初的满洲武士为什么会那么厉害。据说一个满洲武士可以打败 10 个或者几十个当时中原的士兵。当我参观过记述当年历史的一些博物馆后,我就豁然明白了。很显然,在冷兵器时代,面对一个身高 2 米、体重 240 斤,手里可以轻松地舞动 150 斤大刀的硕壮武士,一个普通种地的汉族士兵远远不是他的对手,因为每一个女真族的武士都是极寒地带的猎人。而看一下现在的满族人，大部分身高应该都在 1.7～1.8 米之间，体重也应该是相应的一百二三十斤，其力量也是平平常常的。

神智的问题因为看不见摸不着，所以一般都脱离了我们的讨论，但这是一个很重要的话题。比如说，我们住的房子的高度不会让任何一个人直接顶到天花板。理论上来讲，我们的身体达到 2 米就够了，或者说有些人身高高一点，有些人低一点，现在也出了一些这样不超过 2 米高的微型公寓，但是当你真正在一个贴着头的地方生活的时候，你是很不舒服的。为什么？它给你身体留下了空间，但它没给你的神志留下空间，而那个神志无疑也是一种物质的存在。

现代人太强调看得见摸得着的事情，眼见为实。从一个草原上的牛仔转变成一个办公室里的职员，现代社会里人们生活的空间变得狭小。如果你的生活进一步收缩，你会被困扰在一个狭隘的空间里。我们神志所需要的空间可以浩瀚如宇宙、宽广如地球，也可以是一个 9 平方的小房子。医生角色演变的情形也很相似：历史初期的医生是那种活泼泼的、能够解决很多问题的、可以治愈肉体疾患、可以沟通神志障碍的圣贤之人，他甚至就是一个可以通天彻地的氏族里的巫师。而现代社会的医生，拿着听诊器，手里有了各种各样的工具，坐在机器后面看着患者的化验数据，再写一些药的处方，或者给予某个专业领域的治疗。现代医生神志范围收缩了，或者换一个说法，就是医生被专业化了。

中国古代有一句话：不为良相，则为良医。很多书上的解读都是：做不成丞相就改行去做一名好的医生。这是现代人用自己的心意去揣度古人的心意，真实的情况不是这样的。这句话的本意是说无论做宰相或者良医，他们的背景知识是一样的，都要上知天文、下晓地理、中知人事。如果无缘去做良相，就可以去做个良医。

生活是一种状态，生病也是一种状态。所谓的生病，无非就是患者的这个身体或者神志出现了偏差、矛盾。如果不理解生活的状态，其实就没办法理解矛盾的状态。我认为每一个病患都是一个完整的故事,医生一定要听得懂这个故事。听懂了故事之后,治疗就是一件轻而易举的事。

序言的最后部分,我给大家讲一个很有意思的故事。在给自闭症儿童做治疗的过程中,我开始思考如何在幼儿时期提高孩子的整体免疫力,例如,设计一部机器,让他们从小免于后期可能发生的障碍,如身体的不协调之类的困扰。带着创作的激情与冲动,我从一早就开始画设计草图,思考和设计它的原理,如何顺应地球磁场的分布,如何排布设备电路,如何装载动力系统、传导系统等等。当我一直画到当夜子时,差不多即将完成的时候,眼前豁然呈现出一个摇篮的雏形,这对我的震撼很大。摇篮在古代,不论是东方还是西方,无论是农民,还是马背上的游牧民族,都用它来哺育他们的后代。大道至简,百姓日用而不知,可能是我们小瞧了古人,小瞧了古代人的生活,尤其是忽略了他们还没有被广泛限制的"宇宙之眼"。

所以说,生活才是最重要的,只有美好的生活才能避免疾病。无论是整合医学还是任何未来其他形态的医学,其目的和目标一定是美好的生活。

# 序二 整体的医学与完整的人生

恩里科·梅尔森（Enrico Melson）
美国加州比佛利山庄 整体医学研究所

我细细读着薛史地夫教授编著的这本《整合医学与康复》，并从语言学的角度对其进行剖析，这使我产生了一些有启发的想法和一个激动人心的结论。

整体医学中的"整体"的英文为 Holistic/Holism，英文词义为：

1. 整体论（即必须分析整个思想体系，而非仅考虑其单个的组成部分）。
2. 整体观念（治病不能只考量身体症状，而应全面考量个人的身体、思想和社交状况）。

"康复"的英文为 Rehabilitation，英文词义为：

1. 康复性训练、治疗或其他帮助，使患者（如遭受严重损伤或疾病的患者、瘾君子）能够恢复健康和积极的生活。

2. 恢复某人之前的职位、地位、权利和特权、影响或良好的声誉。

"永续"的英文为Sustainable，英文词义为：

1. 可以持续的。
2. 合理开采自然资源，不破坏该地区的生态平衡。

疗愈体系中的"体系"的英文为system，英文词义为：

1. 将相关元素组合成为复杂的整体。
2. 成体系的思想或理论，如用于分类或形成政府、宗教。
3. 为实现某目标的一个方法或一系列流程。

受到上述词语的含义以及本书之后章节的启发，我惊喜地发现，当我们说到"整体医学：最佳的疗愈传统……"时，其实可以用"全球性的＋整体性的＋医学"来对其进行描述。由于本书是为21世纪所写，因此书中所介绍的是一个面向未来的疗愈体系。鉴于全球化是人类社会的主导发展趋势，因而一个能够长期可持续发展的疗愈医学体系，必定是一个以全球化为导向的体系。

"整体医学"（Integral）是一个与"整体观"相关的新概念。首先，近年来（尤其是在西方）人们比以往更热衷于将医疗机构和诊疗系统的多种治疗方法统称为"整合医学"。"整合医学"一词是指为患者提供的一系列互为补充的健康和医疗服务，根据患者的实际需要，这些医疗服务会有不同程度的协作、先后和主次。对抗医学的医疗人员越来越愿意根据既定的整体治疗方案，与其他非对抗医学的医疗人员共同协作。但总体而言，对抗医学的医生们仍然是"国中之王",即他们仍然是治疗方案的主导者。如今美国的整合医学治疗方法通常包含：对抗医学（社区医疗+/-急诊医疗）；东方医学（中医、针灸、本草等）、身体治疗（按摩、运动理疗）、自然医学、营养学、和疗、印度医学、脊柱推拿疗法、康复医学（物理疗法、作业疗法）、身心医学（心理学、催眠疗法、身心语言程序学、能量心理学），生物能量（气功、太极、上光灵气、合一点化）、生命指导等。这些疗法在临床手段的范围、可被系统整合的广度以及可处理的疾病类型和严重程度等方面都大不相同。然而它们所具有的共同点都是由多种并存的医疗服务汇集/组合而成的，但却未必经过真正的重新组合，以成为更好、更统一的健康理念和对于传统的融合。一言以蔽之，它们都普遍欠缺一个能起到元系统作用的思维范式和治疗方法。如果我们以餐厅来作比方的话，它们通常都像是周末"让你吃到饱"的自助早茶：有着琳琅满目的食物（医疗服务）选择，可是却并没有进行真正的统合，以实现营养的最优化。而且，对抗医学的思维范式往往占据核心位置（就像在餐厅里，你必须先点牛排和鸡蛋，然后才能选择菜单上的其他菜品）。

"整体医学"代表着一个超越上述"整合医学"模式的本质性转变。整体医学所具有的一些关键性区别，标志着思维范式的又一次进化。虽然整合医学模式在现在的环境之下更为普遍，人们对整体模式的医学与健康体系所知甚少，但它显然可以被看作在整合医学模式之上的进步，并将作为全新的思维范式，成为"整体观"的真正代表。整体模式是人类所有体系的未来，能适用于任何有组织的人类活动领域。那么，整体医学究竟具有哪些关键性不同呢？

- **各个医学体系平等共处**。对抗医学体系不再理所当然地在对于患者的评估和治疗中占据首要位置。整体医学所提供的医疗服务和医学体系，以和谐、顺畅的原则为前提，在患者所处环境之中的可供选择的多种不同医学传统和思维范式中，决定社区医疗、急诊、住院治疗的就医过程以及各医学传统之间相互协作和具体施予治疗的优先选择。

- 整体医学的医者精通多种疗愈和医疗服务方法。仅仅为患者开出一长列各自为营的、互不相干的医学专家名单，即使这些专家对于自家的医学原理和治疗艺术都谙熟于心、技艺纯熟，那也是不足够的。在整体医学体系中，每一位医者都通晓数门疗愈体系。整体医学的医者拥有自身主要的专业领域，并持续精进地学习他们所遇到的其他疗愈体系的基础理论和哲学思想。最终，整体医学的医者会与新兴的多层面医学视角更和谐一致，并扩展可处理的临床情况和疾患。

- 能够对所有医学体系起到整体统摄作用的"元思维范式"。标志着开始进入整体思维范式的巨大转变就是统一融合或万物归一的过程，通过此过程将所有的医学体系和治疗原则归纳在一个真正整体观的超级体系之下的和谐汇集。这一过程是持续进行的、有机的、向前演化的。身处完整环境内所产生的内在体验，以及往往以碎片化的、割裂的、简化论的方式，持续提供数据、情境、体验的外界环境，都会给予我们新的信息和情境，而这些新的信息和情境仍然需要被整合在完整环境中。由于完整性学习和将自身医术磨炼至炉火纯青的程度，都要求具有全方位接收和处理信息的态度、持续不断的学习和经验扩充，以及分形和回归整体的学习过程，因此这对于采用完整思维范式的医者而言是一个巨大的挑战。

- 整体医学的医者对于存在的感受产生根本转变。我们可以用以下这句格言来表述整体思维范式和其他主流的思维范式之间最根本的不同：要从事整体医学，其人自身必须具有整体性思想。随着我们对于某一个整体系的架构和内容的理解越来越深厚，我们会体验到整体性的思考、感受、推理、直觉、创造、交流、互动、施予的治疗过程。我们会在意识和存在的层面经历一次个体转变——最初是细微的，之后将会是根本性的。我们看待世界的方式将发生变化，我们关爱他人的能力会显著提高。我们会以参与者和观察者的身份，在不同的情境中出入自如。亲密无间对于所有的人际交往都至为重要，这要求我们必须完全活在当下。自始至终，我们希望能够准确并清晰地呈现、分享、合作和服务，完美无缺的人格是个体每天的追求（以及能够不断达到此一状态）。

对于新一代具有整体观理念的康复医疗人员而言，以上这些关键性不同究竟有何意义呢？首先，任何接受康复治疗的患者，其实是经历了不同程度的身心重新整合。彻底的康复治疗是对于个体存在的整体进行重建——包括精神、意识、能量、思想、情绪、身体、生活环境、所处时代。这远超过了简而化之的生物——力学和心理——情绪的判定标准所能监测和调节的范围。可以说，21世纪整体医学的医者是全人疗愈的中流砥柱，完整融合了意识、人生方向和生命活动。

其次，如同生存竞争在动物族群中愈演愈烈的情形一样，有着数百年甚至数千年历史的传统疗愈体系也正在濒临灭绝。因此，对于文化的保护必须包含保护各民族当地的医疗体系。疗愈体系与艺术、语言、科学和宗教传统一样，对于任何文化都是不可分割和至关重要的关键性内容。例如，享誉全球的经典中医和传统中医以其惊人的疗效而受到广泛好评。可是尽管传统中医遍布全球（这尤其要感谢中国政府积极推广传统中医的政策，并为全球许多国家提供传统中医的医者），但它也面临和其他所有的传统医学体系同样的危机。如同在本书后文（第三章）中所写到的，传统中医是经典中医的分支，它是由于错综复杂的社会政治、历史和实际情况等因素而促发的转变。可是即使在中国，在政治、经济、现代化和意识形态的影响之下，也出现了"要从中国的医疗体系中去除传统中医"这样的危险呼声。无论我们如何推广传统中医，如果我们没有采取行动来帮助传统、本地的中医体系进行整合、全球化、电脑化和现代化，它仍然会走向灭亡。

再次，在康复治疗中采用整体观的思想，完整的康复治疗要求对患者进行重新教育。更多传统的"康复治疗师"只是简单地尝试替换被患者遗忘的或错误的知识内容,以此希望将患者绝大部分的功能水平和生命质量恢复到病前、受伤前的程度。而 21 世纪的康复医学医者还必须关注全新的学习过程,意识、思想和行为的架构,以及甚至超越患者病前状态的更高水平的感受、认知和功能运作能力。因此,前沿康复医学的再教育范式必须是整体教育。以下,我将综述与此再教育方式相关的一些关键性要素。

### 1. 有关全人的教育

生活贫困的人们通常会遭遇一系列足以影响他们生活和健康质量的学习障碍。缺乏健康的食物、医疗服务、安全和公共卫生设施,都会对个体的学习和发展能力造成严重影响。此外,生活在高犯罪率地区的人由于长期处于高度精神压力之下,因此可能会对自身的精神健康产生负面的影响。然而,以上这些因素以及其他学习障碍却日渐普遍,甚至连社会主流或大众也遭受到了反学术、反应用知识的反文化危机和不健康生活方式的冲击。

为了应对这些学习障碍,康复治疗的环境必须和与健康、咨询、营养相关的公共社会服务相连接,并在这些社会服务的设计和运作之中加入全人的概念。另外,学校的课程设计必须要能够体现身心健康、身心安乐和学习之间的关联。在所有的学习过程中,都必须完全认可身心灵之间的关联,必须出现完整的觉知范式。

### 2. 面向发展的教育

除了经济困难,患者和社群还可能在经济情况本身已不构成主要问题的情况下,面临其他形式的贫穷和匮乏。为身处充满挑战的环境之中的个体所服务的教育,必须能够提供如何解决本地区问题以及创造经济机遇和社会发展的指导性意见。如果忽略这些现实问题,教育就有可能与受教育者的需求脱节,无法帮助他们建立为达到出类拔萃和成功疗愈所必需的学习动力。

为了增加教育与社会服务和社群的关联性，院校可以采用基于解决问题为主导的课程设计，在课程中以会对患者和学生的生活造成影响的挑战作为学习的基础。教授经济的可持续性，是完整的、可持续的康复医学的整体观的重要组成方面。最成功的小企业都是有赖于创始人的能力和天赋，并解决了某个当前无法得到满足的需求，比如幼教机构、洗衣服务、高端有机农业等。仅在美国，每年就有上亿的资金被用于康复教育，其中绝大部分的教育形式都是帮助由于意外受伤、疾病、经济困难、市场行业转变和科技取代人力等原因而丧失劳动力的人们恢复工作技能。然而，这其中绝大多数都只是为当前创造出些许工作机会的权宜之计，而非基于更大发展目标和更高层次的人类和社会考量。

### 3. 增强自主权的教育

健康和康复教育还必须抵制特定人群的边缘化和愈演愈烈的权利剥夺。为实现此目标，教育必须致力于培养对于个体在人类社会和历史中所扮演的角色，具有思辨性和完整性的觉知力。它必须扎根于充分肯定所有人类皆具有权利的人类价值观、宇宙观和哲学思想，它必须揭示社会力量和各种利益集团对于社会决定和人类历史所起的巨大决定作用。

能够有效增强自主权的教育还必须关注应如何将知识运用于真实的世界，这不仅增加经济收益，还深化推动所有人类的发展。其他问题，例如不断恶化的环境或生态危机等也正在危害着人类生活的希望和意义。因此教育还必须通过从非地区性的，甚至是全球性的范围来解决集体性的问题以缓解焦虑。

在个体患者层面，增强自主权表现为越来越多地感受到自我价值、自我关爱，对于社群和更大范围的生态环境所具有的重要性，以及尤为重要的是重新将自我的身份定为疗愈者。

### 4. 成为地球公民的教育

我们身处的世界正处于科技、经济、人口和生态环境飞速的巨变之中。这其中的许多变化归功于全球化的进程——想法、货物乃至人口都不断跨越边界，使得传统意义上的政治界线越来越无关紧要。身处这些变化之下，当今的学习者必须对周遭所发生的一切有着更清晰的认知。他们还必须勇于接触新科技，由此发展出能够使自身参与到全球经济之中的能力和才干。"等待被告知的旁观者"或"观光客"式的学习模式已不足以作为国际性、全球性意识的知识基础。全球人类的不断整合最终会产生地球村，在此之中的行动和影响将愈加无法和传统地区以及人类族群分割。相反，只会产生更深、更大范围的关联和结果。因此新的教育确有责任将我们的身份定为同一个地球村中的公民。

在个体层面，这也可以被解释为帮助加快个体意识成长和演变的康复和教育过程。在肯·威尔伯博士（Dr Ken Wilber）通过完整运作体系的思维范式所阐述的第三层次意识中写道，个体会在全球性的范围之上发展出进步性的视角和真正发自内心的关怀（例如，普世人权、敬佑所有生命、博爱价值观、尚智、发现万物之和谐与美、天地一体为仁、全球生态等）。伴随全球性的环境担忧和恐惧以及"绿色革命"更为人们所熟知，在当前正接受小学教育的新一代，正越来越多出现第三层次意识。对于康复医学而言，第三层次意识可以被诠释为发自内心的关切，以及希望通过疗愈向前进步，这样个体才能为了回馈在疗愈的服务和过程中所受到的奇迹和祝福，而为社群做出贡献。在第三层次意识之中充满了感恩和为他人服务的意识。

### 5. 培养天才的教育

一直以来，传统的教育方式都被诟病，即限制和制约了个体的智慧和学习能力。整体教育将对这些过时的教育思维范式发起挑战。我们必须跨越简化论思想，将主要的学习方式"等同于"某种特定的课程内容和互动形式，而在课程设计和实际教学过程中推进多种学习方式。只有首先明确所有个体都具有众多天赋和潜能，由此才能开启多才多艺的觉知和学习状态。教育的任务正是培养这些天赋和潜能，并展示如何将它们应用于日常生活，同时推动对于能力扩展的持续渴望。如果希望在教育所设定的范围内能够不断地获取知识和技能，就必须在个体生活的各个方面都鼓励进行这种不断扩展的、归纳性整合的学习方式。通过此学习过程中的总结和协同学习，将创造出"深化现有知识"的全新体验，并催化出其他的思想、经验和创造渠道。

新一代的完整康复医学工作人员必须拥有能够获知、催化、培养深埋在每一位患者中的独特天赋能力的手段，并将这些手段应用于康复治疗的过程之中。由此，每一次治疗都会在"相信我，你一定能做到"的前提和告知之下，进入患者更深和更广的能力层面。

### 6. 获得觉悟的教育

在西方的文化和教学法传统中，可能并不包含"开悟"这一概念，更不会将开悟作为一个可达到的状态，更不可能认为开悟是一个可持续的状态。然而自我实现、更高的觉知，扩展的意识、直觉、创造、自我接纳、调和意识或身体或情绪、个体与环境和谐相处，这些具有代表性的概念本身对于西方的思维范式却并不陌生。这些概念可以成为被传授的并且可以达到的自我发展状态，以及课程设计内容。这些教育目标可能包括：增强对自我和身心安乐的感受；了解自我是造成个体快乐和痛苦的原因；为持续的自我发展获得技能；对于如何引导生命中出现的种种挑战和机遇有着更好的清晰认识/辨别能力；对于自我相对于个人、社会和生态环境的身份与目标有着更平和和更深刻的认识。

作为一位完整觉知力不断得到增强的医者，具有整体观的康复医学工作者，理解疗愈或康复治疗的精髓来自于意识的转变或意识的扩展。这一"开悟"的过程意味着为因疾病、受伤、畸形而只能将生活的独立性和活力降低到最低可能性的患者，不断点亮全新的和更多的生命希望。

**7. 为他人服务的教育**

如今，我们生活在一个必须为彼此提供服务和帮助的时代。全球性危机所引发的，诸如全球变暖、环境污染、能源危机、食物、战争、大规模流行性疾病、磁极转换等的不同问题都促使我们认识到，我们的考虑范围不能再仅仅停留在个人—家庭—社区层面的觉知/考虑/行动。近期出现的思维范式进步，如肯·威尔伯博士所提出的完整运作/全象限、全层次（AQAL）体系以及其他学者的观点，都展现了人类发展和意识从以个人为中心、地区性的，到以群体为中心、随波逐流的，再到全球性、宇宙性的，有指向性的身份认知、考虑、关怀、行动的递进阶段。认识、关怀，甚至催化，这一过程必须成为新时期教育范式所包含的内容。伴随觉知的扩展，责任感也会随之扩展。由此，我们将认识到自身是完整的存在，是具有天赋和灵性的独立自主的、全球性的公民，并激发希望通过服务给予越来越多个人和集体贡献的责任感。服务的范围将从个人、家庭、社群扩展至地区、国家、国际、全球。这一过程并不会刻意强化任何特定的意识形态，而会伴随自发性的、出于希望改善人类生活和我们所处生态环境质量的关爱、承诺和创造的能量之流而极为自然地发生。

将为他人服务的行为整合入康复治疗的过程中，往往会比患者常规所扮演的被隔离的、被动接受关爱和照顾的角色，赋予患者更大的力量、灵感和重新融入社会的效果。为他人服务是全新的学习，是展示康复治疗的有效性和完整性的平台，是生命自身螺旋式上升的过程：给予—接受—给予更多—接受更多，以此类推。

通过整体教育会带来能够向前推进的觉知，会出现能够持续激发上述能量之流、人类经验、扩展的（完整）觉知，以及真正的疗愈的研究和分析方法论。最讽刺和虚伪的说法，莫过于宣称"我知道它是真的，但因为我无法找到方法证明它是真的，所以，我不能说它就是真的"。这是对于自身良知发现的否认。我们必须坚守内在的良知，这样我们才能进步，并使我们的科技朝"合一"发展，而非制造出围陷我们智慧的阻碍和牢狱。我们必须扩展自身对于"合一"与和谐的认识，由此才能源源不断产生新的分析方法论。

约翰尼·塞茨（Johnny Seitz）是一位奇人。由于天生患有自闭症，约翰尼是典型不善与人交往的儿童，他会前后摇晃，用头撞墙或床柱，几乎没有社会性的互动。当时他被诊断为高功能型的经典自闭症。经典自闭症与亚斯伯格症类似，爱因斯坦和达芬奇都被认为可能患有亚斯伯格症。可是约翰尼的"磨难"也恰是老天所赋予的特殊"礼物"。由于他是思维空白和脸盲症患者，也就是说他无法准确解读身边绝大多数人的沟通内容和背后意图。因此，约翰尼发挥自己的智慧，学习如何以极为细致和严谨的方式来阅读他人细微的身体、能量和微小的生物机械运动。他将此方法称为"解读身体的物理学"。成年之后，他成为一位成功的芭蕾舞舞者、职业的哑剧演员（师从著名的马赛尔·马索老师）、训练有素的武术家、顶级大学的客座讲师（包括哈佛大学、普林斯顿大学、纽约大学）、成功的培训师、人生导师，出版了一系列新思维范式的书籍和影像资料，还是一位幸福的丈夫，一位杰出的疗愈师。

约翰尼是具有整体观的康复医学人士的典范。他个人的学习过程（尤其是他的母亲在其幼年时所给予的教育）极大地包含了上述完整教育的七大支柱特点。他运用自己的禀赋创造了被其称为"生物—输入"的完整元系统，由此帮助他对患有如脑溢血（中风）、创伤后应激障碍（伊拉克战争的退伍士兵）、瘾君子、神经-肌肉骨骼损伤，甚至癌症等让有多种残疾状况的康复患者取得令人惊叹的、立竿见影的治疗效果。他还将此元系统应用于许多其他"正常人"身上，帮助他们在身体运动、个人生活以及事业中获得成功表现。

总而言之，整个人类社会都迫切需要对医疗、健康、生命质量和存在的整体和谐进行推动和进步。世界性危机急需全球性的完整医疗系统。多体系/多载体的精神—心理—情绪—身体—社会本质的不平衡，要求 21 世纪的康复医学工作者本身必须是完整系统的实践者，并采用来自真正整体观精神的视角。疗愈系统的可持续性要求帮助患者重获自主，并使患者重新感受到完整个体的存在感，从而使该个体能够由此开始不断向前推进的持续自我疗愈过程。如果自我疗愈没有得到恢复，则不会产生疗愈的可持续性。

我邀请您，亲爱的读者以及疗愈专业的学生，请在阅读本书后续章节的过程中敞开内心，勇于跳出思想和经验的常规舒适区，畅游在本书诸位作者无与伦比的渊博与革命性的文字之中，朝向整体性和完整的人生方向，收获自我存在巨大的成长。

# 致谢

薛史地夫
2017年盛夏于杭州富阳九龙山庄

能够与本书的诸位作者——丹·肯纳博士（Dr. Dan Kenner）、付海呐教授（Professor Heiner Fruehauf）、卢克·德善普博士（Dr. Luc de Schepper）、罗伯特·蒂尔博士（Dr. Robert Thiel）、杨环博士、卡莱斯·阿芒加尔·文森医生（Dr. Carles Amengual Vicens）、王光明医生、瑟给·菲多托夫博士（Dr. Sergey Fedotov）成为挚友并一同合作，完成这本著作，是我本人莫大的荣幸。他们都拥有三个共同的卓越品质：深邃的智慧、道义的担当和高度灵性的觉悟。他们都具有无与伦比的疗愈天赋和关爱之心，他们无疑是现代东西方整体医学复兴运动的学术先锋，他们更是我在追寻疗愈科学与艺术之道上最具启迪性的导师。

我要感谢阿肯色州州立大学、俄亥俄大学、波特兰州立大学和香港大学数百位曾选修过我开设的"整体医学"和"另类医学"课程的学生们；我还要感谢在过去几十年间，众多曾在全美各地参与过我举办的整合医学与康复的各种研讨会和培训班的医疗同道们。他们对于日渐割裂的现行医治体系的担忧，以及他们热切和积极地希望"超越常规"地获得对于疾病、健康和生命的真谛的理解，一直以来是推动我完成本书的最大鼓励。

立品图书的创建人黄明雨先生在我国教育与医疗改革事业中的担当与奉献令人感动，其出版社的柯主编更是最令人愉快和高效的合作伙伴。上海姑娘一珂的卓越翻译功力与效率让人敬佩，我多年的得力助手陈春耀在所有技术上的支持总是周全而及时。吾弟薛仲医生和弟媳红梅在繁忙的工作之外，主动承担了照护年迈父母的重任，给了我充裕的写作时间。中国浙江天景生公益基金会为我提供了理想的科研环境；天首达脑科学研究所创建人杜嚣先生，以广博的华夏生命科学知识和超凡的修炼体证，提升了我对医疗本源的认识。他们为未来新型整体医学与康复在全球范围的普及与推广树立了卓越的典范。

# 前言

薛史地夫
整合医学专家

过去几十年间，生物医学知识在西方获得了级数级别的增长，尤其是在遗传学、分子生物化学、神经系统科学和发育神经生物学领域。根据美国国立卫生研究院的研究报告显示，又有千百种新的疾病被重新归类，主要的医学和科技介入创造了不计其数的全新治疗选择。可是，对于许多患者，尤其是患有慢性和衰退性疾病的患者而言，通过治疗而获得痊愈仍然遥不可及。以美国为例，这些患者对于康复医学专业人员而言意味着不断增加的工作量，并且以前所未有的惊人增长速度消耗着全美超过 3/4 的国家医疗开支，对美国的医疗系统造成严重威胁。不幸的是，这一明显无法持续的医学和康复模式却受到广泛的追随和复制，甚至被许多发展中国家盲目地尊崇为唯一可行的健康"进步"模式。讽刺的是，一些发展中国家，如中国和印度，本身拥有历史传承的卓越疗愈传统，这些传统不仅在生态学和社会学上具有可持续性，而且对于危害现代人的各种慢性和衰退性疾病都具有经得起历史验证的临床有效性。

在西方，尤其是在美国，对于各种类型的补充和替代医学的广泛热潮，标志着人们对于现有医疗体系可持续性的重新认识，以及跨越文化和地理的界限，寻找和整合有效的疗愈手段的日益紧迫感。公众对于补充和替代医学的关注，已经极大改变了西方医学的现况，并对康复医学领域的教育和实践产生直接和深入的影响。本书的主要目的是希望为东西方的健康医疗人员，提供一种全新的、可持续发展的康复医学模式，并且也希望通过对经典中医、阿育吠陀医学、藏医，以及经典和疗这样堪称传统医学典范的医学模式的介绍与比较，使健康医疗人员能够全面理解世界各地整体医学体系的核心价值。

## 一

本书第一章综述了西方自然医学的历史演变过程，并选择相关当代医学文献资料说明基于整体医学观之上的康复医学，对于现代社会盛行的诸多疑难杂症所具有的疗愈有效性，为关注疗愈而非单纯的生物医药式的控制或压制症状的整体性康复医学专业人员提供了启发性的思路。中国读者通过了解和比较西方整体自然医学及其历史演变，可以对弘扬传统中医、融合世界自然医学，获得更多的启发与视角。尤其是在当今世界，"整合医学"在西方炙手可热，如果某位美国家庭医生没有整合医学的再教育文凭，不但他（她）可能会面临患者的流失，在同行中间也会感到缺少底气。在中国医学界，由52名院士、160位校长、1 000名医院院长和8 000名注册医务工作人员，还有著名学者、作家、主持人、明星等过万人所参加的第二届整合医学大会成为了众多媒体所追捧的焦点，但是细心的读者还是会问：整合医学到底要整合什么？该章梳理了西方补充和替代医学的兴起，以及大量不同类型的治疗方法和医学理念，选择性地罗列了补充和替代医学在治疗部分常规医学无法治愈的（例如自闭症、老年痴呆、抑郁症、中风）疑难杂症上的临床疗效。此外，社会医学家发现，世界观、种族背景，甚至性别在对补充与替代医学的选择上具有一定的影响。值得注意的是，虽然美国国家卫生局2006年的报告就表明社会上运用另类与替代疗法已经蔚然成风，人们对一种新颖的疗法趋之若鹜，但是大多数医学院校和民众对根植于这些疗法的完整医学体系仍然缺乏全面的了解。例如，所有美国西医医师只需要参加一个短期培训，就可以使用针灸治病。美国医师协会（AMA）为了区别和其他中医针灸师的区别，成立了一个独立的针灸协会，名字叫"医学针灸学会"（Medical Acupuncture Association）。很显然，这是一个行业的垄断或某种政治动机造成了这种区别。美国的首个"整合医师协会"只对西医医生开放，为了应对这个排他性的整合医学机构，另一个更具包容性的整合医学联盟（AIHM）应运而生。除了主流西医，它也接受中医、和疗医师、脊柱病理师、草药师等所有其他被称为另类与替代医学的专业人才。再例如，西方的和疗医学（Homeopathy）也是一个非常完整的医学体系，但是民众对其认识还停留在治疗感冒、发烧等方面。美国所有的医学院校中，65%以上的医学院校都在开设自然医学、另类医学和替代医学的介绍性课程，但是所有的这类课程一般只有两个学时。其结果就是，当医生和患者们被林林总总的各种疗法（营养素疗法、维生素疗法、饥饿疗法、断食疗法、禅坐疗法、瑜伽疗法、草本疗法等）所包围，而一味地以所谓的"政治正确"的原则把这些种类繁多的疗法一视同仁，放在同一个平台上，更造成了许多困惑和误解。在这些繁杂的、看似表面非常繁荣的对另类医学的追求过程中间，真正的整合或者是完整的医学体系，包括经典中医、吠陀医学、和疗医学、藏医学等，则被彻底地忽略了。

在此期间，美国政府在主导、控制另类医学或者是自然医学的发展中所扮演的角色值得关注。美国在20世纪90年代初由国会授权，在美国国立健康研究院（NIH: National Institute of Health），即全国最大的医学研究和资助机构中成立了一个专门的部门，主要任务是关注和研究除了主流西医之外的其他医学流派。到 1998 年，这个研究机构被提升为"另类与补充医学研究中心"，每年获得的研究经费和其他的 27 个研究中心大致相等。到 2014 年，这个研究中心又重新改名为"美国替代与整合健康中心"（NCCIH: National Center of Complementary and Integral Health）。这个更名耐人寻味。在 20 世纪末，西方医学似乎步入了一种困境。为了摆脱这种困境，诸多的医学名称花样翻新、层出不穷，比如说"循证医学""功能医学""多维医学""能量医学""精准医学"等等。顺应这个潮流，NIH 把这个中心又重新命名，把整合与健康的概念增加进来。这意味着美国的官方机构也认识到了把疾病的医学向健康的医学进行转化的重要性与紧迫性。2017 年，美国的食品与药品管理局（FDA）首次批准了非针对某种癌症的抗癌新药，展示了对抗医学向整体状态医学的探索与转变。而由奥巴马政府所倡导的精准医疗（Precision Medicine）也在不久前被重新定义为全民健康工程。而中国政府在 2018 年初则把中华人民共和国卫生计划委员会更改为国家卫生健康委员会。这无疑是一场整合医学与健康的全民运动，旨在融合所有人共同合作、探讨与解决我们每一个人未来的健康、医疗服务和社会福祉，这个口号与中国 2030 健康纲要如出一辙：普及健康生活、优化健康服务、完善健康保障、建设健康环境、发展健康产业等。显然，该目标的实现，取决于我们是否可以整合古往今来全人类所有文明体系中最优秀的医学思想，例如，对于经典中医的复兴与弘扬，对其他文化中自然医学的融合与借鉴，对各种整体医学观的梳理与甄别等，而这也是本书其他作者们所讨论的核心问题。

## 二

丹·肯纳博士在第二章扼要地介绍了整体观疗愈方式的思维模式和学术根源，他将作为信息处理系统的认知模式对应于大脑两半球的不同功能，跨学科（哲学、宗教、神话、心理学、神学、历史、经济、教育、政府管理、物理、化学、数学和生物与医学）地比较了不同的认知模式的背景与特征。他认为，我们目前对科学的定义只局限在分析型模式（也称为简化论）之内。简化论对事物逐一做分门别类的观察，将宇宙简化为远在"彼处"有待测量和分析的一个对象。分析型模式由于轻视整合性，必须不断地对研究对象进行拆解，该过程必然产生无穷无尽的新学科分支和日益复杂又细化的学科命名，其天然漏洞就是对绝对客观性的坚信。在这个过程中，人类逐渐丧失了对问题的"理解"，从而也降低了解决问题的能力。例如，笔者曾在美国从事过相当一段时间的嗓音病理学的研究，当嗓音声学家在近代创造了测量声带振动的频率差（Jitter）和频峰差（Shimmer）之后，这些非常细致化、机械式测量和描述成为了嗓音科学的金标准。这在该学科界造成了一个非常吊诡的现象，即在一些世界级的嗓音学研讨会中，所有的研究论文宣读者们都在专注于这些数值（异常细微的）机械式描述与测量，而少有人会去谈论如何治疗具体的嗓音障碍。

在客观地展现了整体观手段和分析型或简化论方式，这两种截然不同的疾病诊断和治疗的医学体系所具有的优势和局限的同时，丹·肯纳博士认为所有的康复医疗人员所应扮演的正确角色应该是疗愈者，因为现代疾病多数为身心失调类疾患（psychosomatic disorders），其中绝大多数无法通过以症状为基础的生物医学手段得到有效处理。他在一个简明的表格中罗列了"医学"和"疗愈"的差别，而明晰这些本质上的差别对于我们如何构建整体医学至关重要，因为"疗愈"才是贯穿于世界上所有优秀的整合医学传统中的重要特征。同时，丹·肯纳博士并不排斥医学干预和医生的治疗职责，但是，无论是急诊还是慢性疑难杂症，疗愈始终需要患者的积极参与，并主导疗愈的进程，这和我们在第一章结尾处所倡导的"人人医学"如出一辙。对于中国这些年层出不穷的医闹和医暴事件，明了"医学"和"疗愈"在各个方面的区别也有具体的现实意义。例如，在常规医学中患者的主观陈述一向被认为属于幻想，因为疾病的诊断必须符合某种当前的医学理论，而在这种线性的机械化的理论范式中，患者个体的、主观的、千差万别的"感受"是无法被量化、测量或分析的。中国国内曾有报道指出，在当年所有发生过的医闹/医暴案例中，有相当一部分是发生在一个小的科室——耳鼻喉科。感觉呼吸不畅显然难以让人忍受，但是当各种机械式的气流测量都显示"正常"之时，医生只能将患者的抱怨解释为"无病呻吟"，甚至精神异常。然而，在疗愈传统中，患者的主观陈述永远是治疗的核心，因为治疗的手段不是基于某种流行的理论，而是基于千百年的临床实践。在这种历史实践中，疾病绝非独立的、具有特定名称和特点的实体，而是一系列因人而异的个体状况和诸多因缘的时空聚合，因此，一种疾病就可能有多重病因和多个相异的解决方案。

## 三

第三章的作者展现了作为一个融合了亘古不变的天、地、人法则的疗愈模式——经典中医所建立的哲学基础。作为最古老的疗愈传统之一，经典中医的核心原则对于当代不同领域的康复医学医疗人员重新焕发出勃勃生机。付海呐教授清晰地回顾了"传统中医"的科学体系和历史背景。无论在中国大陆还是在美国，中医院校的毕业生和执业中医师的数量都在不断增加，但这掩盖不了一个事实，中医在现代的发展没能够以改善临床疗效为目的，反而主要受到政治需求和意识形态的支配，继而正在全面地被另一种科学形式——西医所取代。他认为，在汉唐以前的"经典中医"的核心要素是对"道""气""象""形""器"等多维度能量转换和形上与形下的精神贯通，它是基于一种自然哲学，或者基于道教、儒家学说之上的一种整体论方法。它的理念如阴阳、五行、八卦、五运六气、精、气、神等，是基于道家和儒家传统科学的维度，所以医学为道家和儒家母科学的一个分支，它的发展不是依赖于它的继续的分化，而是依赖于它对整体化的把控。被现代化的传统中医基于一种实用主义哲学，它引用的是常规西医的分析还原论方法，它的理念是分析还原论方法，而且它把中医也解释为是现代医学的一个分支，自然而然，这个医学的发展、拓展和延伸就只能在西医的框架之中进行。

付海呐教授对"被现代化的传统中医"（TCM）与"经典中医"（CCM）的详细对比，揭示了现在普遍将"传统中医"的教育和临床治疗以"传统"的名义加以宣传，从而造成海内外误认为"传统中医"就是基于整体观原则的古老东方医疗体系的传承与应用。在美国，TCM正不断向着技术化和高度专业化的方向发展，如很多中医师们开始成立自己的协会，例如疼痛针灸协会，或者是幼儿针灸协会，甚至包括腹泻都有独立的门派，这与整个西方医学的发展也是息息相关的，因为过度的分化被视为一种进步。

TCM视身体为一个物质整体，这就是为什么我们所有的中医院校还在遵循着以现代生物学、解剖学、生理学为模式的这么一种发展模式。TCM只能被称为"身医学"。因为在我们的中医药大学教材中，真正牵扯到心的认识已经越来越少了，而CCM认为身体是一个场，也就是我们称为"身—心—灵"的医学。两者对医生的定位也有着极大的差异。TCM把医生定位于一个熟练的技师，这和西医师的定位是完全一样的。CCM把医生定位于通向神域的一个中介，它扮演着道教中培养直觉知识和儒家格物致知的双重角色，负责连接上下、内外的能量与物质，所以它的内涵是极其丰富的。TCM遵循高度体制化的标准培训，例如中国中医院校中所开展的标准化教育与考核制度蔚然成风，而CCM非常注重个体化的师承，或者对老师的精神或者气质的传承。他们对健康的定义也有极大的差异，TCM就像西医一样，把健康定义为疾病的缺失。当诊断不出病理，患者即是健康之人；CCM对"健康"的定义是：主动提炼身体本质的活动过程，培养生命能量，滋养生命。

从跨文化的视角，以百经之首的《易经》为源头，付教授为读者详尽地展示了CCM这一古老医药科学的重要基础概念。这种承接远古、汇通东西的描述令人耳目一新，极富启发性，于中医药学专业人员和中医爱好者都是难得的启蒙教材。例如，对"天地人和"的中医整体观的概括，他从《道德经》中天地大宇宙——人体小宇宙之间的紧密关联入手，推演至中医的"经典时期"（约公元前500年至公元500年这一千年期间），儒家《礼记》中"对做宇宙的好女儿"的"孝"的精神，以及《月令》一章中描述人类在一年中的每个月及每个季节应该如何和谐安泰地生活。基于这种文化背景，中医将"健康"定义为与宇宙循环完全保持和谐共振的状态，这在《黄帝内经》的开篇"上古天真论"和第二篇"四气调神大论"则做了充分的诠释。这是一种被西方汉学家们称为典型的"中国式宇宙观"的核心，也是儒、道、释三学共同具有的达到人类无限潜能的具体的修为途径，这理应是当今中医药学教育中不可或缺的基础内容。

对于远超现代词汇"能量"所包含的"气"的描述，付海呐教授也采用了一种有异于一般教科书的定义陈述。他内援《吕氏春秋》和《庄子》，将"气"描述为组成生命机体形成的基石，外引西方文化学者，例如人类学家席文（Nathan Sivin）和契克森米哈，将"气"定义为"让事物发生的物质与环境"。他认为，玻姆量子力学的隐缠序和"完整运动"激励了一批欧美工程师和医生，他们将生命机体理解为独特的频率模式而从能量层面对其进行测量，为"气"的理解提供了许多有趣的视角，例如俄罗斯生物学家居尔威池（Gurwitsch），德国生物物理学工程师波普（Popp）和科勒（Kohler），美国医生格伯（Gerber）和贝克尔（Becker），法国水文学专家文森特（Vincent）等。这些观点与学说非常值得中国同道们关注，"他山之石，可以攻玉"，全面而深入地了解、甄别与吸收这些学说的长处，对中医国际化的实现具有显著的现实意义。

该章最引人入胜的一个部分，当属作者对"意象思维"的论述。这是作者集三十多年系统研究为一体的精彩呈现。意象思维的方法论可能是中医思想中最有特色的部分，所有中医独有的概念（阴阳、五行、八卦、寒热、虚实等）都可回溯至意象思维。人类所有古文明中对于完善人类存在状态的修行经典著作（如柏拉图的《蒂迈欧篇》、翡翠石版的《翠云十三篇》、中国的《易经》）都通过"意象化"隐喻表达了"天人和合"的真谛。他在融会贯通《黄帝内经》《周易参同契解》《礼记》《尚书》《周礼》《春秋繁露》《白虎通》等经典的基础上，创造性地将十二脏腑的运作顺序与十二月支、十二天神、十二消息卦、十二经水、十二属相、二十四节气、七十二物候、二十八星宿等多层次的内在复杂关系缜密地排列出来，周密地诠释了身—心—灵之间的复杂的关联功能与结构，初步揭示了汉代以前华夏先辈们的宇宙观与生命观。由于篇幅所限，作者未能进一步描述这十二个依次轮转的生理系统的病理关系，但他以"肺"为例，扼要地讲述了对应该系统的大宇宙背景、卦象、黄道、经水，以及天市垣所含行星的分布如何对应肺经的循行结构。这种多角度的意象化描述，使我们对人体各个脏腑的理解，远远超过了某个具体的解剖学器官，使每位读者可以惊叹地洞悉远古先人深邃的宇宙智慧。

## 四

第四章简要介绍了在世界各地被广泛使用了两百多年的经典和疗的治疗原则。毫无意外的是，甚至在受过最良好教育的医学或治疗人员之中，对于和疗这一独立发源于西方、有关人体细微能量的疗愈传统也有着许多误解。作为一个整合身、心、灵的整体医学系统，经典和疗为许多最棘手的病症提供了卓有希望的治疗效果。由于和疗独特的药剂制作过程，需要将极微量的物质进行多次稀释，因此和疗对所有具有临床药用价值的濒危动物和植物物种具有重要的保护作用和生态学影响。和疗医学与经典中医在义理上高度契合，作者希望能够抛砖引玉，让更多的中医学者参与对和疗的认识与临床实践中。

根植于古希腊文化和希波克拉底整体医学思想的西方和疗医学，代表着西方自然医学的最高成就，它与中医一道扮演现代对抗医学的挑战者和补充者的角色，它所秉承的西方古典哲学中的生命力（气）思想、神形思想、全息理论以及疾病诊断和药物选用中的象、数推理等都与以张仲景为代表的传统中医的整体思想有众多不谋而合之处。挖掘、整理、比较中西方整体医学思想可以使我们：

（1）改变以往将西方医学思潮一味标示为"重原子论，强调天人分离，征服自然，强调局部，结构"等片面笼统的说法；

（2）深入认识人类整体思维观在东西方文化和医学发展中的作用；

（3）借鉴和融合西方自然医学中有效的诊疗方法；

（4）以新的国际文化视野，在世界范围内推广和发扬传统中医。经典中医与和疗医学均根植于东西方深厚的生命文化的土壤，这两种医学体系的融合或许会成为当今和未来整合医学发展的典范。

和疗医学对"生命力"的定义至关重要，认为这是一种无物质形态但具"神"性的能量。当自然和情感中的破坏因素打破其动态平衡时，机体和各器官的功能会呈现"疾病"的状态。这种观点与传统中医将人体生理核心定义为阴阳关系相通融，即生命始于精的形成，而"生之来谓之精，两精相搏谓之神"（《灵枢·本神》），"阳化气，阴成形"（《素问·阴阳应象大论》），人的生命在本质上是阴阳升降出入的动态过程。基于这一思想，这两种东西方自然医学都把疾病诊断的重点放在病人的生理反应上，避免了用形式逻辑的线性的因果观来推导确切的病源。所不同的是，张仲景六经辨证的实质，"是以人体的脏腑经络，营卫气血的生理病理变化，作为辨证的客观依据，又以阴阳、表里、寒热、虚实的发病规律，作为辨证的纲要和指针"。而哈内曼的"生命力"概念则未能纳入一套缜密的生理病理体系，所以较难从复杂的"生命力"反映之中窥探到具体的脏腑生理病理变化。

本章的三位作者试图将和疗医学的主要医疗法制介绍给中国的读者，其中最重要的法制当属"同类相治"法制。和疗医学的英文为 Homeopathy，这个名词是由两个希腊文字构成，"homoeo"是"相同"或"和"的意思，"pathos"是"疾病"的意思，英文的整体意思是"与疾病相同"。顾名思义其核心思想为"相同者能治愈"，拉丁文为 Similia Simibus Curentur，英文为 Like Cure Like。早在公元前 400 多年"西方医学之父"希波克拉底已提及该治病原理，他说："通过相同者，疾病产生；通过使用相同者，疾病被治愈。"到了 16 世纪，德国名医帕拉西素斯再次提出与希波克拉底相近的治疗理论。但长期以来，这个希波克拉底所提出的医疗概念并没有被人重视。直到 1790 年，"相同者能治愈"这个理论才被德国医生哈内曼（Christian Frederich Samuel Hahnemann）系统地用于完善和疗医学的治疗方法。所谓相同者能治愈，就是当一个健康的人在服用某种药物时产生的症状与某些患者所产生的症状相同时，那么这种药物便能将这些患者的疾病治愈。从表面上看，该原理与中医药理论中的反治法——热因热治、寒因寒治、以毒攻毒之说，有异曲同工之处。而结合和疗医学的整体论来分析，它恰恰体现了一种与中医文化交相辉映的"天人合一"的精神。

　　本章还列举了其他经典和疗医学的基础法制，例如"药效验证"，每一种和疗医学药剂都需要在一定数量的健康人体身上（而非患者或动物）进行药效验证，因此它的安全性远胜过对抗医学的在患者群体中所做的双盲试验。和疗医学对疾病的演变规律有明确的阐述，被称为赫林定律（Hering's Law of Cure）：所有疾病的痊愈过程必定是从上至下、从内到外、从较为重要的内脏到较为次要的内脏。"从上至下"有两层含义：一是当病情开始好转时，病人首先感觉到精神状态的改善，随之会出现生理状态的改善；二是当某种疾病（如关节疼痛）影响到身体诸多部位时，身体上部位的症状会先于下部分出现缓解。这一规律强调了人的精神状态在疾病恢复过程中的重要作用，体现了世界自然医学中身体—思维—精神（Body–Mind–Spirit）三位一体的原则。"从内到外"和"从较为重要的内脏转至较为次要的内脏"是指病人如同时患有内脏疾病（如哮喘）

和较浅层疾病（如湿疹），真正的痊愈过程为哮喘病的症状会先于湿疹而得到改善。这和张仲景的三阳表症向三阴里症的转换有着相通之处，对现代普遍使用的压制性治疗提出了前瞻性的警告。如《金匮要略》中"问曰：脉脱入脏即死，入腑而愈，何谓也？"张仲景根据以前观察治疗浸淫疮的经验回答说："比如浸淫疮，从口起流向四肢者可治，从四肢流来入口者不可治。"还进一步概括出"非为一病，百病皆然"的共同规律——"病在终者可治，入里者即死"，解释了猝厥病的预后为何有即死即愈的不同情况。

和疗医学的"望""闻"与"问"与经典中医亦有诸多相通之处。例如，在《伤寒杂病论》中，张仲景常把不同或相反但具有可比性症候放在一起进行对偶分析，以探求其内在规律及相互关系。在阐述病机、辨证甚至处方用药等方面，对偶统一的思维规律是《伤寒杂病论》的特色之一。和疗医学的诊断原则与张仲景的诊断思想有许多相近之处。在"问"诊方面，对和疗医生来说，病人的症状就是反映特定药物及其相关症状的一幅活生生的图画，在诊断开药的过程中，疾病的名称本身的意义并不大，和中医一致。和疗医学的信条是：不看疾病，只看病人。问诊的过程不仅是简单地记录病人的症状陈诉。和疗医生的首要问题是：为什么病人会有这些特殊的表现？弄清为什么该病人趋向于患某种疾病，探查疾病演变过程中的细节，寻找出该病人和患有其他同名疾病的患者之间到底有什么差异（个体性）。

简而言之，和疗医学的"问"与"望"十分注重病患的自我表述和行为表现，对患者的思想和情绪状态的把握较为全面，这或许是因为它产生于资本主义蓬勃发展的近代。由于社会和生态环境的恶化，民众心理性疾病所占有的比例增大，故对各个患者心理偏差（Delusion）的了解与把握成为和疗医学诊断过程的重中之重。但该模式缺乏张仲景"八纲辨证"（阴、阳、表、里、寒、热、虚、实）的原则和综合运用"四诊"（望、闻、问、切）的全方位诊断疾病策略。医者在整个诊断过程中所扮演的角色过于被动，对于不善言辞或不愿言辞的病患也缺乏"闻"与"切"的有效手段。

　　和疗医药的主要来源为植物，其次为动物和矿物质。除了长期积累的临床经验和药物验证者的客观表述，许多和疗药物的形成还应用了体现深层文化潜意识和宇宙全息观的"象""数"表述。和疗医药的"象""数"表述与经典中医整体医学观的"象""数"表述既有相通之处，又有本质区别。两者都通过取象、比类等手法展示天、地、人的整体性和时间、生理以及病理的转换关系和规律，都与各自的古文化渊源紧密相连；然而前者缺乏一个独立、完整的象征体系，而经典中医中张仲景的六经辨证则是根植于《周易》的推类逻辑，遂成为医易会通发展史上的重要里程碑。《周易》的方法论原则可概括为"象数论"，取象与分类结合形成名为"类族辨物"（《大象传》）的逻辑方法，而卦象符号则能"类万物之情"（《系辞上》），卦象符号系统被视为宇宙图像。如何跨文化将西方自然医学和经典中医在"象""数"的表述上系统地进行比较，应该是非常有趣和有意义的研究话题。该章节最后列举了数个自然疗法医生在中国用经典和疗的诊断方法治愈不同疾病的案例，借此拓展我国医生们的思路和临床选择。

## 五

　　第五章是西班牙医生卡莱斯根据自己在中国的医学求学经历，将传统藏医与他擅长的和疗医学相比较，杨环基于自己的古中医学背景，添加了相应的中医部分，使读者首次可以从东西方这三个卓越的自然医学的视角来审视健康与疾病的本源。佛教生命观认为人是由意识和身体组成的整体。因此，传统藏医学是综合性、整体性的疗愈艺术。在传统藏医学中，疾病就其本质而言意味着由本能层面与表象层面这两种不同层次所引发的各种心理和宇宙能量的动态失衡情况。在本能层面，所有身心紊乱都被视为三种基本病因即三体液（隆、赤巴、培根）的反映。三因学说通过两项理论加以诠释：一为对应人体的三毒——贪、瞋、痴；另外一个则是对应宇宙能量的五源——土、水、火、空和风。和疗医学对慢性疾病的治疗，本着基于"生命力"用最正确的原则清除会妨害疾病恢复的障碍，以及在需要的时候给予能够帮助患者及早康复的支持。有趣的是，在传统藏医学中，作者也发现了同类相治的法则："如果寒性药对热症不起作用时，则改用热性药；如果热性药对寒症不起作用时，则改用寒性药。"

该章节内容较多，除了对前章节自然医学整体观等主要原则的对比之外，还呈现了不少新的内容，例如，三种医学体系对医德的规范，三种医学体系对于特定药物的研制与应用，三种医学体系对于药效的提升方法也颇具启发性。在藏医学的《利他经》(the Shri Sarvodaya Tantra)中记载，在月盈的过程中（从新月到满月的月相变化过程），药性植物的药力会增加。而心怀善念，持诵药师佛心咒和缘起咒，也会进一步增强药用植物的药力。中医学认为，药物的功效与产地、采摘时间与方法、炮制方法、合理配伍等方面关系密切。因此，选用道地药材、在正确的时间使用正确的方法采摘、如法炮制、合理配伍对确保疗效十分重要。在和疗医学中，"药力"一词是指和疗药剂被稀释和振荡的次数。对于百倍法药剂，1份药用原料需要加入99份水或酒精进行稀释，稀释比例为1∶99；十倍法药剂的稀释比例为1∶9。振荡是制作和疗药剂的步骤之一，首先将药用物质加入蒸馏水中进行稀释，然后猛力敲击。

本章对三种医学体系中舌诊法、尿诊法以及触诊法的对比也极具启发性，是开启未来跨文化医学研究的珍贵素材与样板。该章还列举了大量的藏医、中医和和疗医学共同使用的植物、矿物或金属以及动物类用药，以及它们各自的外治法特征。作者进一步以发热为例，罗列了三种不同医学体系如何对"发热"辨证论治，读者会发现和疗医学对"发热"的症状描述极其细致，这和它通过将自然疾病的整体症状与可用药剂的症状列表进行比较，从而找到与有待治疗的疾患相类似的疾病元素的诊疗过程密切相关，所有病案中越是让人感到怪异的、不同寻常的、独特的（特异性）迹象和症状，往往便是我们需要特别关注的症状，而且几乎只需关注这些症状即可，因为在和疗药剂的症状清单中，首先需要寻找是否有与这些特异性症状相对应的药剂症状，以确认该药剂是否为最为对症的药剂。

## 六

蒂尔博士在第六章从西方自然医学的历史角度，探索药食同源以及有关天然食物的疗愈方法。自然疗法在西方真正开始为世人所知始于《草药医师法典》，该法典由苏格兰女王玛丽一世时期的亨利八世国王所颁布实行。这一成文的英国法律日后成为如今仍被使用的"普通法"的一部分（普通法是英国、美国和许多其他国家的法律基础）。我们从该法典的内容中可以看出，早在 500 多年前，西方的统治者们就制定了相关的法律，力图避免医疗成为一个被垄断的行业，从而保证普通民众用食物、草本药物和其他非侵入性治疗来维护健康的权利。20 世纪初，美国国会通过了对抗医学一家独大的 Flexner 法案，但是一小批自然医学院校仍然得以存活并延续至今，这和英美"普通法"的颁布与执行的大文化背景无不相关。

西方自然疗法最根本的一项原则应该是"首要的是不能损伤人体"（古希腊原文，premum no nocere）。这个源自于"西方医学之父"希波克拉底的信条影响着一代又一代的常规医生和自然疗法医师们。这和中国的"上工治未病"和"上品药"最接近于食疗的思想异曲同工。相信大自然的疗愈力，并以此进行治疗（vis medicatrix naturae），是西方自然医学的第二个重要信条。自然疗法师相信人体内部的自然运作是自身具有尽快康复的能力，因此他们倾向推荐纯天然的草药（而非人工离析的）、食物内的天然维生素（而非人工离析的）、水（用于治疗和饮用的水）、呼吸（洁净空气），避免摄入毒素和良好的休息作为激发自身愈合能力的治疗手段。自然疗法师处理的是整个人体，并且理解健康和疾病具有多重功能性的本质。因此，他们总是从病因（tolle causam）入手，而非仅仅对局部的症状加以抑制。自然医学信奉防病于未然，预防疾病被认为是最好的"治疗"。个体化的治疗和远离不健康的生活环境亦是自然医学所遵循的重要的法则。

蒂尔博士对毒血症、细菌理论、神经能量、体虚、压力等观念的描述澄清了许多健康方面的误区，现代生活的压力使人体虚乏力，而这反过来又抑制了人体排毒。由此产生的毒素堆积最终会导致血毒邪症，这是人类唯一的疾病。当堆积的毒素超过了人体所能承受的范围，就会出现血毒邪症危机，这只是意味着人体正在清除毒素。这种血毒邪症危机可以被类推至人体所有的器官。任何一个因为压力或生活习惯，工作或忧虑，受伤或无论何种原因，而导致体虚乏力、低于正常健康水平的脏器，都有可能成为血毒邪症危机爆发的位置。而呈现出来的症状，会根据危机所处的具体位置不同而有所差异。例如，让人体长期处于体虚乏力的状态，会阻碍人体通过常规的排泄器官来彻底修复排毒通道。伴随时间推移，人体对毒素会越来越麻木无感。于是"让自己感冒"的能力被削弱，血毒邪症危机（感冒）越来越少出现。人体不得不征用更多黏膜来进行非常规的排毒（通过非常规的通道而非正常的通道来进行排毒）。整个人体开始恶化，出现所谓的慢性疾病。比如，在胃黏膜炎的情况中，胃黏膜会开始增厚、硬化、溃疡，直至癌变（所有这些症状在医学文献中被解释为五花八门的疾病）。

这一章中另一个亮点，就是作者揭露了健康产业向世人兜售成千上万种所谓"天然"维生素营养补充剂，其中绝大多数都是用石油衍生品或氢化糖制成或加工而成的。尽管商家将绝大多数非食物性来源的维生素也称为"天然的"，但其实它们只是晶体结构的离析物质。而食物天然所含的维生素并不是结晶体，也从不会是离析形式。任何真正的食物中所含的维生素，无论其化学性还是结构性都和所谓"天然维生素"配方中通常含有的维生素不同。由于它们是截然不同的两类物质，因此自然疗法师应当将非食物性来源的维生素视为维生素类似物（或仿制维生素），而非真正的维生素。例如，多项研究显示心血管疾病和癌症的发病率与维生素 C 的摄入量成反比……而这些研究中所发现的维生素 C 对人体所起到的保护作用，都是因为摄入了相应的水果和蔬菜（天然食物）。近些年，几个大规模的长期跟踪实验结果显示，长期服用那些所谓的非食物类"天然"维生素和微量元素补充剂，不但会损减受试者的生命品质，甚至还会影响到他们的寿命。数十年来，蒂尔博士面对西方巨大的食品和药品工业，孤军奋战，将这些珍贵的医学资料传播给世人。他用广博的营养学知识，利用食品营养物对患有唐氏综合征的儿童，老年痴呆、关节炎、心力衰竭等数十种疾病展开研究，创造了一系列天然食物营养康疗方法，在我国大力倡导大健康产业的背景之下，这些研究非常值得国内同行关注与重视。

## 七

第七章简要介绍了阿育吠陀医学，它发源于同为世界文明古国的印度，其历史之悠久、体系之完整、方法之浩瀚、义理之深邃，堪称世界医学的瑰宝。虽然它没有中医那样"幸运"，在短短的几十年间，就扎根于北美和欧洲，但是在该医学人文环境的熏陶之下所成长起来的一代印度医师们，却在世界许多地区扮演着医疗创新领袖的角色。印裔美国医生 Deepak Chopra 是西方家喻户晓的健康导师，他将古老的吠陀医学与现代康复医学（甚至危重病治疗）进行了创造性的融合，对西方的新思维运动（New Thought Movement）无疑起到了推波助澜的作用。

## 八

第八章是一篇探索性论文，俄罗斯物理学家菲多托夫（Fedotov）应用现代物理学的概念与方法,以《易经》为背景,通过长期的脉相频谱分析研究,旨在创建一套可以让我们从任意角度来检测人体整体和微观的具体变化的中医方法。他从空间、以太的特性出发,认为各种大小的笛卡尔漩涡是组成宇宙万物的基础:电子、原子、地球、星球、星系等。通过描述以太从电子走向质子的整个流动过程,证明化学元素的原子之间的吸引力,事实上决定于电负性。将该原理延伸至人体科学,如果人体当中的某个区域缺少或者含有过多电子,则会影响氧化还原电位和酸碱平衡的参数,继而推断出,电子对人体代谢变化的影响是通过空间内不同密度的以太集中来实现的。从生物的生理层面来看,以太密度或者以太压力的变化在生命机体中表现为人体结构,甚至几何尺寸的变化。虽然"自由意志"能在任意情况下主动提高分解代谢的过程,而不以"以太压力"变化为前提,但生命是不可能脱离以太压力的振荡而存在的。

  通过物理合力的计算公式可以推导出来自太阳和宇宙这两个以太向量之后所形成的多普勒云谱,当三爻都被用数字代替并按照数值进行排列的时候,我们可以看到基础元素以相生的序列顺序出现:木生火,火生土,土生金,金生水,水生火主。如果假设卦的数值可能与颜色有关,我们即可获得"五行元素"不同颜色的来源。通过这些不同的特定振荡片段,能够让我们从信息层面更深刻地理解中国古代哲学,在作者看来,这些振荡的本质是以太密度的波动。我们用中医针灸的属阴经络名称来代替相关的元素名称,结合多普勒频谱的颜色,我们就会得到一个完整的经络和五行"一日循环"的全景图,五行元素的颜色即是奇数经络(胆、肺、胃、心包、膀胱、心经)和偶数经络(肝、大肠、脾、小肠、肾、三焦)叠加之后形成的颜色。每一条经络都和一个特定的频率,并且这些频率的产生都相应地来自于地球每天的自转,它是生物体内代谢过程的生理节律的唯一原因。

  作者用"子午流注"的顺序,描述阴经和阳经振荡频率之间的物理关系,进而揭示了五腧穴的组成:奇数经络的寒气和湿气,偶数经络的燥气和热气是共振的（它们有着同样的颜色—频率）。可以明确的是，在子午流注顺序当中，偶数振荡（阴）经络比奇数振荡（阳）经络频率更低。当奇数（阳）经已经完整经历了整个的颜色循环，偶数（阴）经才改变了五种颜色的更替。每一条经络都是在特定的其他经络之间，根据日循环的互相协作所产生的影响而发生变化，所有经络都可以分为子午流注的奇数和偶数系统顺序。作者发现阳经的原穴和阴经的腧穴一样都是"黄色"的振荡频率，故它们和心经、大肠经的能量相关：这些振荡在经典中医中被称为"元气"，而且它们会与心脏的振动相关是合乎逻辑的。

这些发现对针灸五腧穴的运用也有临床意义，基于经络能量的增长和消退的规律来扎针非常重要。比如说，根据心包经（PC）能量增长与消退的振荡规律，如果要增加心包经的活性，在凌晨1点到上午12点之间扎针是最有效的；如果要抑制心包经的活性，就只能在下午1点到晚上12点之间扎针。另外，作者对俄罗斯的亚历山大·萨摩科赫特斯基（Alexander Samokhotsky，1890–1986）的"电解质宏单元"的介绍也颇具启发性，萨摩科赫特斯基发现任何疾病都可以用四种电解质元素（Macroelements）进行有效的治愈：钾、钙、镁、钠。如果不考虑疾病的种类，仅仅检测病人血液里这四种元素的水平，并开具四种元素的混合处方，在大多数情况下都可以迅速治愈患者。例如，钾元素光谱线条在短波区域（蓝色区域）振荡能量降低。中等能量区域是黄色区域，由于黄色区域和火主经络的关系，最低能量振荡的区域是蓝色，它与水元素相关联，在日常循环中的火与水元素之间的光谱对抗，这一图形证实了其物理基础：钾元素是和心经、大肠经相关联的。

本书的作者们诚挚地将这本书呈献给所有敬佑生命、关爱健康并希望深入了解当代医疗的实质和未来医学走向的人们，它显然不是为某些特定疾病或身心失调障碍所写的操作手册或速效解决方法。通过对世界主要疗愈传统的介绍，和对主流对抗医学的对比，作者们希望能为有理想、有远见并有关爱之心的医疗人员提供多种医学文化视角，并将这些传统的疗愈原则和方法整合于自己的康疗实践中。作者们试图突破看起来牢不可破和种类繁多的医学专业，引导读者们在远古的、东方的（经典中医、吠陀医学、藏医学）和近代的、西方的（和疗医学、自然医学）整体医学传统中探寻和汇集人类对于生命和健康的集体智慧，从而勾勒出各自对于未来可持续发展的新医学的憧憬与蓝图。它可以作为一般医务工作者和医学院校师生们专业之外的补充读物，它也是每位关爱传统中医、渴望了解世界自然医学发展的读者们的参考资料，它也为富有开放精神的医药学家们进行创新性科学研究提供了不少有意义的课题和有趣的素材，它更是健康政策制定者们认识世界传统医学的演变和现代方兴未艾的"整合医学"的实质与方向的重要文献。虽然本书的作者们都是各自领域学有所成的学者，但书中一定还有不少不尽如人意和偏差之处，作为主编，本人理当为所有的遗漏和错误负责。尽管该书的目的旨在抛砖引玉，激励读者用新的视角来审视未来医学，但面对医疗和疗愈这样的大课题，本人深感才疏学浅，尤其是缺乏系统的生命修炼体证，唯有以如履薄冰般的惶恐之心，恳请具有真知灼见的同仁们不吝斧正。

# 第一章 治疗与疗愈:整合医学该整合什么

薛史地夫

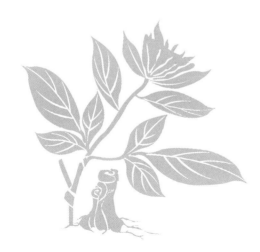

# 一、医学和疗愈在西方的演变历程

在西方，有两种有关医学和疗愈的哲学体系。它们分别是简化论[1]/二元论[2]模式（对抗医学[3]）和整合模式（整体医学或自然医学[4]）。这两种哲学体系交替主导西方的医学领域，就像一个循环往复的钟摆，被强大的社会力量所推动。整体观[5]和简化论这两种假说之间的矛盾，延伸至医学知识和实际治疗的方方面面，比如，对症状的解读、理论和实践之间的关系、疾病"原因"的含义、可能存在的疾病数量、医生所扮演的角色以及生命和生命力的本质等。

简化论的思想体系，试图通过把一个系统化整为零，由此来实现对其的理解。简化论重视分析的精准性，弱化整体观即把人体视作包含身心灵的"全然"

---

[1] 译者注：简化论（Reduction），一种哲学思想，认为复杂的系统、事务、现象可以通过将其化解为各部分之组合的方法，加以理解和描述。

[2] 译者注：二元论（Dualism），一种哲学思想，认为宇宙由两种主要的、不可缺少且互相独立的元素组成。

[3] 译者注：对抗医学（Allopathic medicine 或 Allopathy）。指针对疾病本身的成因直接进行对抗、移除，使用药物或物理操作（手术）等方法治疗疾病。这一词由和疗医学的创始人塞缪尔·哈内曼在 1810 年首次提出。

[4] 译者注：自然医学（Naturopathy 或 Naturopathic medicine），也被译为自然疗法。采用将人体视为一个整体的观点，相信人体存在生命力，有自愈的能力。自然医学希望能利用自然界存在的物质和人的主观能动性来预防和治疗疾病，鼓励人们或病患尽可能减少外科手术与服用化学药物，使用自然、不具侵犯的治疗方式，来改善病况、促进痊愈及保持健康。

[5] 译者注：整体观（Holism），一个系统（如宇宙、人体等）中的各部分为有机整体，而不能割裂或分开来理解。

整体的观点。重视分析特性，为疾病的治疗带来许多伟大的洞见，可是它却缺乏把人体身心状况的所有方面整合在一起的全局视角。

整体观的思想体系，基于认为宇宙中的万事万物都是相互依存且相互作用的认识之上。没有任何事物能够脱离这个整体而被进行分析或解读。作为人类，我们是这个生生不息、充满能量的宇宙的一个组成部分。在这个宇宙中，我们的身心灵只是同一种生命能量的不同存在形式，因而无法人为地做硬性区隔。疾病的诊断，是将疾病的体征和症状放回到一幅互相依存的全景画卷之中。在此画卷中，生理症状、情绪反应、精神信仰与社会环境因素合归一处，由此来理解个体的能量运作究竟是如何导致了健康或疾病。

## （一）远古时代：从海吉亚（Hygeia）到阿斯克勒庇俄斯（Asclepius）

在西方，最早的医学知识由海吉亚所代表，她是公元前15世纪至公元前12世纪司职健康的希腊女神。海吉亚很可能是一个化身，是真理女神雅典娜的形象之一。（Dubos，1987）作为健康的守护神，海吉亚象征着这样一种信念，人类如果能够依从真理来生活，那么就能保持健康。对于海吉亚的信徒而言，健康是事物的自然规律，人类如果能够有智慧地生活，就将被赐予优秀品质。他们认为医学最重要的作用是发现并教导自然法则，由此护佑人类拥有健康的身心。这和东方古代的教导非常类似。《黄帝内经》写道，"上古之人其知道者，法于阴阳，和于术数"。

西方医学的第二个主要时期，由公元前12世纪至公元前5世纪的阿斯克勒庇俄斯为代表，主要关注于通过手术和药物对生理疾病进行治疗。阿斯克勒庇俄斯是古希腊神话中的第一位医生，他并非通过传授智慧，而是透过娴熟的手术技巧以及对药用植物的了解而闻名四方。为了击退疾病或者恢复健康，人们发现，通常来说相比挑战"有智慧的生活"这一相当有难度的功课，依赖在医生身上要简单许多。另外，由于疾病是显而易见并且经常充满戏剧性变化的，而健康是人体的正常状态，因而往往不被察觉，所以不出意外的对海吉亚的崇拜逐渐被淡化，而人们愈来愈重视阿斯克勒庇俄斯出众的技巧。公元前 5 世纪或 6 世纪左右，阿斯克勒庇俄斯的影响力远播四方，甚至超出了希腊的范围。很快海吉亚被降格为阿斯克勒庇俄斯的随从之一，通常是作为他的女儿，有时是他的姐妹或者妻子，但永远从属于阿斯克勒庇俄斯。甚至在现代社会，公共卫生学院也往往要比医学院位低一等。（Dubos，1987）

海吉亚和阿斯克勒庇俄斯正代表着西方医学两大对立的哲学体系：其一是宇宙性的、活力论的[1]、综合性的，另一个是技术形态的、分析性的。（Castigloni，1934）它们引出对于医学之定义的两种不同诠释。宇宙性或者整体性的思想，将生命和其相应功能的源头，归功于一个更高层次的生命能量，希波克拉底（Hippocratecs）将其称为"自然力"，经典中医将其称为"气"。这样的思想认为人类是宇宙不可分割的一部分，受制于宇宙，从属于宇宙法则。疾病破坏的是人的整个机体，源头在于人体原本的自然和谐受到干扰，因此机体会制造出无穷无尽、千变万化的不适和疾病，每一种疾病都代表了人体与生俱有的自愈力（上文提及的"自然力""气"）在努力重获健康的特定运作模式。医学是恢复人类（身心灵）和宇宙之间和谐关系的疗愈过程。（Coulter，1994）

分析性的思想，将疾病的局部症状放在首位，分别考虑每个器官所产生的作用，从而导致总体上采用机械论的思维方式，并根据对病因的假设而采取局部治疗。分析性的思想假定医生能够理解和知道在机体中所发生的生理和病理过程，因此，"医学"意味着对身体不同运作机制的正确解读（分析性的思想真的把人体视为机械[2]）。治疗学作为辅助科学的衍生知识是次要的。学说的前后

---

[1] 译者注：活力论（Vitalism），活力论认为生命拥有一种自我的力量，或是称为生命力（life-force）。这种力量是非物质的，因此生命无法仅以物理或化学方式来进行解释。

[2] 译者注：机制（机体的构造、功能和相互关系）和机械，在英文为同一单词 mechanisms。

一贯性，才是真理的检验标准。（Coulter，1994）

古今中外的许多医生本质上认为自己是在解决技术问题，也就是根据病人的实际需求应用既定的治疗规则。他们从没有质疑过这些治疗规则背后的假说，因为他们从没有意识到这些假说的存在。他们的治疗看似兼容了两大哲学领域的学说，实则却自相矛盾。但是最伟大的思想家与这样的思维方式截然相反。他们的伟大之处正在于，他们会检视现存方法背后所隐含的假说，然后基于他们自己的假说建立清晰统一的学术体系。被公认为"西方医学之父"的希波克拉底，正是这些最伟大思想家中的一员。

## （二）希波克拉底时代

希波克拉底时代开始于公元前 5 世纪，结束于黑暗时代。希波克拉底是符合"医生"这一词现代定义的第一位医生。由于他基于严密论证并自成体系的医学理论，大力推动并亲自在临床治疗中采取更科学的方式，因而他被公认为"西方医学之父"。他了解社会环境对健康和疾病所产生的巨大影响，因此推动对疾病的诊断和治疗采取生物学和心理学的理解方式。他撰写了希波克拉底誓言，其中，他强调了人体自我疗愈的效力。他写道："疾病的症状，部分是身体在抵抗的表现，部分是抵抗失败的表现。医生只是自然的仆人。"

希波克拉底将疾病视为违背自然法则的结果，但是由于他所处时代的昏昧无知，因此不允许任何涉及机械论思想的质疑。尽管如此，希波克拉底的著作中充满了诸如"病人的生命应该在疾病的过程中被视为一个整体，疾病的原因需要放回到一个互相关联的情境中去发现，而非只是归罪于某些外在因素单纯的直接作用"的观点。然而讽刺的是，现代生物医学正向着它的创立之父所信奉的反方向疾驰而去。希波克拉底相信，病体会激发自然力量，由此恢复被干扰的平衡并重获健康。因此，医生（从古希腊词根，意为自然）实则是透过努力了解病人和饮食、工作所处的关系，以及这些因素的相互作用，来加以运用这股自然疗愈的趋势。更重要的是，医生永远不能忘记对任何一个器官的干扰，都相应于对整个人体的干扰，即"即使只是治疗一只眼睛，医生也必须要治疗头部甚至整个身体"。作为一位伟大的治疗师，希波克拉底整体性和整合性的学说观点，日后被柏拉图和亚里士多德的声明进一步加以证实，也如同科斯岛上被镌刻在其墓碑之上的文字所述：

> 这里永眠着希波克拉底
> 手持海吉亚赐予的利刃
> 他曾战胜过不计其数的疾病

### （三）从黑暗时代到勒内·笛卡尔

在黑暗时代，欧洲的天主教会成为强大的政治和社会力量。由于心—身关系对于教会的神学理论至为重要，因而被判定为宗教性的议题；如同达尔索斯（Dulsos）提到的，当时认为身体是有缺陷的载体，承载着一个独立、永恒的灵魂。意识和行为被视为每个人灵魂的反映，相应地隶属于教会所控制的范畴，因此医学仅被允许对纯身体的疾病进行研究和治疗。（Rasmussen，1975）

17世纪，勒内·笛卡尔将教会二元论的观点发展成为简化论和机械论的生物学。在笛卡尔所处的时代，任何有违教会教义的思想都会遭受严酷的迫害。笛卡尔就曾在听闻1633年伽利略所遭受的审判之后，销毁了他自己的一本著作，以此躲避审查。因此，笛卡尔创立了一套哲学思想，将灵魂和意识归于上帝，而将对健康和疾病的医学研究归于纯世俗的范畴，由此远离唯心主义或宗教考量的威胁。在很大程度上由于笛卡尔的关系，人体被逐步概念化为机械，通过将人体简化为基本组成部分和系统，以此来诠释疾病和健康。"身体独立于思想之外运作，不受思想的控制"，这样的观点对于当时严苛的社会环境无疑是明智的选择。因而除了同时期有限的一些有关流行病学方面的研究，简化论的思维模式成为思想主导。但是这导致人们忽视、弱化和否认精神和思想对于引起和消除症状所能起到的作用，更不用说对于疾病的引发和治愈作用。

## （四）进入生物医学新时代

自19世纪末开始，直到整个20世纪上半叶，科学技术革新了医学领域。这让我们对人体生物学的理解迈进了一大步，并帮助我们介入急性疾病的治疗。这些进步有赖于透过科学手段，包含手术、药物治疗、疫苗接种或是其他新技术对于疾病的个体化根源进行识别和治疗。简化论的观点成为西方社会关于疾病的主导思维模式，并被推崇为教义。（Engel，1977）疾病再次被认为只是机器发生了故障，而医生的工作就是让机器恢复正常工作。

## （五）近几十年来生物医学面临的全新挑战

随后在20世纪60年代，人们开始意识到科技在解决问题的同时，也创造了与之相当的问题。在医学领域，被引发的问题是伴随人类步入21世纪，医疗费用昂贵得让人难以承受。由于标准化医学的成本持续增长，全世界的医疗体系都在崩塌。目前，在美国以及世界大部分其他地区，慢性和衰退性疾病[1]正在蔓延，比如，心血管疾病、癌症、糖尿病、关节炎、肥胖症、肺功能障碍和抑郁症。通常，这些疾病是来自于显而易见并且习以为常的生活方式隐患所导致的结果，比

---

[1] 译者注：衰退性疾病（Degenerative disease），指受害组织或器官的功能、结构逐步恶化的疾病，一般由于人体老化或不良的生活方式而导致。

如，抽烟、暴饮暴食、久坐不动和现代生活的过度压力。而现今的生物医学模式无视自然，并排斥所有简单的、低廉的能够改善健康和疾病的方式。这些方式曾被我们的祖辈使用，并且其中的许多方法至今仍然在一些文化中被广泛应用。常规西医的医源性问题，每年在美国导致大约 227 000 例非必要的死亡，都是由于药物的不良反应、过度依赖侵入性治疗和美国医疗体系不健全所导致的直接结果。（Kohn，Corrigan，&Donaldson，1999；Lazarou，Pomeranz，&Corey，1998；Leape，1992；Phillips，Christenfeld，& Glynn，1998；Starfield，2000）在西方，"人们与高科技医学的浓情蜜意，正在褪散"。由科技发展而来的速效疗法，对于许多慢性疾病的治疗结果只有很微小的影响。医生能够通过药物或者手术控制心脏病、癌症、关节炎、糖尿病和许多心理问题的急性症状，但是如何长期处理并最终治愈这些慢性疾病，仍然让现代科技的机械论观点束手无策。在许多发展中国家，比如中国和印度，由于庞大的人口基数和现有医疗体系有限的水准和资源，医源性问题的实际发生数量可能达到美国的 5~10 倍。无论如何，希波克拉底告诫医生，首要的是不要造成伤害，并且要尊重自然的疗愈力量。世界各地的人们正越来越多地关注科技化医学所带来的伤害，尤其是如今日益常见的对药物的不良反应。这些对比清楚地显示出，高成本的、基于科技的西方生物医学模式，永远不应被视为发展中国家新兴医疗体系的主导模式。与之相对的，低成本的、安全的、以疗愈为基础的医学体系，比如，经典中医或经典和疗医学应该被充分尊重，并作为医疗改革和可持续发展的未来模式。

## 二、新千年医疗和医护的可持续发展

当跨入新千年，人类发现我们正处于一场重大的世界性危机之中。这是一场错综复杂、多重维度的危机，它触及我们生活的方方面面，包括生态系统、健康和日常生活、道德和哲学探索，以及经济和科技。如同卡普拉（Capra）早在数十年前就曾预见的，这是一场涉及智慧、道德和精神层面的危机。在人类有记录的历史上，从未有过如此大规模和紧急的危机。有史以来第一次，人类必须正视地球正遭受毁灭，以及人类和这个星球上所有生物将面临灭绝的真实威胁。

随着全球气温的持续升高，以及北极冰盖的快速消融，人类正在失去许多种类的植物和动物，这将破坏本已十分脆弱的生态系统。然而，非理性的消费主义和不负责任的经济扩张却丝毫没有放缓的迹象，而这些恰恰是导致全球气候变暖的主要原因。许多城市，尤其是坐落于经济快速发展地区的城市，令人窒息的棕黄色烟雾遮天蔽日。空气污染，目前已经成为全球数万居民的主要健康威胁。除此之外，在许多地区水和食物被五花八门的有毒化学品污染。在美国，人工食品添加剂、农药、塑料和其他化学品目前按照每年大约新增 1 000 种化合物的速度被投放市场。无论是发达国家还是发展中国家的人们，都饱受化学中毒、传染性疾病、"现代文明病"[1]（比如心脏病、癌症、中风、严重的抑郁症、肥胖症和其他精神失常）的困扰。我们眼睁睁地看着越来越多的儿童患有学习障碍、精神疾病、行为异常和药物依赖，儿童自杀率令人震惊。

仅仅依靠科技，能够为上述问题和挑战提供解决方案吗？作为一个国家，或者一个个体，我们能够"购买"到良好的健康吗？显而易见的是，许多人和政府机构似乎都相信良好的健康和医疗体系是可以买得到的。美国就是很好的例子，当地的医疗卫生费用正在爆发性增长。目前，美国的医疗卫生费用占国民生产总值的14%。（参见 Heffler et al.，2002）如果医疗卫生费用按照目前的

---

[1] 译者注：是由生活压力、紧张以及营养失调，缺乏运动，长期积累而成的疾病。

速度继续增长，而经济持续下滑，五年之内美国的医疗卫生费用将会占到国民生产总值的20%，这将会是其他工业化国家预期平均医疗卫生支出的三倍。此外美国的医疗保险费用，在一年之内从12%上涨到20%，而且目前看来，增幅不会停止。由此导致的结果是，在美国，雇员的税后净薪直接缩减，数百万人将完全失去医疗保险，其中包含一些在知名企业工作的员工，他们原本享有最丰厚的工资和医疗福利。许多老年人尤其遭受重创，他们所参与的美国老年医疗保险补充计划[1]的保险费用飞速增长，但是由于股市下挫，他们的月收入却在持续减少，如此一来，便大幅削减了他们的退休金积蓄。

美国是一个信奉创新和科技的国家。科技会带来奇迹，但随之也会带来飞速增长的医疗费用。比如，饱受严重并且持续的颤抖症之苦的患者，现在可以在大脑深部植入一个名为"Activa"[2]的微小仪器，病人会感觉好一些，但是他们需要为这个仪器支付17 000美金，另外还需要为手术和住院支付大约35 000美金。而电池的更换，还需要花费7 000美金。（Health Partners，2001）有小型脑瘤的患者，现在可以接受使用精准聚焦的伽玛射线的全新伽玛刀疗法。安装这个手术仪器需要耗资340万～500万美金。每次手术的治疗费用是20 000～90 000美金。肺减容手术是针对晚期肺气肿的保守手术疗法，让病人能够透过剩余的肺部组织获得更通畅的呼吸。这个手术的医院收费在30 000～55 000美金不等。为治疗癌症，从他人身上采集骨髓进行移植，每次需要花费大约20万美金。针对糖尿病治疗的胰岛细胞移植，能够帮助病人自行分泌胰岛素，有可

---

[1] 译者注：美国老年医疗保险（Medicare），主要针对年龄65岁或以上的美国居民，另外也针对65岁以下而患有某些残疾以及患有末期慢性肾病（需要透析、肾脏移植等治疗）的美国居民。美国老年医疗保险补充计划（Medicare supplement plans），针对门诊费用的医疗保险，参保人需缴纳保费。

[2] 译者注：Activa，在脑深部植入脑起搏器，通过电流刺激，治疗因帕金森症导致的运动失能（如僵硬、颤抖、步态不稳）等症状。

能减少或彻底摆脱胰岛素注射。这项手术需要耗资接近15万美金。每年有70万颗心脏接受冠状动脉支架的植入手术，其中仅支架这一项的市场总额，每年就接近20亿美金。现如今心脏移植已经成为普通的医学手术，无论在何地，病人都需要支付15万～50万美金的费用。而移植手术之后的后续护理，包括持续使用抗排异药物、抗感染药物，接受活体组织检查以监测移植排异反应，在病人接下来的人生中，每年需要耗资大约14 000～95 000美金。（Winslow，2001；Yoffee，2002）

　　全球范围对于科学奇迹的膜拜，不仅导致令人咋舌的医疗费用，同时也催生大量毫无必要并且造成严重甚至致命后果的医疗手术。其中一个很好的例子，是最常见的膝关节内视镜手术。仅仅在美国，2002年就有超过8万例此项手术，但在相似的病症情况下，膝关节内视镜手术其实和安慰剂手术[1]的效果相差无几。（参见Drug Topics Red Book）绝大多数美国人对于他们所面临的医疗服务风险都处于"幸福"的无知状态，所以总体而言，人们压根没有想到要去减少这些风险。2000年斯塔菲尔德（Starfield）的JAMA报告显示，美国在一系列关键性的健康指标中位于工业化国家的末位，其中包括婴幼儿死亡率、婴幼儿出生体重和新生儿死亡率。（参见Starfiled，1998）一项由权威的美国国家医学院所发起的有关美国医院失职的调查研究中，出现令人瞠目结舌的统计数据。每年，药物的不良反应致死108 000人，不必要的手术致死7 000人，医院用药差错致死12 000人，其他医院差错致死20 000人，医院内部交叉感染致死80 000人。（参见Starfiled，2000）综合这些数据，意味着医院过失和处方药物每年导致大约227 000人的死亡。这是10年越南战争死亡总人数的4.3倍。这些不必要的死亡和住院治疗所产生的费用总和每年高达770亿美元。

---

　　[1]　译者注：安慰剂手术（Placebo surgery），并未真正实施手术，但病人却"预料"或"相信"治疗有效，而让病患症状得到舒缓。

不幸的是，我们看到医学专业人员以及医学和康复专业年轻一代的学生，面对如此令人警醒的危机，竟然普遍采取漠不关心的态度。有一个事例能清晰揭示这种普遍的漠视态度，那就是几乎没有人关注由最顶尖的常规医学[1]期刊所发表的美国医疗体系中惊人的"医源性"死亡数据。绝大多数医生和康复专业的学生，更醉心于"新式"的标准化治疗方法，即使这样的方法耗资巨大、实施困难，而治疗效果微乎其微。快速增长的医疗费用迫使许多人，包括他们的家庭被排除在最基本的医疗保险之外。可是随着医学原理越来越支离破碎，临床实践越来越以商业或利益为导向，职业医学教育体系却在培养和鼓励事不关己的思维方式。这种在职业医学领域中流行的主导思想，逼迫大多数教师顺从对于现实的狭隘视角，这导致他们无力指导年轻一代的康复专业人员，如何应对我们这个时代主要的医疗问题。

# 三、美国和其他西方国家　补充和替代医学[2]的新浪潮

在过去的数十年中，人们越来越清晰地意识到常规医学的局限性和危险性。在许多西方国家，包括在一些发展中国家，开始了声势浩大的"回归自然"运动，人们选择没有毒害并且非人工合成的天然食物，以及其他营养品。这股新浪潮是由一批充满号召力，同时又了解医学构建原理的意见领袖所发起的。其中非常有代表性的是毕业于哈佛大学的安德鲁·韦尔医生（Dr Andrew Weil），他所出版的众多畅销书籍，成功引发了公众对于常规医学的先天局限性和自然疗愈

---

[1] 译者注：常规医学（Conventional medicine），现代主流西方医学。

[2] 译者注：补充和替代医学，complementary and alternative medicine，英文简写 CAM。

方法巨大临床潜力的关注。他指出，尽管常规医学能够处理精神创伤、诊断并治疗医学和手术的紧急情况、治疗急性细菌感染和某些寄生虫，以及真菌感染、诊断复杂的医学难题，并能在整容和整形手术中取得良好效果。但是常规医学无法治疗病毒感染，无法治愈绝大多数慢性衰退性疾病，无法有效应对绝大多数精神疾病，无法治愈大多数形式的过敏或自身免疫性疾病，无法有效处理身心疾病或治愈绝大多数种类的癌症。他提醒患者对于慢性或身心疾病不应迷信常规医学（或对抗医学），而应理智地选择替代医学或自然医学的治疗方法。这些观点所蕴藏的深意绝不能被我们低估，尤其众所周知的是，美国作为目前地球上最富有的国家，有近四分之三的国家医疗资源被（徒劳地）用于慢性或身心疾病，但却并未有效缓解患者的痛苦。

韦尔医生于90年代中叶在美国亚利桑那医学中心创建整合医学培训和临床实践基地，两度荣登《时代周刊》封面，为全美国整合医学的发展奠定了坚实的基础。现在，全美主要的医学中心都建有整合医学部门或教学、研究机构。在社区医疗体系中，整合医学更是深入人心，具有整合医学资质的医生有着比其他同事们天然的优势。他们通常拥有更多的患者，享有更高的声誉，诊疗方法更加灵活多样，介入性和生化西药的使用率在不断下降，患者的康复和预防主动性在不断提高。在中国，一批医学界精英（例如俞梦孙、樊代明、韩启德、钟南山等）正掀起一场对目前常规医学的深刻反思，以及对未来整合医学在全球人口最多的国家发展的有远见的规划。

此外，这场"自然疗愈"的新浪潮已经得到医学研究的科学支持，有力证明改变生活方式不仅能够减少介入手术，如冠心病手术（Gould, Ornish, Scherwitz et al, 2000），同时也能有效预防许多"疑难顽疾"的发生，比如II型糖尿病。缺乏体力活动，或者久坐不动的生活方式，是美国主要的潜在死亡原因之一。1996年美国卫生部部长的一份报告显示，远超过一半以上的美国人缺乏体力活动，有25%的美国人完全没有体力活动。（Satcher, 2000）体力活动可以预防或延缓以下疾病的发生，如糖尿病、心脏病、中风、胆囊疾病，某些种类的癌症，睡眠呼吸暂停、高血压、高胆固醇和骨关节炎。（Pronk，2000）仅仅在十年左右的时间里，替代医学或补充和替代医学（英文简写CAM），就已经成为最为家喻户晓的流行词汇之一，甚至在医学专业人员中，它也毫无疑问地成为一个普遍能让人接受的词汇。

补充和替代医学包含大量不同类型的治疗方法和医学理念，主要指发展早于并且独立于常规医学或传统西医之外的医学方法。（Kaptchuk & Eisenberg, 2001a）在美国，使用最广泛的替代医学方法，包括源自西方文化的和疗医学和自然医学，以及源自东方文化的经典中医和印度阿育吠陀医学。（Kaptchuk & Eisenberg, 2001b）补充和替代医学也包含另外几十种甚至上百种治疗方法，包括身心疗法（如认知行为疗法[1]、生物反馈疗法[2]）、正骨或身体治疗（如按摩和脊柱推拿疗法）、新时代疗法（如水晶治疗和磁石疗法）、流行的健康改善方法（如超级维生素疗法、营养补充品），以及少数非常规医学，包括民族医学、宗教治疗和其他民间医学的治疗方法。（Kaptchuk & Eisenberg, 2001a; 2001b）

由艾森伯格等人（Eisenberg，1988）所做的研究显示，在美国使用补充和替代医学的人数比例从1990年的33%增加到1997年的42%。该项研究还发现，每年大约有270亿美元的自费医疗支出用于补充和替代医学的治疗方法。当超级维生素疗法和健康祷告也被归于补充和替代医学之后，使用补充和替代医学

---

[1] 译者注：认知行为疗法（Cognitive Behavioral Therapy，简称CBT），是由A.T.Beck在60年代发展出的一种心理治疗方法，主要针对患者不合理认知导致的心理问题，通过改变患者对己、对人或对事的看法与态度来改变心理问题。

[2] 译者注：生物反馈疗法（Biofeedback Therapy），是利用现代生理科学仪器，通过人体内生理或病理信息的自身反馈，使患者经过特殊训练后，进行有意识的"意念"控制和心理训练，从而消除病理过程、恢复身心健康的新型心理治疗方法。

的人数比例上升到62%。(NIH 2006年)美国使用补充和替代医学的人数会有如此戏剧化地大幅增长，主要是因为医疗保险费用前所未有的飙升，公众对于常规医学在慢性疾病、衰退性疾病和心身失调疾病上的治疗效果不满，患者未能感受到关怀，对常规医学的幻想破灭等原因。(Halvorson & Isham，2003年)补充和替代医学的治疗方法被越来越多地使用，使得在最权威的常规医学杂志上出现了大量高质量的临床报告。

补充和替代医学的治疗方法能够处理的疾病，包括儿童癌症、儿童自闭症、注意力不足多动症（英文简写ADHD）和类风湿关节炎。(Fernandes, Stutzer, Mac William & Fryer, 1998; Grootenhuis, Last, de Graaf-Nijkerk & van der Wel, 1998; Nickel, 1996, Stubberfield, Wray & Parry, 1999; Perlman, Eisenberg & Panush, 1999)研究人员还发现57%近期使用过门诊康复服务的个人和51%等待接受门诊选择性外科手术的成年人选择了补充和替代医学的治疗方法。(Krauss, Godfrey, Kirk & Eisenberg, 1998; Norred, Zamudio, & Palmer2000)

康博伊（Conboy and associates）(2005年)评估了对于美国普通民众，某些社会人口学因素与选择使用特定种类的补充和替代医学的治疗方法之间的关联。和常规医学的应用情况类似，人们对于补充和替代医学的使用模式根据每种治疗方法的独特性而有所差异。比如，研究显示，除健康祷告外，白人比非白种人更多使用补充和替代医学。补充和替代医学的使用者倾向于比非使用者有更好的教育背景，除了健康祷告、自我祈祷和选择非专业助产士的情况外。女性比男性更多选择补充和替代医学，尤其用于减肥和节食。(Astin, 1998; Elder, Gillcrist & Minz, 1997; Paramore, 1997)另外，哲学世界观也是影响医疗方式选择的重要因素。巴克、鲍德温和施瓦茨（Buck, Baldwin and Schwartz）(2005年)所做的研究测试了患有慢性疼痛的人们所抱有的派普[1]世界观和他们所做的医疗选择之间的关系。派普所论述的四大主要世界观包括：形式论（保持绝对的或"非此即彼"的思维方式）、机械论（将事物运作归于特定的原因与互相作用）、语境论（根据所处语境的不同来认知事物运作的原因和相互作用）和有机论（相信源自同一个整体，不断演化出各种现象）。研究结果显示，持有形式论或机械论世界观的人倾向选择常规医学方法，而持有语境论、有机论或同时持有这两种世界观的人倾向选择补充和替代医学。（Buck, Baldwin & Schwarz, 2005）这些发现或许表明，持有语境论或有机论世界观的人，更可能对补充和替代医学的方法做出积极评价，并成为改革现有医疗体系（主要为机械论思维方式）的主要支持者。

极有可能选择补充和替代医学治疗方法的慢性疾病，包括背部问题、肌肉骨骼疼痛、慢性疼痛、头痛、焦虑、抑郁症、高血压、失眠、泌尿或消化道问题、肺部疾病以及过敏。（Astin, 1998; Baldwin, Long, Kroesen et al., 2002; Eisenberg, Davis Ettner, et al., 1998; Eisenberg, Kessler, Foster, et al., 1993; Elder, Gillcrist, & Minz, 1997; Krauss, Godfrey, Kirk, et al., 1998; Kroesen, Baldwin, Brooks, et al., 2002; Paramore, 1997; Wainapel, Thomas, & Kahan, 1998）

美国国立卫生研究院（英文简写 NIH，2006 年）的调查结果显示，最常被使用的补充和替代医学方法是身心医学和生物疗法，而使用整体医学体系[2]的人

---

[1] 译者注：派普，Stephen C Pepper（1891 年 4 月 29 日～1972 年 5 月 1 日），美国哲学家。派普在 20 世纪 40 年代运用根隐喻理论建立了观察世界和认识世界的世界假设，包括形式论、机械论、语境论和有机论等。

[2] 译者注：2007 年 2 月 27 日，美国食品药品管理局（FDA）发布草案《补充和替代医学产品及 FDA 管理指南》，其中首次提出"整体医学体系（Whole Medical System）"的概念，指"有完整理论和实践体系、与对抗医学独立或平行发展而来，有着独特的文化传承背景"等特点的医学体系，包括中医、印度医学、和疗医学等。

数比例依然很低（少于 5%）。这意味着历史悠久、科学严谨的医学体系（如经典中医、吠陀医学、经典和疗医学）还有待被大众探索、学习和使用。单个的补充和替代医学方法被广泛使用与整体医学体系无人问津之间的巨大反差，和某些因素有着直接关系：尽管大多数美国的医学院（超过 64%）提供补充和替代医学的课程，但是本质上往往只是入门课程，并且在这些医学院的总课时中只占有非常有限的学时。过少接触补充和替代医学的治疗方法，无法为新任职的医生提供足够的理论知识和临床能力，来掌握补充和替代医学中的整体医学体系。（Brokaw，Tunnicliff，Raess et al.，2002；Wetzel，Eisenberg & Kaptchuk，1998）

此外，一份持续进行的美国国家调查报告的初步结果显示，尽管引人注意的是，超过半数的相关医学专业人员本身是补充和替代医学的使用者，并且相近比例的相关医学专业人员会与自己的家人及病人讨论"补充和替代医学"，但是在他们的职业培训课程中却几乎不会包含"补充和替代医学"的内容。（Xue et al.，2009）而且在可见的未来，这个情形很有可能会维持不变，这将极大制约公众对于补充和替代医学方法的正确使用。与此同时流行大众媒体和一些唯利是图的广告往往误导、神秘化甚至有时妖魔化"补充和替代医学"的核心价值，这也将进一步蒙蔽大众，使他们无法了解并获益于这些强有力的医学体系的疗愈潜力。（Brokaw，Tunnicliff，Raess et al.，2002；Wetzel，Eisenberg & Kaptchuk，1998）

## 四、在康复治疗中采用补充和替代医学的可行性和临床有效性

1992 年，美国国立卫生研究院成立替代医学部门，之后在 1998 年 11 月

经美国国会批准，该部门升级为国立补充和替代医学研究中心（英文简写 NCCAM）。从 1990 年开始，通过同行评审[1]的有关补充和替代医学治疗方法的随机对照试验、系统评价和元分析[2]的医学文献持续增加。表 1-1 简要汇总了 2010 年之前一些值得关注的直接提及康复治疗的原始试验和医学报告。

表 1-1　有关经常需要采用康复治疗的慢性疾病的原始试验的简要汇总

| 年　份 | 作　者 | 疾　病 | 治疗方法 |
| --- | --- | --- | --- |
| 2005 年 | 席尔瓦和西格诺里尼<br>（Silva & Cignolini） | 自闭症 | 医学气功 |
| 1988 年 | 美芳和佳<br>（Meifang & jia） | 中风 | 针灸 |
| 1996 年 | 内塞尔<br>（Naeser） | 中风 | 针灸 |
| 1989 年 | 詹军<br>（Zhanjun） | 中风 | 针灸 |
| 2002 年 | 岩崎、小林、千村等人<br>（Iwasaki, Kobayashi, Chimura, et al） | 痴呆症和抑郁症 | 针灸和中医本草 |
| 2001 年 | 埃默森—隆巴尔多、麦克马纳斯、徐等人<br>（Emerson-Lombardo, McManus, Xu et al） | 痴呆症和抑郁症 | 针灸和中医本草 |
| 1998 年 | 大石、望月、高须等人<br>（Oishi, Mochizuki, Takasu, et al） | 痴呆症和抑郁症 | 针灸和中医本草 |
| 1995 年 | 马和张<br>（Ma & Zhang） | 婴幼儿脑瘫 | 针灸 |
| 1992 年 | 史、布和林<br>（Shi, Bu & Lin） | 婴幼儿脑瘫 | 针灸 |

---

[1] 译者注：同行评审（peer review），是一种学术成果审查程序，即一位作者的学术著作被同一领域的其他专家学者评审。主要目的是确保作者的著作水平符合一般学术与该学科领域的标准。

[2] 译者注：系统评价（systematic reviews）和元分析（Meta 分析）是循证医学重要的研究方法，是当前临床医学各专业使用最频繁的研究工具之一。

续表

| 年 份 | 作 者 | 疾 病 | 治疗方法 |
|---|---|---|---|
| 1998年 | 韦泽、斯特拉瑟和克莱因<br>（Weiser, Strosser & Klein） | 眩晕症 | 和疗医学 |
| 1999年 | 海因、富勒、韦尔和科齐亚斯<br>（Hain, Fuller, Weil & Kotsias） | 平衡功能失调 | 太极 |
| 2001年 | 查尔金、艾森伯格、舍曼等人<br>（Cherkin, Eisenberg, Sherman et al） | 腰部疼痛 | 按摩 |
| 1999年 | 安德森、卢森特、戴维斯等人<br>（Andersson, Lucente, Davis, et al） | 腰部疼痛 | 能量正骨 |
| 2000年 | 泰勒、赖利、卢埃林—琼斯等人<br>（Taylor, Reilly, Llewellyn-Jones, et al） | 过敏性鼻炎 | 和疗医学 |
| 1996年 | 林德、拉米雷斯、马罗等人<br>（Linde, Ramirez, Mulrow, et al） | 抑郁症 | 圣约翰草 |
| 1999年 | 菲利普、科内斯和希勒<br>（Philipp, Kohnes & Hiller） | 抑郁症 | 圣约翰草 |
| 2000年 | 皮特勒和欧内斯特<br>（Pittler & Ernst） | 焦虑症 | 卡瓦胡椒 |
| 2003年 | 西尔维尼亚、加穆斯、勒纳—杰瓦等人<br>（Siev-Ner, Gamus, Lerner-Geva et al） | 多发性硬化症 | 区域反射疗法 |
| 1997年 | 克勒维耶—布克曼、拉库雷、帕蓬等人<br>（Crevier-Buchman, Laccourreye, Papon, et al） | 痉挛性发音障碍 | 针灸 |
| 2003年 | 李、多顿、希尔等人<br>（Lee, Daughton, Scheer, et al） | 痉挛性发音障碍 | 针灸 |
| 2009年 | 薛、郝和德赛普<br>（Xue, Hao & de Schepper） | 痉挛性发音障碍 | 和疗医学 |

在表 1-1 所罗列的疾病中，有些慢性疾病尚无常规医学的有效治愈方法，也没有被证明安全和有效的长期药物治疗方法。比如，自闭症被认为是由不明病因所导致的罕见疾病，可能是遗传所致，但是近期确认在过去的 15 年间，由于环境因素或在母亲受孕至幼儿 3 岁期间的某些因素，全美幼儿的自闭症发病率出现迅猛增长。（Byrd，2002 Cook，1988；DDS，1999）目前推测的可能发病

原因主要有误用药物、感染、接触重金属和疫苗接种，而对于生理病症的研究则集中在消化、睡眠、免疫系统和肝脏对于特定化合物的排毒功能。（Alberti, Pirrone, Ella, et al., 1999; Gupta, 2000; Horvath, Papadimitriou, Rabsztyn, et al., 1999; Klinger and Dawson, 1996; Radda, 2001; Waring, Ngong, Klovrza, et al., 1997）

目前对于自闭症的治疗方法比较常见的是纠正发育的介入式课程，其中包含促进沟通和社交技能的语言课程。尚无客观数据能够证明针对自闭症的多元化治疗方案的有效性，包括用于治疗注意力不集中、多动、冲动、严重的攻击性和睡眠不良等症状的行为重塑课程、增强沟通技巧课程，或者限量使用药物。（Hurth, Shaw, Izeman, et al., 1999）由于类似泛自闭症障碍的儿童发育障碍的病因不明，也缺乏有针对性的治疗方法，所以许多家庭开始自行寻找能够给予更多希望和明显疗效的治疗方法。（Hyman & Levy, 2000; Nickel, 1996）对于自闭症的补充和替代医学的治疗方法分为生物性和非生物性两大类。生物性的治疗方法，包括维生素补充剂（如氮元素、N-二甲基甘氨酸、维生素C、维生素B6和镁元素）、药物治疗（如法莫替丁[1]、胰泌素、螯合药剂[2]、碱性盐（氯贝胆碱[3]）、抗感染药物（如抗真菌感染药剂、抗生素、抗病毒药剂）、调整饮食结构（如无面筋/无酪蛋白的饮食、增加脂肪酸）和免疫抑制。（Levy & Hyman, 2002）另一方面，非生物性疗法包括听力综合训练、诱导式沟通法（Wakefield, Murch, Anthony et al., 1998）、互动节拍器（Shaffer, Tuchman, Jacokes, et al.,

---

[1] 译者注：法莫替丁（Pepcid），药名，能够抑制胃酸分泌。主要治疗消化系统的溃疡。

[2] 译者注：螯合药剂（chelation），螯合为一种特定化学分子结构，"螯"指螃蟹的大钳，以此比喻多齿配体像螃蟹一样用两只大钳紧紧夹住中心体。螯合药剂可帮助去除人体体内的重金属和其他毒素。

[3] 译者注：氯贝胆碱（bethanecol 或 urecholine），临床上主要用于尿滞留以等人原因所致的胃肠道或膀胱功能异常。

1999）和颅骶骨整骨疗法。（美国学院，1998）可惜的是，以上所列的方法尚没有一项能被充分证明对于治疗自闭症的核心症状有临床疗效。

令人欣喜的是，席尔瓦和西格诺里尼（Silva and Cignolini）（2005）发现中医气功对于泛自闭症障碍的早期干预有积极作用。自古以来，气功就是中医完整体系中的一部分，而其对于许多慢性疾病包括癌症和高血压的疗效一直以来是现代科学研究的对象。（Wang, Xui, Qian, 1990; Feng, 1988）有一组共8个年龄在6岁以下的自闭症儿童，被安排接受中医气功的治疗方案。在连续五周的治疗周期内，医生每周给孩子们做两次的中医气功按摩，父母每天给孩子们做中医气功按摩。之后再配合四周，父母每天继续给孩子们做按摩治疗。一共有四项行为测试、两项父母的问卷调查和医生评估，被用来测评孩子们在接受治疗之前和治疗后的表现。两项自闭症评定量表被用来评估自闭症整体的严重程度，分别是儿童自闭症评定量表（英文简写 CARS）（Schopler, Reichler & Renner, 1988）和自闭症行为量表（英文简写 ABC）。（Krug, Arick & ALmond, 1980a; 1980b）罗塞蒂婴幼儿语言量表[1]（Rossetti, 1990）被用于评估社交和语言发育情况，如果有孩子的语言能力已经超过罗塞蒂量表的标准，则会由学龄前语言量表（英文简写 PLS-3）来做评估。（Zimmerman, Steiner & Pond, 1992）儿童的运动发育情况由皮博迪运动发育量表[2]来评估。（Folio & Fewell, 2000）

席尔瓦和西格诺里尼的研究结果（2005）显示八个孩子接受治疗后，在 CARS（儿童自闭症评定量表）和 ABC（自闭症行为量表）评分表中的得分都降低（自闭症症状减轻）。在 ABC（自闭症行为量表）中，三个孩子从高自闭症可能性的区间降低到自闭症与正常儿童的临界点，两个孩子从临界点降低到非

---

[1] 译者注：罗塞蒂婴幼儿语言量表，Rossetti Infant-Toddler Language Scale。

[2] 译者注：皮博迪运动发育量表，Peabody Motor Scales。

自闭症区间。在两项语言量表中，八个孩子中有七个孩子超过了他们之前的语言理解或语言表达水平。孩子们在语言理解力方面平均进步了 5.5 个月，在语言表达能力方面进步了 4.4 个月。在皮博迪运动发育量表中，六个孩子在平衡能力上有超过 3 个月的进步，三个孩子在移位能力上有超过 3 个月的进步。孩子们在五项运动技能中的四项，平均有 8～12 个月的进步。父母的问卷调查显示，之前被诊断患有感觉功能障碍、慢性腹泻和睡眠不良情况的孩子，睡眠和肠道功能均得到改善。基于这些令人欣喜的数据，席尔瓦和西格诺里尼（2005）指出经典中医的气功疗法，很可能是针对自闭症和其次要诊断的有效治疗方法，能够改善泛自闭症障碍的严重程度和发病过程。

## 五、整体医学和康复治疗：医学领域的未来

在过去的几十年间，生物医学知识呈指数式增长，尤其是在遗传学、分子生物化学、神经系统科学和发育神经生物学等领域。上百种新的疾病被重新归类，主要的医学和科技介入疗法创造了不计其数的全新治疗选择。（NIH，2006）可是，对于许多康复病人，尤其是患有慢性和衰退性疾病的患者而言，通过治疗而获得痊愈仍然是天方夜谭。这些病人对于医学康复专业人员意味着不断增加的工作量，也消耗着一些国家大部分的医疗卫生支出。（Halvorson & Isham，2003）综合这些医学和社会因素，医学专业人员尤其适合采用从本质上与传统西医截然不同的疗愈的治疗思路。由于疗愈是全世界几乎所有主要的补充和替代医学的治疗方法所蕴含的普遍原则，因此医学康复专业人员必须掌握足够的知识和临床专业技能，来慎重地指导患者如何选择和运用替代医学，尤其是整体医学的治疗方法。

最为关键的是，医学康复专业人员需要具备足够的知识来分辨常规医学关注"治"（通过机械论和生物医学的程序，消除或扭转疾病进程）和疗愈以"疗"为目标（增强各方面的身心健康，恢复人体的整体性，帮助创立生命价值）之间的区别。"医学/治"和"疗愈/疗"之间最根本的区别在于，"医学"采取简化论的思维模式，本质上透过机械论的视角看待生物系统和运作过程。而"疗愈"基于整体观的思维模式，它将局部视为整体不可分割的一部分。"疗愈"的思维模式认为整体为"体"，局部为"用"，如果离开整体，局部将无法存在。因此，它将简化论视为对于自主运作的生命系统的错误认知模式。

很重要的是，我们需要认识到如果我们说常规医学全部都是简化论的思想，而所有来自其他文化传统的非常规医学和治疗方法都是整体观的思想，恐怕过于以偏概全，其中的区别并非总是那么明显。整体医学的治疗方法可能会被按照高度简化论的潮流来运用，比如，现今在中国和美国被绝大多数中医使用的传统中医（英文简写TCM）便是如此。（Fruehauf, 1999）另一方面，少数常规生物医学的学者和医生，如克劳德·伯纳德（Claude Bernard）、沃尔特·坎农（Walter Cannon）和汉斯·赛尔伊（Hans Selye）都为推动在生物医学的传统下，创新使用综合性的、整合性的和类似整体医学的方法而起到关键作用。德国生物医学和法国的内源内分泌学，也是从常规西医中衍生出来的基于整体思维观的医学思潮。前者兴起于20世纪初，当时德国医学代表着科技先进水平，全世界的医生纷纷前往学习和增加学识。医疗实践主要包括和疗医学（Homeopathy）、植物疗法（phytotherapy）以及一些电磁设备的使用，那个时期充满了创新和对基础科学概念的挑战。医师汉斯·海因里希·瑞克维格开发了全新的疾病分类学和病理生理学模型。瑞克维格博士开发了用作基本模型的流程图，沿着图表中的垂直线，他根据胚胎来源，列出了人体的所有组织。横向，他列举了6个阶段的病理发展，3个"体液"阶段和3个"细胞"阶段。从第一阶段到第六阶段的发展，展现了机体结构和功能完整性的逐渐衰落。这种模式被称为"健康—疾病连续体"模式，认为疾病不是单一事件，而是一个过程。瑞克维格将身体视为"动态中的流动系统"，同针灸疗法或东方植物疗法的医师的见解相似（瑞克维格，1989）。法国的内源内分泌学是关于人体内部的网络和路径，人体与环境、压力等关系的研究，将神经内分泌系统视作人类生病的管理者。它结合了对人体功能和结构的综合了解，是解释生理学的合理方法之一。内源内分泌学来源于两名法国医生、医学博士克里斯安·杜拉福特和让·克洛德·拉普拉斯的工作。二位曾质疑疾病的主要医学概念，以及将医药产品为治疗疾病的唯一依赖的情况。自1973年以来，他们的工作主要集中于现代生理学、实证医学及临床植物疗法的整合。20世纪70年代，成立了法国植物疗法和芳香疗法协会，在一群医生的共同努力下，力图超越传统医学的还原论思维。内源内分泌学不是远离现代科学的运动，而是定量和定性的关系综合，基于模式识别的新的数学范式和针对生物的系统化的方法（杜拉福特和拉普拉斯，2002）。

其次，对于康复专业人员来说，很重要的是意识到康复和疗愈之间的关系。康复和疗愈的内在含义极为相近。詹宁斯（Jennings）（1993）将"康复"定义为恢复生命力的能量，这里的生命不仅单纯指生物层面上的生命和功能，它更多是指在品质的层面，让生命变得更优质和更有意义。类似的，疗愈的定义是指帮助人体实现恢复、修补、更新和转变等在生理、意识、社会和精神各层面的运作过程，并由此增加整体性。（Dossey，2003）准确地说，疗愈需要身患疾病的病人愿意参与，并最终主导疗愈过程。令医学康复专家感到一筹莫展的是，当看到自己的病人只乐意寻找速效疗法，而不愿意了解疗愈过程背后的原理，许多患有慢性和衰退性疾病的患者四处寻觅补充和替代医学的专家，希望能够找到一种"替代医学良方"。无论它是一套治疗方案、一些维生素、某种膳食补充品或者某些草药，然后希望这些方法能够解决他们的病痛，可是他们往往不会想到自身疾病的复杂程度其实远非任何一种魔力疗法能够解决。

最后，为了成功地整合最佳的补充和替代医学疗法，医学康复专业人员需要努力营造一个最佳的疗愈环境（Geller & Warren，2004），而非依赖在基于"生物化学"基础之上的手段。这些手段往往按照解剖学的思路，将人体依照组织器官层层剖析，由此产生一种偏见，将所有疾病（包括慢性和复杂性疾病）都仅仅视为局部症状。而整体疗愈带领我们从整体系统运作的视角来理解单个的器官和它们相应的疾病，并进而扩展到整体社会乃至整体宇宙的视角（Fruehauf，1998）。因此，为了促进在康复中的疗愈效果，需要高度个体化和跨学科地来选择具体的方式和方法。对于慢性或衰退性疾病，相关医学专业人员尤其需要注意病人在医学、生理、功能、交流、行为、认知和社交各方面所存在的不足，然后有能力基于以上各方面来评估所有可行的治疗方法，无论这些方法属于对抗医学、替代医学或者整体医学。

显而易见的是，对于如何适应和开展这项疗愈使命，相关医学专业人员必将面临挑战。比如，我们似乎看到自从20世纪初期的《弗莱克斯纳报告》[1]之后，补充和替代医学在美国迎来了貌似最欣欣向荣的"文艺复兴"时期。可是与此同时，我们也同样观察到经典整体医学正在被迅速地"常规医学化"和彻底边缘化。尤其是经典中医，其原有的深度和广度正在消亡和衰败，在中国和美国的现代医疗体系中，经典中医正被源于生物医学、关注表面症状的传统中医（英文简写TCM）所取代（Fruehauf，1999）。所以"整合医学"最终会不会意味着所有整体性的疗愈传统都会被归并于机械论的生物医学领域之内？为了能够成功地在医学专业人员中开始这场疗愈使命的革新，我们当务之急是要重塑整体疗愈传统的核心价值。而深入理解这些整体疗愈传统的独特而又深邃的原理，

---

[1] 译者注：弗莱克斯纳报告（Flexner's Report），19世纪末20世纪初，为改变当时美国落后和混乱的医学教育状况，美国医学教育委员会和卡内基基金会联合委托著名教育家弗莱克斯纳对美国医学教育展开综合调查，1910年，弗莱克斯纳发表了《美国和加拿大的医学教育：致卡内基基金会关于教育改革的报告》。自此开启了美国现代医学教育的时代，促使美国医学教育开始走向标准化和正规化。

毫无疑问对于所有医学专业人员来说至关重要，因为他们同时也肩负着新纪元慈悲疗愈者的重任。

## 六、结语

在 21 世纪的今天，传染病、寄生虫病等已经不再是人类健康的主要威胁，而心理、社会和环境因素起很大作用的心脑血管疾病、癌症、衰退性疾病、身心类疾病等已成为人类健康的主要挑战者。面对这些疾病，以生物医学模式为主的对抗医学在诊断、治疗和预防方面存在着较大的局限。同时，医源性疾病的持续增加和过度医疗问题本身也对社会医疗资源造成了巨大的损耗。未来的整合医学将是一场前所未有的医道革新，它倚古不泥古，创新不唯新，在继承东西方优秀的整体医学体系的基础上，全面融合当代系统论、大数据、互联网与精准医疗等科技成果，在民众积极主动的参与下，完成将"控制疾病的医学"向"维护健康的医学"的彻底转变。"健康中国 2030 纲要"从国家政策层面明确地提出了创建以民众健康为核心的新型医疗模式，这是人类历史上划时代的一个公共健康战略规划。如果能够得以实现，我们将不仅可以利用"弯道超车"的时代科技优势，在复兴中华文化的历史背景之下，全面提升和修正发端于西方的"整合医学"。这一过程不仅需要世界各国医界同仁的努力，更需要地球村每个公民的积极参与。为此，自然医学学者何永庆、薛史地夫与杨环等学者在融合当代华夏自然医学先驱们的集体智慧和丰富经历的基础上共同起草了一份"自然医学宣言"，其基本信条包括：

## （一）改变疾病控制的对抗医学为健康促进的医学

早在1946年7月22日世界卫生组织通过的《世界卫生组织宪章》中，就对健康做了明确的定义："健康不仅是躯体上没有疾病，而且还要具备心理健康、社会适应良好和道德健康。"完全以疾病控制为宗旨的医学体系罔顾精神生命，忽视生态环境，只能将建立在症状基础之上的疾病谱种类无限延伸。中华传统医学早在数千年前就智慧地将无尽的疾病归纳在深邃而简易的「阴阳」动态体系之中，从而将生命的定义简明地概括为精（物质）、气（能量）、神（信息）在一定时空中有序的多层次和合表现。疾病的产生源于阴阳失调及社会生态环境等多重因素对生命动态平衡产生的影响，治疗的手段应该跳出对抗医学机械式的对抗思维与规范，以简易而有良效的"扶正祛邪"为根本原则，以促进全人类的整体健康为首务。

## （二）改变生化医学科学为生命医学科学

生化科学在物质层面对"病症"给予控制，生命科学涵盖信息、能量与物质，前者治"病症"，后者治"病本"。治本是调节物质表现的特殊形式，以确保这种形式的正常存在，即维护、调节、改善和提升生命体在物质、能量和信息这三个层面的动态平衡与和谐。

## （三）改变对抗医学之药（drug）为疗愈医学之药（remedy）

唐代医学家孙思邈（581年～682年）强调"夫凡医道者，当洞晓病源，以食治之；食治不愈，然后命药"；西方医圣希波克拉底（公元前460年～公元前370年）也有"食物即药物，药物即食物"的著名论断；东、西方的先贤都提纲挈领地概述了中国数千年"医食同源"的要旨。生物医学对抗疗法（Allopathy）的药（drug）以症状压制为要务，通常导致患者终身服药、支付昂贵专利费用、承受众多毒副作用。整合自然医学的理、法、方、药、食等，大多遵循"适应原"（Adaptogen）的原则：无毒副作用（Nontoxic）、广效（Nonspecific：其作用不限于特定的组织、器官）和正常化（Normalization：促使机体各个部分趋向整体动态平衡）。中华传统医学根据药品的毒性和疾病的轻重缓急将药物分为上、中、下三品，而上品药大多数符合"适应原"原则，是指引我们还医于民、还药于民的不二法则。

## （四）改变医生为导师，患者为自救者

自古以来，东、西方整体医学体系均将医生视为生命修复与生活实践之导师，视病如师，视病如亲。除非急诊与急救场合，治愈任何疾病都是在具有高度良知与精湛医术的良医指导之下的、患者积极而主动配合参与的生命修复和身心修炼过程。医患双方都应重新认识疾病与自身的关系，以治疗为康疗手段之一，在尽量无伤的前提下，以简便、有效的疗愈为最终目标。

## （五）改变医疗教育为生活常识与健康习惯

中华传统文化信奉"尊道贵德""天人和德"，万经之首的《易经》是中华自然医学的哲学源头，传统士阶层"不为良相，便为良医"的期许，以及对普通百姓的"不知医不足以言孝"的要求，彰显着医疗教育与日常生活实践的高度融合。在信息高度发达的现代社会，在中国和世界许多国家、地区快速进入老龄社会的今天，除了急诊和大型流行性传染病的防控，每个家庭都需要肩负起"人人医学"的职责，提升全民医疗素养，将医疗教育转化为日常的生活常

识与健康习惯，这或许才是我们应对社会加速老龄化、衰退性疾病年轻化、身心类疾病普遍化的有效途径。

## （六）改变传统中医为高度融合古代生命科学与现代科学技术的未来新医学

自汉代以来，被医圣张仲景所批判的"各承家技，以演其所知"的各种传统中医流派，未能高度理解、体证和融汇儒释道生命修炼的精华，使得传统中医的社会影响在数千年之久竟然一直停留在"一个老头、三个指头、一个枕头"的式微地位。而在科学技术日新月异的 21 世纪，传统中医更丧失了借鉴与整合相关现代技术（如红外人体成像技术、天体观测技术、大数据与 AI 技术、太赫兹波技术等）的动力与能力。传统中医是否能够在中国得到全面复兴，并进而走向世界，最关键的一点就是我们是否可以不断地培养出既能深刻理解并积极践行古代华夏生命科学与修炼体系，又赋有高度科技素养与创新精神的优秀人才。

良知为体，科技为用，医学科技不会永远停留在"分科而知其技"的发展阶段，生命科学远远大于当今的生化医学科学。"整合医学"已经成为东西方主要国家和地区的热门话题。在美国，排名前十几位的医学中心和医学院校均设置了整合医学培训和研究机构，在社区诊所体系中，拥有整合医学培训资质的医师普遍受到本地区民众和潜在患者的热捧。中国的社会制度或许可以有效地避免或及时纠正那些在西方掌控医疗走向的巨大商业惯性，以及在"公平"名义之下的各种利益集团的相互掣肘，整合医学更有可能迎来深入持久的发展，因为该医学体系的灵魂与华夏文化中中道的"仁本主义"思想，以及以"天人合一"为核心的经典医学传统高度契合。未来的整合医学将是一场遍及全社会的系统良能工程，它将深刻地触及我们每个人对生命的终极思考、对各自生活的态度与选择，以及对我们和全人类家园——地球的共存关系。

# 第二章 综合型与分析型的思维模式：存在于医学和疗愈中的认知偏好

丹·肯纳（Dan Kenner）

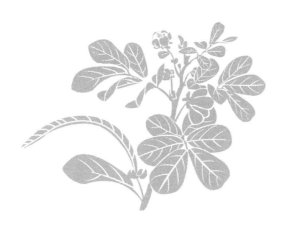

# 一、引言

东方医学与西方医学有着天壤之别已是老生常谈了，但这却是一个错误的划分，背后折射出的是简而化之的思维方式。一直以来我们被告知，东方医学是道法自然、因人而异的，而西方医学则是因病而异、治标不治本的。西医采用对症施治的治疗方式，促使疾病层层深入，由此形成慢性疾病，而这也是为何慢性疾病会成为当今发达国家所需要面对的最主要的医疗挑战。

在此我们所谈的"西方"医学其实是与历史有关的畸形产物。它是由势力庞大的制药公司垄断联盟所设立的治疗范式，这些制药公司对于药品市场的控制已逾百年。它们所生产的"西药"由毒性极大的人工合成物质组成，并尽可能剔除无法申请专利保护的天然物质。仅这一点就足以判定这些药物是不符合科学精神的，但是这些制药公司完全控制了医药市场、政府和监管部门，同时它们对于电子媒体以及纸质媒体的控制，也使它们完全掌控了大众所能听到的讯息，此外它们还决定了全球绝大多数医学院的课程设置。

制药行业也使药物成瘾的问题愈演愈烈。仅在美国，对于止痛药，尤其是阿片类止痛药的药物成瘾问题，就已达到令人触目惊心的程度。非但如此，制药行业还试图使人们终生服药以维系健康，例如，它们宣称他汀类药物可以控制血脂水平，可是美国政府早已证实血脂水平并非是导致心血管疾病的威胁因素。

包含和疗医学在内的西方医学传统已有超过 2 000 年的历史。和疗医学的治疗原理将对常规西医思路发起最猛烈的冲击，即使 20 世纪的物理学都无法与之匹敌。并且我相信 21 世纪的物理学将会支持和疗医学的理论基础，以及中医理论中经络系统和气的人体现象。而和疗医学，毫无疑问是"西方的"医学体系。

在 20 世纪初，物理学曾一度试图与医学结合，当时欧洲和美国的主流医学以及医院都会采用电子和电磁的治疗方式。这些设备被用于治疗疼痛、癌症、关节炎、人体循环问题等，并引起权威科学最为热烈的探讨。可是当制药公司获得对医学院课程设置的把控之后，这些物理疗法便成为昙花一现，并被冠以"骗人的把戏"的恶名。

无论是过去还是现在，除了和疗医学之外，还有许多其他医学体系也都致力于个体化治疗，而非根据既定的病名去治疗疾病。尤纳尼医学（the Unani system）用四大元素——地、水、火、风对情绪和体质进行分类，然后对症下药。梵文中的 prana 和希腊文中的 pneuma 都是指人体所具有的生命力，如同中医理论中的"气"，这些名词既包含空气的含义，也指人体的生命能量。

在现代医学体系中，德国生物医疗是一个以物理学为基础的治疗方法，综合运用和疗医学、草药、营养补充剂和改变生活方式等手段。生物内生学则是基于人体神经内分泌活动的整合医学，它运用草药进行个体化治疗，远比"传统中医"的本草学更为周密。

我们必须认识到不同医学体系之间的真正区别，并不在于其所处的地理位置，而在于认知方式。我认为真正的分水岭是医学和疗愈的不同，而非西方和东方的不同。而究其根源是因为不同的认知模式，也即大脑左、右半球接收和存储信息的不同方式。

## 二、两种认知偏好

将哲学应用于科学思想是人类长久以来的努力，对于如何正确运用科学起着至关重要的作用。科学的定义是"成体系的知识",因而需要将假说或理论结合方法论的研究策略,由此才能够解决矛盾。哲学在其中所扮演的角色是人类理解能力的合适助手,作为元系统[1]来检验对现有科学进行修正的想法和知见的架构。

康德(Kant)、詹姆斯(James)、海森伯格(Heisenberg)、埃丁顿(Eddington)、琼斯(Jeans)和其他学者都与培根(Bacon)持有同样的看法,即科学。与其说是关于宇宙的研究,不如说是关于人类对于宇宙的知见的研究。因为人类所承认的知识,其实是在人类根本的主观局限性的范围内,透过现有的研究方法所获得的结果。

综合和分析是人类用来认知和整合已有知见的两套"操作系统"。这两项根本的认知模式分别按照空间性或时间性来处理信息,由此来整合知见。

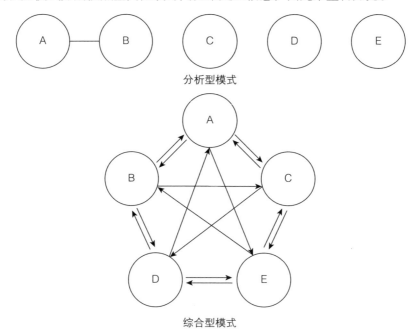

图 2-1　认知模式图示

---

[1] 译者注:元系统(metasystem),一般将元系统用来解释另一个系统,由此帮助对于另一个系统的理解和使用方式。

分析型模式按照时间的先后顺序来处理信息，而综合型模式则按照与空间的同步性来处理信息。这两种数据处理模式所产生的结果，会成为理解模型和认知偏好，由此分别形成简化论或整体观的思维模型。

表 2-1　认知偏好

| | 分析型（元素论、简化论） | 综合型（整合论、整体论） |
| --- | --- | --- |
| 终极真理 | 科学理论 | 宗教修行 |
| 信息处理原则 | 化整为零 | 合而为一 |
| 感知方式 | 视觉优先；重视客观性<br>真正的世界"在外"<br>"非此即彼"的逻辑结构 | 空间感受、听觉优先；重视主观性<br>真正的世界"在内"，是精神性的<br>"两者皆可"的逻辑结构 |
| 数据处理方式 | 注重标准化，墨守成规 | 注重个体化 |
| 表达方式 | 语言、文学 | 神话、诗歌、传说和吟唱 |
| 认识论 | 简化论<br>按照时间的先后顺序处理数据<br>（寻找因果关系：起因—结果）<br>从微观角度处理问题 | 整体观<br>按照与空间的同步性处理数据<br>（寻找同步性：内在关联的系统）<br>从宏观角度处理问题 |
| 神话 | 浮士德、弗兰肯斯坦 | 基督、佛 |
| 心理学 | 左脑<br>思考<br>知觉<br>以我为尊<br>自我<br>表意识 | 右脑<br>感受<br>直觉<br>顺应天意<br>本我<br>无（潜）意识 |
| 社会学 | 文明社会，集权政府 | 游牧民族，权力下放 |
| 神学 | 一神论，墨守条文<br>"外在父权的神" | 泛神论，精神修行<br>"内在的神" |
| 历史 | 线性发展的，按先后顺序的，相信过程 | 循环往复，过程是幻象 |
| 经济 | 竞争 | 合作 |
| 教育 | 专科，划分学科<br>课堂教学<br>权威制定的知识 | 跨学科整合<br>师徒传承<br>启发式教育 |

续表

|  | 分析型（元素论、简化论） | 综合型（整合论、整体论） |
| --- | --- | --- |
| 政府 | 极权主义，集权政府 | 制约与平衡的联盟 |
| 物理 | 桌球宇宙<br>由原子构成<br>宇宙是机械 | 量子宇宙<br>由振动构成<br>宇宙是有智慧、有生命的 |
| 化学 | 拉瓦锡，原子论 | 居里夫人，原子并非根本单位 |
| 数学 | 线性数学，X 和 Y 轴 | 非线性、动态的"混沌"数学 |
| 生物和医学 | 物种特异性学说<br>单态性，微生物物种<br>互不相关的疾病实体<br>基于病理学<br>基因决定论<br>适者生存 | 生态生物圈概念<br>多态性，物种起到媒介的作用<br>基于个体病理生理学的个人疾病状况，类型学<br>基于生理学<br>表观遗传学体系，蛋白质组学<br>共生是根本的生存原则 |

认知模式作为信息的处理系统，对应于不同大脑半球的功能。左脑是语言性的、视觉性的、理性的、以时间为基准和非连续性的，右脑是图像化的、整体性的、听觉—空间感受性的、超越时间概念和发散性思维的。

人类所拥有的多维度意识具有强大的信息处理能力。梦境、符号、知见的储存和检索以及各种类型的学习，甚至具体到最微小的细节，都是人类意识的基本功能。所有的记忆、知识和生命片段都被储存在无意识中成为有待提取的信息。

虽然表意识同一时间只能使用一个概念，但是我们的无（潜）意识却似乎有着无限的信息储存能力。在无（潜）意识中，潜藏着我们的个体独特性，我们的个人能量，以及我们对于宇宙的个人理解；但是只有通过表意识、潜意识才能成形并找到表达方式。人类能创造语言，并逐一使用概念来表达自我的能力，对于人类有着决定生死的作用，因为这使得人类能够彼此协同合作。

左脑和综合型模式的信息单位是符号。希腊单词"symbollein"意为"合而为一"，这也是英文单词"符号"（symbol）的词根。正是符号作为线索，通过相同的内在含义将截然不同的独立个体串联起来。符号将大量信息和引申含义浓缩为人们耳熟能详的单个事物或概念。在无（潜）意识的语言中，符号就是其使用的词汇。

希腊语"diabolos"意为"化整为零"。这是英文单词"邪恶的"（diabolical）的词根，含义与恶魔有关。化整为零的力量是"摧毁"宇宙的无序力量。正是基于"化整为零"而生的哲学、科学和技术导致了人类的今天支离破碎：科学被分裂为上千个子专业，四处散落着工业和生活垃圾在生物圈中被肆意掩埋，人类无意识地以为宇宙混乱不堪、分崩离析，绝望地向着苍穹大声呼救。

## （一）科学与认知偏好

按照人类目前对科学的理解方式，它只使用了人类大脑的一项特长。这种认知模式，或者大脑程序，被称为简化论。它在极大程度上和左脑的功能有关，是言语性的、分析性的、理性的，将事物化整为零的。它建立在对数据的线性组织上，比如，我们的语言表达。简化论重视传统习俗和普世看法，因此客观性是科学真理的根本判定标准。

"机械论是什么现象的背后原理？""什么导致了……？""……的起源是？"，这些都是基于简化论思想而产生的问题。在一个简化论的宇宙中，我们假定在"彼时"的某一刻发生过一次宇宙大爆炸。在宗教领域，我们想象在"彼时"的某一刻，人类从伊甸园坠落到人间。

我们认为物种的进化开始于"彼时"的某一刻。而在整体观的框架中，相较于宇宙大爆炸、彼时、彼处，整体观相信有一个处于"恒定状态"的宇宙，在此之中被普遍接受的线性时间只是人类自创的概念。在恒定状态的宇宙模型中，"彼时"可以不存在，因为线性时间是人类三维意识局限性的产物。同理，"彼处"也毫无意义，因为它同样是基于三维宇宙模型的产物。整体观将神话意味的人类从伊甸园坠落，视为寓意每一个人在此生需要面对的灵性成长挑战。

在整体观的模式中，相较于设想物种的进化开始于"彼时"的某一刻，我们更偏向于认为地球上所有生灵的谱系[1]演化。无论是每一个正在孕育的胚胎，或是每一个正在成长的复合生物群中低级生命的聚合，都是生物圈中持续进行的生命进程。基于整体观的框架，我们所产生的问题是，"什么与之对应"，以及"这两者之间有相关性吗"。我们寻找的是同步性。我们并不关注宇宙中所有的点，我们主要观察的是将这所有的点串联在一起的连接线。我们无穷无尽地收集事实和数据，并追问它们究竟意味着什么，可事实上"意义"只是基于所处背景而产生的相对概念。意义存在于事物的连接之中或者说"那些线"中，而非在"那些点"之中。

简化论将事物彼此分隔，并逐一做分门别类地观察，可是与此同时它也将我们与整个宇宙隔离。所谓的客观性，将宇宙简化为远在"彼处"有待测量和分析的一个对象。这种与世间万象的隔离，并不符合宗教中的内在灵性探索。宗教，在英文中的字面含义为"重新连接"或者"重新联合"。英文单词"瑜伽"（Yoga）的含义也同样是连接或者联合。

自从简化论的思想占据主导地位之后，科学和宗教便被认为是水火不相容的两极。相对于"非基督教"的多神论，西方宗教只信奉一神论。这与对于唯一且万能的神的信仰相吻合，执着地相信存在唯一的终极真理，并希望逐步通过科学的进步来加以"发现"，目前仍然是主导西方社会的思维神话。

## （二）个体的认知偏好

大部分人由于某一大脑半球的主导，都会有明显的认知偏好。感知和性格方面的偏好，会被放大成为根本性的认知偏好，使得在处理知见时偏向以空间

---

[1] 译者注：谱系（phylogenetic），指在地球历史发展过程中生物种系的发生和发展。

性为主或以先后顺序性为主。分析型偏好，更多按照先后顺序性（因果关系）来进行思考，更偏重言语，以时间为基准、视觉型、墨守成规、尊重权威并倾向于向外寻找来理解生命体验；综合型偏好，则容易表现为"尽在不言中"或富有诗意的、以听觉和空间感受为基准、向内探寻来理解生命体验，在表达方式上更具有个体化、灵感性和发散性的特征。分析型偏好，基于因果关系而生，因此以结果为导向，胜者为王是它的判定标准；综合型偏好，则以探索为导向，如同神秘主义者或艺术家，穷尽一生以追求理想中的完美。分析型偏好的头脑易被驯化，他相信事实，并接受外在权威对于真理的诠释，他墨守成规，固守概念，由此来稳固自己的意识世界；综合型偏好则更为主观，因此更加个体化和个性化，他更偏好于依靠内在的声音和主观体验来确定对于真理的认识。

　　这两种认知模式都有其特定的先天优势和缺陷。分析型模式非常善于理解机械论，而综合型模式则非常善于理解整体观，包括生命系统。创造语言必须用到分析型模式，因此分析型模式对于社会组织架构的发展和基于合作的人类文明而言是必不可少的。而文化的开创则需要用到综合型模式，人类借由它书写了共通的神话，那是每一个人类文明在无意识的世界中所共同享有的精神家园。

## （三）分析型模式和综合型模式的缺陷

　　　　大跳蚤的背上，
　　　　停着咬它的小跳蚤，
　　　　而小跳蚤的背上，
　　　　还有着小小跳蚤，
　　　　更小、更小，直至无穷。

大跳蚤也停在，

更大跳蚤的背上，

而更大跳蚤，

还有更大的跳蚤让它歇脚，

更大、更大，以至无限。

——无名诗人

## 1. 分析型模式

分析型模式始终不停地在做分析，并将每一项数据都拆解成更多数据，而这些数据也会被按照相同方式再进行分析和拆解。在这个过程中产生了无穷无尽的新问题、无穷无尽的科学新分支和日益复杂又细化的学科命名。数据的积聚向外膨胀，形成了层出不穷的科学新分支，并且永无止境。可是每一次都制造了更多新数据和新问题的研究结果，其真正解决问题的能力则非常有限，无法帮助增进人类的理解，反而显得科学的目的仿佛只是为了永无休止地制造新的假说。

在分析型模式中，我们永远无法知道任何事。分析型模式另一个自带的漏洞是对于绝对客观性的相信。我们希望获得知识，但是不行，因为宇宙远在"彼处"，而我们唯一能获得知识的地方却在"此处"，于是分析型模式开始收集数据。收集数据的原因是希望终有一天，当我们收集到足够多的数据，或许这些数据能够自我组合成为一个有意义的知识框架。有意义的知识框架所呈现的形式是不断更新的假说，因为分析型模式是信奉唯一真理的，相信宇宙的终极（这也是线性思维的概念）秘密，正在远处等待我们去发现。有朝一日当终极秘密被发现时，我们就能心满意足地过上浮士德梦寐以求的生活，如同天神般高高凌驾于支离破碎的现实废墟之上。

由于信奉只存在唯一的终极真理，因此分析型模式非常不喜欢反对意见。因为只存在唯一真理，所以盛行"非此即彼"的思维方式。可是独木难成林，分析型模式下的科学是民主的。任何科学声明都必须获得他人的附议，没有一个人可以表达纯粹个人的意见。没有一份科学报告能够不包含参考文献，必须得有其他人赞同自己的科学报告中所提到的观点，由此提供集体意见的认可。出于客观性的要求，使得所有可能成立的声明都必须提供足够的参考文献，好比如果有人声明"X，Y 或者 Z"的观点，那他必须列举与之相同的观点，以此证明"我是这么想的，而且另外也有人和我意见一致"。

　　可是不仅理解发生于人类内心，并不在外的"彼处"，并且"意义"也是来自于对于事物内在关系的理解。这是"意义"的精髓。在隔离的状态，没有事物还会存在意义。事物只有在与其他事物存有相对关系的环境中，才会产生意义。但是分析型模式乐于通过搜集数据来探寻意义，却轻视追求整合性，并把这看作是异想天开的、理想主义的和不切实际的。因此分析型模式渴求获得理解，但永远只是停留在望梅止渴上。它只是在新的猜想之上不断提出无穷无尽的假说，由此产生新的数据并形成下一步新的假说。对于分析型模式下的科学而言，眼睁睁看着手上所有显而易见的证据，我们也只能说，"我们还是一无所知，我们离真相已经很近了，不过我们还需要更多时间和更多研究经费"。

### "有益的"怀疑精神

> "上帝啊——如果有上帝的话，请拯救我的灵魂……如果我有灵魂的话。"
> 
> ——怀疑论者的祷告

　　对于分析型模式的思维框架而言，怀疑精神是正确的思维运作所必不可少的。在分析型的认知模式中，信仰体系对于自我存在的安危是如此至关重要，因此我们必须全副武装，以防投靠"错误"的信仰。怀疑精神有一个好处，不过也就独此一个好处，那就是：怀疑精神能够防止我们投靠"错误的信仰"。尽管假说毫无价值并且一直被更迭，尽管信仰体系其实是建立在一系列几乎从未经过周密推敲的猜想之上（除了那些高居象牙塔之内的哲学家以外），可是一旦我们相信了错误的概念，就会招致毁灭性的结果。如果我们这些凡人对于世界一无所知，那倒没关系，反正我们还没开始更多的研究。如果我们生活在一个混沌不清的宇宙中，那也没关系，反正自从物理学的量子革命之后，一切便是如此。可是我们千万不能让自己离经叛道地去相信那些还没有被科学证明的概念，或者有违传统的形而上的信仰。

在一个如同桌球般互相碰撞的宇宙中，希望建立稳定的、不变的原则，是父权式的要求。这样的想法来源于曾有一个时期人类相信自创世纪，上帝便如同父，高居于宇宙的中心。由于客观的唯一真理科学所持有的一神论根本思想，我们畏惧面对这样一个事实：创造万物的宇宙其实充满不确定性，其中空无一物，原子也不会乖乖地听话排列。这个世界已经不像它在19世纪时的那般牢固确定，并没有稳固不变的原子或者事实能来稳固我们的意识世界。即使绝望，我们也只能向内寻找，通过我们独特的个人经验、我们个体的生命历程，来发现稳固意识世界的基石。因此，我们需要直接打破对于主观性的禁锢。

对于客观宇宙的相信，是公认的真理，而科学真理是社会和文化传统的一部分。所以即使我们声称相信个体独特性以及个体的权利，但是文明社会依旧反对对于个体的认可。或许手相师、占星师、面相师或者虹膜师[1]都只是江湖术士。但是无论他们是否拥有真才实学，所有这些技艺的精髓在于，去观察什么是与众不同的、无法改变的、独一无二的你。对于个体独特性的假设，以及探究此根本假设的科学，已经被尘封千年，对于分析型偏好的意识而言这是最讳莫如深，并被视为迷信的世界。

---

[1] 译者注：虹膜师（iridologist），通过观察眼睛的虹膜，对人体健康与病理状况进行诊断。

为了感觉安全，所有的想法必须是"合乎常理的"。它们必须乖巧地与来自我们祖先、我们同伴以及整个社会的想法保持一致，无论这些想法中可能包含着怎样的无稽之谈。怀疑精神为一些人提供他们所需要的庇护，由此他们如同一潭死水般的意识现状便不用面对任何质疑。怀疑精神从这个角度而言，并非是思维的力量，而是情绪的软弱。

## 2. 综合型模式

在综合型模式中，我们所拥有的是宇宙性的理解。我们将宇宙视作内在关连、和谐统一、融会贯通的整体。如果将这样的理解化为语言或者寻找一个隐喻，那就是整体观模型。它由包含足够深意的符号组合而成，能带领我们直觉感悟宇宙的本质。但是这也会很容易滑入综合型思维方式的软肋：对于全知的迷思。在分析型模式中，我们永远无法真正知道任何事。但是在综合型模式中，我们却太容易以为我们无所不知。至少我们以为能够以一概全，在自己的整体观模型背景之下诠释所有事物。

对于有些人而言，虽然他们个人的整体观模型在本质上可能确实带有一定的宇宙普遍性，但他们往往由此认定自己的个人整体观就是宇宙本身的运作模式，对于这样的人，他们不仅自己坚信不疑，并且总会忍不住想要让他人也深信自己的模式。这是综合型模式的"唯一真理科学"（相信自己的整体观模型即为唯一正确）令人惋惜的副作用。带有综合型偏好的人如果有充足的时间和足够的努力，就能够从古代经典文献中创造出一个全新的整体观模型，并由此赋予自己诠释所有有关人类、自然、社会和科学法则的能力。一个人如果有自己的整体观模型，无论这个模型是占星学、中医，甚至是圣经，他都能用此模型中独特却又普世的符号来解释所有其他的整体观模型。

封闭系统内在的逻辑会不断滋养主观主义的盲目自大。如果我们说分析型模式是依照直线运动，那综合型模式就是依照圆圈运动。基于系统的封闭环境，逻辑上能从圆上的一点移动到任意另外一点上,这样"两者皆可"的思维方式给了模棱两可和自相矛盾滋生的机会。也正是这样的轻信,让大批虔诚的信徒身陷危机,将自身的力量拱手交给蛊惑人心的"领袖"。

为了保护自己的整体观模型,我们经常需要有技巧地或者不顾一切地,在自己的整体观模型的符号设定和整合架构的背景之下,给予万事万物一个合理的解释。如果说怀疑精神阻碍了分析型模式向外获取新知识,那相类似的,正是"盲信"制约了综合型模式的智慧。

然而真正的信仰,并不是一个信念、一套信仰体系或者对于此信仰体系的维护,而是创造性的内观能力。正是这股灵感的力量,激发了古往今来许多伟大思想家和发现者的天才洞见。伟大的科学家、艺术家和诗人,经常将自己的作品归功于这股灵感的力量。信仰不仅仅是想到一个好点子,它是安住于灵感的力量之内,成功完成内观的奇迹。内观的可能性,虽然在综合型模式中有详尽的描述,但是依然被怯懦的心灵所排斥,它们更乐于牢牢抓取一套信仰体系,仿佛那就是神圣不可侵犯的圣像。

在现今的世界,我们日益迫切地,甚至是关乎生死地需要理解整体系统的运作方式。就好像我们明白不能简单地采取简化论的方式,如同注射胰岛素来治疗糖尿病那样(针对这样的情况,医学治疗无法取代疗愈),类似的还有通过使用科技手段向高层大气喷射臭氧来解决臭氧空洞扩大的问题。我们知道,只有基于综合全面的、内在关连的生态学理解,包括理解工业化学品所扮演的角色及其对于热带雨林的破坏,才能找到臭氧空洞这一问题的解决方法。同样的,我们也迫在眉睫地需要了解生命系统的整体运作方式。

在生命科学中采用简化论的方式,有着先天自带的困难和局限。简化论不是用来理解自我运作的生命系统的正确认知模式。因为一旦你开始解剖一个样本,它就死了。有没有人想过为什么科学会认为生物系统是由没有生命的物质所组成的?那是因为一旦科学开始拆解一个生命个体,机器就自动跳闸,这个个体的生命就消失不见了！

　　由于按照简化论的方式来获取知识，需要客观性和可被重复实验的假说，因此直接经验被理论知识所取代。天赋具有特殊内观能力或者后天开发出此项独特技能的人们，其中包括一些科学开拓者，都不被大众所相信。因此观察者要与被观察的对象分开，由此保证科学必需的客观性。当认知偏好的转换发展到极致时，人类或许才会开始了解真正的知识或理解，这种知识和单纯的信息是有区别的。在信息时代，数据会自由互通，但是知识却会变得更为弥足珍贵。整体观的认知偏好，将重点放在理解现象之间的彼此关系和内在互动，而非永无止境地将现象化整为零。理解，是最终成功了解事物之间的复杂关系，而非只是单纯的信息，这将成为即将来临的新纪元人类真正的财富。

## 三、现代医学和传统疗愈的区别

　　现代医学和疗愈之间的根本区别在于医学是简化论的思维模式，本质上采用机械论的角度来看待生物系统和运作过程。而"疗愈"建立于整体观模型之上，始终将局部视为整体不可分割的一部分。"整体为先"的原则认为局部是整体的一部分功用，如果离开整体便无法存在。以下是有关医学和疗愈之间区别的总结：

表 2-2　医学和疗愈的区别

| 医　学 | 疗　愈 |
| --- | --- |
| 等级制度/干预性治疗 | 平等主义/非干预性治疗 |
| 责任归于医生 | 责任归于患者 |

续表

| 医　学 | 疗　愈 |
|---|---|
| 症状是不受欢迎的 | 症状并非往往是不受欢迎的 |
| 疾病是独立实体，有特定的名称和特点 | 疾病是过程，是一系列因人而异的个体状况 |
| 疾病是"外在"的，是需要被击败的入侵者 | 病理是"内在"的，是需要被调和的失调状况 |
| 疾病有单一病因和单个解决方案 | 疾病有多重病因和多个解决方案 |
| 视患者的主观陈述为幻想（以理论为基础） | 视患者的主观陈述为治疗核心（以实践为基础） |
| 轻视安慰剂的因素 | 最大化安慰剂的因素 |
| 线性思维，重量不重质 | 整体思维，重质不重量 |
| 基于解剖学，疾病是局部现象 | 基于生理学，疾病是功能性和系统性的 |
| 人体需要被修正，需要科学的专业知识 | 人体能够自我修复，拥有与生俱来的更高智慧 |
| 严谨刻板的"科学"视角 | 隐含宗教和哲学思想 |
| 信奉能量衰减：生命如同日渐衰败的机器 | 信奉自我圆满：生命过程能够自我呈现和自我再生 |

## （一）医学干预和医生的责任

我们每一个人在人生的某些时刻，都会需要医学干预治疗。有些人带有先天疾患，自小便需要干预治疗。需要干预治疗并不可耻，也不意味着失败，因为有许多原因会使得我们在某些特定时刻无法仅凭一己之力来处理自身的健康状况。但是，即使身处亟需医学干预治疗的危急关头，或者面对外伤或手术所产生的严重后果，疗愈仍然是必需的。我们的情绪、精神和受到心理创伤的身体组织，都需要在对所受创伤进行疗愈的过程中得到慰藉。

新时代"积极"的医疗消费者会孜孜不倦地自学有关医学，更多时候是有关疗愈的知识，由此希望完全掌控个人的健康状况，或者努力与他们的医生建立紧密的"合作关系"。可是有着多重健康需求或者事务繁忙的患者面对这样的情况，却往往感觉力不从心。我多次听到有患者带着一系列的状况去求助医生，但是最终却只拿到一张镇静剂的处方单。医生和患者之间的沟通结果，往往预先就被医学治疗的标准化程式所限定。对于患者而言，极为重要的细节可能对沟通结果而言并无显著的影响，因此无法引起医生的注意。

疗愈需要患者愿意参与，并最终主导疗愈的进程。令疗愈师感到一筹莫展的是，看到自己的患者只乐意寻找速效疗法，而不愿意了解疗愈过程背后的原理。许多患者四处寻觅疗愈师，希望找到一种"包治百病的良方"，无论它是一套治疗方案、一些维生素、某种膳食补充品或者某些草药，然后希望这些方法能够解决他们的病痛，可是他们往往不会想到自身疾病的复杂程度其实没有任何一种魔力疗法能够快速解决。后文中会概述患者应该如何承担起责任，但患者需要警醒的是，他们有多少抗拒为自身的健康状况承担起责任，最终他们就会不得不接受相等程度的医学治疗。

## （二）症状和病因

在我们的文化之中盛行着一个观点，并能引起我们本能的反应，简而言之，那便是"疼痛是坏事"。我们习以为常地将症状误认为疾病。如今的医生已经知道，对于发烧采取简单的降温并不是一个好主意。发烧不是疾病，它是疗愈的过程。这也是为什么疗愈师会将症状视为积极的现象。因为症状是疗愈的过程，而非疾病。更进一步而言，疗愈过程是更高智慧的反映，正是这个智慧管理着我们复杂的机体，使之从肉眼不可见的受精卵发育成胎儿，然后呱呱坠地并最终长大成人。

对于症状的认识，医学和疗愈在另外一个重要方面也存在不同。自古以来，传统的疗愈体系重视患者对于自身状况的感受。而从医学的角度，客观体征才对诊断起到决定性作用。如果一个患者几乎没有客观体征，却有着大量的主观陈述，那他或她很有可能被诊断为歇斯底里或是神经质。可是从疗愈师的角度而言，主观陈述能够帮助确定患者的体质类型、理解关键性的情绪和心理因素，由此帮助诊断，并协助疗愈师确定治疗方案；而客观体征除了在紧急状况之外，往往无法提供最重要的信息。当然，在紧急状况下，客观体征是重要的，因为在充满紧张情绪甚至生死攸关的情况下，我们一定不能过于依赖某位疗愈师个人的经验或直觉。

另外一个简化论思维偏好的结果，是特定性学说，也就是认为任何一种疾病都只存在单一病因。单一病因的思想能追溯至巴斯德[1]和李斯特[2]的时代。在那个时代，坏血病被发现是由于缺乏维生素C所致，伤寒[3]是由于伤寒杆菌，霍乱是由于霍乱弧菌（将微生物做明细列表，也是分类趋势的结果）。缺乏维生素被发现是糙皮病和脚气病[4]的病因。单一病因学说作为19世纪的产物，仍然残留在已经认识到事物不确定性的21世纪。它潜藏在我们的意识之中，因此我们总希望找到疾病的唯一病因，并给予疾病致命一击。来自这致命一击的神奇子弹，曾经有效控制了细菌感染，并拯救了成千上万的生命，但是也让我们狂热渴求立竿见影的疗效和简单的治疗方法。

简化论的模式，也推动科学家通过分解植物来提取"有效活性成分"，比如，

---

[1] 译者注：路易·巴斯德（Louis Pasteur，1822年12月27日—1895年9月28日），法国微生物学家、化学家，他和费迪南德·科恩以及罗伯特·科赫一起开创了细菌学，被认为是微生物学的奠基者之一，常被称为"微生物学之父"。

[2] 译者注：约瑟夫·李斯特（Joseph Lister，1st Baron Lister，1827年4月5日—1912年2月10日），英国外科医生，外科手术消毒技术的发明者和推广者。

[3] 译者注：伤寒（Typhoid Fever），由伤寒杆菌（Salmonella typhi）造成的急性肠胃传染病，伤寒杆菌会破坏小肠壁，造成高烧及内出血。通常起源于食物或饮用水遭以带原者粪便所污染，很快造成大流行。

[4] 译者注：脚气病（Beriberi），是一种由缺乏维生素B1引起的疾病，病症包括体重下降、精神萎靡、感官功能衰退、体虚、间歇性心律失常等。和"脚气"（由真菌感染引起的足癣），并不是同一种疾病。

从鸦片罂粟中提取吗啡、从颠茄中提取阿托品，或者从金鸡纳树皮中提取奎宁。这引起了"药物副作用"的现象，使用高效力、高浓度的物质会让医生有能力扭转乾坤，但不幸的是，也会在原本既定的治疗效果之外产生大量不同的药物副作用。简化论的终极浮士德之梦，是希望通过"测定基因"来控制生命过程。只希望接下来的基因时代能比之前的原子时代创造更多好的结果。如果我们说疾病远在彼处，这就好像说压力"远在彼处"一样。我们的先祖很可能不明白我们目前坚信的一些观念，比如，我们相信新鲜空气会导致感冒，或者阳光会导致皮肤癌。

## （三）基于解剖学　将身体视为机器

在医学治疗上采用简化论思想的另一结果，是医学专科现象的出现。拥有专科学位的医生数量逐年稳步增长，近几年更是急剧猛增。这导致了割裂的医疗服务和不断增加的医疗成本。根据美国医学协会杂志的数据显示，至20世纪末已经有25个外科专科和56个子专科，并且数量还在不断增加。这正是基于"解剖学"的医学视角所致，这样的视角将人体根据解剖学细分至器官系统，并倾向于将疾病主要视为局部症状。于是疾病被按照人体解剖结构来进行分类和命名。疗愈的哲学则带我们前往相反的方向，从不断地微观细分回归到宏观视角。随着宏观视角的增大，我们能够从社会学的角度理解整体系统对于单个器官的运作和管理。从而最终我们能够从生态学的角度，了解作为人类的个体生命与我们所处的地球环境之间错综复杂的关系。

医学专业领域会迈向干预治疗发展的另一个原因，是因为简化论将身体视为机械。当身体失灵了，就需要被维修。这并不一定是完全错误的观点。可是生命系统并不是机器的原因，在于生命系统是能够自我运作和自我调控的。由于潜藏在思维运作中的类比模式是基于机械论的，而非生物学的，因此所有的机体活动都被认为是对有限能量的重新排布。心脏是"水泵"，肺是风箱，骨骼和肌肉是滑轮和缆绳。用这样割裂的视角看待人体，对于人类生命尊严简直是一种污辱。

牛顿物理学是有帮助的类比模式。虽然牛顿定律没有诠释相对论、粒子物理学[1]，或者解答时空连续体[2]的本质，但是在特定领域内，牛顿定律能够有效处理我们的问题。尽管人体不是机械，但是对于紧急状况的医学干预处理，可以通过工程技巧来模拟或重建人体某些特定的机械功能，这是医学技术的价值。而疗愈与医学不同，更关注整体系统的功能运作。整体系统包括情绪、心理和精神范畴，以及基本的物理功能。传统疗愈体系主要考量患者主观的心理和情绪陈述，并努力结合可见的症状和体征来理解这些主观陈述。

## （四）认知偏好和科学领域的全面发展

人类认知偏好的转变在粒子物理学和化学领域表现得最为明显。在数学领域，对于"混沌数学"和与之相关的术语（如分形、吸引子和相空间）的普遍关注则相对在近期才开始出现，大众越来越多地了解何为"范式转换"[3]，并开始理解"地球村"的含义，也越来越有生态学的意识。

盖娅理论[4]是在生物学领域内最为引人关注的趋向整体观理解方式的认知偏好转变。类似"生物圈"和"生态系统"的词汇现在已经被普遍使用，而植物学和动物学也始终从整体系统运作的角度来进行自我学科的研究。目前看来，

---

[1] 译者注：粒子物理学（particle physics），是研究组成物质和射线的基本粒子，以及它们之间的相互作用的物理学的一个分支。

[2] 译者注：时空连续体（time-space continuum），时间与空间共同组成的四维时空结构。

[3] 译者注：范式转换（paradigm shift），用来描述在科学范畴里，一种在基本理论上从根本假设的改变。这种改变，后来亦应用于各种其他学科方面的巨大转变。

[4] 译者注：盖娅理论（Gaia theory），地球整个表面，包括所有生命（生物圈），构成一个自我调节的整体，这个整体是地球上最大的有机体，而自我调节的目的是为了让地球更适合生存。

唯有在医学的科学领域，简化论仍然是主流的认知模式。绝大多数整体医学专家和他们的研究成果并不为世人所知。更为常见的是，他们往往遭到轻视或者排挤。产生这种情况的背后有着大量错综复杂的原因，本书无法一一涵盖，但是整体医学不被主流学术界接受的一大原因，是因为其所采用的非线性和非简化论的思维方式。除此之外，也涉及政府以及学术界根深蒂固的官僚主义作风，以及对医疗市场的把控。

我们能够看到电子和电气工程领域都在朝着全新的发展方向大踏步前进，行业现状让人欣喜。电子和电气工程的各个领域能够有巨大进步（除了一些个别例外），直接原因是因为其发展过程不受压制。同样的，在医学领域，正统医学的研究被允许不受干扰地发展，因此手术技术、麻醉技术和诊断技术都得到飞跃发展。

与之相反的是，常规医学由于受制于正统思想，几乎丝毫没有参与科学领域的自然演化，即在其他科学领域已得到体现的认知偏好转变。电气工程领域出现了特斯拉（Tesla）和爱迪生，物理学领域出现了海森伯格（Heisenberg）和薛定谔（Schrodinger），化学领域出现了居里夫妇。绝大多数科学领域和社会实践都出现属于该领域的哥白尼。可是常规医学的科学思想在现代几乎停滞不前，对于健康还没有科学的定义，对于人体解剖组织或病理过程缺乏功能性的理解，因而它们被随心所欲地分类。细菌被按照染色程序进行分类。人体解剖组织被按照研究者来命名（如奥迪括约肌、威利斯环），或者按照形状来命名，如蝶骨——形似蝴蝶、甲状腺——形似盾牌、乙状结肠——形似字母S、网状结构等等。疾病被按照"发现"或者分类它的人来命名。从这样的命名方式就能看出疾病的过程仍然是未知的，否则疾病应该能够按照真实的病理过程来进行科学命名。医生使用类似"周围神经病变"（在外围的神经疾病）的描述，仿佛这就是真正的诊断结果。

治疗方案同样追随机械化和流程化。比如，由于认为糖尿病是缺乏胰岛素所致，因此便将注射胰岛素作为治疗方法。如何恢复机体的正常功能被忽视，取而代之的是几乎只顾自身的实用主义治疗方式。这就好比希望处理大气层的臭氧漏洞，就直接发射火箭去喷射臭氧。而整体观的思维方式却会考虑保护森林，为没有植被的土地植树造林，以及保护大气层免受高浓度危险化学品的威胁等。

## （五）在"全景的宇宙"中对于科学真理的判定标准

虽然 19 世纪经典物理学的所有基本猜想，在过去 50 年间都已经被证明是错误的，但是我们的思维习惯、我们无意识的成见和我们的教育传统，仍旧主导了我们思考和理解的方式，但这并不意味着简化论、分析型模式是错误的。这只是意味着对于科学研究，仅仅使用简化论和分析型的方法是不够的。人类的大脑有两套运作系统或者说认知模式，因此简化论只能代表一半的科学，而非全部；因为科学正是人类认知和理解的结果，而非大自然原本具有的事物。

为了拥有"二院制"[1]的科学，我们需要将科学理论看作人类为了处理特定的问题而设计和编写的程序。至关重要的是，我们要将数据甚至技术看作认知模式的直接思考结果，并且既来自于思想范式、研究方法和程序规范，也包括它们背后隐藏的假设。自然法则不是始终如一、颠扑不破的抽象概念，而是人类认知过程的结果以及由此衍生的信息矩阵。本书一大重要主题就是希望说明，一个需要基于整体观的理解而找到解决方法的问题，是无法通过简化论的方法而被解决的。因此我们一再强调，简化论很难用来理解自主生命系统的功能运作方式。

---

[1] 译者注：二院制（bicameral），是一种以两个独立运作的议院组成的国会作为立法机构的政治制度。这里比喻由分析型认知偏好和综合型认知偏好共同组成的科学认知方式。

同时我们也需要运用新近出现的术语来创建更为灵活的科学语言，比如，对于绝对真理改用"动态模型[1]"，对于因果关系改用"创新可能性"和"内在关联的系统"，对于决定性结果改用"可能情况"和"相干叠加[2]"。相较于简化论时代的客观真理，现在是"全景真理"新纪元的开始。本书中的一个重要词汇是"整体为先"。对于"整体为先"而言，在整体观模型中，因果关系是从整体进一步衍生至该系统中所包含的各单元或组成部分。而"局部为先"则认为整体系统的运作是其所包含的个体单位或组成部分的集体作用结果，"局部为先"相信我们能够通过研究原子的运动来理解整体系统的行为。对于生命系统，"局部为先"假定我们能够通过研究细胞中的基因组成来理解生命。而对于"整体为先"，原子和波都从属于场力，就好像纸片表面的铁屑会根据纸片背面的磁铁形状来产生最终的排列图形。

伴随人类的思想观点在各方面所取得的进步，科学也越来越需要包含更大范围的多重变量，从而才能理解通过不同的系统化观察方式所累积的大量数据之间的内在关系。分析型的方式在过去整整4个世纪中一直是主导科学领域的根本认知模式。它来自笛卡尔的哲学观点，其成立的前提是，对于物质宇宙的完整理解，最终能够通过将在观察范围内的样本或现象不断拆解至组成部分，并逐一对这些组成部分进行个别研究而获得，而这样的个别研究往往还需要进一步将这些组成部分化整为零。对这些与整体隔离的组成部分做个别观察，被认为能够推导出一个终极模型，该模型的行为能够从其组成单元的微观角度来进行预测和操控。

---

[1] 译者注：动态模型（dynamic model），一种数学模型，使用数学概念和语言来描述一个给定空间（如某个物理系统的状态空间）中所有点随时间的变化情况。例如，描述钟摆晃动、管道中水的流动，或者湖中每年春季鱼类的数量，凡此等等的数学模型都是动态模型。

[2] 译者注：相干叠加（coherent superposition），振动方向相同、振动频率相同、相位差恒定的光波称为相干光波，当它们在空间中重叠时会发生叠加从而形成新的波形，此现象即被称为相干叠加。

简化论的研究希望将观察范围缩小至单个变量，由此能够完全独立于其他因素之外来观察某个物质或现象。所有的变量都必须尽可能地在时间和空间上保持"静止不动"，而整体观的研究恰恰是与之相反的方向。如果一个科学模型能包含越多变量，它就会越精确。比如，在一个气候学的模型中，我们需要包含当地的日平均气温区间、风力模式、洋流、季风模式变化和山脉位置。只有达到如此的复杂程度，模型才能获得相应的准确性。如果我们还能在此模型中添加更多因素，包括太阳耀斑[1]、空气离子化[2]、地磁规律、地质断层、工业区位置、森林、股市周期和裙子的长度等数据，那么这个模型将会被继续增强，而非被扰乱。

这两种相对的认知偏好产生不同的科学观察方式，并进而导致不同的思维范式和不同的试验结果。克劳德·伯纳德（Claude Bernard）指出这两种方式并非是南辕北辙的，反而事实上是能够互相弥补的。如果某人先天是分析型的认知偏好，那他对于不同组成部分的整合意味着这些组成部分事先已经被其分隔，并经过分析。如果某人先天的认知偏好是综合型的，比如传统东方医学，那他需要理解的是如何将常规解剖学和生理学中的人体组成部分，与这些基于综合模型而产生的医学系统中所固有的人体功能和符号对应起来。换句话说，比如阿育吠陀医学中的土型体质，是否即为副交感神经主导和胰腺亢奋？

整体观的研究能够结合运用社会学和人类学的方法，比如，临床试验和临床实效研究[3]。在"纯理论"研究中，全新的非线性动态数学定律，使得人类有

---

[1] 译者注：太阳耀斑（solar flares），是在太阳的盘面或边缘观测到的突发的闪光现象，会释放出巨大能量。

[2] 译者注：空气离子化（air ionization），是指由于自然或人工的作用，使空气中的气体分子形成带电荷的正负离子过程。

[3] 译者注：临床实效研究（outcome study），研究药物或其它医疗措施在非控制的真实临床情况下的效果，及经济和社会效益等。

史以来第一次能够基于整体系统的运作来创造新的科学模型和科学。这将成为研究整体系统现象的根本工具，帮助我们了解生命系统究竟是"动态的能量流动"还是"日渐衰败的机器"。

能否在整体观科学中获得进步，将取决于我们对于整合过程的研究程度。而这反过来又决定于我们能否开发出有效涵盖全新组织化方法的研究模型，由此相比原有的分学科研究，能够在更大的范围内处理多重且互动的变量之间更为复杂的关系。在此技术发展阶段，现有的信息体系和数学工具会被用来研究生命系统运作方式的庞大复杂性。我们有必要如实地面对此复杂性，而非尝试通过简化的模型或者将复杂性拆解为可控的子分组来进行研究。

对于科学真相的根本判定标准而言，首要的是必须厘清哪一种认知模式在被采用作为根本模式。然后在此认知模式中，必须厘清何种思维范式在被使用。研究者的猜想以及接下来允许被纳入试验的数据判定标准都必须被列入考虑范围。由此，试验结果才能在正确的研究方法背景之下被理解，并用来证明或驳斥之前的假说。

## （六）医学还是疗愈：至关重要的区别

如果你患有慢性健康疾病，不要期待现代生化医学能够治愈你。它不会，也不能。并且它也不应被赋予这样的期待，因为这不是现代医学的目的。同样的，不要期待你的医生会是疗愈领域的专家，这不是他或她的本职工作。医生是医学领域的专家，而非疗愈领域的专家。他们作为医学领域的专业人士并不了解草药、和疗医学、针灸、体质恢复或膳食改善，但是医学和疗愈之间真正的区别究竟是什么？"医学"和"疗愈"难道说的不是同一件事吗？它们之间的区别是不是仅仅是有些药物是"天然的"，而有些是"人工合成的"？或者只是对于同一种疾病的不同治疗方式而已？

"替代医学"从本质上而言完全不是现代医学。它是截然不同的治疗方法，有着独特且独立的原理、法则、目标、发展历史和传统哲学思想。现代医学和传统疗愈之间的矛盾和混淆，以及围绕此矛盾而产生的争论早已不是新鲜事。一个健康的社会，既需要医学，也需要疗愈。在此背景之下，清晰理解两者之间的区别，对于人类而言有着前所未有的重要意义，因为医生和患者彼此不同的期待正制造着越来越多的医患矛盾。而我们急需理解医学和疗愈的区别，更为重要的原因是：人类从未有如今天这般关乎存亡地需要发展有关整体系统的运作方式，以及从根本上区别医学和疗愈的科学理解。

如果医学继续依照目前的情形，对疾病采用对症施治的治疗方式，其结果将会是与自然界进行一场旷日持久的战争，我们会努力杀死致病微生物，而非改变它们所处的人体内环境；我们会不顾一切地摧毁恶性肿瘤，却为之牺牲使人体新陈代谢整体性有望恢复健康的机会，而人体新陈代谢紊乱恰恰是导致恶性肿瘤形成的原因。我们必须将目标设定为致力于创立一个兼具完整性和整体性的科学模型，并且在肯定人体是一个整体的基础之上，无论我们将其称为"人体地势"（terrain）或"代谢物组"（metabolome），发展出对于健康和疾病的科学定义。

# 第三章 走近古老科学『经典中医』的核心理念和历史背景

付海呐教授（Heiner Fruehauf）

美国俄勒冈州波特兰市

美国国立自然医科大学经典中医学院创院院长

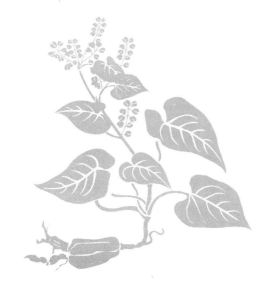

# 一、"绝对科学"所遭遇的窘境

在 21 世纪开肇之时，我们正面临一系列关乎人类生存质量以及人类存在意义的核心问题。其中一项便是西方科学的医疗体系所明显存在的局限性，这也使得有关健康、疾病、身心健康的本质的古老讨论再次浮出水面。与此同时，从科学研究的前沿领域所传来的最新报道，证实了人们愈演愈烈的怀疑，即绝大多数现代医疗从业人员所遵循的科学标准很可能是存有缺陷和不足的。

在过去的三个世纪中，笛卡尔－牛顿的科学模型以及由此产生的现代医学体系的显著特点是仅仅关注物质层面；在其采用的观察模式中，"客观"和"主观"是两个互相对立的概念。此科学模型仰赖从分析到形成抽象概念，直至进行实验研究的流程，并且需要在过程中严格限定和控制环境的可变因素。形成抽象概念的先决条件是将研究对象归于理论范畴，从而与所处的环境隔开，然后为该研究对象与其他事物同属一类的特征性本质做明确定义。此类科学的界定标准还进一步断言，世界是混乱无序、缺乏可辨运作模式的，事物的本质和运作模式凌驾于世界表象之上，并且整体是其组成部分的汇总，因此局部决定了整体的运作方式和本质。由此，医学作为该科学的分支完全依赖由抽象概念作为研究方法的体系，只关注病理发展的抽象标准，而这可能与个体患者的独特疾病表现毫无关联。可以说，正是因为将抽象概念作为基本原则，导致现代医学模型无法直抵个体患者的独特状况。中国当代哲学家刘长林在近期的一次访谈中，很好地总结了科学和医学的这些特质，他说道：

> 以上这些（西方医学的）方法和观念不错，而且取得了巨大成就。但是如果将它们视为绝对和唯一，就错了，就会陷入对西方科学传统的迷信……千万不要误以为唯有归到一般才是科学，不能解决个别恰恰是西方抽象思维的缺点……相对的，中国科学体系主要采用统计、归纳、感应、取象比类等方法，以及辨证加减很好地解决了个案的差异问题。[1]

科学领域自身在近年来的发展，让我们有理由相信科学最初对于绝对客观的真理的追求很可能只是痴人说梦。在20世纪下半叶，科学的物质探测仪器已经发展得极为精密，足以探测到一些神奇的事物运作过程，而正是这些运作过程创建了基于经验和微细能量的医学体系，比如，对于古代中医而言至为重要的"气"的现象。而且一批锐意进取的"新物理学家"包括戴维·玻姆（David Bohm）、弗里乔夫·卡普拉（Fritjof Capra）、F.A. 波普（F. A. Popp）、阿密特·戈斯瓦密（Amit Goswami）和弗雷德·艾伦·沃尔夫（Fred Allan Wolf）早在几十年前便已断言，从量子物理学的角度来看，现代医学"科学"体系的技术方法显得陈腐过时，而古老传统的"神秘真理"则变得清晰易懂，是非常先进的思维方式。因此，结构主义[2]的科学形式再次焕发生机，并且让我们不得不承认，人类的一些古老智慧远远早在现代科学手段有能力观察，并了解自然和人体背后所隐藏的运作过程之前，就已经深入了知这些现象。因而我们现在正逢其时，需要开始重新找回一些早已失落的传承。

"经典中医"是绵延不绝的医学传统，曾治愈过不计其数的疑难杂症，有史

---

[1] 毛嘉陵主编《哲眼看中医》，北京科学技术出版社，2005年，31页—33页，刘长林"发展中医学的关键"。

[2] 译者注：结构主义（structuralism），是发端于19世纪的一种方法论，由瑞士语言学家索绪尔（Ferdinand de Saussure，1857—1913）创立，重视整体性和共时性。结构主义主张，任何科学研究都应超越事物象本身，直探在现象背后操纵全局的系统与规则。

料记载的时间长达 2 000 年，它是在现代科学出现之前能够独立运作并行之有效的古老智慧传统的主要代表。然而在我们踏上中医学习之路，并最终能够享用到此项医学传统对于现今迫在眉睫的医学需求所能带来的潜在帮助之前，我们当务之急是用批判的眼光审视中医领域近年来的发展情况，否则我们很可能丢失它最有价值的独特优势。我在后文中将结合更多详实资料帮助大家了解，东方医学中对于对抗医学的局限性真正能够"起到补充作用，并加以替代"的方面，在迈入 21 世纪之前已经几乎被遗失殆尽了。导致这一不幸局面的主要原因，是因为绝大多数当代的东方医学从业人员，包括教育者、监管者、医生以及患者，都先入为主地将现代科学的观念作为唯一可接受的准则，并以此来判定可被准入的诊断和治疗方法。因此，绝大多数东方医学的从业人员无法真正理解，曾经使东方医学自成为独立科学体系的周密标准。刘力红教授热切关注着"传统中医"[1]领域近年来的发展，并积极推动"经典中医"的复兴，他近期表示："毫无疑问，中医行业正在迅猛发展，但是这些发展中的绝大部分却是建立在现代科学的完全控制之下，这导致中医的临床疗效直接和明显地下降。"

## 二、"传统中医"的科学体系、历史背景和创立经过

表面看来，中医近年来的发展是极为成功的案例。在全球范围内，它占据

---

[1] 译者注："传统中医"（Traditional Chinese Medicine，英文简写 TCM），20 世纪 80 年代出现的中医流派名词，为了古代的传统中医有所区别，后文中用于称中医流派的"传统中医"，皆加双引号，以示区别。而"传统中医"虽有其名，但并非真正传统的中医思想，也是本文作者希望帮助读者了解的重要观点之一，请读者在阅读中细心留意，并加以体会。

了令人梦寐以求的制高点，是最近几十年来医学领域中发展最迅猛的细分行业。目前仅在中国大陆就有大约 80 多万名注册的执业中医师，以及大约 2 000 万名未登记在册的从业人员，此外中医还拥有强有力的政府管理部门，包括国家中医药管理局和国家食品药品监督管理总局。在美国，能够提供针灸和东方医学的本科课程的学校在过去 20 年间已经超过 60 所，而且目前美国已能提供这些专业的硕士和博士学位。美国绝大多数州政府都认可针灸执业证书，总计大约有 4 万名注册的执业针灸师。针灸和东方医学行业刚刚将博士学位定为该领域的准入条件。

然而，这些华丽的数据并不意味着中医这一历史悠久的临床科学正在复兴。相反，它们只是见证了在过去 100 年间由于相信只可能存在唯一正确的科学模式，中医正戏剧性地从对质量的追求转变为对数量的追求。这一情况导致了中医这一科学形式不幸地被另一种科学形式——西医完全取代的尴尬局面，尽管它们两者的判定标准可能存在本质的区别，甚至可能是完全对立的。因此为了学习到真正的、独立的"经典中医"体系，我们已经不能再仅仅埋头于古代中国的宇宙观而不闻窗外事。许多中国和西方的中医院校完全参照中国现有模式，因此"传统中医"的教育体系和管理方法已经成为无法阻挡的趋势。当我们试图对此给出真正的替代方案时，我们必须首先绝对清晰地看到中医体系相对现代科学而言，它长期被武断处理，甚至遭到迫害。以下我将带大家简要了解"传统中医"近年来的发展历史，希望揭示中医在现代的发展主要受到政治需求和意识形态的驱动，而非以改善临床疗效为目的。

中医有着至少 2 500 年的文献历史，中医的一些基本概念可能可以一直上溯至华夏中原地区刚开始有人类活动的时期。如前文所提到的，中医是一门多层面的、充满艺术性的、基于传承的知识体系，大约两千年前出现如《黄帝内经》《难经》《神农本草经》和《伤寒杂病论》等医学经典开始，中医便包含有清晰连贯的信息内容。在 19 世纪殖民时期，西方科学被基督传教士和随后的八国联军带去中国前，中医完全不受外界干涉，因而能以极好的延续性和不间断的传承得以持续发展，在此期间出现了一大批罕为人知、遵从古代宇宙观的中医经典。1891年清王朝的终结标志着中医自此走向没落。尽管在19世纪中叶以前，中国社会几乎各行各业都处于风雨飘摇、混乱无序的状况，但传统中医文化作为一项丰富多彩、历久弥新的治疗艺术仍然生机勃勃。新创立的扶阳派和汇通学派激烈辩论；不计其数的儒医[1]争相著书，影响广博；而只有内行才能窥其堂奥的师徒传承制度、炼丹术以及令人眼花缭乱的民间中医智慧，更全然代表了传统中医行业最引人入胜的内在核心。

西方医学的出现带给传统医学第一次重大挑战，而且自此元气大伤，再未恢复。中医失去了其作为中国唯一"医学"的地位，只能与"西方医学"（西医）相对地被称为"中国医学"（中医）。尤其在20世纪上半叶，一系列事件赋予了中医浓厚的政治色彩，使其在新文化运动中成为所有陈旧和落后文化的可耻代表。中医沦为一枚棋子，是所有政治阵营的改革者都争相打倒的对象。因此，中医历史悠久的诊断和治疗方法开始朝向西医的治疗流程转变。早在1902年，医学哲学家孟今氏就在其著作《医医医》（医治医生之医法）一书中甘冒天下大不韪地写道：

> 今之医者，大率下愚者多，其较古之圣神，不知几千万里……于是圣神与天地参之道，遂变为至愚无聊者之逋逃薮。[2]

孟今氏更进一步痛心疾首地指出，中医从原本建立于功能性和整体性标准之上的医学，转变为由西方科学的假设所主导——这些假设被解剖学的物质化

---

[1] 译者注：儒医（scholar physician），指读书人出身的中医。
[2] 裘庆元编著《秘本医学丛书》（上海书店，1988）第五册，孟今氏《医医医》第三卷第5页。

视角，和仅仅基于人体结构性变化的诊断角度所定义。因此孟今氏总结道，中医的临床疗效在明显下降。

2003年刘力红博士出版了《思考中医》一书，代表着在迈入21世纪之际"经典中医"正在复兴，而这场复兴也为如孟今氏般的学者对于中医的传统模式正在丢失其基本的整体观和临床疗效的痛心疾首画上句号。刘力红博士的《思考中医》清晰阐述了"恢复经典中医"这将长期持续的思想运动的核心精髓，希望能够保护中医临床疗效背后独特的理论和技法。随着更多其他中国现代学者也意识到，现在可以公开表达他们对于"现代化的""中西医结合的"和"非封建主义的"中医的普遍准则的真实看法时，长期禁锢的堤坝终于被突破，涌现出潮水般关于此主题的文章和著作。其中极具代表性的是刊载于刘力红博士的先锋刊物中由《中医药信息报》编辑毛嘉陵所发表的热情言论。2005年，毛嘉陵选编了富有影响力的《哲眼看中医：21世纪中医药科学问题专家访谈录》，在前言中他写道：

> 按照现在这种"表面辉煌、内涵衰微"的局势演化下去，要不了多少年，中医药人才将断代，中医医疗市场份额将趋于"零"，在世上最多只能留下一个中医药的空壳。说得消极或夸张一点，中医药这门古老的人类健康事业正濒临"安乐死"的状态。几千年积累下来的文化遗产终于"与世界大同了""科学了"，却没了自我的学术特色和临床优势，这是一件值得我们庆幸的"革命"呢，还是一种"悲哀"，抑或一种"罪过"呢？事实上，中医药发展已到了最危险的时候，这不是危言耸听，更不是杞人忧天，我们相信历史终有评说……[1]

---

[1] 毛嘉陵《哲眼看中医》（北京科学技术出版社，2005）前言。

我们正处于一个非常有趣的历史时刻，许多具有开拓精神的学者积极探索，尝试用一种更无偏见的视角来看待"他族文化"，这无疑是真正的科学研究和信息整合所能成立的先决条件。人类有一个不幸的性格特点，就是我们总是太容易被自己的行为模式所局限和束缚。在戴上科学物质主义的眼镜已有两个世纪后，对于实在[1]的主流观点已经无视事物运作过程中的微细领域、动态的能量转换、精神，以及在知识传承中将我们与先祖相连的无形纽带。而这些从本质而言，正是"经典中医"的核心要素。虽然科学物质主义赋予了人类逻辑、秩序和精准，但它也同样带来傲慢、成见，以及如果说得好听一些，是孤芳自赏的特性。我们几乎已经完全不了解古代智慧传统，对于现今人类所面临的复杂难题所包含的巨大潜力。

因此，现代科学在 20 世纪太常被用作证实我们心之所向的工具。当第一批埃及学家探索金字塔、狮身人面像和帝王谷所蕴藏的珍宝和秘密时，他们大多做出了符合现代人内心期望的诠释：他们无视这些建筑建于近五千年前，却有着直到 1980 年代的机械建筑模式才有可能达到的工程技术水平，认为这些恢宏建筑不过是石器时代的野蛮人令人称奇的信仰体系而已。无独有偶，19 世纪末前往东亚的探险者也按照他们的心愿将日本诠释为充满艺妓和浮世绘的国度，从中反映出如异域旅行家皮埃尔·洛蒂（Pierre Loti）这样的欧洲作者的审美偏好。同样的，当中国艺术家在 1920 年代到达西方时，如同我们在日本画家藤田嗣治（1886~1968）或中国诗人李金发（1900~1976）的作品中所能看到的，他们也习惯性地将西方描绘为花团锦簇、充满金发美女和浪漫爱情的世界。

符号学家 R.A. 史瓦勒·鲁比兹（R. A. Schwaller de Lubicz，1887~1961）和雷内·格农（René Guénon，1886~1951）构建了对于"他族文化"更有成果性和整合性的研究方法，他们在 20 世纪 20 年代独立创造了新的名词"神圣科学"。

---

[1] 译者注：实在（reality），独立于认识主体的客观存在。

"神圣科学"的理念建立于古代文明和它们的文化遗产，包含着超越时间的智慧这一前提之上，这对于我们现在所处的信奉所有更高知识和启迪希望，都只可能存在于未来的时代而言显得尤为重要。"神圣科学"的前提是：为了走进并获知这些古老传统的精要，我们必须首先培养至心尊敬的心态。当看似荒诞不经的符号迷阵——蛇、睡莲和圣甲虫，木、火、土、金、水，太阳、阳明、少阳、太阴、少阴、厥阴，易经的卦象让我们一头雾水时，我们应该认识到我们无法了解这些古代符号，其中反映出的是我们自身而非这些符号的创造者对于这些事物的无知。如同刘力红教授指出的，这种在对所有古老学科进行研究的过程中，所应具有的重要学习心态在中国最早的经典《周易系辞传》中就有记述："仁者见仁，智者见智。"其对于现代读者隐含的寓意是："当你带着无知的双眼走进古老智慧的宝库，你很有可能一无所获，只能看到由迷信的野蛮人所创造的胡乱涂鸦。"这样的态度对于有效学习中医几乎不会起到任何建设性的帮助。

只有当我们全然沉浸在上古时代的符号语言之中，并开始从内而发、理解它们的概念时（就如同史瓦勒用整整12年时间研究古埃及象形文字，以及卢克索神庙的建筑设计理念），才会开启真正的知识传承，我们才能开始理解古老智慧超越时间的内涵以及对于现代社会的启迪。

西方科学的认识论直到20世纪末才开始采用这种更深层的整合视角来研究异域或古老的他族文化，从而在学术可信性的界定范畴上取得进展。来自不同领域的学者终其一生激烈反对人类认知方式的狭隘视角，科学启蒙运动之后的物质主义世界观曾将此视角长期笼罩于绝大多数专业领域，包括中医领域之上。这些学者包括生物和神经学家弗朗西斯科·瓦莱拉（Francisco Varela）、古代神秘学权威弗里茨·斯塔尔（Frits Staal）、物理学家弗里乔夫·卡普拉（Fritjof Capra）；哲学和文化生态学家戴维·艾布拉姆（David Abram）、人类意识研究学家B. 艾伦·华莱士（B. Allan Wallace）、道家与宗教冥想专家哈罗德·D. 罗思（Harold D. Roth）以及许多其他学者。刘力红教授的《思考中医》和现代中医领域其他秉持整体观的专家学者的著作，都与以上这些来自不同领域的先锋思想领袖的理念不谋而合。从中我们会发现，科学视角对于中医有效的临床治疗而言远非解放，而是阻碍。

"整合"已经成为一个流行词汇，无论在东方还是西方，对抗医学和替代医学学校的宣传手册上都会用到这个词。刘力红教授与许多志同道合的中医提醒我们，只有当被整合的双方都牢固扎根于自身的基础之上时，才有可能进行真正的整合。随着中医在美国已经进入能够研读博士学位的新时代，为了实现中医行业的真正整合，我们必须深入探索中医悠远古老的过去，而非埋头于西医那些令人熟知的细节之中。

为了理解近年来出现的号召"回归到以整体观的视角来看待中医和西方其他的自然医学传统"所产生的历史背景，我们有必要首先了解在过去60年间最新出现的"体制化中医"，对于中医行业所施加的巨大调控影响。下文我将综述"传统中医"的发展历程，"传统中医"现已垄断了中国大陆的东方医学治疗方法，并在全球各地被作为蓬勃发展的东方医学行业的基础模板。从下文对于"传统中医"发展历程的描述中，我们将会发现"传统中医"很明显地受到政治需求的影响，而其名称"传统中医"更是严重的名不副实——"传统中医"完全不是为了保护中医的传统特色，恰恰相反，它是以"传统中医"的名义，删减、改变和控制中医传统中最为经典和具有民间特色的部分。

## （一）19世纪末～20世纪初：中医现代化

19世纪初，中医行业处于巅峰时期。随后，西方医学的出现带给传统医学第一次重大挑战，而且自此元气大伤，再未恢复。中医失去了其作为中国唯一"医学"的地位，只能与"西方医学"（西医）相对地被称为"中国医学"（中医）。然而很快出现了一批思想进步的中医，他们并不满足于这一现象，反而尝试将现代西医的一些医疗用具和治疗方法进行整合并纳入传统中医的体系。这些先锋实践家现在被统称为"中西汇通派"。他们中的主要代表人物有王清任（1768~1831年）、唐宗海（1851~1908年）、张锡纯（1860~1933年）和张寿颐（1873~1934年）。在此我们一定需要注意的是，虽然这批最早的"整合学家"经常被"传统中医"的管理者列为"传统中医"式的整合医学的早期开拓者，但其实这些医家并不认同西医位于医学金字塔的顶端，他们希望努力达到的是"博采众长的中医大家"这一传统理想。也正是因为这些医家对于传统中医思维方式的艺术性、哲学性和科学性都有着广博的造诣，因而才能够开辟出全新的整合医学天地，比如，将西药按照在人体中的能量运作进行归类，或将三焦对应于西医特定的人体解剖组织。尽管他们对外宣扬的目的是将西医一些有效的功用纳入中医的传统本体之内，但他们的判定标准非常明确，是保持"以传统为核心"，从张锡纯在1933年汇集出版的论述集《医学衷中参西录》这一总括性书名中即可见一斑。（医学衷中参西录：以中医为核心，但可参考借鉴西医行之有效的部分。）

可是心怀好奇的中医能够站在平等的立场探索西医作用的时期，很快就被以西方科学的世界观主导的时期所替代（现在仍是如此）。20世纪上半叶的一系列事件，使中医在新文化运动中成为所有陈旧和落后文化的可耻代表。中医沦为一枚棋子，是所有政治阵营的改革者都争相打倒的对象。当这些闹剧因为民众的强烈抗议而终告失败之后，全新上台的国民政府决定暂且先将中医"怪力乱神"的部分纳入管控范畴，不仅要求中医严格肃清诊断方式和治疗方法，而且最为打击中医作为独立医学体系的完整性的是，逐步将中医的核心标准替换为现代科学所谓的"正确"准则。

1911年辛亥革命推翻了封建王朝统治，当时的政治主张受其西方科学教育背景的影响，对旧有的医学体系深表怀疑。不久之后，国民党主管公共卫生的官员将此个人倾向带入立法范畴，发表了激进的提案《废止旧医以扫除医事卫生之障碍案》。此提案由余岩和王启张起草，文中激烈地写道："今旧医所用者，阴阳五行六气脏腑经脉，皆凭空结撰，全非合实"，并警告说："旧医……穿凿附会、自欺欺人。其源出于纬侯之学，与天文分野，同属无稽……旧医乃日持巫祝纬之延以惑民众。"此提案包含三项主要条款（严格限制中医行医资格；禁止登报介绍中医；禁止成立中医学校），并在1929年2月26日国民政府第一届中央卫生委员会会议上得以通过。尽管由于数以千计群情激愤的中医和患者上街游行抗议，使得该提案最终以流产而告终，但在政府官方文件中出现反对传统的论调，对于1930～1940年代中医行业的整体氛围仍然有着巨大影响。

## （二）1953年～1976年，构想"传统中医"

1953年～1959年期间，对于中医的看法似乎有了巨大逆转。中医代表着一种"独立自主""属于人民""民族的"和"爱国的"医学体系，这些词汇都经常出现在一些著作中。

1956年，建立四所中医院校，包括成都中医学院、北京中医学院、上海中医学院、广州中医学院，次年增加南京中医学院[1]。与此同时，一批即将成为第一代"传统中医"院校教师中流砥柱的中医齐聚北京，他们所接受的中医培训都还是在中医院校模式之前的师徒教育。他们中后来被尊称为"五老"，包括来自上海的秦伯未、北京的陈慎吾，以及来自四川的任应秋、李重人和于道济。

1958年，"中西医结合"思想发表。这一整合运动从本质而言是强行建立"传统中医"体系，由此成立了西医离职学习中医班，参与者需要在1～2年的时间里学习从中医传统知识中依照高度标准化所提取出的零星内容，能够参

---

[1] 译者注：这五所学校现在分别名为成都中医药大学、北京中医药大学、上海中医药大学、广州中医药大学、南京中医药大学。

与此学习班的学生，需要持有或高于西医体系中"主治医师"的职称。在 2 000 名最初参与课程的西医中，只有大约 10% 的人成功毕业。成功率如此之低的部分原因，是因为即使大幅删减中医的学习内容，都需要记忆大量复杂的细节，而所有参与学习的西医，包括那些成功毕业的学生，之前都习惯性地将这些内容斥责为封建社会的思想糟粕。可是，这些在 1959 年~ 1962 年间参与"全国医学改革"运动的西医医生，日后都成为"传统中医"领导主要成员。事实上，1980 年~ 1990 年间大多数"传统中医"领导，都是参与中医改革或中西医结合学习班的有西医背景的毕业生。

这一情况是造成中医在"传统中医"的体制内处境维艰的主要原因，许多传统医学的管理者对其所代表的行业大多心怀很深的质疑，而且往往公开表达这一态度，可是中国大陆和全球其他地区的传统医学领域却始终被这样的管理者所掌控。偏激一些来说，"传统中医"的形成历史可以被看作在中医教育和治疗的整体氛围之上推行反对传统的基调。据我个人所知，极少数"传统中医"领导在患病后会选择传统的中医治疗方法，而且"传统中医"专业的学生和老师在感冒后普遍会选择服用抗生素——"因为这样更方便，见效更快、疗效更好"。鉴于这种情况，我所有更遵从"经典中医"精神的老师都慎重地认为"中西医结合"标志着传统医学的真正内涵开始遭受毁灭。

然而表面看来，"中西医结合"对中医行业的现况起到了激励作用。政府鼓励有良好科学背景的个人参与到民间医学的项目中来，并推动行业更好地发展，并且在许多城市的医院中首度设立"传统中医"科室。可是这些所带来的真正结果是，大批有着丰富临床经验的老中医开始被排除在主导的"传统中医"体系之外。所有的主管医生都是"西学中"——这些专家完全按照西医的方式进行诊断，只是偶尔在治疗中加上一些中医方法。德高望重的"民间"中医无法独立行医，只能在门诊出诊，或者偶尔被叫去提供一些补充意见。许多当年的目击者称，如果由这些中医元老们开出的药剂使患者痊愈，所有功劳很有可能会全部被归于西医的治疗方法,即使最初正是由于这些西医方法并不起效才向中医元老们咨询意见的。至此,中医已不再被认为是一项独立的临床科学,传统的"辨证"诊断方法(综合脉象、舌象、症状来做诊断)被标准化的"辨病"流程(通过西医对于疾病的命名来做诊断)所取代。

这些事件所引发的后果是,在"传统中医"的院校教育中,西医的地位被大幅提高。于1961年开始策划,并在1962年正式推行所有的"传统中医"院校采用全新的课程安排,未来的中医院校学生必须首先学习两年半西医,然后学习两年半中医,最后完成1年的"中西医结合"临床实习。"中医五老"马上意识到此项课程设置会导致中医的基本原则更不受到重视,因此联名反映以表达他们的担忧。"五老"的反对导致新的课程安排被废止,"经典中医"的重要性得到短暂的复兴。于是开始试行一项大学课程设置,最初的3年完全用于中医学习,包括完整阅读和背诵所有主要的中医经典,并把脉10 000例,舌诊2 000例。可是,很快又再次干预中医的教育模式。

1966年~1976年,对于中医领域,只有63届大学生完成了首次能真正被称为"传统"的"传统中医"课程。由于扫除所有封建主义影响的痕迹,许多中医老前辈,包括"中医五老"都成为批斗、讥讽,甚至有时公开羞辱的对象。在此期间,许多对中医切实起到传承作用的古书和文物都遭到无法挽回的毁灭。在此与世隔绝的真空状态之下,西医重新掌握了对"传统中医"的话语权,但是必须改头换面,以顺应当时贬低任何形式专业学习的历史环境。

因此从1966年至1971年期间,所有大专院校都停止招生,包括中医院校。在此教育体系下培养而出的医生,对于中医和西医的治疗方法都只学到一点皮毛,之后他们成为著名的"赤脚医生运动"的生力军。自然的,赤脚医生丝毫不了解各种不同诊断方法的核心理念。与此同时,许多中医老前辈或已离世,当时的"中医五老",目前只有任应秋老先生尚在人世。

## （三）1980 年～ 1990 年间，在中医教育中引入"高级方法论""科学标准"和"研究定理"

1980 年至 1985 年间，中医传统体系的完整性再次遭受重创。在此期间，出现了"中医方法论研究"的概念。"传统中医"院校的领导挑选了西方科学中几个时髦的理论，并将它们用于中医领域，这再一次是为了努力"进一步发展"中医。这些研究方向所具有的普遍特点是，尝试证明中医在某些特定方面具有"科学性"，并由此否认中医在除此以外的其他方面具有科学正确性（以及相应受到保护和传播的权利）。在求证阶段，基于此目标被选择的理论有控制论[1]、系统论和信息论。

这一"帮助"中医发展的结果是在理论层面确立了"传统中医"体系。方法论的研究者称，如《黄帝内经》这样的中医经典，早已包含了这些西方先进理论的雏形，明确倡导对中医传统采取肯定态度。但另一方面，这一立场暗示我们应该像对待恐龙那般看待中医经典，它们只能被放在博物馆里博今人一笑，但谈到在现代环境下的实用价值，它们远比不上信息论、控制论和其他现代科学领域的鸿篇巨制。因此，许多"传统中医"院校真的设立了中医博物馆，而许多出版社战战兢兢地再次出版中医经典。可是随着医古文在大学课程中的地位被削弱，中医经典也越来越不被认为是临床经验的主要信息来源。再一次，一批丝毫没有传统中医背景的个人尝试"改革"中医，他们主要受意识形态的驱动而非出于临床疗效的考量。

在我立足于"经典中医"的老师们，以及我本人看来，中医的传统核心价值过去 25 年间遭受了最严重的损害。以下是我得出这一结论的原因：

---

[1] 译者注：控制论（cybernetics），针对生物交流和控制能力的科学研究，尤指人和动物的大脑与机器和电子装置之间的比较。

（1）由于以市场驱动为先，因此虽然有大量的"传统中医"杂志，但其中没有一份涉及有关中医哲学基础的内容。并且政府对于医古文的研究没有任何拨款（1988年之前，医古文还是一个可选择的研究生专业方向），只包含中医基础理论研究的研究生项目无法得到批准。

（2）全新的市场经济政策迫使"传统中医"医院必须能够自负盈亏。医院能否盈利过去曾经，并且现在仍然与基于官方的"三级六等"医院划分等级而确定的标准化收费架构紧密挂钩，而这一划分等级又是按照西医的价值标准来制定的，比如，现代诊断仪器的数量和床位数。因此医院投入大量精力购置并使用大型医疗设备，由此能够提升医院的等级排名以及诊断收入。如同一位"传统中医"医师所说的"光靠把脉根本赚不到钱"。私人中医门诊也跟随这一风潮，在其中出诊的医生被药房鼓励，甚至被强制要求给患者开大量昂贵的中草药，由此使利益最大化。

（3）在1994年~1995年间，卫生部颁布了一系列官方指导原则，旨在规范中医新药临床疗效的法定研究程序。随着国家食品药品监督管理总局的成立，中成药的药效研究必须按照西药研究的标准来操作执行。这一决定极大程度上意味着，因人而异的传统诊断方法（辨证）将完全被对抗医学的诊断方式（辨病）所取代。根据这些指导原则，以能够针对不同体质、有着多重用途的四逆散为例，对其的研究以及未来上市都只能被限定为"胆囊炎"这一个诊断类别。对于药剂传统原理的理论背景研究只能占到提案10%的内容，而以疾病为导向的研究需要占到70%。另外一点能反映西医研究思路的是，严格要求必须进行动物试验。这一发展方向使得广义上的中医临床科学，被另一狭隘局限的与中医截然不同的现代药剂学判定标准所制约的原则取代。它为1960年前的"通过中西医结合来发展中医"的进程画上了最后一笔——这一进程剔除了中医原本的灵魂和实质，然后将其徒有其表的外壳（比如草药和治疗技巧）归入自称在科学性上更占优势的整合医学范畴。

（4）全新一批的中医研究生再也不会按照"因人而异"的方式进行诊断，他们更熟悉对抗医学的术语和诊断方法。目前中医博士毕业论文，几乎都是有关中西医结合的研究方向，或者和中成药专利申报有关的动物实验。而且，由于学生对于中、西医需要达到的结合标准，使得中医的研究人员被要求熟练使用诸如电子显微镜这样毫无必要的设备，以获得博士学位。除了本文所提到的理念层面的危机，作为由政府支持的"传统中医"体系还面临巨大的经济威胁。绝大多数中医院校根本无力承担被现有中医体系限定的狭隘研究方向所日益增长的研究成本。

（5）"传统中医"的大学本科课程足有5年时间，但绝大部分课程在以前（包括现在仍是）多被诸如外语、体育锻炼、电脑培训等内容占据。迄今为止，占据内容最多的课程被用于与西医有关的内容，比如，解剖学、生理学、免疫学、寄生虫学，以及其他与"经典中医"的诊断和治疗方式毫无关联的主题。因此无论从数量上还是从质量上，我们都可以说在目前的"传统中医"本科课程中，有关中医的部分已经沦为次要的陪衬，在总课时中大约只占40%，甚至更少。而学生不断被分流去学如针灸或正骨这样西医风格的专业，更进一步恶化了这一情况。所有的"传统中医"专业学生，包括针灸专业的毕业生都不再需要熟知中医最本源的知识，甚至连被大幅删减的中医经典原文都不需了解，而这些中医经典摘录也只是为了"传统中医"教科书看起来更名正言顺而已。

## （四）21世纪呼唤"经典中医"的复兴

与之前"中医五老"反映，抗议中医西化的情况类似，20世纪90年代中医教育模式和治疗方法的日渐衰败，引发了两极化的意见以及来自内部的反对声音。

中医相关法规的制定者还满足于看似整齐统一的表象，但一大批忧心忡忡的学者和中医管理者开始写信给国家领导人和"传统中医"杂志编辑，并在学术会议上分发、传阅反对意见书。原卫生部中医司司长吕炳奎先生在 1991 年一篇名为《呼吁纠正中医的发展方向，并保护和培养中医独有特色》的文章中写道：

> 近年来，中医中药的特色、优势和学术水平不但没有像党和人民所期望的那样得到继承和发展，反而陷入十分严重的危机和混乱之中，在其虚浮繁华的外表掩饰下，中医中药的实质和特色正在迅速蜕变和消亡。这场危机最初的表现是西医化中医所有的指导原则和方法论。

其他同样持反对意见的德高望重的中医前辈，包括崔月犁（卫生部部长）、方药中（中医研究院）、邓铁涛（广州中医药大学）、付京华（中医研究院）、李致重（中华中医药学会）和诸国本（国家中医药管理局）。

1997 年，"中医整体性遭到破坏"这一议题受到广泛讨论，于是一家主流出版社将这些反对声音汇集出版为上、下两卷的丛书《中医沉思录》，让这些不为世人所知的声音从幕后走到台前。2002 年，对于"传统中医"模式的批评之声在中国达到了前所未有的公开程度。在"经典中医"运动目前最主要的支持者邓铁涛先生的帮助之下，学者李致重先生出版了名为《中医复兴论》的论文选集，并得到邓先生的提序。书中刊有旗帜鲜明的文章，如《走出中医学术的百年困惑》或《西化——中医科研的致命错误》，这些文章不仅以大胆坦率的风格而独树一帜，更详细阐述了应当如何复兴"经典中医"科学的清晰蓝图。从以下文字中我们能够一窥李致重先生书中所包含的新思想：

> 可惜经过几十年的"不懈努力"，(中医的核心精髓)被高唱"现代化"畅想曲的愚蠢的现代中国人丢得差不多了。尽管为中医建的高楼还在，书

和人都在，琳琅满目的中药也正充斥着市场，然而中医学术，尤其是原汁原味的中医基础理论几乎被丢光或者成为口头上的摆设。"求木之长者必固其根本"，这"根本"就是中医基础理论。根本不固的"繁荣"……就是丧魂落魄的躯壳。[1]

## （五）纵观"传统中医"与"经典中医"的差异

我希望通过本章能够帮助读者看清"传统中医"是受制于历史和政治环境的医学体系，与中医的丰富医学传统有着本质上的不同。在此过程中，我希望设立一条基准线，帮助东、西方的中医医师、中医院校和中医机构明确自身所处的哲学立场。然而，我并无意谴责"传统中医"这一现象。"传统中医"的标准化治疗流程很可能是中医在经历了很长一段时间，中国和其他现代社会决意抛弃自身传统以换取西医力量的背景之下，现今仍能成为一个欣欣向荣的行业的主要原因，而且"传统中医"的赤脚医生们确实在缺医少药的中国乡村挽救了许多生命。我真正的目的是希望揭露现在普遍将"传统中医"的教育和临床治疗，以"传统"的名义加以宣传，并由此暗示"传统中医"是基于整体观原则的古老东方医疗体系的传承和应用体系，可是这一情况是名不副实的。

无论在中国还是在西方，有关中医的讨论已经完全落入对于细节的探究（比如，"哪个穴位对糖尿病最有效""如何用中草药治疗头痛"），却避而不谈中医科学方法的基本判定标准。为了在更大范围对中医方法论进行讨论，我设计了一张表格（表 3-1）以对比"传统中医"和真正的传统中医各自的特点——在表格中和刘力红博士以及我自己的老师一样，我用"经典中医"来指代真正的传统中医，以示与近代出现的"传统中医"之间的区别。这张表格意在抛砖引玉，

---

[1] 李致重《中医复兴论》（中国医药科技出版社，2002），344 页。

并作为一件工具来帮助中医医师和中医院校判定自身的教学和治疗模式。表格中所列的内容恐怕无法做到巨细无遗，而且由于表格其非此即彼的对比特性，可能会夸大"传统中医"和"经典中医"之间的一些区别。

**表 3-1　经典中医与传统中医对照**

| 经典中医 | 传统中医 |
| --- | --- |
| 基于自然主义哲学（道家、儒家） | 基于实用主义哲学（科学唯物主义、马克思唯物主义） |
| 综合方式：科学研究是指了解和探索大自然及人类的复杂性和多样性 | 分析方式：科学研究是指消除复杂因素和无法预知的事件 |
| 基于道家和儒家科学的传统标准（阴阳、五行、八卦、五运六气、精气神等） | 主要基于现代科学的界定标准（病毒、炎症、血压等） |
| 将医学视为源自道家和儒家的科学分支（黄老之学、周易、风水等） | 将医学视为现代科学的分支 |
| 以源头为本：信奉传统（经验） | 以分支为本：信任过程（实验） |
| 由于与其他传统艺术和科学有着紧密关联，因此需要博闻广识 | 技术性和高度专业性的行业 |
| 人体被看作遵从天地大宇宙法则的微观宇宙，持续不断地受到天地大宇宙的影响（由太阳、月亮和星体互相作用而产生的宇宙、历法、季节的总体规律） | 人体被看作独立的实体 |
| 在地球为中心的宇宙环境中，基于人类"主观"的经验 | 基于"客观的"、太阳为中心的世界观 |
| 基于"动态成形"的二元宇宙观（以过程为导向的世界观，观察物理现象持续不断的变化，以月亮的变化模式为典型代表） | 基于"静态存在"的宇宙观（单一的、形而上的真理，以太阳固定不变的位置为典型代表） |
| 中正地将实在视为天和地、光和影、生和死、男和女、阴和阳之间持续不断的内在互动 | 按照唯物主义的方式划分天和地，并为其正名（正名：将有关月亮的神话中的二元符号，转化为从太阳角度出发的永恒不变的、单一角度的术语，推崇一个被称为"正确/好/对"的绝对位置） |

续表

| 经典中医 | 传统中医 |
|---|---|
| 通过自带并能关联多重含义的符号进行沟通 | 通过带有狭隘定义内容的词汇和术语进行沟通 |
| 保留复杂的、"晦涩"神秘的月亮元素,不加以精准地定义(信奉"无为":不做分类定义) | 通过"阐明"月亮本身的矛盾性,以及创立"简单明了"的教科书式定义,来简化并去除传统文献记载中的神话色彩(信奉"有为":尽可能确定和精准地定义) |
| 将人体视为场(传统的藏/象理论:脏/腑主要被视为功能性系统) | 将人体视为物质实体(受现代解剖学影响:脏/腑主要被视为结构性器官) |
| 身—心—灵医学 | 身—(心)医学 |
| 医者是神明的中介,身兼双重角色,既是道家的巫师(掌握灵性知识),又是儒家的圣人(掌握学术知识),连通上下、内外、能量和物质 | 医生是娴熟的技工,纠正身体的失调,并校准人体的组织结构(如消灭病毒等) |
| 医者追求医学之道,通过努力成为真人(自我觉醒的个体)来完成自我实现 | 医生是法律定义的专业人士,有着标准化的道德规范 |
| 主要方法:导引、冥想、音律、书法、绘画、诗歌、朝圣之旅 | 主要方法:对于法定责任和义务进行标准化学习/考试 |
| 高度个人化的师徒传承培训 | 高度标准化的院校授课 |
| 老师是作为"师父"的个人,在教学中强调基于传承的社会氛围/文化 | 老师被要求按照标准化的课程教案授课,因此原则上是可被替换的 |
| 传授"领悟"(可能包括师父给徒弟传授气) | 通过"词汇"和"术语"传授信息 |
| 多方面记忆:<br>根据个人的具体情况,解读并背诵中医经典 | 单方面记忆:<br>使用应试的标准化教材,中医经典被陈列在博物馆中 |
| 健康被定义为修复身体的"精"和培养生命力的积极过程:"滋养生命"的概念(生理性功能最大化) | 健康被定义为"没有疾病" |
| 临床诊断主要基于感受的"主观"体验 | 临床诊断主要由"客观的"仪器数据组成(来自于更重要的西医诊断结果) |
| 临床治疗结果主要基于患者身心舒适的主观感觉,以及医师对于感受信息的汇总分析(舌诊、脉诊等) | 临床治疗结果主要取决于仪器数据(血液中病毒数量减少、X光检查发现肿块消失等等) |

续表

| 经典中医 | 传统中医 |
| --- | --- |
| 高度个体化的诊断方式：重视辨证（通过症状模式进行诊断） | 标准化的诊断方式：重视辨病（通过疾病名称进行诊断） |
| 高度个体化的治疗方式：偏好灵活的治疗方案，可从丰富多样的方法中自由选择，并灵活应用处方药剂 | 标准化的治疗方式：偏重固定的治疗方法（本草或针灸），并推崇固定的药剂配伍（中成药）和固定的穴位配伍 |
| 有大量临床治疗方法可供选择，包括外敷草药、针灸穴位、脐疗法、气功锻炼、五行情志疗法、子午流注针灸和饮食调理等 | 有选择地使用特定的治疗方法，这些疗法对于物质身体有着可被测定的疗效，并能从现代科学的角度加以解释，比如，内服有抗菌作用的草药和阿是穴针灸 |
| 全科治疗（包括急诊、正骨、类似癌症的重症疾病等） | 有选择的治疗类目（经现代研究证明"传统中医"能胜过西医的特定领域，比如，慢性疼痛或过敏） |
| 包罗万象的培训（如果师从某位临床专家或特定老师，可能会专注某一传统领域的临床专业，比如外科） | 积极根据西医模式进行临床分科（针灸、内科、外科、妇科、儿科、肿瘤、心血管疾病、消化疾病等） |
| 结合使用西医和传统治疗方法，但是必定按照中医标准加以应用（如张锡纯从能量的角度对阿司匹林进行分类，并将其作为一味丹药应用于传统方剂配伍之中） | 在绝大多数情况下都提倡中西医结合；但按照西医标准加以应用（比如，在腹部手术后服用具有抗黏连作用的中草药，如木兰皮） |

在看完这张表格中所列的诸项内容之后，绝大多数人可能会发现自己的中医思路和治疗模式同时带有"传统中医"和"经典中医"的观点。尤其以我个人经验来看，西方的中医医师通常宣称拥护表格左边的"经典中医"原则，可他们实际运用的诊断和治疗方法却更符合表格右边的"传统中医"观点。还有一些人在看完这张表格之后，可能会发现尽管在此之前他们并不知道有"传统中医"这回事，但是他们确实更喜爱"传统中医"的理论假设，而非"经典中医"神秘晦涩的猜测。

因此，虽然我个人的偏爱在表格中已经显露无遗，但我并无意高推中医的经典之道而诋毁"传统中医"。我也并不是说所有背离出现于 20 世纪之前的诊断和治疗方法自动组成了"传统中医"体系，例如，用现代仪器测量针灸穴位的电阻就完全符合传统的藏象理论（通过检测表象来了解隐藏的内在）。我更相信"经典"一词并不意味着我们要穿越时空，回到张仲景或孙思邈的时代，而是说我们应该充分运用中医超越时间的艺术性和科学性的原则来评估、欣赏，并有可能的话，对各个知识领域的新讯息吸收和融合。

总而言之，我与东、西方的"经典中医"同行们想法一致，我们需要将中医的治疗艺术视为一门独立的科学体系并加以尊重。20世纪中医的发展过程中最明显的问题是，中医行业感觉必须成功通过符合西医判定标准的检测和试验才能证明自身存在的合理性。我想列举一个1990年我在成都中医药大学下属的实习医院中耳闻的故事，从中大家可以充分看到中医在这种情形下可能出现的荒谬局面。在这家医院中有一位德高望重的中医，他所开的一副中药能够极为有效地帮助首次生产的孕妇快速并且无痛地进行分娩，因此他的医术远近闻名。满怀希望的孕妇们有时会赶上80千米的路来到这家医院，只为得到这个药方。在历经20年的持续好评之后，当地的一家医药公司决定将这个药方生产为中成药。在"中医现代化"之前，数百名患者的好评就已足以让这个项目得以启动了，但是新的法规要求必须首先在实验室环境中证明此款药剂对子宫能够产生直接作用。试验主管费尽九牛二虎之力，竭力排除所有对试验结果可能产生干扰的因素。他将一只母兔子放于无菌的恒温箱中，保证温度和光照恒定不变，通过手术剥离兔子的子宫并放在兔子体外，最后在这个被仔细保护的子宫上直接注射中药药剂。让研究人员意料之外的是，药剂毫无作用，即使他另外用不同的动物重复试验，仍然无济于事。在第二轮试验中，他在兔子的子宫里注射了一系列其他药剂，经过观察，他发现其中有一些药物能够减少宫缩，因此试验主管宣布这些药剂更适合进行批量生产。然而，当这些在传统药典中完全与子宫作用无关的"全新发现"药物，被原来的中医前辈应用在热切的孕妇身上后，却没有产生任何临床作用。这让医药公司的老总百思不得其解，最终只得宣布放弃这个项目。

从这件事中我们能看出简化论科学的繁琐步骤，会使我们对人体的实在产生高度扭曲的认识，并进而得出本质上毫无科学性可言的结果。试验结果并没有让原先的中医前辈和他的同事挂怀，因为他们所坚持的一系列治疗原则必须在没有服用镇静剂、完好无损的，并且在没有受到控制的真实环境下进行分娩的人体身上加以证明。他们提出的质疑主要有：（1）兔子和人类的情况完全不同；（2）人类通常不会把子宫拿出体外，在受到控制的环境下进行分娩；（3）待测试的药剂原本是需要通过新陈代谢的消化过程而生效，并非直接注射在被剥离的器官之上。

难道中医的丰富底蕴不能代表着另一种科学方式，它所具有的力量和可能性都能使其具有与现代科学截然相反的方向？难道我们永远只能等待西医有了相关发现，才能认可之前被认定为"非科学"的气功或其他中医内容？难道我们不能运用目前尚无法解释的《黄帝内经》的相关概念，如五运六气（宇宙运行周期）和子午流注（基于时辰的针灸方法）来积极开启现代科学实验全新的本质和研究方向？随着中医行业在中国和西方都迈入了更为成熟的阶段，它急需人们对于其所具有的智慧传统给予真正的尊敬，这远不是中医在美国获批博士学位或其他进步标志的浮华表象所能粉饰的。诚如毛嘉陵在2005年所写到的：

"振兴中医、复兴中医、拯救中医"，这些口号我们已经喊了几十年，国家也制定了种种政策法规来扶持中医药，来保护和发展中医药，但几十年前谈的问题现在还在"老生常谈"，几十年前想解决的问题"现在仍然是问题"，就像进入了一个"魔圈"，绕来绕去总绕不出来，"说不清，理还乱"；"什么是科学""中医药到底是不是科学""如果说中医药是科学，那么，它又是一门什么样的科学""如果说不是，那么，中医药又是什么呢"……只有从根本上搞清楚了这一系列问题，明确了中医药的科学地位，探寻到了中医药作为科学的哲学基础和理论依据后，我们才可能依此制定出符合中医药实际的方针政策，也才能彻底解决中西医不平等的问题，为中医药的健康发展创造出一个适宜的生态环境。[1]

以上这些问题，正是我们作为 21 世纪的整体医学思考者和实践者需要探索的问题，也是我们应该立志完成的任务：为中医行业设立超越时间的运作模型——该运作模型能够在知识层面同时满足学术研究和临床实践的需要，并且提供持之以恒的临床疗效。

当然我们有理由质疑，如果有如此多的证据能够证明传统医学的临床有效性，为何这类替代医学的生命观很少能够深入落实到我们现代的日常生活之中？讽刺的是，科学本身或许正好能够解释这种特殊现象，因为全新科学理论的倡导者自从人类开始科学研究之初就经常遇到这个问题。

从物理学家的角度而言，物质可以被看作能量运动中的一种惯性状态，一种抵抗能量流的惯性漩涡。同样的，我们的思维模式也会停滞不前，并形成顽固的观念，比如，毕业于耶鲁大学的外科医生伯尼·西格尔（Bernie Siegel），曾在很多情况下观察到人们会如同上瘾般地执着于自己的信仰。因此他曾说过，如果你尝试改变人们的信仰体系，他们就会像瘾君子一样激烈反抗。

20 世纪的进步学者，如物理学家戴维·玻姆、神经生理学家卡尔·普里布莱姆（Karl Pribram）、心理学家米哈里·契克森米哈（Mihály Csíkszentmihályi）、精神病学家戴维·申伯格（David Shainberg）都提到大脑习惯于在某些特定的惯性思维模式中"固执己见"。根据契克森米哈的心流理论，我们整体的审美和道德信念体系似乎按照共鸣的原则运作。在我们的生命历程中，特定的习惯和文化信仰塞满我们的意识，每当我们再次遇到这些习惯和文化信仰时，它们很可能用表面看似不同但实则内在相关的频率加以伪装，就会产生共鸣效果，我们

---

[1] 毛嘉陵主编《哲眼看中医》（北京科学技术出版社，2005）前言。

感觉认同、愉悦，或者认为它们是美好的。但如果我们遇到一个本质上带有截然不同振幅的画面、想法或信仰，我们会本能地害怕可能产生的混乱，因为如果我们要和这个不熟悉的模式产生共鸣，就必须"抹去"或者至少改变在我们大脑中固若金汤的旧有模式。因此根据这一理论，身心健康还包括对于我们所处的环境免受成见或先入为主的观念的影响。

这一理论极为正确。它并无意在东西方的传统文化之间划出一道分裂的鸿沟，无论是东方还是西方的传统文化，对于宇宙的运作都有着高度演化的理解，而且对于现今的人类尤为重要的是，对于如何将这些理解的知识内容具体应用于人类整体的身心健康，东方和西方的传统文化也都有着高度演化的认识。对于中国经典而言，传统文化包含着超越时间的智慧，因为这些智慧堪称典范地体认和展现了"宇宙之道"。因此，这种古老的思维方式和我们现今更多基于物质架构的生存状态之间，所存在的是历史性而非文化性的分歧。

因而许多经典文化的"科学生活方式"，值得我们在追求所处时代的特定需求的过程中加以考虑。由于篇幅有限，我无法详细介绍所有对我们可能有所启迪的有关身心健康的经典传统。因此接下来我想集中介绍"经典中医"的基本概念，以此作为真正的替代医学模式科学思维的杰出代表，并且"经典中医"在知见层面集中体现了绝大多数古老的医学传统。

## 三、从"经典中医"一窥古老医药科学的基础概念

在人类既往所有的历史时期和文化传统中，都将深入思考的能力视为人类有别于其他形式有机生命体的最主要因素。科学深植于人类希望探知宇宙的起源和本质，以及最为重要的是我们人类在此之中所处位置的迫切渴求之中。

从非常文学性的角度来看，正是希望找到"让世界不停转动"的渴望，激励着早期的人类不断努力探索，以期找到宇宙运行的规律。似乎所有伟大的科学体系都始自对于天体运行的观察，然后发现这些运行背后的规律，并最终形成清晰阐述这些运行之间相互关系的理论。

与现代科学以"空间"为基础的理念不同，刘长林教授恰如其分地将中医的宇宙观背景定义为以"时间"为基础："时间性虚，其特性在于持续和变异。时间不能分割，不能占有，只能共享。在时间里，人与人、人与万物是平等、共进的关系。因此，主体与客体采取相融的方式。"[1]

在西方传统中，古希腊哲学家赫拉克利特首次清晰阐述了"万物皆变动"的理念。他残缺不全的想法被毕达哥拉斯和他的门生所继承，他们试图用数学和音乐按比率构成的精密系统来诠释宇宙运动与生俱来的内在和谐。然而，随着时间的推移，古希腊的哲学家们将事物运动的现象学不断地带往更抽象的层面。主流科学执着于希望将变动的现象理想化，他们将事物的运动解释为能够用几何与代数中的"绝对"符号和数字来加以表现的非动态真理。直到20世纪，沃纳·海森伯格（Werner Heisenberg）、戴维·玻姆和其他现代物理学的支持者才将简化论的科学视角带入全景的角度，将宇宙描绘为由高度复杂、动态和无法预估的运动进程所组成的聚合物，并从本质上证明，"万物确实是变动的"。

然而新兴的流科学的发现，似乎对我们的日常生活几乎没有起到任何明显的改变。这与古老传统有着极大区别，在古代有关生命和宇宙的科学理论对其百姓的团结一致与身心健康有着非常直接的影响。尤其是古代中国人，留下了一些最为详尽的有关宇宙流的不同状态的记载，并在此基础之上创立了所有的科学分支以及日常生活的方方面面。

---

[1] 毛嘉陵主编《哲眼看中医》，北京科学技术出版社，2005年，第31页，刘长林"发展中医学的关键"。

如同同时代的古苏美尔人、巴比伦人、印度人和希腊人，中国人也从对天体运行的观察开始他们的科学探索。中国考古学家近期发掘出一处距今有7 000年历史的石阵，它已被证实为远古时期的天文台。中国第一部综述从这些早期的天体观察中所获得发现的著作是《易经》。易，意为"变化"，最早的象形含义为太阳和月亮；经，意为"宇宙之路"或"经典"，描绘了太阳和月亮运行的经纬路线。因此如果用更文学性的表述方式，《易经》也可以被译为"有关天体运行原理的经典"。鉴于我们在此讨论的主题与中医有关，我们尤其需要注意的是"易"的另一个含义是"轻松、容易"。换言之，《易经》也可被译为"有关身心轻松的原理的经典"，或"为使身心轻安，万物应该遵循的运行之路"，甚至可以是"有关'轻松即为运动'这一宇宙真相的记录"。

基于《易经》的理念源头，中国的思想家们在长达数世纪的时间中相信所有物质的形和质只是它们当下运动状态的呈现，反映出它们与生俱来的振动特性。根据此观点，正是事物独特的运动状态决定了它是热或冷，是红或绿。

因此《易经》以非常质朴的方式提前简述着许多让现代物理学疑惑不解的科学发现。《易经》是中国古人用来评估事物运动的节奏规律的工具，而且它和物理学家斯蒂芬·霍金对量子物理科学曾做的描述极为类似，它从不会"对某项观察给予单一、肯定的结果预报；相反的，它会预告好几个不同的可能结果，并告诉我们每一项可能性出现的概率。"

在《易经》和之后的经典著作中所记载的，中国古人有关事物运作和时间的现象学涉及一系列的子议题，它们诠释了中医与绝大多数其他古老智慧传统所共有的独特特点：

## （一）整体观

"经典中医"最重要的根本理念可以用一句话来概括，那便是人体小宇宙。

在此前提之下，所有与人体有关的微观科学都必须深植于天地大宇宙的参照架构之下——所有一切都归于道，道是宇宙之路，它的运作体现在万事万物之中。《道德经》在此背景之下最适合被解读为"有关整体和其组成部分的经典"，它早在 2 500 年前就极为清晰地提出了"人体小宇宙"这一重要的道家对于人体的认识，并在此后被称为"天人合一"的概念。如同在《道德经》中写到的："人法地，地法天，天法道，道法自然。"

《道德经》作为最广为人知的经典著作，它的书名直接并且有章法地点出天地大宇宙的运作规律（道）和它的微观呈现（德）之间的关系。基于道、德、经的象形文字所包含的古老含义，《道德经》这一书名也可以被译为"天地大宇宙与人体小宇宙关系的经典"，或更细致地解读为"有关人类如何应用天地大宇宙与人体小宇宙之间的紧密关联来进一步达到身心健康的普适原理"。

因此在中医的"经典时期"（大约为公元前 500 年～公元 500 年间的 1 000 年时间），奉持整体观理念医生的专属技能是，能够调整个体的生命轨迹以顺应宇宙的引导力量。汉字"孝"包含了"做宇宙的好儿女"这一概念——孝的古象形文字是一个孩子主动依附在一位长者脚边的图画。孔子自称为老子的学生，他是传递"孝"这一讯息的中国历代明师的典范。与"教"这个字最原本的含义一致，孔子说自己此生只做了一件事，就是传递"孝"的精神。这是人类认识到并愿意臣服于某种远大于我们自身的力量的美德。儒家经典《礼记》，尤其是书中依照传统通常被安放于祖庙的《月令》一章，详尽描述了人类在一年中的每个月及每个季节应该如何和谐安泰地生活。

这一"天地人和"的理念是中医最本源的基础。所有的中医经典都将"健康"定义为与宇宙循环完全保持共振的状态。例如，《黄帝内经》的开篇第一章就因此被命名为"上古天真论"，意即"有关如何连通并守护由上古真人传递而来的宇宙能量的论述"。第二章更被进一步命名为"四气调神大论"，意即"有关如何根据四季的影响来调节个人的神的伟大论述"。下文以其中有关春季的描述为例，切实展现《黄帝内经》作为传统医学著作在第二章"四气调神大论"中是如何总结这些原理的："春三月，此谓发陈，天地俱生，万物以荣，夜卧早起，广步于庭，被发缓形，以使志生，生而勿杀，予而勿夺，赏而勿罚，此春气之应，养生之道也。逆之则伤肝。"

汉学家高延[1]首次提出"中国式宇宙观"一词，来诠释中国古人对于人类与自然环境内在联系的看法。历史学家本杰明·史华兹（Benjamin I. Schwartz）将其称为"相关性的宇宙观"，或按照他所提出的更为精确的术语——"相关性的人类—宇宙观"。德国易经学者弗兰克·费德勒（Frank Fiedeler）进一步将此理念诠释为："由此理念衍生出一种思维方式，这种思维方式将人类存在的所有领域——从土地风貌到人体解剖，从历史发展到政府系统——都解读为与通过天的明显秩序所呈现出的整个天地大宇宙所对应的相似性。"

与此理论背景直接相关的是，中医经典将医生分为三等，位居首位的是理想中的上工。上工通常被认为是受过良好教育的个人，他/她能够完全合于道的流动，因此对疾病的起因有着最本质和透彻的了解。相对的，中工需要依赖间接的身体检查方式，并通过推理才能做出准确的诊断。而下工则完全不了解流动的生命能量所具有的神秘性和运作规律，因此只能局限于用高度程式化和千篇一律的"按部就班"方式来治疗疾病。

古往今来的中医大师为了成为理想中的上工，都有意识地培养自己与天地大宇宙的精神连接。中国所有的主要哲学派别，尤其是儒、释、道三学都包含能够达到深植于人类潜能之中的更高状态的具体修行方法。这些方法，无论是呼吸练习、运动、冥想、内观、炼丹或德行培养，都被认为是精妙的科学，也因此是真正的医学教育中必须包含的基础内容之一。

---

[1] 译者注：高延，原名 Jan Jakob Maria de Groot（扬·雅各布·玛丽亚·德赫罗特），1854年2月18日—1921年9月24日，著名荷兰汉学家、宗教史学家。

张仲景是公元 2 世纪的"医圣",也是"经典中医"的入门医书《伤寒论》的作者,他是上工的典型代表。根据公元 2 世纪的传记记载,据说张仲景能够提前 20 年就对疾病的发展做出预测。另外一个著名的例子是,与张仲景同时期的传奇巫医与外科医生华佗,他能够早在 X 射线被发明的几千年前,就诊断出曹操的严重头痛是由于大脑肿瘤的压迫所致。

## (二)气

由于古代科学更多属于"时间"范畴,因此在此体系中,科学探索的目标是能量(气)的运动而非有形的物质。在《易经》的宇宙学背景中,物质形式的月亮被认为是在物质频率区间较低一端振动的能量场,而物质形式的太阳则被视为在区间的较高一端振动的能量场。并且日、月的运动或它们在天空中的运行轨迹,暗藏着一个起到指引作用的能量的运动路径,该能量的振动高于物质的频率,因此无法被肉眼察觉。换言之,天体跟随天空中的气进行运行,正如同在人体中,血随气走。从古代科学家的角度来看,如果我们希望追踪天中隐藏的能量线,我们就必须追踪月亮或其他可见星体在天空中的运行轨迹。

因此根据中国的科学思想,物质只是一种尤其致密的能量形式,它以非常低且平缓的速度进行振动。或者用量子物理学的术语来描述,物质是显析的量子实在,它拓展自实在的纯粹能量波层面,戴维·玻姆将此称为隐缠序。

戴维·玻姆曾是爱因斯坦的门徒,是全球最受尊敬的量子物理学家之一,毋庸置疑他是迄今对于世界是"频域"的论述最为清晰的作者。他影响广泛的著作《整体性与隐缠序》[1]中假定存在隐缠序和显析序,这两个概念如今已成为

---

[1] 译者注:《整体性与隐缠序——卷展中的宇宙与意识》(Wholeness and the Implicate Order)。2013 年,上海科技教育出版社。

物理学和其他科学领域的专用术语，但引人注意的是，其中却并不包含医学领域。玻姆认为所有形式的呈现都是来自于隐缠序和显析序之间不计其数的卷入和拓展的结果。根据此概念，例如，电子就不是一个单独物体，而是被卷入在整个空间中的整体，因此玻姆更喜欢将宇宙称为"完整运动"。而对于完整运动中的不同方面，玻姆将它们称为"相对独立的子整体"，而非"物体"。基于他的科学观点，玻姆还急切地告诫我们，现代人类将世界分割为局部的方法不仅不符合科学，甚至有可能导致人类的毁灭。

20 世纪所有对于物质与能量的内在连接、物质的运动或使物质产生运动的内在力量的观察，中国古代的科学家都将其命名为"气"。"气"远超过现代词汇"能量"所包含的丰富含义，气既是物质，也是振动；它是将有机体彼此相连的重要信息，它可能以气味、口感、触觉、食物、呼吸的形式存在，也可能是参与和组成人类所处的宇宙环境的无数股力量之一。

"氣"最原本的含义其实是"米"或"食物"，这和"气是我们所处世界最基本的构成基石，但同时包含实在的波和量子层面"这一定理有关。人类学家内森·席文（Nathan Sivin）曾写道："至少从有关自然的古文中对'气'这个字的使用，我们能将它定义为'让事物成形的能量'，以及（根据上下文）'让事物发生的物质'或'事物发生的环境'。"

如果我们阅读中国古代经典如《吕氏春秋》或《庄子》，我们会发现书中多将气描述为一种基础频率，它外在的表现形式是无机物。一旦这股气达到了更高级的阶段，开始具有复杂性和自我管理性，它就成为生命机体的形成基石，通常被称为"精气"，多被解释为"重要的精华之气"，但如果仅就字面含义而言，为"精致加工的米饭"。

根据刘长林所写，"'气'的发现和利用是这一主客相融认识路线的巨大成果和特色。这条认识路线认为，现象联系的本质是'气'，气是万物自然生化的根源。现象层面的规律体现为气的运动，通过气来实现"。[1]

古代文化在对频率的理解中，始终将人体置于特殊的位置。比如，根据中国古人的观点，人是天地交感的结果。有些研究理论对于这一"玄妙的"观点开始有了自己的理解。比如，法国水文学和工程学专家路易斯·克劳德·文森特（Louis Claude Vincent）认为人体生化层面的微妙平衡，取决于来自宇宙以及人体自身的电磁能量。据文森特所说，这些能量"其实是由整个宇宙中持续不断的运动所造成的振动"。

米哈里·契克森米哈身处完全不同的领域，却也得出类似的结论："整合组成人体的细胞和器官，是让我们能够与宇宙的其他部分进行沟通的工具。人体就像一个布满灵敏仪器的探测仪，它以不可思议的方式向外探索，竭尽所能，不放过任何一丝信息。我们正是通过身体与他人、与整个世界相连接。"

受到量子物理学革命性发现和对经典理念执着热爱的激励，一小批欧洲医生和工程师从20世纪70年代开始，将人体视为终极频率，并加以探索研究。他们假设生命机体与无机物的本质相类似，我们应该能够通过将生命机体理解为独特的频率模式而从能量层面对其进行测量。第一位从这个研究方向对生命存在形式进行探索的科学家是俄罗斯生物学家居尔威池（Gurwitsch），他早在半个多世纪前就发现生命机体的某些特性，能够以电磁的形式进行传递。他成功地将细菌的毒性穿过玻璃屏幕，并证明同样的生物特性无法穿过有机玻璃屏幕。然而仅仅几十年之后，德国和瑞士的物理学家B.海姆（B. Heim）和J.穆海姆（J. Muheim）就证明物质，尤其是有机物，依从于更高的能量。

德国生物物理学工程师弗里茨·艾伯特·波普（Fritz–Albert Popp）经过数年孜孜不倦的研究进一步证明，用以维持生命机体的大量信息只能以射线，

---

[1] 毛嘉陵主编《哲眼看中医》，北京科学技术出版社，2005年，第31页，刘长林"发展中医学的关键"。

也就是以光速运动的振动来进行传递。他在其开拓性的著作《电磁生物信息》（Electromagnetic Bio-Information）和《光的生物学》（Biology of Light）中首次介绍了这一"有机信息流"的概念，并将其命名为现今已被广泛应用的术语"生物超弱光子辐射"。"频率就是信息，"他的同事博多·科勒（Bodo Köhler）详细解释了这一概念，"在人体得病的情况下，这一转化过程被阻断，所以振动'被滞留'在同一层阶上。"科勒领导着一批正在崛起的欧洲物理学家，他们通过运用致力于调和人体生物物理场的治疗方法，将波普的研究发现应用于临床治疗。

在美国，建议从能量角度进行疗愈的呼声中态度最积极并且表述最详细的是底特律的物理学家理查德·格伯（Richard Gerber）。在他成果显著的《振动医学》（Vibrational Medicine）一书中，他详细解释了人体物质层面和场层面之间的重要关系。他将古老东方智慧和玻姆的"完整运动"相连接，认为人体能量场是身体自有的隐缠序。和科勒一样，格伯也认为疾病首先出现在人体能量场，之后才会成为肉眼可见的结构性变化。在美国医学科学领域饱受争议却不断壮大的"量子化思维"还包括人体电场领域的先锋学者罗伯特·贝克尔（Robert O. Becker）和他闻名遐迩的蝾螈。这些蝾螈在经过电力场调整后，重新长出了之前被切断的四肢。

回到最初有关身心健康的探讨，根据生物电磁学的理念，"生理健康"可以被定义为一种稳定的状态，在此之中人体所有的信息都能以最有效率的方式随心所欲地进行传递。这再一次吻合中国有关运动的学说，它假设整体身心健康最重要的方面是在气和血的通道上没有瘀阻。在中医术语中，"血瘀"或"痰"是指结构性的淤积，而"气郁"则表明人体信息受到阻碍或无法有效地进行传递。

东方极为信奉这一潜藏的信息流的力量，因此传统的中医医生从来不会将手术作为主要的治疗选择。在面对严重的人体结构性变形时，他们一般会采用如针灸、按摩或服用"活血化瘀"的汤药等恢复信息流动的治疗方式。我曾亲眼目睹几位中医仅用温和的按摩或汤药就治愈了严重的粉碎性骨折。在一个让我印象极为深刻的案例中,"一片狼藉"的粉碎性骨折通过治疗开始复位,而且根据 X 光显示仅在 4 天后骨折部位就已经完全愈合。

量子物理学家再次获得类似的发现。玻姆在英国 BBC 电视节目中见到的一个装置,启发他重新思考我们常规对于混乱和秩序的认识。节目中有一个广口瓶,广口瓶内装有一个由其顶部的手柄操纵、可旋转的圆柱体。玻璃瓶与圆柱体之间的狭窄空间内盛满甘油,从瓶的上方滴入一滴墨水。当将把手往一个方向旋转时,墨水在黏稠的甘油中会消失不见,然后将把手往相反的方向旋转,那滴墨水就会完全回复到最初的形状。玻姆将此称为激发点:"这马上让我想到这与有关秩序的问题十分类似,因为当墨滴散开时,它仍然有着一个'隐藏的'秩序,当它恢复原形时,这一秩序便再次出现。从另一个方面来看,如果用我们习惯的表达方式,我们可以说当墨滴溶解在甘油中时,是处于'无序'状态。这使我发现对此情形必须采用全新的有关秩序的理解。"

如果我们来总结一下绝大多数古代医学传统所共有的活力论视角,那便是事物的运作决定了它们的本质。受到 21 世纪思想环境的局限,现代的科学观察者一般只有在这样的宇宙观符合某位现代物理学家的观点之后,才会表示认同。对于现代物理学而言,其实是互动运作模式的产物——这样的运作模式以振动为基础,并持续不断地与其他振动相融合,产生变化不息、历久弥新的振动形式。《物理学之"道"》[1]的作者卡普拉总结了其同事戴维·玻姆开创性的"完整运动"理论,并清晰解释了传统中国科学思想的核心理念:"完整运动是一个动态现象,物质世界的一切存在形式都由此产生。由此观点而产生的医学体系必然会探索完整运动中所隐藏的秩序;它所处理的并不是物质的结构,而是事物运作的结构,因此需要同时考虑宇宙统一性和动态性的本质。"

---

[1] 译者注:《物理学之"道":近代物理学与东方神秘主义》,Tao of Physics。2012 年,中央编译出版社。

## (三) 神

虽然以场为基础的医学模型能够让我们了解人体器官的病理能量模式，但它有时却无法对身心运作过程给予足够的解释。为了超越健康状态的暂时性本质，我们需要着眼于"意识"和"精神"的元领域，以及与此相关的文化传统。在此我们就要提到"觉察"和"有觉察地控制"这两个概念，它们在所有的古代科学，尤其是中国和印度的古代科学中扮演着至关重要的角色。

与"气"（物质）和"精"（精炼后的物质）不同，"神"的本义为超越物质的实在，即"来自天的光"。如果用最文学化的表达方式，"神"指太阳、月亮和星星的光芒，古人认为这来自于宇宙内心的慈悲。或更精准地说，如同中国宇宙学专家邹学熹所言，"神"是一个古老的词汇，它描述了北斗七星的核心作用，所有天的光都围绕北斗七星而转。因此在自然领域中，神喻示着一个伟大的存在，它完全不可见，因而"神秘莫测"（神），但却又全然"显现"（明）在持续不断的规律运作之中。因此"神明"这一古老的词汇曾是经典著作中的核心理念，现在却完全被唯物主义模式的现代中医支持者所忽视，"神明"在传统上代表着"精神"（神）的全能之手。

对于人体而言，"神"是宇宙精神的微观反映；是心—意识的所有功能，也是觉察的指引之光，由此统管着人类所有的看法和创造行为。同时，它也指每一个人都能成为神（物质世界的主宰）的内在潜力。道家经典通常强调人类在自然界所有生灵中带有最多神气，因此能够展现超越物质法则的"神通"（神）。《黄帝内经》中记载：

> 形乎形，目冥冥，问其所病，索之于经……神乎神，耳不闻，目明心开而志先，慧然独悟，口弗能言，俱视独见。若适昏，昭然独明，若风吹云，

故曰神。[1]

近几十年来出现了大量关于人类身—心—灵关联之重要性的研究报道。例如，心理学家珍妮·阿赫特贝格（Jeanne Achterberg）就集中研究身—心—灵的内在关联。她不仅证实心态能够引起人体的生物化学变化，而且在头脑中观想画面会引发人体非常具体的生理变化。在一项试验中，她首先教会两组大学生如何在头脑中观想嗜中性粒细胞或 T 细胞，这两种细胞都属于血液中的白细胞。之后在所有的案例中，当大学生开始在头脑中进行观想时，在他们体内只有他们正在观想的那种白细胞数量会增加。

相类似的，运动机能学专家瓦莱丽·亨特（Valerie Hunt）找到了另一块扑朔迷离的身—心关系拼图。她发现用来检测肌肉中电流运动的肌电图仪能够用来探测人体能量场的特定质量。她的研究结果显示，一个人能量场的频谱能够反映出他或她的意识觉察状态。当她的试验对象关注于物质世界时，肌电图仪所检测到的能量场频率接近 250cp 的人体生物频率，但是在一些拥有如疗愈或进入催眠状态等"特异"功能的个体身上，检测到 400-900cp 的频率。在有一些被列为"神秘个体"的身上，亨特检测到高达 200 000cp 的频率。

所有这些科学发现似乎都解释了印度和中国的经典科学长达千年的根本假设：（1）我们的意识状态直接影响身体的能量场；（2）高度觉醒和意识发展的个体相比普通人而言，以更高的频率"振动"；（3）控制觉察力是调控能量场的关键，并会影响到身体的生物化学和结构性实在。

因此，身心健康的状态应该包含能量可以在人类存在的三个现有实在——结构性身体、能量场和觉察力之间畅达无碍地流动。这是中医经典的身—心—

---

[1] 南京中医学院编著《黄帝内经素问译释》（上海科学技术出版社，1991），206 页，八正神明论篇第二十六。

灵模型的基础，通常被称为精—气—神理论，指在人体中分别存在物质形式的生命精华（精）、功能性的信息和生命活力（气）以及精神（神）这三个内在连接并互相转化的状态。尤其需要注意的是这三者之间有着明确的指挥层阶，神是最高统领。虽然在这三个层次中的任何一个所发生的变化，都会不可避免地影响到另外两个层次，但如果我们顺应精—气—神三者内在统领结构的自然层阶，则会产生更为巨大的变化。比如，如果我们在身体层面切除一个肿瘤，将不会消除病理发展的场信息，也不会增强我们的觉察状态。而从医学功能性模型的角度来看，手术有可能延长生理寿命的长度，但几乎无法改善我们整体身心健康状态的质量。从另一角度而言，觉察力的控制将始终在一定程度上影响另两个从属的层面。

古代医学传统始终强调医生所扮演的角色是生活方式、日常饮食和意识状态的导师，而非身体的修理工。来自不同领域的现代专家也开始同意这一观点。米哈里·契克森米哈是新兴科学领域"最佳体验"的学术领袖，他在过去三十年间致力于分析心理健康的内在机理，并开发了一套获得理想的意识存在状态的方案。在他的理论中，最核心的关键词是"心流"，现在已经成为内在动力领域的专用术语。尽管契克森米哈的心流理论目前所涉及的研究，主要局限于对于心理状态的诠释和归类，但它也能被用于发现更广范围的心流理念，由此超越被狭隘定义的科学领域的边界。

由于契克森米哈的研究并不只针对少数人拥有的特异功能，因此他的心流理论显得格外重要。从亚利桑那州到阿尔卑斯山再到曼谷，契克森米哈和他的同事们采访了成千上万的人，并得出以下结论：（1）心流是对于内在和谐的追求，包括快乐、满足、宁静的感受，截然不同的个体都有此追求，无论他/她是芝加哥的家庭主妇，或是韩国的尼师，又或者是日本街头的摩托党；（2）在许多不同的活动中都能获得心流的体验，比如，工作、照料花园、帮助他人、阅读或祈祷。

总体而言，契克森米哈的心流理念的主要特点为通过高度专注、明确目标、轻松不刻意的行动，并在一些本质上带有奖励感的与内、外在环境的互动中，获得内在成长的感受。因此"最佳体验"的心理学明确提倡需要培养自我觉察能力，这是能否获得心流体验的关键因素。也因此契克森米哈有关如何实现身心健康的方法与道家以及其他东方科学体系的理念相吻合。如同现代道家导引术，正是心流所期望达到的效果：通过专注和对觉察力的控制，"导气而行的运动"。在中国传统文化中，老子的"无为"学说实际上经常被解释为通过（外在静止的）冥想技巧有意识地诱发人体（内在的）运动。佛法中也包含相同的原理。在描绘着闭目静思的佛陀的画像中几乎永远会包含一朵莲花——莲花在东方代表着"心"，它被认为是觉察力的基座。

契克森米哈所没有提到的一个重要方面就是信仰的感应作用，这是"神"的另一个明确特点。但这一特点无法被看见或测量，只能被感受和相信。因此古代的训练技巧非常重视产生"信"的先决条件：在我们通过专注技巧能够吸收到宇宙能量之前，我们必须首先相信我们确实被一股称为"气"的滋养精华所包围，它值得我们投入经年累月有时甚至是精疲力竭的训练，这些训练都是为了让我们最终能够感受到并更有效地吸收这股精华。宇宙频率或"信息丛"在现代汉语中被称为"信息"——这一词由"信"（相信）和"息"（吸收）所组成。1990～1992年间，我曾在中国四川省寻访过许多知名的大师，他们全都指出围绕道家修炼的神秘元素其实只是让修炼者"相信"的科学方法，由此他或她能够彻底放松并最有效地"吸收"天地精华。

与之相同的觉察力运作机制使得第三世界，儿童、低学历人群和智力发育迟钝的人群对于治疗明显有着更好的反应，尤其是面对如癌症这样的严重疾病。受过教育的都市人群反而生存几率渺茫，因为他们更相信科学数据。这再一次来自于意识观想研究者珍妮·阿赫特贝格在美国所发现的普遍现象。

如果将此信息列入考虑，我们就会越来越清晰地发现为何人类会与生俱来地需要一种局限的信仰结构，无论它们本质上是宗教性的、科学性的或文化性的。如上所述，完全僵化的信仰从其本质而言，对于我们的身心健康状态是有害的。但是从另一个角度来看，似乎也有必要拥有一个不那么僵化的信仰来帮助我们保持专注。契克森米哈准确地将此现象表述为："文化规定何为合乎常理、演化人类的目标、不断发现信仰体系以使人类的行为能更好地应对生存的挑战。在此过程中，文化必须剔除许多选项，以缩小可能性；但正是通过剔除选项，将关注点引导至有限的目标和方法上，使得在自我设立的文化边界内实现轻松无为的行为（心流）。"

## （四）相关性、主观性和复杂性

虽然中国古代哲学家在有关人体内在转化过程的生理学系统中将"神"的概念置于顶端，但他们其实深刻了解人类智慧的局限性。他们认为尽管科学探索是人类意识最杰出的产物，但仍然永远无法清晰诠释有关事物运作的绝对真理，科学探索只能了解事物运作与我们人类之间的关系。因此传统中国科学用一套术语体系来解释相互关系，而非绝对真理。与之相关的线条、象形文字和数学符号曾在古人手中被熟练地使用，它们并无意神化事物的"真正本质"，而是希望表达事物之间的关系，尤其是它们与我们人类之间的关系。

例如，早在两千多年前的汉朝初年，中国的天文学家就发现太阳并不是按照既定轨道围绕地球旋转的。然而对此发现，他们几乎完全不为所动，仍然继续使用八卦系统（八卦系统基于古老的"盖天"宇宙模型，其特点是认为有一个运动的天围绕静止的地运行），这是因为八卦系统准确解释了不同运动状态之间的关系，以及最为重要的是，这些运动状态对于人类的直接影响。

弗兰克·费德勒解释了中国科学这一与众不同的特点："在接触到欧洲文明之前，中国人从未质疑过以地球为中心的世界观。中国文化的发展不仅无法避免地始终依从于这一世界观的主观实在,而且从一开始其实就有意识地建立在此世界观之上。因此中国思想倾向于一种主观性的哲学体系,一种自内而发的、能够自我调节的对于生命世界的理解,作为一种来自于生态学思想本源的哲学体系,它与现代意识状态的狭隘视角有着鲜明对比,并能对后者起到纠正作用。"

费德勒进一步解释,在西方,正是太阳为中心的世界观开启了之前尚不存在的科学研究,并通过纯粹以物质为基础的自然科学和技术成为三维世界的主导。"我们为这些科学成就所付出的代价是,"费德勒总结道,"压制了人类本性中的主观部分,人类其实天然得依赖于以地球为中心的环境,以及在此环境中所建立的地球生态系统。现在这一压制所带来的毁灭性后果已经众所周知了,如今这些毁灭性的后果,让我们比以往的任何时候都亟需回归到我们所处世界的存在层面。传统中国思想在所有哲学范畴中独树一帜,能够成为这一回归方向的引路人。"

人们始终认为客观性是现代科学的判定标志之一,而主观性则仍然是真正科学研究的漏洞,中国古代的科学探索体系却毫不犹豫地在其科学研究方法中将主观性置于核心地位。比如,在传统的诊断过程中,主观信息往往比由客观观察所获得的数据更为重要。以下案例或许能为这种替代医学的科学思考方式提供具体的临床实例:当一位胸有成竹的中医接诊发高烧的患者时,对他而言仔细聆听患者的主观感受通常更为重要(他不会只是简单地测量体温,他会看看患者感觉热还是冷,或是否寒热往来),由此来判别并相应地对治发烧的根源。从传统诊断思路来看,即使患者体温非常高,但如果患者感觉畏寒,就绝对不会对其采取冰敷的治疗方式(可这在现代的急诊室中极为常见)。一位训练有素的中医,会为这位病人设计能够在能量层面给予温暖的治疗方案。相反的,如果有另外一位患者与之体温相同,但感觉燥热,则通常会为其采用与上述情况截然相反的治疗方案。如果应用得当,两套治疗方案都会立竿见影,让患者的体温恢复正常。而如果对所有"发热"患者都采取同一套标准化的治疗方法,那么这些发热的患者将不会有人或只有一位会有明显改善，其他人的病情则有可能进一步恶化。

这种"主观式"的科学推理，正是现代中医专业的学生感觉极难完全掌握中医治疗艺术的临床效力的主要原因。虽然绝大多数"传统中医"的中医师都很认同道家哲学，以及万事万物都是互相关联、流动不息的理念，但是西医的诊断和治疗典范，倾向于让一度普通的学生都迅速"进步"，成为统一的临床标准。可是如果模仿西医的治疗方法，给患者开一瓶"退烧药"或选用标准化的"退烧"针灸穴位，临床疗效往往远低于受过"经典中医"培训的中医师所能达到的水准。

事实上，无论是指自然中的特定组合或是疾病的个体化表现，都是错综复杂的。然而，让基于客观性的科学最为望而生畏的正是复杂性，因此它会努力通过其最信赖的工具——研究试验来控制这一不按常理出牌的特性。中国的历代名医则与之不同，如同他们接纳主观性的相关特点那样，他们也始终接纳复杂性的现象，并将其视为自然界至关重要并且无法分割的特点，尤其是落实到自然界中最复杂的生命机体——人体之上。由于中国古代的思想家们认为，其实并不存在有着清晰边界的具体事物，因此他们从未考虑过单一原因的概念。从量子物理学的角度来看，传统中国科学家其实是将世界视为复杂的干涉图像[1]。为了统计地球所受的能量，中国古人假定天空中存在不同的能量因素，它们会综合产生变化万千的天的影响。这一动态的能量场被认为会与不同地形所引起的多种地磁模式产生互动，然后与个体能量场产生更为复杂的干涉图像，从而形成每一个个体。

---

[1] 译者注：干涉，interference，在物理学中，指的是两列或两列以上的波在空间中重叠时发生叠加，从而形成新波形的现象。干涉图像（interference pattern）就是波在发生干涉后产生的新波形的图像。

中国古人通过结合两个被认为能够对人类产生最大影响，并且互相重叠的能量循环来进行具体的计算：一个是较为稳定的"五运"，它综合了由五颗星球（水星、土星、金星、木星、火星）的运行所代表的宇宙力量；另一个是"六气"，它主要诠释了太阳对于地球上的气候模式所产生的影响。通过结合这两个能量循环，中国古人得到了一个 60 年为一周期的能量大循环，并将其与黄河流域的农耕信息相结合，如气候、植物生长规律和每一年所对应的疾病等。中医科学这一高度复杂和精密的方面，不仅指出天地大宇宙和人体小宇宙之间存在互动，还具体指出了它们是如何进行互动的，这是《黄帝内经》和其他中医经典中最为核心却也是最不为世人所知的内容。

中国现代研究人员已经发现，这 60 年的能量循环与太阳黑子运动的节律有着极为紧密的对应关系，而太阳黑子运动和地球气候的主要始作俑者——太阳风有着密切关联。在 1911 年中国开始采用国际通用的纪年方式之前，中国的年份按照五运和六气进行计算，因此只需要简单地看到"丁丑"这两个字。一位学识丰富的中国农人就能知道 1997 年的总体气候规律，他还能进一步用前人所留下的丰富试验数据来补充这一年的气候规律，比如，通过气候规律找出在此预设的气候环境之下尤其易于肆虐的疾病，再比如，通过气候规律找出根据经验，在丁丑能量所代表的年份中生长尤为茂盛的植物。尤其能体现中国古代科学思想所具有的整体观本质的是，中国古代科学家认为这些植物对于这一年中经常出现的与空间、时间有关的疾病尤为有效。

这种内在平衡的想法正是复杂性的核心。米哈里·契克森米哈掷地有声地综述了这一超越时间的理念："复杂性经常被认为带有负面性，等同于困难和混乱。如果我们仅仅将复杂性看作分而不同，那这一看法或许是正确的。但其实复杂性还包含第二层的含义，将独立自主的局部进行整合。比如，一台复杂的机器，它不仅有着许多独立的组件，而且它们中的每一个零件都起到不同的功用。它还表现出高度的灵敏性，因为每一个组件都与其他的组件有关。如果没有整合性，那么一个分而不同的系统将会乱成一团。"

## （五）意象思维

意象思维的方法论可能是中医思想中最有特色的部分，因为它代表了所有中医科学著作的建立基础和使用语言。所有中华文明独有的、让人耳熟能详的概念，比如阴阳、五行、八卦，以及中国生理—病理学的独特术语都可回溯至意象思维。虽然现今的中医院校还教授甚至要求背诵这些概念，但是对于这些概念的理解，相较于它们在设计之初所希望达到的详细度、多重维度以及临床指导程度已经相去甚远。

与如何成为上工的系统性培养次第一样，绝大多数现代科学领域仍未涉足，也因此仍无法解释"意象思维"这一独特的视角。因此，我们最好从艺术和人文的角度来理解这一神话式的科学观察方法。它是中国古代位列中工程度的儒医们主要采用的方法论。

如前文所述，在从苏美尔、古埃及、古印度、古希腊到古代中国的所有古老文明中，通过持之以恒的修行以完善人类存在状态的努力中，包含着被古往今来的圣贤称为"巨著"的经典著作。理想的"巨著"通常是对于实在的"意象化"隐喻，尽管表面看来截然不同，但《易经》、柏拉图的《蒂迈欧篇》和古埃及托特的《翠玉十三章》都同样表达了"如其在上，如其在下"的观点，以及认为人性中的创造力必须只能通过模仿天地大宇宙的存在方式得以呈现：通过在肉眼不可见的内在和创造力的显现，也即意象化的、外在表现之间建立直接且完整的对应。

因此，经典的圣人思维将"山"这个现象，视为形成山的无形能量的代表——山是一个符号，通过它的大小、形状、方位形象地表现出了使之成形的创造力所具有的特性。这也正是中医诊断学现今仍在使用的全息方法。对于一位遵从传统的中医而言，患者舌头的形状、颜色和气味都传达了疾病背后所隐藏的能量模式的重要信息。如果舌头看起来很红，其对应的能量模式会被诊断为红和燥热。如果舌头是苍白的，能量模式则会被诊断为不足和寒。因此在此世界观之下，实现人类命运之路需要创造性地设立神圣符号，这一人类行为成功开创了我们现在所知的"文化"。古埃及的建筑师、古代中国的抄书使、毕达哥拉斯流派音乐的作曲家都参与了将宇宙神圣却神秘的内在结构落实到人类感知程度的事业。更精确地说，古埃及的大祭司和文化传人实则是古埃及象形文字的缜密创造者，这些文字以图画的形式包含着大自然许多无法觉察的功能。在中国，最初的萨满抄书使其被描绘为祭祀仪式的主导人，他们在祭典中向天空高举有如神迹的象形文字，以呼应天最初向世人显现的符号——太阳、月亮、星星和物质世界所有其他的有形化现。

唐代名医孙思邈（581年~682年）所说的"不知易，不足以言太医"广传于后世。1 000年之后，著名的儒医张景岳（1562年~1639年）再次重申了这一重要观点，他的话时至今日仍然是中医复兴观点的标语——"医者易也。"显然，这些先人的言论代表了希望通过努力恢复最早出现于《易经》（或在意象思维的语境之下应该被更准确地称为《象之经典》）中的意象科学，以回归中医整体观基础——炼丹术的共同呼声。毕竟在中华文明伊始，炼丹术所展现的形象并不仅仅是合成金属或寻找长生不老的灵丹妙药，而是将纷繁多样但互有关联的自然现象，以及与之相关的功能信息融会贯通为一个意象符号的过程。

《周易参同契解》是对公元2世纪魏伯阳的丹术经典所做的古老评注，其中曾将此原理总结为："圣人知……周天三百六十五度、二十八宿、七十二候、十二分野、八节、四时，凡造化之所有者，无不合此金丹之用，非天下至神至圣孰得而知之？"

因此，历史悠久的儒医们热切地告诉世人，中医之精要并不在于具体的诊断和治疗技巧，而在于通过意象思维的炼丹术，形象地描绘了天、地、人三者之间的全息关系。为了透彻掌握这一系统的复杂性，我们需要远远超越对于"取象比类"的现代定义。

有趣的是，最适合被用来说明意象思维在古代中国所扮演的角色和其本质的是 20 世纪初期一位埃及学家的著作。R.A. 史瓦勒·鲁比兹（R. A. Schwaller de Lubicz）出生于法国阿尔萨斯省，是一位自成一派的哲学家、数学家和炼金术士。他早年跟随象征主义画家马蒂斯（Matisse）学习，并由此开始了自己的学术生涯。史瓦勒在埃及进行了长达 15 年的实地考察，并由此创立了"象征"的概念。象征将古代文化所有的表现形式（建筑、象形文字、神话）都归为高度复杂的科学体系，该体系将实在的不同层面综合为单个并且明确的含义。象征理论认为，古代科学家最主要的任务是将空间与时间、功能与物质，形而上、形而下，以及两者之间的关系，浓缩为一个从自然领域中被精心选择的符号形式，比如一种动物、植物或天空中的星体。因此史瓦勒在其成果丰富的著作，尤其是他不朽的著作《人类的神殿》中详细描述了古代符号所包含的详尽信息，从物质层面（外观）到功用层面（作用），再到时间和空间的天地大宇宙层面（与此事物对应并对该事物产生影响的星体和季节）。

尽管《人类的神殿》一书几乎只提到了与埃及有关的内容，但书中所提到的概念也能被恰如其分地应用于中国古代的科学和文明。当史瓦勒首次发表其观点时，他试图严肃找出人类古老文化遗产背后所蕴藏信息的努力，遭到了同时代当权的埃及学者们的无情嘲讽。类似的情况似乎也发生在今天的中医领域。《黄帝内经》将人体的生理、情绪和精神层面归结为由十二个功能性的脏腑所组成的精密复杂的系统，"十二"这一数字清晰反映了中医在大约 2 000 年前来自天地大宇宙的起源。尽管绝大多数现代学者和中医师仍然认可中医是一门独立的科学，但其中极少数相信有关十二个传统脏腑系统的详细科学信息，是包含在中医的经典著作中。在中医现代教科书中，关于每一个脏腑系统，一般只会从中医经典中摘录不超过 2 ~ 6 行的文字，这些文字看起来完全与时代脱节，也极少有评注。因此绝大多数有关传统脏腑系统和它们在人体表面的"意象化"表现（脉象、舌象、色、味等）的现代信息，都是基于有关人体解剖器官的功能的现代知识。前文已经提到，中医是以能量为基础，因此中医对器官系统的独特理解也首要以功能性（即能量）为本质，因而不能仅仅被理解为结构性的器官。十二脏腑系统的多层次性，实在需要一套足已表达其多层次含义的科学语言。中医的基础经典著作，尤其是《黄帝内经》，是传递这一神秘语言的主要载体。如同古埃及和其他高度发达的古代文明一样，中国周朝（公元前1123年~公元前256年）和汉朝（公元前206年~公元220年）的自然科学家创造了一套意象式的参照系统，清晰并且详尽地表达了天地大宇宙和人体小宇宙之间关系的多层次特性，包括有关形而上与形而下之间关联的"如何""在何地""在何时"以及"为何如此"。

《易经》最早的评注之一《大传》将意象思维的重要性总结为：

圣人有以见天下之赜，
而拟诸其形容，
象其物宜，
是故谓之象。

为了开启意象思维所隐藏的知识宝藏，我们必须将中医经典放回到它们所处的独特时代背景中。中医思想大约成形于公元前500年~公元150年，在此期间有关万物之间功能关系的道家思想，通过由阴阳、五行、六经、八卦、六十四卦、十天干、十二地支构成的意象系统，统合了中国学术思想的所有领域。这一体系形成了共通的参考体系，每当引入一个全新的研究领域时都可直接使用。由于地质学、天文学、医学都是在同一整体之下密切相关的组成部分，因此这些领域的科学著作所使用的基本概念本质上是相同的。虽然绝大多数现代的"传统中医"从业人员也同意这一观点,但是对于脏腑系统可运用的传统信息仍然极为有限。以肺经为例,通常现代的中医教科书都会提到肺经与"金"以及太阴经相关。但很少提到这些名词在诊断和治疗方面真正包含的意思,并且几乎找不到任何有关肺经与其他意象符号,比如,卦象与天干地支之间的关联信息。

## 四、中国意象科学的基本要素

### (一)阴阳

虽然整体观代表着中国古人最主要的思维方式,并且所有修行人都致力于回归"天人合一"的状态,但是所有古老文明的巫师和星象师都了解自从"开天辟地"——对宇宙大爆炸的中国神话式描述之后,我们所处宇宙最大的特点是存在互为对立、消长的能量。

爱利亚的古希腊哲学家巴门尼德(Parmenides)(生卒年月不详,活跃于公元前540年~480年)在一首著名的喻义诗中表达了西方世界对于此观察发现的看法:

> 但是由于所有的东西都被命名为光明和黑夜,
> 这些名称按照它们的力量[派给了]这些和那些事物,
> 一切都同时充满了光明和暗夜,
> 两者均等,因为[事实是]两者都不与无物共存。
>
> 因此,按照观念,这些事物产生了,现在存在,
> 今后由此生长,而后有一个终结,

人们给这些事物中的每一个都确立了一个独特的名称。

因为每个人都是活动的肢体的集合，
同样，每个人也都有思维；因为在每一个人身上，
肢体的构造所思考的，
是同一的东西，因为完整的就是思想。

其间是驾驭一切的女神；
因为她掌管痛苦的诞生以及一切事物的结合，
将雌性送去与雄性交合，又反过来
将雄性送至雌性……
在所有神中，她首先创造了爱神……[1]

在巴门尼德的时期，阴阳思想作为《易经》的核心理念之一，早已成为中国科学方法论的基础。阴阳哲学丰富多样的衍生应用，深刻地影响了时至今日的中国式生活方式，甚至可以说包括现代社会的日常生活。所有电脑系统所使用的二进制编码据说是17世纪的博学家戈特弗里德·莱布尼茨（Gottfried Leibniz）在阅读《易经》之后获得灵感而发明的。

因此，公元前2世纪的著名文集《淮南子》如此总结在当时普遍的阴阳概念：

　　天坠未形，冯冯翼翼，洞洞灟灟，故曰太昭。道始生虚廓，虚廓生宇宙，宇宙生气。气有涯垠，清阳者薄靡而为天，重浊者凝滞而为地。清妙之合

---

[1]《巴门尼德著作残篇》（广西师范大学出版社，2011），95页残篇9，99—101页残篇12、13，105页残篇16，109页残篇19。

专易，重浊之凝竭难，故天先成而地后定。天地之袭精为阴阳，阴阳之专精为四时，四时之散精为万物。

费德勒对此篇章的评注为："神来自于混沌，最初表现为光明和黑暗的两种基础显现，然后进一步成为坚硬和柔软的两种基本形式（山和谷、男和女），由此成为有形实体。这恰与客观的因果关系相反，也就是说在事物的外观显现之中包含着它有形结构的功能。由此所隐藏的含义是，主观性获取知识的途径，必须主要通过纯粹的外观显现、视觉印象或其他感官方式，从而探知隐藏在外观显现背后的现象实在。我们能够在为事物命名，比如，通过言语和文字来创造符号的过程中，看到这一思想所发挥的特定作用，这也同样是中国阴阳理论的特点。"

因此，阴阳理论可以说是中国古人独树一帜地将宇宙描述为一个不可分割的实体，该实体在所谓的天地未生之前充满元气，开天辟地之后分为相对的两极。这是在《道德经》中被称为"一生二"的宇宙进程。另一个常见的对此状态的神话描述是"清阳归天，浊阴归地"。由于天与地、能量与物质、光明与黑暗直至男与女都存有两极，因此中国古人认为万事万物都存在于功能性两极永恒的互相拥抱之中，这常被称为"交合"。如《礼记》中所描述的：

"地气上齐，天气下降。阴阳相摩，天地相荡。鼓之以雷霆，奋之以风雨，动之以四时，煖之以日月，而百化兴焉。"[1]

然而我们尤为需要注意的是，阴和阳并不是毫无关联的两极，而是原本浑然一体的完整运动的两种不同状态。阳，代表着完整运动向外扩张的部分，喻示生命能量以各种不同的形式向外呈现的过程，它可以是小到在原子中一粒不

---

[1] 阮元《十三经注疏：附校勘记》下册（中华书局，1980），1531页。

断加速的电子，或者大到宇宙本身的向外膨胀。相对的，阴代表着完整运动在任何层面或纬度所展现出来的向内收缩的部分。

"阳"最初的象形含义是"阳光"，而"阴"则是"云"。因此，所有运动过程中向外扩张的状态，都被意象化地表达为"阳光直射"的感受；而阴作为向内收缩的状态，被比作"处于阴影中"的意象，其中仍然有阳光的存在，但带有更为间接和冷静的特质。因此，当运用"阴"和"阳"作为科学工具来对功能性过程进行分类时（中国古人甚至把有形的物质也视为一种处于更为致密状态的功能性过程）。在一组既定的比较对象中，运动性更强的、表现出更多明亮阳光特质的部分，毫无疑问可以被归类为"阳"，而更冷静、表现出较少运动性的部分，通常被归类为"阴"。

除此之外，我们还需要格外注意阴阳理论的另外两个特点。首先，如同巴门尼德在他的喻义诗中指出的，整体观的两极理论永远包含着一个中间点，在此中间点上事物的两面能够交会、互相转化，或基于此点能够对事物的两面进行比较。因此阴和阳始终需要一个第三方，由此才能实现阴阳的主要功能，即以阴、阳作为有意义的工具，对世间的森罗万象进行分类。

在中医诊断学的实际应用中，这一原则要求中医师必须首先明确判别的参照标准，然后才能对脉象进行阴阳的归类。比如，对于一般的成年人而言，每次呼吸（指医生自己的呼吸）患者的脉动超过四跳，通常会被归为阳（快速并且扩张，就像在太阳直射下蓬勃生长的植物），而低于四跳则被称为阴（缓慢、收藏，如同生活在阴影中的生命）。然而幼童在正常情况下，每次呼吸的脉动可以达到六跳，因此对于每次呼吸五跳的脉动，正确的归类应该为阴。类似的，我们也可以使用某一个独特方面来作为判别的参考标准：如果以性别作为参考标准，相对某一位女性而言，另一位男性会被归类为阳，可是如果同样是对这两个人进行比较，但将比较聚焦于他们的社交层面，那同样的这位男性可能会因为性格更为内向而被归类为阴。

因此，阴阳并非绝对的科学标准，而是反映了宇宙动态变化的、基于相互关系的原则，也正是这些原则最初创造了宇宙和万物。在临床环境中，一旦违反此原则，就会出现令人啼笑皆非的情况。比如，在20世纪70年代，中国政府尝试通过使中医更符合西医线性和标准化的逻辑，以此实现对"传统中医"方法论的现代化，于是当时接受培训的医院被分发两组舌苔的照片：一组是苍白的（代表阴），一组是枣红的（代表阳），其中每一张照片还会根据舌苔颜色所对应的症状严重程度来进行编号。如果把一张舌苔照片放到患者的舌头旁，发现颜色基本吻合，医生就会根据舌苔照片底下所标的数字，直接找出对应的诊断结果。比如，"红色4号"所代表的诊断结果是"热入心包经"，除此之外医生完全不会考虑患者的年龄，以及其他表现出来的症状和体征，以及患者正常的舌苔颜色。

其次，古书中认为阴阳的功能性作用结果在本质上是同等的，但是阴阳所代表的角色有主从之分。阳是主动方，如同太阳一样是绝对的。阴是被动方，就像月亮反射太阳的光芒一样是相对的，而且一旦离开太阳的光芒，就无法存在。卢崇汉老师是中国现代儒医，他所承袭的中医流派尤为重视经典《黄帝内经》原则，即应当全力保护身体的阳气，他曾写道：

> "阳主阴从就是强调了阳为主导，阴为随从。这与现代教材的阴阳理论显然有很大的差别。现代教材强调的是阴阳要平衡，阴阳平衡才能健康，没有一个主导。几十年来我们理论的教育就是这样一个教育，所以这样沿袭下来，就造成了很多的误会、很多的偏见。实际上我们分析中医的理论，它的渊源，也就是阴阳理论的渊源，很明确地强调了阳为主导。有关这个主导问题，大家可以看一看《易》。"[1]

---

[1] 卢崇汉《扶阳讲记》（中国中医药出版社，2007），95页。

现代的临床医生一定要注意，千万不要出于现代两性平等的观点就一味排斥阴阳之间独特的主从关系。尽管儒家的社会和家庭法则，比如，"君为臣纲"或"夫为妻纲"，确实是在这一哲学背景之上建立的，但是从医学应用的角度而言，阳主阴从只是单纯意味着能量（阳）始终主导物质（阴）。因此绝大多数坚信中医为一门独立的科学体系，并且有着卓越临床疗效的"经典中医"医师，都引用《黄帝内经》及《伤寒论》中的明确教导，认为观察和扶助生命能量中阳的部分正代表了中医的核心特点。我个人的一位临床指导老师，同时也是伤寒派的方剂医生，曾说过："当体内有了足够的阳，阴会自然产生。"

与这一认识相对的是，无论在中国还是西方，现代"传统中医"原则的物质主义倾向都在诊断和治疗过程中偏爱阴的部分。古代诊断方式主要为望色、把脉，这些方式更为主观，却也曾经是能够成为上工的标志，但现在它们已经不得不让位于诸如询问患者的生理症状，以及查看舌头的形状和颜色这样的诊断方法。而且曾受到高度重视的通过呼吸直接汲取天地能量的方法，已经被现代对于食品和膳食重要性的关注所取代。基于类似的原因，曾被古代中医重用的阳性特质的草药，比如附子、桂枝、干姜等，已经被现代更多使用阴性的毒性草药所替代，比如地黄、麦门冬、枸杞子。以生物化学为基础的"传统中医"模型通常更容易解读阴性草药的药用效果，因为对阴性草药所做的实验分析，容易产生浓度更高的"有效物质"（即活性成分，维他命或生物碱）。

总而言之，我们可以说中医所有的诊断和治疗，就其根源而言都来自于阴阳概念。许多中医名家始终强调，能否正确理解阴阳，可以决定中工与下工之分。我清晰记得对于阴阳这一话题，让我印象最深刻的一句话，出自一位年老的四川名医。当时他作为一位知名的儒医正处于医学生涯的顶峰，我向老先生询问，在他的学习过程中主要研读哪些书籍，他的回答让我大吃一惊，他说："我更多研读阴阳。"

三个世纪之前，著名的明代儒医张景岳也曾对中医阴阳理论的总结中表达过类似的感叹：

"凡诊病施治，必须先审阴阳，乃为医道之纲领。阴阳无谬，治焉有差？医道虽繁，而可以一言蔽之者，曰阴阳而已。故证有阴阳，脉有阴阳，药有阴阳。"[1]

## （二）五行

五行通常被视作意象思维的最初形式，"五行"按其字面理解为"五种运动状态"。它是阴阳理论的直接延伸。正如每一个运动都能被分为扩张和收缩的两个阶段一样，每一个循环运动的正弦波轨迹也能普遍被分为"始、增、衡、减、止"这五个状态。五行依照其正确的顺序为木、火、土、金、水，它们的主要功能是代表循环运动中每一个阶段的特性。

五行模型最早出现于公元前5世纪的中国古籍中，它最初被用来解释四季流转的功能性特点，在所有运动中四季变化可能是对古人日常生活影响最大的。在阴阳理论被用于标记四季的能量特质——春，阳中之阴；夏，阳中之阳；秋，阴中之阳；冬，阴中之阴之后，中国古人进一步将对四季功能的理解发展为由数字"5"统领的系统。在阴阳理论中，一旦加入一个无形却至关重要的中间要素时，就会产生由3而非2组成的整体，与之相同的是，中国古人在"始"和"增"的阳性扩张阶段，以及"减"和"止"的阴性收缩阶段之间插入一个位居中间的平衡阶段。这一阶段被意象化地表现为"土"元素，它在中医的理论和实践中所扮演的重要角色，正可以说起到位居中央的"核心"作用。这一起到平衡作用的中间季节在时间上被认为是夏末，在此阶段既无扩张也无收缩，自然迁流不息的运作似乎暂时告一段落；或者按照更原本的说法，此平衡季节是春到夏、夏到秋、秋到冬、冬到春，每两个季节之间的18天。

---

[1]《景岳全书》卷一，阴阳篇。

有一些学者认为五行系统最初是用来解释太阳系五颗行星的运动,它们依次在某一特定季节会占据天空中的一个特定区域。比如,根据邹学熹的理解,在公元前 5 世纪,木星、火星、土星、金星、水星,分别会在属木的春季、属火的夏季、属土的长夏、属金的秋季和属水的冬季出现在北斗七星的周围。

然而,五行理论的核心在于,它形象地展现了意象化科学的方法论。古人将符号作为媒介,将运动和功能的无形领域转化为一幅周密详尽的图像,此图像能够捕捉并象征性地呈现出无形和神秘领域的固有特质。比如,如果我们要描绘四季的流转变化,恐怕没有一幅画面能够比"木"更适合表现春天勃发的生机,因为新绿吐芽正是春季最主要的自然现象。同样的,"火"最适合表现夏季激越的节律,此时灼灼烈日促使植物迅速生长,而且只有在夏季会出现大自然的自燃现象。进而,"土"最适合代表中间季节平衡与转化的功能,因为无论在大自然还是神话中,都别无他物能更好地被用来代表潮湿与干燥、光明与黑暗、生命与死亡之间的微妙平衡,而且泥泞四野,确实可以说是夏末梅雨季节的亚洲大陆主要的地貌特征。"金"则最适合代表秋季肃杀之气,因为从铁器时代起剑就是死亡和死刑的主要标志;除此之外,秋季大自然中的一切也确实都被染上了深浅不一的金色,而当树叶尽数凋落之后,原野上只能见到一望无垠的山景——山蕴藏所有的稀土资源,也是"金"的象形文字最原本的画面。最后,"水"最适合代表冬季生命能量进入闭藏,因为自然中没有任何其他元素,能比得上随顺应变的水分子所拥有的信息储存能力;另外在冬季,大地的确被一层厚厚的冰雪所覆盖。

整体观哲学认为存在的所有阶段之间都存有内在关联,因此五行模型的适用性吻合阴阳的普适本质,能够被自然地用于将表面看似最风马牛不相及的领域进行类比和归类。汉朝(公元前 221 年~公元 220 年)是在中医发展过程中最主要的思想成形时期之一,在此期间人们绝大部分的日常生活都被按照五行系统进行归类。当时有五方、五岳、五色、五味、五情、五常、五伦、五畜、五谷等(参见表 3-2)。在医学领域,最重要的是将人体所有功能归类为五组,它们是肝/胆(属木)、心/小肠和心包/三焦（属火）、脾/胃（属土）、肺/大肠（属金）和肾/膀胱（属水）。五行系统最初与天有关的起源，也即肉眼可见的五颗行星以及它们所掌管的季节，最终只是成为五行系统演化而出的类比模式所包含的众多方面之一。

表 3-2　汉朝五行系统表格

| 五行 | 木 | 火 | 土 | 金 | 水 |
|---|---|---|---|---|---|
| 五星 | 木星 | 火星 | 土星 | 金星 | 水星 |
| 五体 | 筋 | 脉 | 肉 | 皮 | 骨 |
| 五志 | 怒 | 喜 | 思 | 忧 | 恐 |
| 五神 | 魂 | 神 | 意 | 魄 | 志 |
| 五窍 | 目 | 舌 | 口 | 鼻 | 耳 |
| 五音 | 角 | 徵 | 宫 | 商 | 羽 |
| 五主 | 色 | 嗅 | 味 | 声 | 液 |
| 五色 | 青 | 赤 | 黄 | 白 | 黑 |
| 五嗅 | 臊（膻） | 焦 | 香 | 腥 | 腐 |
| 五味 | 酸 | 苦 | 甘 | 辛 | 咸 |
| 五液 | 泪 | 汗 | 涎 | 涕 | 唾 |
| 五声 | 呼 | 笑 | 歌 | 哭 | 呻 |
| 五荣 | 爪 | 面色 | 唇 | 毛 | 发 |
| 五方 | 东 | 南 | 中 | 西 | 北 |
| 五谷 | 中麦（小麦） | 黍（大黄米） | 玉米 | 稻 | 豆 |
| 五菜 | 韭 | 薤 | 葵 | 葱 | 藿 |
| 五果 | 李 | 杏 | 枣 | 桃 | 栗 |
| 五畜 | 鸡 | 羊 | 牛 | 犬 | 猪 |
| 五时（年） | 春 | 夏 | 长夏 | 秋 | 冬 |
| 五时（日） | 平淡 | 日中 | 日西 | 日入 | 夜半 |
| 五常（天） | 风 | 热 | 湿 | 燥 | 寒 |
| 五化 | 生 | 长 | 化 | 收 | 藏 |

运动的每一个层面都不可避免地与其他层面相关。因此，在某一层面出现的变化，都会对所处系统的其他层面产生直接且可预见的影响。比如，对于运动的五个阶段而言，首先必须要有"始"，然后才能出现"增"。迟缓的"始"将不可避免导致被延迟的"增"。这与大自然中真实存在的对应元素类似，如果没有足够的木材，就无法生起明亮的火焰。这一关系是五行系统中的某一元素对直接在其之后出现的元素所产生的影响。这通常被称为五行之间的母子关系，也叫做相生关系。另一个直接作用关系被称为相克关系，是指五行中每一阶段都对在其前两位出现的运动状态起着克制作用。每一个向上的"始"都限制着位于正弦波顶端的"衡"阶段所能持续的长度。对于自然界的元素而言，树木（木）天然对于土壤（土）起着控制作用，能够防止水土流失。

五行系统不同层面之间具有多重的内在关联方式，所产生的复杂性和具体性是古往今来所有科学体系所共有的特色。16世纪的文人万民英在以下文字中完美诠释了五行系统所包含的错综复杂的关系：

"金赖土生，土多金埋。土赖火生，火多土焦。火赖木生，木多火炽。木赖水生，水多木漂。水赖金生，金多水浊。

金能生水，水多金沉。水能生木，木多水缩。木能生火，火多木焚。火能生土，土多火晦。土能生金，金多土变。

金能克木，木多金缺。木能克土，土多木折。土能克水，水多土流。水能克火，火多水干。火能克金，金多火熄。

金弱遇火，必见销熔。火弱遇水，必为熄灭。水弱逢土，必为淤塞。土弱逢木，必为倾陷。木弱逢金，必为砍折。

强金得水，方挫其锋。强水得木，方泄其势。强木得火，方化其顽。

强火得土，方止其焰。强土得金，方制其壅。"[1]

在我的"经典中医"导师们看来，能够掌握五行模型和其他意象化的分类系统，是每一位中医所能专享的独特医学基础。虽然绝大多数现代的中医院校学生在考试中遇到有关五行以及五行对应器官的考题时总能选对答案，但他们中的绝大多数都没能被进一步指导该如何纯熟、单独地实际运用五行的思维方式。而这正是中医之所以能被称为一门独立科学的关键性不同，也是获得持久、卓越的临床疗效所必须依赖的基础。

## （三）六经

六经是"经典中医"治疗方法中另外一个非常重要的意象化方法论体系。六经的起源与阴阳、五行的理论都有关联，然而六经往往是某些中医，尤其是承袭伤寒派传统的中医主要选用的诊断方法。

术数是古代意象化科学的另一个重要方面。在术数中，数字通常被用来意象化地代表某一项特质或事物的某一方面。数字"5"多与大地以及事物具体呈现的领域有关，而数字"6"则通常象征着与来自天的能量之间的关系。《黄帝内经》中有完整的两个章节（第9章及第68章）与天的数字"6"系统有关。第9章总结道："余闻以六六之节，以成一岁。"这也是为什么一些汉朝的文章，比如《新书》，用"六行"的概念（在此对于"六行"最恰当的解释是"六种行为模式"）来解释与天有关的德行，这与通常由五行系统来进行意象化表现的、更为具体的有形实在，比如，人体器官、颜色、气味等现象有着明显不同。

最早有关六气的定义出现在《黄帝内经》之前的道家经典之中，它们是阴、

---

[1] 万民英，《星命集成》中的《三命通会》第2卷（重庆出版社，1994），193页。

阳、风、雨、晦、明。在大约公元前2世纪，这些名称进一步演化为如今标准的《黄帝内经》对于"六气"的定义，它们后来也成为张仲景在《伤寒论》中所记载的革命性诊断方式所运用的六经传变模型，这六气为风、热、湿、火、燥、寒。

六气可以理解为另一个用来解释和区分周期性变化的宇宙能量所造成的具体影响的方式。如此一来，它们所代表的是基本生理影响，并进而导致大地上整体的自然规律性变化。以中医术语而言，它们被称为天之正气。《黄帝内经》第67章"五行运行大论"解释了六气是如何代表了宇宙之中一个至关重要的生理信息领域：

"帝曰：地之为下否乎？

岐伯曰：地为人之下，太虚之中者也。

帝曰：冯乎？

岐伯曰：大气举之也。燥以干之，暑以蒸之，风以动之，湿以润之，寒以坚之，火以温之。故风寒在下，燥热在上，湿气在中，火游行其间，寒暑六入，故令虚而生化也。"[1]

根据所含阴气和阳气的数量多寡，六气还可以被进一步分为少阳、太阳、阳明，以及相对应的，少阴、太阴、厥阴。在《内经素问》第66章"天元纪大论"中，我们可以看到：

"（帝曰：）何谓气有多少、形有盛衰？

---

[1] 南京中医学院编著《黄帝内经素问译释》（上海科学技术出版社，1991），483页。

> 鬼臾区曰：阴阳之气，各有多少，故曰三阴三阳也。"[1]

从此章及《黄帝内经》的其他章节中，我们可以清楚地看到六气是对阴阳理论的进一步演化。《黄帝内经》第六章"阴阳离合论"通篇解释了将阴阳理论进一步分为"三阴三阳"系统的益处，这也是最早有关六气以及六气在人体小宇宙中所对应的经络系统的描述。在"阴阳离合论"篇的最后总结道：

> "是故三阳之离合也，太阳为开，阳明为阖，少阳为枢。三经者，不得相失也，抟而勿浮，命曰一阳……是故三阴之离合也，太阴为开，厥阴为阖，少阴为枢。三经者，不得相失也，抟而勿沉，名曰一阴。"[2]

换言之，为了说明阴阳的开合运动所具有的顺畅并且永恒的本质，古代宇宙学家将完整的阳的阶段比喻为开门的过程，由此将阴阳开合这个周期性运动中的阳性，或扩张的部分分为三个功能性的方面。在这个过程中，打开门被称为"太阳"，而保证门不会无止境被打开的内在控制机制——从本质而言，在开的功能中位居君主——被称为"阳明"；它们两者所围绕的中间枢纽功能被称为"少阳"。类似的，完整的阴性或收缩的阶段被比喻为关门的过程，开始将门关闭的动作被称为太阴，保证门不会无休止被关闭的内在控制机制被称为"厥阴"，它们两者所围绕旋转的枢纽被称为"少阴"。

中医经典鼓励我们把这六气理解为巨大的天之呼吸的不同阶段，它们会直接影响到气候模式、植物生长以及在大地上的疾病发展过程。如同在前文第一章中所提到的，这被称为"五运六气"，是古代中国科学中最复杂也最精密部分

---

[1] 南京中医学院编著《黄帝内经素问译释》（上海科学技术出版社，1991），456页。

[2] 南京中医学院编著《黄帝内经素问译释》（上海科学技术出版社，1991），57、59页。

的基础。每一年都由不同的气当令，在物质和人体生理领域起着不同的影响作用。按照《黄帝内经》的解释，天之影响的源头是无形的天之本气，它会分为"六元"；而在可见的天之外在表现中，天庭分为六个区域，在此之中接下来出现了六个转化阶段（六经）。由此，在无形的根本影响（本）与可被观察到的表面现象（表）之间建立起了以下关系：

厥阴—风

少阴—热

太阴—湿

少阳—火

阳明—燥

太阳—寒

六气和它们相关的能量转换阶段进而与五种天之运动（五运）有着紧密联系，五运代表着通过五颗行星的位置所进行分类的整体天之运动。六气也因此与五行有了关联，具体如下：

厥阴—风木

少阴—君火

太阴—湿土

少阳—少火

阳明—燥金

太阳—寒水

张仲景运用这个古老的解释和预测复杂的宇宙气候规律的方式，创造了如今被称为"六经辨证"的经典诊断方法。在这一或许是中医历史上最主要的个人创造中，张仲景最初将他的临床经验归纳为一部有关六经的经典著作，后来该书分为上下两部分，名为《伤寒杂病论》。如同所有的中医基础理论一样，张仲景的方法遵从古代理念，即所有的人体小宇宙运作过程都顺应于天地大宇宙所展现出的能量性先兆。基于《黄帝内经》的理论，五运和六气是自然中所有通过对于表象的观察，能够被观察、测量和归类的物质转化的无形根本，因此五个脏腑系统之间内在的关联运动，是所有通过对身体表征的检查能够被观察和分类的生理、病理过程的根本，由此张仲景创造了一套有着极高临床疗效的诊断和治疗体系。

《伤寒论》被分为六部分。每一部分都涵盖面对人体在相应的六经传变阶段，所出现的不同失衡状况所做的诊断和治疗方法，比如，"太阳篇"介绍了太阳病的不同表现形式，其诊断是属于太阳特质的人体生理过程被堵塞（太阳特质就如同"太阳"一般：向外散发、体表打开、表面温暖），发生在太阳层面（身体表面），并且与在人体生理最外围运行的太阳经（胆经和小肠经）有着紧密关联（胆经和小肠经都位于人体表面的最外层——向外的/阳性的）。

张仲景这一构思精巧的系统，标志着中医第一次能够从特定的症状和脉象得出诊断结果，并进而直接获得特定的治疗方法——这是每一位中医所梦寐以求的。我们可以以《伤寒论》开篇"太阳篇"为例来具体了解这个方法：太阳，和与之对应的宇宙能量有着相同的名字，被认为是人体小宇宙的一个特定生理能量。这个能量通常会因为过多具有相同特质的宇宙能量（比如，由于来自外界的太阳寒气侵扰而出现太阳症）而受到病理干扰，由此就会出现相同名称的症状反应模式，如太阳病。张仲景的天才之处在于，他创造了高度精准的有形标记，并将这些标记表现为意象化的关键性脉象和症状。此处的意象化是指当把这些体征和症状归为某个名称后，特定的六经病症就会毋庸置疑只在这些症状中出现。由于理论上所有疾病都能被按照六经系统进行归类，所以会有成千上万种可能出现的症状，这远非张仲景所能一一涵盖的。因此他必须挑选那些能够捕捉到特定六经病症的精髓的症状，无论实际上是否曾经有患者真正展现过这些症状。时至今日，许多中医对于这些精髓仍然感觉一头雾水，它们需要在真实的临床治疗环境中，通过师带徒的直接传授方式才能被完全解读。

比如，被界定为太阳病的症状，都直接来自于气在太阳经的生理反应和作用位置。根据《伤寒论》中"辨太阳篇"的关键词条，这些症状为："脉浮，头项强痛而恶寒。"脉浮，表明身体能量在人体受到侵害的体表层最为活跃。头项强痛的典型症状，表明在太阳经内的能量流动受到阻滞。选择头部和颈部作为典型（头部和颈部是膀胱经和小肠经交会的地方）是意象化的表达方式，从中我们可以看到在当时有关技法细节的记述极为严谨，只有最具代表性的信息才会被记录下来。例如，后背疼痛（膀胱经循行位置）和肩膀疼痛（小肠经所经位置）也是典型的太阳病症状，但在《伤寒论》中并未被列为基本的太阳病症状。而选择恶寒作为典型症状是考虑到：（1）在宇宙层面太阳经传变的本义，是指根本寒气和人体表面的太阳病现象之间存在紧密关系；（2）事实上太阳病从根本而言是由于外感风寒，或者由于人体内部太阳经运作（保持体表温暖）不济，或者以上两者共同所致。

因此如果将某个疾病判定为太阳病，将比五行模式的方法论产生更多有用信息：（1）人体哪一部分的生理运作受到干扰？是在人体中被喻为太阳的力量，向上、向外、温暖人体表面并调节毛孔开合的生理运作；（2）最初导致太阳病的能量的基本特性是什么？寒，可能是来自人体内部（没有足够向外散发的热量）或者来自外界（外感风寒）；（3）太阳病最典型的生理症状是什么？急性恶寒；（4）疾病的深入程度怎样？在人体表面；（5）绝大多数症状发生在哪些经脉系统？胆经和小肠经；（6）这些经脉上的哪些穴位，或哪些与这些经脉相临近的穴位能被考虑用于治疗？睛明穴，风池穴，督脉天柱穴至膀胱腧，后溪穴、天宗穴；（7）哪些草药主要进入这些经脉，并应当在治疗中被考虑作为君药？桂枝或麻黄。

人体生理性的太阳功能主要作用在身体表面，尤其是沿着脊柱的区域。如前文所述，人体起到保护作用的太阳气（来自于先天之气）正是主要在此区域流布。外界的寒气通常会加快这一转化过程（其中存在因果关系），因此有助健康的冷水浴水疗法，能够刺激人体循环，使得健康人体感觉仿佛受到"阳光"（太阳经）的温暖。然而，如果人体表面的防护层受到过多阴寒能量的攻击，太阳经的循环就会受阻，卫气的流布受到干扰，出现恶寒和其他太阳病的症状。

总而言之，我们需要注意六经传变不仅指生理功能和其对应的潜在病兆。六经还对应特定的身体层面，在每一层面，所对应的六经之气都最为活跃。从人体最外层开始，六经按照其深入的程度依次为：太阳（体表）、少阳（半内半外）、阳明（开始入里）、太阴（更为入里）、少阴（再更为入里）、厥阴（最内层）。三阳病倾向出现的症状表现为发热在表，这是因为人体还有足够能量来支持这样的症状表现，而三阴病则通常表现为深入身体内部的慢性阳虚疾病，并且倾向于在人体表面没有明显的表现，比如癌症。

根据六经理论，气的传变是层层递进的，因此会从外向内发展，所有的生理过程都开始于太阳经。所以"太阳篇"在整本《伤寒论》中占有超过一半的篇幅。如同其名称所蕴藏的含义，太阳经是人体三阳经的最外层。它是人体正气对外的门户，也是病气首先进入身体的窗口。如果病气胜过太阳之气，人体"对外打开"的势头就受到影响，体表阳气的循环被凝滞，疾病由此而生。从这个角度而言，和阿育吠陀医学的观点类似，预防疾病的最好方法是保护好人体表面，防止风、寒等外邪侵入太阳经，因为外邪往往由此深入，并产生更多慢性和疑难的疾病。

## （四）藏象

在看过了属于意象化分类方式的五行和六经系统的重要性之后，我们必须回过头来了解，中医的传统脏腑系统是由数字十二的藏象系统来统合的。《黄帝内经·灵枢》第34篇写道："经脉十二者，以应十二月。"由于"十二，天之大数也"（出自《汉书》），因此绝大多数古代科学都选择"十二"作为决定性的数字，通过它来展现连接人体小宇宙与天地大宇宙的精密关系网络。我们之所以会设定一年为十二个月、将钟面设计为十二个刻度、把鸡蛋按照十二个一打来出售，都来自于此系统亘古不变的宇宙性启示。尤其数字十二的分类系统代表了一个复杂的组织，在此之中阴和阳、天—地—人，以及天地大宇宙和人体小宇宙的五行、六经概念都被表现为一个整体，并展现在它们彼此之间错综复杂的关系中。

这十二个依次轮转的功能性系统最初的名称为"藏象"，通常指中医的十二正经或十二脏腑系统。如同其在《黄帝内经》第9章中首次被提及的，藏象（字面含义为内藏和外象）并不仅仅是涵盖人体所有功能的十二个无形系统，它还包含这十二个系统的运作是如何对外显现，并在人体表面得以发现，以及更进一步，它们是如何与特定的天地大宇宙层面相连接的。

《黄帝内经·灵枢》第11章的开篇，最为言简意赅地说明了如何用数字12将天地大宇宙和人体小宇宙的功能相连接的中国古代方法论：

"黄帝问于岐伯曰：余闻人之合于天地道也，内有五脏，以应五音、五色、五时、五味、五位也；外有六腑，以应六律。六律建阴阳诸经而合之十二月、十二辰、十二节、十二经水、十二时、十二经脉者，此五脏六腑之所以应天道。"

如果我们跟随这篇关键性文字所隐含的指引，将十二脏腑的运作顺序与十二月支、十二星次、十二消息卦的流转相关联，大量有关每一脏腑系统的功能，以及其与天地人之间微妙关系的详尽信息便跃然而出。（参见图3-1）

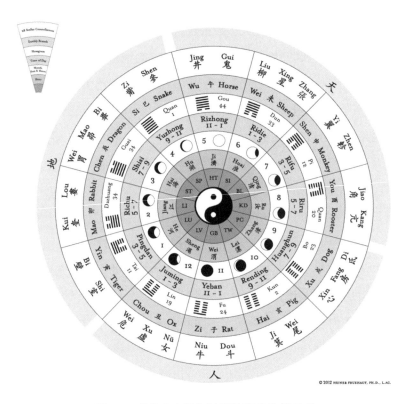

图3-1 《黄帝内经》时期的意象化炼丹术
通过将人体小宇宙的功能运作与天地大宇宙的十二个发展阶段相联系，由此确定十二脏腑系统。

有关十二个依次轮转的生理系统的内在复杂性和多层次关系的详细内容，可能是与"经典中医"最直接相关的部分，但也恰恰是现代中医课本最为忽略的内容。十二正经是由意象化表达方式所构成的高度精密的系统，它周密诠释了身—心—灵之间复杂关联的功能和结构。鉴于有关此部分的内容过多，有关经脉系统的生理作用和相关的病理发展的具体细节，有待另外著述来加以论述。

如果我们深入探究天地大宇宙的标记与每条经脉系统之间的关联，我们就会发现针灸穴位的名称带有隐喻，是天地大宇宙与每条经脉系统相关的功能设定所展现出的主旨的变形和特指。可是到目前为止，西方的"传统中医"行业却完全无视针灸穴位名称中所蕴藏信息的价值，以至于中府穴（位居中央的仓库）通常被称为"肺经1号穴位"（英文简写LU1）。总体而言，人们认为经典穴位的名称只是帮助记忆穴位位置的简明标记，比如，带有"丘"的穴位，表示该穴位靠近某一个主要关节，或者带有"谷"或"池"穴位名称，表示该穴位在人体某个比较明显的凹陷处。但如果对穴位名称进行彻底的语文学分析，包括在汉朝及之前的主要道家经典的背景下考究每一个穴位，就会进而证明穴位名称其实是一套自成体系的系统，它错综复杂、细致精密，这是"传统中医"的课本从未敢于承认的。一旦我们解开了这套意象化密码，我们就会看到在其背后有着清晰的传递信息的既定原则，即通过十二个完整的神话故事将针灸穴位名称串联在一起，深入阐明相关脏腑系统的精妙功能，以及与天地大宇宙之间的关系。从最粗略的角度而言，我们可以说绝大多数针灸穴位的名称至少包含以下几大类的意象化内容：

- **整体主旨（抽象性的）：**

与作为相关脏腑系统的功能性名称的十二消息卦之一有关，或与被汉朝学者用以联系不同主卦的五卦之一有关，十二消息卦是汉朝思想家从《易经》的六十四卦中挑选而出的十二个卦象，它们图像化地表现了每一个月份的能量精髓，清晰表达了在四季流转的宇宙循环中所蕴藏的阴阳消长变化。（参见图3-2）

- **整体主旨（具体性的）：**

  与某个完整的神话传说有关，将每一条正经与汉朝之前的传说人物或其传奇经历相连接，比如，黄帝、神农、大禹或汤谷。

  - **与天的关系：** 和特定的恒星有关。

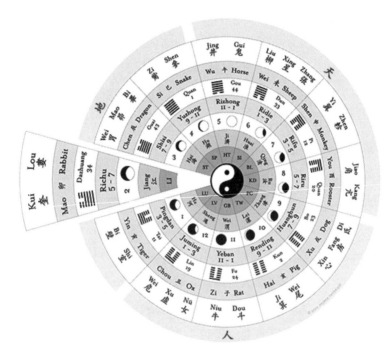

图 3-2　十二消息卦

- **与地的关系：** 和中国神话地志所记载的特定位置（河流、山脉等）有关。
- **与人的关系：** 和《周礼》所记载的理想中的朝廷特定官职有关。
- **与人体结构的关系：** 表示穴位的位置。
- **与人体功能的关系**（身心平衡的状态）**：** 表示穴位的生理作用。
- **与人体功能的关系**（身心失衡的状态）**：** 表示穴位的病理发展。

## （五）意象化科学的实际应用：以肺经为例

意象化是努力了解并进而认真勘验每一个象形文字的过程，这些古老的文字将人体的功能表现为如同水晶般多维度的含义。如果我们将此方式应用于道家经典，就会发现大量与医学相关的信息。依此方法，每一个脏腑系统的具体信息都能够轻而易举地成为整本大部头的著作。因此在本文已有的框架之下，我只能选择一些基本的范例，希望它们能足以清晰阐明我的观点。

具体而言，我想举的范例是在中医十二经络循行交接中排在首位的肺经。首先我会深入介绍传统上用以指代这一系统的象形文字——肺、金和太阴，然后我会带着大家了解与肺经有关的天地大宇宙背景，包括与之相关的卦象泰卦、黄道十二次诹訾和黄河。

### 1. 肺

汉字一般由两部分组成：一为部首，用以标示字意的大致范围，比如，水、火、手或车；另一部分表示该字的发音以及更详细的象形含义。"肺"字的部首是左半边的"月"（读音为 ròu，肉月旁），含义为"有形物质"。右边的"市"包含多重含义，当发音为"fú"时，所代表的具体物件为在祭祀仪式中佩戴在祭服外的饰品[1]。最广义而言，这一含义代表着皇室的、神圣的、有关祭礼的、天地之间的沟通，以及对外彰显的概念。而当"市"发音为"pó"时，最恰当的解释为地面上恣意生长的茂盛植物。最后，如果"市"写为"市"（发音为"shì"）时，其意为市场，是来自大地的物资汇聚一处并进行交换、分配的地方。

总而言之，被中医的创造者定义为"肺"的人体系统，所表达的含义为"人

---

[1] 译注者：市，古同"韨"，指古代衣裳前的蔽膝，用熟皮制成。形制、图案、颜色，按身份、等级不同而有区别。

体内主管天地之间祭祀沟通的功能系统；意象化的含义；外显于表面的繁盛；将来自大地的物资和精华进行分配"。在天地大宇宙层面，这一身体系统与天市垣有关，首先天市垣所含行星的分布位置恰好对应肺经的循行结构（天市垣两侧各有11颗星，对应每条手臂上的11个肺经穴位），其次天市垣在天的层面所属的功能也为汇聚和分配。在人类社会层面，肺与名为司使的官职有关，这一职位在《周礼》中曾有描述，是大地的守护者以及大地出产物资的分配者。

### 2. 金

对"金"的古代象形文字最文学化的解释，是一座大山，它能够形成并蕴藏结晶后的地之精华。在汉朝，与金有关的主要文化内涵进一步发展为：向下的势能（水从山上流淌而下，金属武器的肃杀力量）；在表面所起到的保护作用（金属盔甲和护具）；佩戴在外的饰品（珠宝）；永恒和身体活力（金属恒久不变）；正义、法律和判决（金属所制成的利刃用于惩罚和处决）；自我完善、提纯（金属，尤其黄金，是炼金术的最终产物）；意象化的表达和反映（最初的镜子由金属制成）；敏感、可塑性强、适应性强（当外界温度改变时，金属也会马上发生相应变化；金属加热后会改变形状；受到腐蚀时会生锈）；表达（金属能发出悦耳的声音）；沟通、交流（金属具有传导性）；纯净（金属、水晶和其他珍贵的宝石能发生美丽的光芒；在纯净的状态下，金属声音悦耳并无坚不摧）；与天有关（在青铜时期之前，人类只能从陨石碎片中获得金属）；祭祀仪式（如同玉石一样，金属最初被小心保护，只在祭祀中用于与天沟通）。

通过将肺经和大肠经的配伍定义为人体属金的脏腑系统，中医的创造者清楚地表明，这两个系统负责将来自大地（脾和胃）的精华向下进行分配，是正义的、充满活力的、负责保护人体表面的，也是在表面的对外表达、沟通交流、纯净、净化、向神表达敬意，以及在临床中许多潜在地能够通过"金属／水晶／金"的意象化视角得以呈现的身体、情绪和精神的表达方式的相关方面。

## 3．太阴

在中医体系中，肺经的全称为手太阴肺经。由于肺和金的意象化内容比较容易获知，因此"太阴"的内在含义很少为人所知。常规上将"太阴"理解为"主阴"是非常值得商榷的，因为它是将太阴（脾和肺）与少阴（心和肾）做对照后得出的解释。可是，少阴通常被认为在本质上含有更多而非更少的阴。我们需要再次根据科学的意象思维，回到组成"太阴"一词的象形文字最初所包含的画面。太阴是月亮最早的名称，因此总体上象征着大地、物质，以及有形阴分的精华。对于"太阴"一词自身而言，"太"在词源上和大、天、泰有关。"阴"最初意为富含雨水的云层。而"雨"字的古代象形文字所描绘的是土——以坤卦的形式来表现——从天而降。太阴也和太源星座有关（太阴是太源的别名），汉朝评注家特别将太源星作为大自然中土和水的新陈代谢状态的象征。

从以上这些相关的字、词来看，太阴是指空中的云，或空中即将降落的地。太阴经主要负责利用向下运动的势能，润泽其他的脏腑系统，其润下之势就像按照固定时间间隔滋润干涸山谷的细雨，由此提供来自大地的生命养分精华。在人体小宇宙中，太阴的云/雨之气是后天之气，通常被认为由来自食物（土）和空气（金）之气混合而成，并且太阴系统主管天地之间的沟通，因为太阴既代表天中之地，也代表润地之天。也正是此点使它们得以成为太阴——阴之精华，如同泰卦一般进行传导，而泰卦正代表着天地之间的交合。泰（参见图 3-3"泰卦"）

图 3-3　泰卦

泰卦或周易第十一卦，是与肺经在十二经络循行中所处的凌晨3点～5点位置直接相关的消息卦。在中国传统文化中，泰卦主要代表着大吉、天地交合孕育生命。在泰卦中，三根阴爻处于属阳的位置（天），呈下降之势；三根阳爻处于属阴的位置（地），呈上升之态，由此形象地表现了阴阳的平衡，以及由此产生的运动状态。尤为引人注意的是，"泰"最早的象形文字（参见图3-4）就像一双仁慈的手，慷慨地向下赠予生命养分之水。

图3-4 "泰"最早的象形文字

伴随着我们发现肺经的功能，被意象化地用与之相应的消息卦——泰卦来表现，我们就能够进而理解肺经主管交流、平衡以及生命活力。肺经也再次得与天地大宇宙层面的位于天上的山/云相关联，周期性地将新鲜活水馈赠于下方承载植被的大地（也象征着人体）。

### 4. 诹訾

诹訾（意为"鱼嘴"）是黄道十二次之一，中国古人传统上通过黄道十二次来观察日月星辰彼此之间的相互影响和关联。诹訾与农历元月——在年度的钟面刻度上位于凌晨3点～5点的位置及雨水节气有关。这一天肺所包含的独特信息，都印证着其在人体小宇宙上所对应的肺经的主要功用，即分配后天（水谷精华）之气、保护人体免受外界影响、与神相连、文明的人类社会对于自我提升的渴求：诹訾主管室宿和壁宿，这两个星宿共同组成了西方星座中的双鱼座。室宿也被称为大水、水星或天庙。室宿有11个星官，其中包括腾蛇和土公吏，腾蛇被认为掌管水虫的运动。壁宿的星官中包含云雨和土公。传统上，壁宿被认为主管自然界的规律,以及这些规律通过文字和图画所呈现的意象化形式。

### 5. 河

《黄帝内经·灵枢》第12章名为"十二经水",其中直接把肺经与黄河(河水)相联系。黄河是中国极具代表性的河流,它发源于西部高山,携带生命之水一路奔腾而下,滋养着绝大部分北方与中部的平原,最终向东汇入海洋。黄河之所以得名,是由于它的河水中携带着大量来自戈壁滩的肥沃黄土,造成周期性的洪水泛滥,从而在黄河沿岸的平原留下这些自然的肥料。在古代,黄河也被称为"泗水"。"泗"暗指数字"4",不仅寓意黄河由4条支流汇聚而成,也表明黄河是中原大陆上的所有河流中最有形和给予大地般滋养的。

尤其值得注意的是,汉朝的神话地志认为黄河真正的源头为蒲昌海,蒲昌海位于中国西部高原,通过地下潜流成为黄河的源头。在《黄帝内经》中,蒲昌海是与胃经相关的水源,因此胃经被认为是肺经"潜在"的源头。

综上所述,肺经被认为是大地周期性更新水分的功能在人体的微观呈现。在此语境之下,我们需要注意,十二脏腑系统在天地大宇宙的时钟刻度上,不仅能够按照数字"5"(五脏)和数字"6"(六经)的顺序进行归类,也可以按照数字"3"(天、地和在此两者之间的人)的顺序进行归类。因此肺经和大肠经、脾经、胃经都归于地。汉字"地"(参见图3-5)有一个古代象形文字版本为:山在上,土(地)在下,水流穿行其间。我们能形象地看到一幅画面,在群山峻岭和位于山下的谷地之间,有一条清澈的溪流静静淌过,正是这条溪流滋养着丰富多样的生命。

图3-5 汉字"地"的一个古代象形文字版本

肺经上的穴位名称也延续并呈现了这一主旨。肺经 11 个穴位先后排布的顺序，正是水分从天/山上降落大地的过程中所处的不同状态，由此也相应讲述了人体如何将后天的水谷精华进行分配的过程。在分配的最初，水谷精华还处于"内在储备"的状态（中府），然后它们"奔涌而出，呈腾云之势"（云门），随后以"高悬于空中的云层"的形式凝结为"外在的仓库"（天府），之后降落为雾和雨，成为"遮蔽侠士们的烟雾"（侠白），最终在手肘横纹的分界线，完全成形为"三维立体的水池"（尺泽），接着继续形成"小溪"（经渠）和"大湖"（太渊），直到主要的"鱼儿汇聚之河"（鱼际）。

这幅多角度的意象化场景，使我们对肺经的了解远远超过了将其理解为一个参与人体呼吸和咳嗽的解剖学器官。它开启了一扇窗，让我们能够在每位患者所呈现的生理、情绪和精神状态中发现属于肺经、太阴、金的功能及失调的迹象。

并且，从意象化的角度能够极大增进我们对于"传统中医"教科书中经常引用但生涩难懂的《黄帝内经》中有关肺经的描述，如"肺起于中焦""肺主气""肺为水之上源""肺者，相傅之官，治节出焉""肺主皮毛""肺为娇脏""肺藏魄"。

## （六）意象化科学的实际应用：以天府穴为例

除了上文提到的寻找意象含义的常规过程，针灸穴位的名称还透露着脏腑系统功能在意象化科学中更为深层和具体的层面。我选择肺经第三个穴位——天府穴作为范例，借以说明在几乎每一个针灸穴位的名称中都能反映出的多层面含义。和其他穴位一样，天府穴在肺经上处于一个独特阶段，它既包含天、地层面的功能实体，也包含人的社会范畴。以下是有关天府穴如何连接起了存在的人体小宇宙和天地大宇宙层面，以及一旦我们破解出天府穴多层面的意象化信息之后，天府穴将如何以丰富多彩的方式展现出其所包含的人体功能和临床信息。

**1. 主要词意来源：**

天府穴是肺经第三个穴位，因此传达着数字"3"所包含的功能性变化。在天府穴，人体的混合物到达了炼金术的第三个阶段——抽象的金为对世界的物质现象提供养分的有形过程供给能量。中府穴（肺经第一个穴位）代表着太阴元气还处于天一的状态，在此阶段肺金的原矿石还深藏在地的怀抱之中。到了云门穴（肺经第二个穴位），肺气开始以土/金混合物的形式出现在肺所代表的天及脾所代表的地之间的分界上。最终天府穴（肺经第三个穴位）代表着处于纯粹的金状态的太阴之精——它准备好被用于皇家祭祀，通过仪式赐福整个国家，使其未来能够喜获丰收；或被运往市场，直接为整个的人体系统提供循环养料。

归根到底，金（金钱）是最物质化的事物。它是最为致密和厚重的物体，并且由于金在交易中能被用来购买任何形式的货品，因此它被作为原型，象征后天之精（从食物和空气中提纯而得）能够转变成为任何形式的身体物质。如同雨一样，它来自于天，就像在陨石中被自然发现的金属，或蕴藏在山中并能被用于炼金术的矿石。因此天府穴是天之金的所在，在此肺完全独立自主。如果说中府穴代表着中焦之精，那天府穴就代表着上焦之精。

在天所包含的众多含义中，与太阳有关的字意是最为重要的——高、完全可见、皇室特权的象征。"一"代表无形内在的不可分割性，"二"代表开始从内向外转化，"三"则代表发展到极致之后的向外迸射阶段。到此阶段，太阴之气所包含的土和金的两个方面实现了完全的融合，因此能够再次以"一"的状态进行运作，但此时会表现为更为张扬和外显的属于金元素的特性。尤其在天府穴的位置，人体的气首次来到体表，表现为能被摸到的脉跳。随着肺经的循行，脉跳越来越能被感知，在尺泽穴进一步物质化，到达列缺穴和经渠穴时开始鼓胀，最终在太阴原穴的太渊穴完全凸出，因此把脉的诊断过程主要是感觉人体太阴的流动。通过望诊能够了解患者的神中所包含的全息信息，而通过把脉则能获知人体后天之气的状态，以及由此展现出的整个人体系统的状况。

汉字"府"表现了位居中央，收集有形物质的功能。在《黄帝内经》时代，"府"最为主要的两个含义为"有形物质的储存之处"和"朝廷官员会面的中央总部"。对于天府穴而言，在抽象层面，这一功能与朝廷以象征性的方式将权力集中有关，而在更为具象的层面，与在祖庙中储藏祭品，或在中央市场展示货品有关。因此"府"是兼具空间性和功能性的实体，将太阴所担负的新陈代谢、储藏以及交换物质精华的任务在微观人类社会中付诸实现。虽然在"府"中积聚的物质来自于低阶的太阴属土的层面，但是一旦来到"府"，这些物质就提升至太阴属金层面的庙堂。

尽管人体中有许多部位都被命名为府，但所有的脏腑十二官在中央汇聚一堂的主要位置在胸腔。这也是为何在《黄帝内经》有关脏腑十二官的描述中将位于胸腔的器官——心和肺在拟人化的脏腑官职中列为第一位和第二位的原因之一，其中写道："心者，君主之官也……肺者，相傅之官。"并且胸腔也是中气之所在，中气由通过脾从内输送至胸腔的水谷精华（谷气），和通过肺由外采集的空气中提纯所得的清气混合而成。更为具体地说，中气积聚于胸腔最正中的位置，即胸骨的正中点，这里也被称为中丹田和檀中穴。

当然中气代表着后天太阴之气的再生能力。胸腔正中控制着中气最终的混合产物，其中中府穴（肺经第一个穴位）来自人体内部，向上输送物质精华，主要掌管中气中属于地的谷气部分。而相对的，天府穴（肺经第三个穴位）来自人体外部，向内输送的物质精华，主要负责为太阴的混合物注入带有天之光的清气，由此使太阴的混合物最终成形。因此云门穴（肺经第二个穴位）是呼吸出入的门户，而天府穴是清气的仓库，人体在此处从苍穹中提取空中之神，从而产生璀璨耀目的太阴特性。

另一个与天府有着细微差别的词是天赋，通过天之金对外彰显的特性来进一步得到展现。在许多语言中，包括中文和英文，天赋都是指大自然所赋予的光明，以及金属或金钱的财富。总体而言，天赋的内在含义包括与生俱来的敏锐感受力。人体绝大部分的感受器官集中在头部，这是人体小宇宙内另一个属于天的位置，因此被称为天官。如果一个人的感受能力是"聪明的"，那么他的天赋将能够得到淋漓尽致的展现。而一个人的天光是暗淡的，那么他的天赋将会变得迟钝和消沉。因此天府作为天赋所在的中心，以及天官的聚集之处，明显展现出对于感受能力和金元素璀璨特性的偏好。更多有关此关联性的生理和情绪的丰富内容，将在以下关于天府穴的功能作用和病理发展的内容中作进一步介绍。

## 2. 天

在汉朝的星象学中，有两个星宿的别名为"天府"。根据这两个星宿的位置、形状，以及它们在天庭中所扮演的角色，它们都能被明确作为在人体小宇宙上所对应的天府穴的参照星宿。第一个星宿是亢宿，位于东方天空的青龙位置。作为青龙七宿的第二个星宿，亢宿与西方白虎七宿的第三个星宿——壁宿几乎完全处于相对的位置，壁宿和雨以及由在天府穴之前的云门穴所代表的太阴向下运动的趋势有关。亢宿是青龙之颈，因此和上升之势、后天之精循环的创造性有关。相邻的房宿被称为"房者，言万物门户也，至于门则出矣"。这再次凸显了由数字"3"所代表的创造力，这也是天府穴的主旨。物质世界的万千变化归根究底，来自于数字"3"的创造和支持。

组成亢宿中央位置的四颗星，通常被比喻为庭院的形状，尤其是祖庙、皇宫或衙门的庭院，因此它也被称为疏庙。这个空中朝廷的外围受到肩负不同军事职责的星官的森严保护，比如，代表着金元素同时具有的守护和肃杀特质的不同类型的士兵。根据汉朝一部主要的天文学著作《甘石星经》的记载，亢宿"总领四海"。在实际的地球环境中，四海是中国古代的四大海。相应的，在人体小宇宙上也有四大海，在《黄帝内经》中被称为水海、谷海、气海和血海。所有的四大海都代表着太阴的新陈代谢和分配功能所处的不同阶段，主要涉及的器官是胃和肺。并且亢宿还被认为"主疫"，这点将在后文有关天府的病理讨论中作进一步阐述。

第二个别名为天府的星宿是天市垣，也被称为长城。由于"肺"字的表意部分可以被解读为"市场"，以及肺经从字面可以被理解为"如同市场般进行运作的脏腑系统"（为后天养料分配物质），因此天市垣也能被认为是天庭中的肺。无独有偶，胃宿和中府穴有关，在天庭中明显呈现肺的形状，在此天空背景之下代表肺属于胃的一部分。而相对的，在天市垣中肺金被描绘为天市和天庭的统治元素。这一现象也和人体上针灸穴位的运作过程相一致，中府穴代表金还蕴藏在大地之中，而天府穴则代表已成为耀眼个体的成熟之金。

最为引人注意的是，天市垣由22颗星组成；22颗星分列两侧，每边各有11颗星，形成两个围绕中庭的半圆，恰好吻合人体每一条手臂上有11个肺经穴位，围绕着位于中央的肺。在天市垣的中心是单独一颗的帝坐星，据称是"玉皇大帝外坐也"，帝坐星旁是一些朝廷官员，以及宗人和宗正。处于围绕中庭的半圆中的每一颗星，都依照三皇五帝时期中国社会的状态来命名。所有的22颗星共同组成了"天下"的画面，中国古人用"天下"来解释世界的地上生命的层面。整个天市垣被认为"主权衡，主聚众……主斩戮之事也"。所有这些特性——权威、决断、肃杀，都是金元素的明显标志。

天市垣的设计，不仅反映出三皇五帝时期中国真实的政治环境，也让我们得以一窥作为相傅之官的肺，与身体其他脏腑系统之间的关系。虽然每一个脏腑都可被看作独立的国家，有着自己的领土疆域，展现出独有的文化精神，但是它们全都被统摄在共同的王旗之下。尤其在周朝（公元前740年至公元前

221年）后期《黄帝内经》思想成形的时期，王朝统治的现象有着重要的仪式化寓意。王室通过后文将详述的天府官，与王朝的列祖列宗以及天赋神权保持仪式性的连接，同时也代表着被选定的天之真理（道）与天德在大地上的呈现（德）之间的媒介。

由此再次出现太阴所包含的天与地辨证的位置对换。在脾经完全主导的过程中，金元素还处于孕育期，太阴所做的努力可以被描绘为是谦虚的，如大地般，为尚不可见的更高层次金的统治提供服务。当这一过程发展到皇帝已经足够成熟，能够"君临天下"并宣告其仪式性权力时，金的天之性必须马上自上而下地臣服于为民服务的位置。尤其是作为万民表率的天子，必须了解皇权的传承并不是个人的功绩，而是老天的馈赠。他需要理解贵族的权利就像天赋，并不是为统治者本人歌功颂德，而是为了向普天之下的黎民百姓展示并为他们提供益处。因此，贤明的君王会祈求先祖的帮助来造福于民。他会传达天之意志来造福于民，他会把中央朝廷变为公开流通的市场，而非私藏珍宝的密室，这所有的一切也是为了造福于民。

### 3. 地

在陆地层面，"天府"一词最早的含义是"地上的天国"。它让人想起古老的香巴拉、被四方美景所环绕的中央天堂。由于受到老天慷慨的馈赠，天府（被老天恩赐、护佑的宝地）通常被描绘为"田肥美，民殷富，战车万乘"。除了神话中的含义，天府和古代蜀国尤为相关，现在这里是四川省的一部分。时至今日，四川仍然是中原大陆的绿洲，这里盛产多种蔬菜、粮食和草药。之所以会产生这片富饶之地，是因为临近的青藏高原山系所产生的云雨长年滋润着这片土地。这些准确来说是喜马拉雅东部山脚的山脉，也提供了大量能被截流造渠和用于灌溉农田的清洁水源。有资料说，天府之所以能获得天堂般的环境，很大程度上要归功于大型水利工程都江堰。都江堰建于2 000多年以前，能为整个四川河谷提供稳定的供水，如今都江堰也因此被誉为古代文明最伟大的工程之一。

水能带来兴旺和繁荣，但它也会引发潜在的水源性疾病。比如，如果夏季过于炎热，就会产生湿热，并招引在这种环境下容易滋生的病原体。携带疟疾病毒或微生物的蚊虫，会导致类似脑炎或脑膜炎的传染性疾病肆虐传播。由于四川盆地被群山环绕，因此通常来说它能够躲过有害的环境影响。但是如果四散的邪气或病原体攻破了它的围墙，要想驱散这些病毒就变得极为困难。换言之，我们可以把富饶的四川盆地比作一个容易招引窃贼的宝库，一旦窃贼进入盆地，他们就很容易深陷其中。这一情况也是胆经和少阳的病理变化在陆地上的具体表现：腐败、变质的死水助长了局部热毒的疯狂爆发，以及困在体内、已经影响到肺经的致命病毒，但是无论是热毒还是致命病毒，都难以通过常规的体表治疗方法进行驱散。

## 4. 人

天府是《周礼》所记载的 360 个官职之一。天府既是指一个具体的地方，也代表着一项职位功能，具体地方是朝廷的祖庙，职位功能则是守护祖庙的官员。和其他名字中带有"府"的地方一样，天府也是储藏和管理珍贵物品之所在。然而天府尤为重要。在天府，设置 31 位官员，其中包括 4 位被称为"府"的执事官员。其他名为"府"的部门一般只有 4 位"府"官。天府是天之物品的仓库，其中包含来自于天、特性与天类似以及用于与天沟通的物品，例如，由金属或玉石制成的祭祀用品。

天府在春官中被列为排名第九的官员。"9"是数字"3"的平方，而数字"3"代表着人——天（一）、地（二）和人（三）。"3"呈现了作为天地之子的状态，也代表着人能够与天父地母保持连接的特权。《黄帝内经》多次用数字"9"来代表心作为"君主之官"的功能。因此天府这一官职和其衍生的天府穴显然带有君王之气。如同之前在"天"的篇幅中提到的,三皇五帝时期明确将君王的角色定义为"神明出焉"。君王是天子;如同古埃及的法老,他代表着人类与天世代相传的连接,并负责通过固定的祭祀先灵的仪式,来维持王朝的天赋神权。因此天府在天的层面和社会层面,都代表着朝廷中的祖庙。

在《周礼》的一些传统评注中提到,祖庙是属于君王的七座宗庙中最重要的一座,它是供奉着本朝列祖列宗的圣地。周朝时,祖庙被特别用来纪念周朝始祖后稷。关系到在此讨论的背景与太阴的运作有关,我们尤为需要注意"后稷"所包含的"后"和"稷"字,都与大地和谷物有着强烈关联。而且作为周朝的始祖,后稷据称之前在舜帝时期为掌管农业官员。并且,在公元2世纪的字典《说文解字》中,始祖的完整含义为"女之初也"。因此祖庙是由太阴所支持的天之宝库,其中充满奇珍异宝,主要帮助与天上的男性先祖保持连通,而这位先祖实则是以天的形象出现的一位饱经风霜的大地之母。由此太阴的脾土之性再次透过"如地般的天"(六十四卦第一卦,乾卦)的形象得到证明,而太阴的肺金之性则通过"天中之地"(六十四卦第十一卦,泰卦)的状态得到展现。

春官肩负着许多不同的祭祀任务,包括"掌建邦之天神、人鬼、地示之礼"。对于天府官而言,尤为重要的职责是看管和维护本朝先祖所在的圣地,这位先祖表现为天与地力量的融合。因此作为在天府穴中所隐藏的一部分故事,天府官能够帮助我们了解中医有关中气的概念。透过天府官,我们可以发现宗气是发展到极致的土、金混合物——在此阶段,原本普通的后天之酿,被升华为神圣的,如同香槟般冒着气泡的生命之水(在谷气的基础上,加入清气的丰富气泡);在此阶段,代表男性和女性的两方面交合成为生生不息的数字"3";在此阶段,公仆和君王相融合,产生大统一的觉性,在此觉性中,系统的所有方面都超越了原本的自我;最终,在此阶段,太阴成为大阴和天阴,展现出道德权威、公正,并恒久提供生命之精。

天府……凡国之玉镇、大宝器藏焉。它们中的绝大多数是世代相传的皇室珍品——来自于王朝先祖的馈赠。因此作为祖庙的守护者，最重要的职责之一就是"防范盗贼"。另外根据《周礼》记载，"若有大祭、大丧，则出而陈之。既事，藏之。"祖庙毕竟是朝廷的内部圣地，也因而代表着国家的内在圣殿。如果祖庙被攻破，珍宝遭到掠夺，其后果可以被比作热毒灼烧和玷污了天府在地理上的对应——四川盆地的水源，这会对整个系统造成一定程度的损害。

除去向内的收藏特性，天府官也因为自身所具有的向外趋势而与众不同。天府可以被理解为对外的宝库，或者对外展示国之珍宝的官职，这点恰与中府相对，中府是对内的宝库，或向内看护国之珍宝的官职。天府所收藏的是祭品，这些物品最核心的本质就是用来昭示天下。祭典的排场和氛围，肯定与日常物品的陈列方式，比如，在集市上售卖的食物有着本质不同，会用到祖庙中珍藏物品的仪式一般仅限于重要的祭祀、占卜和葬礼，多包含通过仪式确认与先祖的传承，以及由此在王朝庇护之下的人民的正统性。仪式中出现越多珍贵的藏品，仪式就会越显得庄重、威严和盛大。因此就其内涵而言，天府就像国家的珠宝饰品。和皇冠一样，宝库中的鼎、青铜器和玉盘在一年的绝大多数时间里都被小心翼翼地珍藏，但是每逢季节性的华丽庆典，它们就会闪亮登场。

准确地说，天府官不仅肩负最关键的"藏之"和"陈之"的职责，还包含"若迁宝，则奉之"的职责。如果我们再次回到名为天府的星宿，我们会发现天府官这一好动的特性，与其在空中两个别名为天府的星宿都有对应。天市垣是君王在其外坐执掌朝政，参与决策对于皇家外围会产生影响的事务。亢宿（青龙之颈）代表着乾卦第二爻所包含的潜在变动性，即"见龙在田"。

在天府阶段，向内运动和向外运动的互相影响，再次显示了数字"3"的融合能力。数字"3"是阴阳两极的和谐统一状态，化解了如内和外、男和女、服务和统治这样对立面之间的隔绝状态。在天府，内在内，因此它也能在外；而外在外，因此它能再次成为内。这一以事物之间相互关系为核心的角度也能被用于时间领域，处理过去和未来之间的分隔对立。庙的概念，隐含对于过去久远先祖的崇敬。而与后世相连的过程，则完全出于造福现有国家之未来的发心。如同在《周礼》中所记载的，天府官"上春，衅宝镇及宝器"。这也说明了天府官之所以位列"春官"，是因为天府官代表着春季前瞻的趋势。

我们还能通过"凡官府、乡州及都鄙之治中，（天府官）受而藏之"这一记载，进一步看到在关系中隐含的统一主旨。最后，"若祭天之司民、司禄而献民数、谷数，则（天府官）受而藏之"。因此从本质而言，天府标志着通过祭礼将隔绝的状态（地之特性）带回统一的状态（天之特性），使天之真理充盈地之现实。

### 5. 在人体上的位置：鼻库

在老子的《道德经》和其他经典中，道家将鼻称为天门。鼻是肺之窍，人体属天的器官，正是通过鼻孔，肺得以吸入并和天之气相连。绝大多数针灸经典在定位天府穴时会用到鼻，即"手臂向前平举，俯头鼻尖碰到手臂的位置，即是天府穴"。这一定位方法将鼻尖（天门）和天府穴置于同一层面，天府穴所处的手臂凹陷处也自然成了肺窍的"仓库"（府）。这一方法也使鼻和云门穴的地位相当，在实际的陆地层面，我们可以看到山洞是大地之肺的鼻孔。甚至在天空中也能找到鼻——云门／鼻——天府的组合，有两颗像鼻孔一样并排的星叫天门星，并且它们是紧挨亢宿的邻星。

### 6. 功能：祖庙的守护者

由"天府"一词所包含的多维度意象思维，无疑传达着极其丰富的信息，能帮助展现天府穴复杂的功能本质。然而这张信息参考网绝大多数的交汇处，都指出肺在人体中所扮演的角色是中气的守护者，尤其是承载、守护、展现，以及按照时间规律分配中气的功能。因而正是在天府穴，金元素所包含的祭祀特性能够安之若素：统治者的威严有意识地透过庄重、尊敬和融合的美德，谦卑地宣告自身的存在。

在天府穴，由来自于大地之母（谷气）和天空之父（大气）的馈赠混合而成的太阴精华得到储藏和管理。在此，太阴之精成形为物质实体，准备为身体"器官"提供养分。因此天府作为珍贵后天之气的宝库，反映出与其在天地大宇宙中的对应物所具有的相同功能。它代表着滋养百千万物的繁衍力量，就像高悬空中的亢宿和天市垣。它是滋养精华的储藏之地，就像在大地层面，四川盆地之上的都江堰水利工程；它展现了传承自先祖的天赋皇权，就像在人的层面，《周礼》所记载的天府官。总之，天府代表着即将出现太阴之精的可能性和可感性。在天府穴，太阴之精还未开始进入人体循环，但它已经汇聚成为最终形式，并准备好开始踏上润下的人体分配之旅。

在生理层面，这一"天赋"的力量和荣光只能谨小慎微地展现。只要祖庙中充满来自于大地并在天之呼吸的帮助下得以净化的珍宝，掌权的皇室就会充满内在的力量、坚定和特权。可是如果太过频繁地展示这些珍宝，就会使这些皇室的内心感受黯淡无光。用更为现代的比喻来说，天府统管着为王室，并在天下百姓的关注下执掌珍宝的重权。天府代表着贵族的控制规则，其权力来自于先祖，并通过拥有珍贵的传世之宝得到确认，例如，皇冠就是统治权力的有形象征。因而这些珍宝需要被森严守护，只有在国家祭典中才能示于世人。

最后，天府也包含肺金的"决断力"，其中包含皇室的发心、庄严和自重。天府穴与感受器官，尤其和灵视力有着紧密关联，这更加强了在天府穴所表现出的对于真实性的内在渴求，而这只有在纯净的、未受污染的肺的环境下才能健康发展。

### 7. 病理：火郁

虽然天府穴有着丰富的功能性信息，但是现代针灸师在临床治疗中却很少用到这一穴位。造成这一情况最主要的原因，再一次是因为主张"向前看"的知识理念，重视现代科学的技术事实，而轻视意象化思维所包含的古老神话信息。这从绝大多数的现代针灸教科书，都把有关天府穴治疗功效的解释局限为"主治咳嗽，上臂内侧的局部疼痛"的事实中可见一斑。换言之，有关祖庙的丰富意象化功能信息，不得不让位于结构性看待人体的观点，即认为天府穴可以被用于局部疼痛的治疗调理（阿是穴），并且如同其他肺经上的穴位，主管和呼吸有关的疾患。由于肺经上所有的穴位都被认为能用于治疗咳嗽的症状，因此现代针灸师大多偏爱更易取穴、位于肘部以下的五输穴，尤其是尺泽穴、列缺穴和太渊穴。

在每条经络上都只使用少数几个主要穴位的惯例，已经成为"传统中医"针灸的简化模式。然而就像经典本草学一样，传统针灸科学不仅明确指出了患者的整体症状，而且还能深入指出患者症状的各个具体方面。因此"肺病"的诊断必须超越治疗的范畴，即对肺的治疗，而是应该了解不同治疗方法之间的细微区别。否则，治疗过程将无法反映出其背后错综复杂的科学原理。

换言之，经典针灸的治疗思路并不是对所有因肺功能受损而可能出现的症状，提供有限的穴位选择，比如，咳嗽、哮喘、免疫功能下降、对极端气温非常敏感、幽闭恐惧症、悲伤、感到孤立和没有价值、精神上的不纯净、愤世嫉俗、傲慢自大等等。相反，针灸科学是通过意象化的方法，精准推荐能够对症不同方面肺部不适的穴位。

有关天府穴的特定含义想必大家已经十分清晰了，从上文中提及的穴位生理学角度而言，天府穴在治疗中主要起到的调理作用是针对"祖庙"受到的侵扰，以及紧随其后出现的与"祖庙"相关的不同功能的不适。这一侵扰被进一步描述为三焦（少阳）或心（少阴）的火克肺金。《黄帝内经》主要在第74章中提到天府穴，说在天府穴摸到脉跳，是肺遭到少阳和少阴邪气侵犯、生命危在旦夕的主要指证：

少阳司天，火淫所胜，则温气流行，金政不平。民病头痛，发热恶寒而疟，热上皮肤痛，色变黄赤，传而为水，身面胕肿、腹满仰息、泄注赤白、疮疡、咳唾血、烦心，胸中热，甚则鼽衄，病本于肺。天府绝，死不治。

少阴之复，燠热内作，烦躁鼽嚏，少腹绞痛，火见燔焫，嗌燥，分注时止，气动于左，上行于右，咳、皮肤痛、暴喑、心痛、郁冒不知人，乃洒淅恶寒振栗，谵妄，寒已而热，渴而欲饮，少气骨痿，隔肠不便，外为浮肿，哕噫。赤气后化，流水不冰，热气大行，介虫不复。病痱胗疮疡、痈疽痤痔，甚则入，肺，咳而鼻渊。天府绝，死不治。

天府穴所代表的这一独特病因，也被写入了组成其名称的汉字中。在中国意象学传统中，"天"包含阳、火和热的特性，而火和热分别代表少阳和少阴。"府"则是指一个容器，"其气象天，故写而不藏"。因而从病理学的角度而言，天府的病理原因可以被理解为是"郁热的储藏地"或"火的郁滞"。

通过天府穴在天地大宇宙层面所对应的致病潜质，也能证实以上病理现象。在地上的天府之国，即肥沃但是被群山隔绝的四川盆地，长久以来在春季（少阳）和夏季（少阴），容易遭受湿热疫病的侵扰。而在天上的天府垣则更细致地表现了火克金庭的潜在可能。天府垣传统上和"疫病"的流布有关，从中医角度而言，疫病最常出现的情况是火毒侵入肺。

天府也被称为亢宿，是在东方天空出现的青龙的脖颈。自然的，这一星宿与人体的喉咙有关，也因此传统上和肺相关。中医认为喉/颈是人体的阳门之一，它是一条非常狭窄的通道，所有的阳经都必须从此通过，火毒也容易发病于此。如果火毒攻击肺部，并经过这一重要关卡向上推进，理论上就会进入头部。确实由疫病引起的高热，往往会攻击头部的七窍和意识。

因此天府穴的意象含义远超过金元素的致病原理，甚至比金元素更为深入的火克金的致病原理。将天府穴作为肺因受火克而受到损害的治疗穴位，是非常吻合天府穴本质的，尤其当肺部受损的症状表现为喉咙、头部七窍和意识中带有多余热量的症状。

从古代的文献记载中，我们可以发现经典针灸的意象化传统至少在20世纪初还是相对完整的。写于17世纪初的医学汇编《针灸大成》通常被认为是有关古代针和灸知识最为完整的选集，其中它从四个方面描述天府穴，每一个方面都包含上文中提及的"神话信息"：（1）肺病（哮喘性呼吸）；（2）火克金（结核病，在天府穴周围突然出现局部手臂疼痛）；（3）少阳症（伴有寒热往来症状的疟疾，视力模糊，无法看清远处的事物，颈部有肿大的淋巴结）；（4）火太过，上窜脑部，造成七窍受损（鼻或嘴出血）以及意识受损（精神恍惚、说胡话、号啕大哭）。

希望在上文深入探索的过程中，大家能够看到使中医足以成为一门独立科学体系的绝大部分诊断和治疗方法，都隐藏在其象形文字术语的精准意象化含义之中。可以说，中医所有的理论概念（阴/阳、脏腑系统名称、风寒暑湿燥火等）、草药名和针灸穴位名所包含的丰富信息，都隐藏于道家秘传的炼丹术传统中。如果能够进一步发掘这一大片未被探索的领域，毫无疑问，无论是中国还是西方的现代中医行业都必将受益良多。

# 第四章 经典和疗医学：融合身、心、灵的整体医学

卢克·德善普（Luc de Schepper）
薛史地夫
王光明

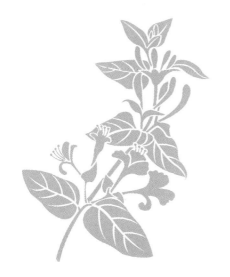

# 一、和疗医学：整体医学体系

和疗医学，是由德国医生塞缪尔·哈内曼创立于19世纪末的整体医学体系，它是个体化医学的瑰宝，与古往今来的整体医学传统交相辉映。哈内曼先生找到了"药效验证"这一能够发现药用物质所含功效的全新方法，从而将传统的经验主义思想应用于充满智慧的崭新治疗学说之上，令同时代的质疑之声哑口无言。而和疗医学在东西方的迅速发展与兴盛，也代表了医学治疗正回归于希波克拉底学说以及《黄帝内经》古老智慧的本源。

哈内曼先生用活力论而非用简化论的机械化或化学角度来理解生命机体，从中我们能够发现和疗医学的核心思想。"活力论"一词所代表的思想认为，生命机体的运作法则，与无生命物质的法则不同。这与"气"的概念有惊人的相似之处。传统中医认为气是人体的生命力，来自阴阳两极能量之间的微妙平衡。生命机体是有反应能力的，随时随地如实反应，并试图战胜来自外界的压力。这股反应能力的运作模式透过患者的症状得以显现。如同库尔特（Coulter，1994）所说，这股反应能力的模式正是透过患者的症状得以显现的，无论患者主观上认为这些症状是不舒服或是痛苦的，但其实这些症状是机体正在努力战胜病痛的有益表现。症状是可望痊愈的信号，而非疾病的过程。机体在疾病或健康状况下的运作模式所呈现出的法则，正是生命力的运作法则。这是医生在治疗过程中必须找到并加以运用的法则。

与之相对的，简化论的医学思想否认在机体的理化[1]组成之外，还存在一种更高的"生命力"或"气"。常规西方医学（简化论思想）确实能够大体上掌握有关人体生理、生物化学和其他内在运作的知识，但是这些信息却无法被精准和可靠地应用于任何一位特定患者身上。简化论治疗方法在现代的发展历程，基本就是人类努力尝试从化学角度来分析药物的作用机制，以及它们和身体病理生理学之间的关系。佛卡斯（Vithoulkas，1991）总结道，自18世纪以来，简化论的医学思想将人体视为机器，因此一旦机器失灵，就会被认为是单个诱因所致，比如，某一个种类的细菌会引起对应的传染性疾病。这个理论被称为科赫法则[2]。后来，科赫法则被一项更为深入的法则所取代，该法则倾向于将疾病看作细胞或分子的病变所导致的结果。而此病变或由于外因，或由于细胞机能、分子结构的先天错误所致。

这个理论便是菲尔绍细胞病理学法则[3]。对于简化论的思想而言，人体不是有反应能力的实体，而是一台遵循化学、物理和机械学法则运作的机器。所有的症状，都必定会危害由"疾病"（多根据人体结构来定义）所造成的结果或外在表现，因此必须被克制。因而简化论轻视患者的"特有性"症状，却更重视"普遍性"症状，因为普遍性症状能揭示内在的致病因素。患者被认为是广义疾病的具体表现，因此在治疗中会选用"相异"[4]药物来避开患者的机体，直接作

---

[1] 译者注：理化（physicochemical），物理和化学的简称。

[2] 译者注：科赫法则（Koch Model），是由四项标准组成的一套研究思维，用以建立疾病和微生物之间的因果关系。该法则得名于德国微生物学家海因里希·赫尔曼·罗伯特·科赫（德语：Heinrich Hermann Robert Koch，1843年12月11日—1910年5月27日）。科赫因发现炭疽杆菌、结核杆菌和霍乱弧菌而出名，于1905年获得诺贝尔生理学/医学奖，被视为细菌学之父。

[3] 译者注：鲁道夫·路德维希·卡尔·菲尔绍（Rudolf Ludwig Karl Virchow，1821年10月13日—1902年9月5日），德国医生、病理学家，被尊为"细胞病理学之父"。细胞病理学，认为在病理过程中，是某些细胞而非整个器官发生了病变。

[4] 译者注："相异"药物，指会引起人体出现与现有症状相反情况的药物。

用于内在的致病因素。患者自身的抵抗力，或生命力、"气"，无法便捷地从物理或化学角度进行分析，因而"疾病"比患者的机体更为重要。

到 20 世纪 40 年代，由于和疗医学被认为是"不科学"的医学体系，因此不可避免地受到"科学"的打压，在美国和其他国家的发展规模都锐减。在西方工业化社会，简化论思想的医学体系对于医药市场的垄断是受到法律保护的。由于缺乏竞争，导致医疗成本飞速增长，如果依此速度发展，最终医疗服务业将会把所有的社会剩余财富都吞噬殆尽。自 20 世纪 60 年代以来，整体医学的治疗方法，其中包含和疗医学，正在强势复苏。医学整体观的不断复兴，必将延续整个 21 世纪。

对于和疗医学的研究意义重大，而且势在必行，它能够帮助我们全面揭示并修正现今主导的简化论医学思想所固有的漏洞。

## 二、塞缪尔·哈内曼——和疗医学的创始人

和疗医学由塞缪尔·哈内曼医生创立，是其一生的思想结晶。古诗有云：放眼古今多少恨，可怜身后识方干。[1] 这正与和疗医学创始人塞缪尔·哈内曼先生一生的际遇相吻合。1755 年 4 月 11 日，哈内曼先生出生在德国东部的一个小镇，他家境贫寒，家里无力为其支付学费。虽然身体羸弱，但是哈内曼先生自小就显示出卓越的学习天赋。12 岁时，哈内曼先生就被聘为老师，教授他人学习希腊语和拉丁文。他的学习原则是：对于所学习的内容，要读得少，但读得对，再细细体会。

---

[1] 译者注：出自清·袁枚《随园诗话》，比喻生前无人赏识，死后才被重视。

20 岁时，哈内曼先生开始研习医学。他怀揣着仅有的生活费，于 1775 年的春天，前往德国莱比锡学习医学。他主要通过教授法语和德语的私人课程，以及翻译有关医学、植物学和化学的著作来获得生活费用，哈内曼先生在之后的 20 年时间中还一直以翻译作为谋生方法。他的一位教授贝格拉特医生（Dr Bergrath），深为这位年轻学子的天赋所震惊，因此为哈内曼先生争取到免费参加课程的特殊待遇。但是因为无法满足于此所大学所教授的枯燥乏味的课本知识（当时此所大学还没有自己的医院），哈内曼先生很快转往奥地利的维也纳继续学习。

漂泊不定、居无定所，似乎是哈内曼先生人生的一大主题。从维也纳，哈内曼先生又前往罗马尼亚的锡比乌，在那里，另一位资助人柯兰医生（Dr Quarin），帮助他找到了一份工作。哈内曼先生最终在德国的埃朗根市完成了医学专业的学习。自 1779 年哈内曼先生拿到医学学位之后，他定居于德国的一些小村镇中，并开始行医。但是仅仅过了 5 年之后，哈内曼先生就彻底放弃了他之前所学习的治疗方法，他直言不讳地承认，如果没有接受他的医治，患者的情况可能还会更好一些。在同一时期的 1782 年，哈内曼先生与一位药剂师的女儿乔安娜·莱奥波迪内·亨丽埃特·库赫勒（Johanna Leopoldine Henriette Kuchler）成婚。在之后的 1785 年至 1789 年间，哈内曼先生完全依靠写作和化学工作来养活不断添丁增口的家庭。

哈内曼先生出版过许多有关化学的著作，其中最著名的一部是有关化学元素砷的毒性的论述。后世有些评论甚至认为，如果哈内曼先生后来没有令人惋惜地转做一位"庸医"，他原本是可以成为一位伟大的化学家的。哈内曼先生在许多领域都是杰出的创新天才。他是药剂学大师，所创立的流程仍被现代的药剂学所使用；他是娴熟的语言学家和翻译家，精通七国语言；他也是现代自然疗愈师的先辈，很早就推广自然膳食和健康的生活方式；他也能被称为首位精神医生，因为他是现代第一位在欧洲推广对于精神性疾病采用人道主义治疗方法的医生，并尝试通过药物治愈精神疾病。早在科赫（Koch）和巴斯德（Pasteur）

之前数十年，哈内曼先生就已经了解接触性传染病的原理，并成功治愈了19世纪上半叶肆虐欧洲的致命传染性疾病。哈内曼先生甚至还能被看作现代公共卫生和建立公共卫生设施的先驱。哈内曼先生一生最大的贡献是创立顺势医学体系，一项无人能出其右的伟大成就。据目前所知，历史上唯有哈内曼先生一人能够凭一己之力构想出一套完整的医学体系，并在其一生之内，将此医学体系全面发展为疗效显著并且切实可行的治疗方法。当对抗医学才刚刚开始引入对于身心关系的理解时，哈内曼先生早在近2个世纪前，就已对此内容作出详尽阐述。

1789年，哈内曼先生再次搬回莱比锡，并出版了一部有关梅毒的著名论述。书中记录了一种哈内曼先生自创的、全新的汞制剂方法，现今仍是化学家们所熟知的可溶性汞。但是哈内曼先生靠写作和化学工作只能获得非常微薄的收入，他的家庭始终过着贫穷的生活。

早在1784年，哈内曼先生便开始抨击当时的医疗方法，他也因此受到医学同僚的诋毁、讥讽和冷落。1792年，奥地利的利奥波德皇帝（Emperor Leopold）由于高烧不止并伴有腹胀，在24小时内接受了4次放血治疗，之后却意外暴毙。哈内曼先生公开指责皇帝的御医，并持续强烈反对放血疗法，而他本人却因为坚持不肯为他的患者进行放血治疗，反被冠以"杀人凶手"的恶名。此时的哈内曼先生开始关注卫生情况和日常饮食对于健康的影响，他倡导尽可能少摄入肉类，并鼓励饮用山羊奶或者羊奶，以替代牛奶。

1791年是哈内曼先生医学思想的转折点。在此之前，他能看到他所学习的医学体系的局限性甚至是危险之处，但是他却无力给出更好的替代方法。1791年，哈内曼先生在翻译卡伦[1]的《药物学》一书时，获得重大发现。卡伦

---

[1] 译者注：威廉·卡伦（William Cullen，1710—1790），苏格兰医生、药物学家。当时哈内曼先生正将卡伦先生英文版的《药物学》翻译成德文。

将秘鲁金鸡纳树树皮（后来从此树皮中提取出奎宁）的抗疟疾功效，归功于它所具有的苦味以及收敛的特性。可是哈内曼先生知道还有许多草药同样带有苦味，但却不具有抗疟疾的作用。于是哈内曼先生开始了一项持续一生并充分展现出他对真知的热爱以及卓越整合能力的勇敢实践：他在自己身上做试验，亲尝草药。他发现金鸡纳树皮（之后被制成和疗医学药剂金鸡纳树皮[1]）能够治疗疟疾，也能够在他这个健康人的身上引发和疟疾患者完全相同的症状。这个发现日后成为和疗医学的第一条法则——同类相治法则，也被称为"以同治同"。

　　由于生活所迫，哈内曼先生再次举家搬迁，途中受到其他医生和药剂师的残暴攻击。他们深深嫉妒哈内曼先生能够自制药剂的能力，尤其是药剂师们认为哈内曼先生妨碍了他们的财路，因此掀起打击哈内曼先生的运动。1800年，一场猩红热疫情给了哈内曼先生证明他所研发的全新治疗方法实际疗效的机会，此方法不仅基于同类相治法则，同时也建立于高度稀释、药力强化的法则之上。哈内曼先生成功地选用颠茄作为和疗医学药剂，治愈并预防了这场传染疫情的进一步传播，轰动一时。

　　1810年，哈内曼先生出版了他一生最重要的著作——《和疗医学医典：疗愈的艺术》第一卷。书中清晰阐述了哈内曼先生所创立的全新疗愈方法——和疗医学的理论基础，包含同类相治法则，使用被强化药力的单方药剂原则，按照最小剂量施药，以及药剂只有在健康人体上经过验证后才能被使用。在接下来的几年中，哈内曼先生在他本人及家人身上验证了许多药剂的药效，自1814年起，哈内曼先生将验证范围扩大到他最亲近的好友及同事身上。

　　1833年，哈内曼先生的和疗再次取得成功，其时拿破仑的军队在攻打俄国后感染伤寒，并引发大规模传染，哈内曼先生运用和疗医学成功治愈传染疫

---

[1] 译者注：和疗医学药品名，金鸡纳树皮，China officinalis。

情,甚至拿破仑本人的结核病也因为服用和疗医学药剂而获痊愈。很快伤寒疫情传至德国,但在疫情的第一阶段就被哈内曼先生有效治愈。可是哈内曼先生再次遭到心怀嫉妒的反对者的驱逐,幸好有德国安哈尔特 – 克滕公国(Ånhalt-Kochen)的费迪南德公爵(Duke Ferdinand)给予庇佑,在首都克腾为他提供住所,让哈内曼先生得以安居并继续行医。之后全欧洲的患者都慕名而来,向哈内曼先生寻医问诊。哈内曼先生心爱的妻子乔安娜,一生生育并抚养了他们的11个孩子,在1830年因病去世。在此时期,哈内曼先生进一步完善了对于慢性疾病的理解,并将其命名为遗传易感体质理论。1828年,哈内曼先生在《慢性疾病》第一卷中发表了此项发现。

1831年,和疗医学再次大获成功。这一次面对的是来自俄国的霍乱疫情,同时代的对抗医学面对来势凶猛的疾病,完全束手无策。哈内曼先生在当时选用的和疗医学药剂——樟脑[1]、铜[2]和白藜芦[3],现今仍是治疗霍乱传染病的首选药剂。

1834年,一位美丽的巴黎女子梅拉妮·埃维尔 – 戈耶(Melanie d'Herville-Gohier)来到德国,希望哈内曼先生能帮其治疗严重的面部神经痛。这位年轻的女子(时年32岁)让80岁的哈内曼先生再次坠入爱河,在初次见面仅3个月后,他们两人便结为夫妻。婚后哈内曼先生随妻子迁往巴黎,法国众多的名流贵族争相拜访哈内曼先生。在法国,哈内曼先生声名显赫,并完成了记录在《和疗医学医典》第六卷中他个人"最为完整和优秀的治疗方法"。哈内曼先生以89岁的高龄逝世于巴黎,现今我们仍能拜访他位于蒙马特高地的公墓,在哈内曼先生的墓碑上铭刻着:他并未虚度他的一生。

---

[1] 译者注:和疗医学药品名,樟脑,Camphor。

[2] 译者注:和疗医学药品名,铜,Cuprum。

[3] 译者注:和疗医学药品名,白藜芦,Veratrum album。

显然，和疗医学在 19 世纪曾经因为成功治愈伤寒、霍乱和疟疾等大规模传染性疾病而声名大噪。不仅如此，哈内曼先生还曾成功治疗梅毒和淋病，并第一个发现梅毒和淋病是截然不同的两种疾病，这比巴斯德和奈瑟[1]要早数十年。1850 年至 1920 年间是和疗医学的鼎盛时期，直到埃尔利希[2]发明了第一个"神奇"药物——洒尔佛散[3]。和疗医学在欧洲和美国暂时性的衰落，不仅因为这些全新发明的西药现在能够申请专利保护，更因为和疗医学后来被草率随意地使用和打压，以及在美国，如果医师使用和疗医学，他们将失去合法的行医资格。

## 三、和疗医学的法则与原理

每一个医学体系都是艺术性与科学性的结合。然而在体会和疗医学的艺术性之前，我们需要首先学习它的科学性——和疗医学的理论基础，无可辩驳的自然法则。虽然经常被对抗医学抨击为缺乏理论基础的治疗方法，但其实很少有一个医学体系能够如同和疗医学一般，建立在被如此完美验证并顺应自然的法则之上。尽管已有近 200 年的历史，但这些法则仍历久弥新。它们指引着训

---

[1] 译者注：阿尔伯特·奈瑟（德语：Albert Neisser，1855 年 1 月 22 日—1916 年 7 月 30 日），是一位德国医生，著名于淋病病原体的发现。

[2] 译者注：保罗·埃尔利希（德语：Paul Ehrlich，1854 年 3 月 14 日—1915 年 8 月 20 日），德国细菌学家、免疫学家。1910 年保罗·埃尔利希发明了治疗梅毒的洒尔佛散，可穿入人体的特定部位，杀死梅毒，成为梅毒特效药。

[3] 译者注：洒尔佛散（德语：Salvarsan），是第一种有效治疗梅毒的有机砷化合物，也是现代第一种化疗药物，在 20 世纪初投入应用。

练有素的和疗医学医师，将病人看作一个整体，而非如同对抗医学般，将患者视为局部。能够了解这些和疗医学的法则与原理，以及它们是如何合乎常理并且顺应自然而非对抗自然，将对我们非常有帮助。

## （一）法则一：同类相治

这条法则并非哈内曼先生个人的创想。被公认为"现代医学之父"的希波克拉底，他本人就认识到病人无法与其所处的环境分隔而视，并且疾病是患者整体状况的呈现。

"同类相治"是什么意思？和疗医学药剂的作用机制是什么？它们如何治愈疾病？哈内曼先生在他的著作《和疗医学医典》中给出了这些问题的答案，在书中，他写道："和疗医学药剂的治疗力量，是基于被强化药力的药剂所具有的症状相似性之上，它能制造比自然疾病更强的病症反应。"

我们能够从这条法则中，一窥疫苗接种和注射脱敏针的理论基础。和疗医学药剂可以说，是非常微量的预防接种，其中带有人造疾病，能够把自然疾病模糊不清的信息，替换成药剂所具有的清晰信息。由于和疗医学医师可以调整

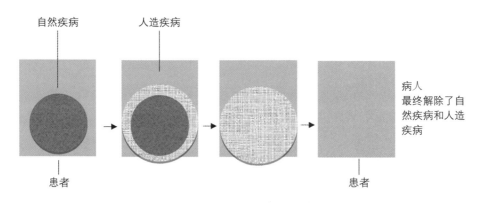

图 4-1

剂量大小和药力程度，因此相比自然疾病而言，更容易通过和疗医学药剂的力量对人体进行控制。

为了深入理解和疗医学药剂的作用机制，我们需要分析两条有关相异和相似疾病的自然法则。制造相异疾病是对抗医学的宗旨和目标。然而，在今天"治愈"这个词经常被换成更为谨慎的说法——控制。在对抗医学中，医生们只是控制疾病，几乎放弃了根治疾病的想法，虽然偶尔有声称治愈的情况发生，但长远来看也往往只是无稽之谈。

自然情况下，当相异的两种疾病在患者体内相遇时会出现何种现象呢？这将和当我们希望治愈某种疾病，却让患者服用了不适合的对抗医学药物时会出现的情况相同。我们必须牢记，对抗医学的治疗意味着完全、彻底的相异，因为它是基于盖伦[1]所提出的"以异治异"原则来选择药物的。我们在此讨论的是真实发生的，并且有意为之的相异情况。比如，由于肥大细胞释放组织胺会引起荨麻疹，所以"抗组胺药"被认为是荨麻疹的对症药物。

当两种相异疾病（或者自然疾病与对抗医学药物）相遇时，会出现三种可能的反应模式：

### 1. 原有的严重疾病，让后来较弱的疾病无机可乘

对抗医学的医生在临床治疗中经常遇到这种反应模式，并且百思不得其解。比如，患有严重的损害性疾病，如慢性疲劳及免疫功能障碍综合征的患者可能会说他从来不得感冒。这其实是人体一种消极的免疫反应模式，造成这种情况的原因是，患者的体质已经被一种严重的疾病所侵蚀。人体免疫系统或生命

---

[1] 译者注：盖伦（Galen，129年—200年），古希腊的医学家及哲学家。盖伦反对使用止血带来停止出血，而坚持使用放血疗法。他的见解和理论在他死后一千多年的16世纪欧洲是起支配性的医学理论，放血疗法成为当时的基本疗法。

力（传统中医所称的"卫气"），正在忙于抵抗强大的敌人，在这样高度警戒的状态下，小规模的敌人是没有机会突破人体防御圈的。当自然疾病强于对抗医学药物所引发的疾病时，也会出现同样的反应模式：药物将无法产生任何立竿见影的克制作用，或对现有症状起到缓解作用。在临床治疗中，我们将此称为抗药性。

**2. 新的疾病，中止原有的疾病**

这正是对抗医学药物期望达到的效果：它们拥有更强的作用机制，能够制造出足以克制现有自然疾病症状的相异疾病，直到原有的自然症状力竭而尽。接下来，无论是加大剂量继续服用同款药物或是另换他药，患者往往需要服用能起到克制效果的药物，由此来获得与之前相同的控制或克制效果。如果不服用这些后续药物，弱势的自然疾病就会卷土重来。这正是为什么医生必须告诫自己的患者："你的疾病已经得到控制了，所以一定别忘了继续服药。"可是，如果患者接下来的人生永远都无法摆脱这些药物，这还能叫做获得痊愈吗？

这种反应模式另外一个典型情况是，致命的急性疾病在发病过程中会中止原有的慢性疾病。但等急性疾病完成自然周期之后，原有的慢性疾病会再度出现，症状与之前相同或有时稍加变化，比如，严重的急性流感会暂时中止慢性关节炎的症状。

如果新的疾病是慢性疾病，只要它能够保持相对更强的力量，它就有可能无限期地中止原有的慢性疾病。有太多慢性湿疹经过对抗医学的治疗都神秘消失，却转而出现了哮喘（但是湿疹并没有被治愈，只是被中止）。

对抗医学药物也会依照相似的方式来运作，它们制造出一种全新的、力量更强的相异慢性药物疾病（往往伴随药物副作用），这会中止（其实是控制）原有的自然慢性疾病，但却永远无法治愈它！更糟糕的是，慢慢的，药物分子会严重紊乱人体的免疫反应，最终可能发展出一种自动免疫的疾病，让整体病情变得更加错综复杂、难以根治。所以如果由对抗医学药物引起的疾病信息，比原有的自然疾病更强，那自然疾病就会被中止，并呈现出已被治愈的假相。

现代社会比人类以往的任何时期都更常出现这样的情况：一旦患者开始服用对抗医学药物来治疗慢性疾病，他就再也无法摆脱这些药物。相反的，他必须终生服药，而且往往还需要不断增加新的药物，来缓解最初服用的对抗医学药物所引起的副作用。

### 3. 形成复合疾病

力量相当的两种不同疾病能够在人体内同时运作，并选择它们最容易侵害或最薄弱的人体部位安营扎寨。因此复合疾病可以被看作人体的气机，被好几种不同的相异疾病扰乱后所出现的状态。只要不止一种疾病在运作，就会共同组成复合疾病，这在现代医学中并不罕见，对抗医学药物会随心所欲地制造出这样的复合疾病。复合疾病在同一时间会制造好几种不同的症状，极难找到对症的药物。

通过对抗医学药物进行压制性治疗是复合疾病最常见的原因，也是最难被处理的情况。两种疾病并不一定如同我们想象的，只形成一种复合疾病，它们很可能会同时共存在人体中。现代社会充斥着这样的复合疾病，比如，原有的慢性疾病在服药后，和由药物所引发的慢性疾病同时存在。因此往往需要反复服用更大剂量的对抗医学药物，才能维持相同的治疗结果。

"同类相治"是大自然的治愈方式，也是和疗医学采用的方法。有一条大自然的法则是：两种相同的疾病可以互相治愈。大自然中随处可见这样的例子，仿佛在有意向我们展示治疗疾病的正确方法。最明显的对抗医学临床例证，就是牛痘和天花之间的相似性。接种牛痘能够有效预防或大幅减少天花的发病。哈内曼先生在《和疗医学医典》中就曾提到此点，这比科学家们发现引起这两种疾病的病毒存有相似性要早将近 80 年。

和疗医学的治疗过程分为五个阶段：

第一阶段：增强患者对药剂的反应。如此一来，只有纯粹由和疗医学药剂所引发的症状，会出现在治疗信息中。
第二阶段：被强化药力的药剂取代自然疾病。被强化药力的药剂最初的作用力量胜过自然疾病，因此根据"两种相似疾病无法共存，强势一方将驱走弱势一方"的法则，将取代自然疾病，对生命力（气）产生影响。
第三阶段：人体对药剂做出疗愈反应。和疗医学药剂使生命力不再关注自然疾病，转而集中能量于微量的和疗医学药剂。由此激发第二步的人体疗愈反应，将生命力与之前被扰乱的人体运作模式分开，使机体开始恢复健康。
第四阶段：生命力（气）驱尽药剂。到了这个阶段，人体内仅存非常少量的由和疗医学药剂所引发的疾病。因为余量极少，因此随着生命力的持续恢复，患者几乎不会感到由此引起的轻度不适。伴随生命力不断壮大能量，它会通过人体的疗愈力，自动驱尽所有残余的药物疾病。
第五阶段：生命力恢复对人体稳定内环境的掌控。至此，生命力已经能够完全自如地使用能量，来重建人体稳定的内环境，并帮助机体恢复健康。当然对于慢性疾病而言，由于伴有巨大情绪压力、内心压抑、滥用药物和既往治疗太过耗损精力等复杂因素，一般需要数年的治疗过程才能恢复健康。

从上述五个阶段可以清楚地看到，是生命力赶走了疾病，并在治疗过程中扮演主导角色。正是药剂最初的作用，加上第二步生命力的疗愈力量，最终治愈疾病。

## （二）法则二：药效验证——和疗医学的基础

对抗医学针对和疗医学最常见的指责，就是认为和疗医学的药剂"没有经过药物测试"。可事实上，和疗医学药剂的验证方法，远胜过对抗医学的双盲试验：每一种和疗医学药剂都需要在一定数量的健康人体身上（而非患者或动物）进行药效验证。让我们一起来看一下和疗医学是如何进行药效验证的。

《和疗医学医典》中尤为重要的是第121～第142条要义，哈内曼先生对于如何进行药效验证的指导原则。首要原则是我们需要让健康的人来服用药剂，而非如同对抗医学的双盲试验，让病人来做测试。这样做的原因，是把由药剂引起的症状与由疾病引起的症状区分开来。哈内曼先生进一步指出："药剂必须按照小剂量让健康的验证者服用。"具体的剂量在后文中会详细阐明。

药剂的毒性，是另一项我们需要关注的重要方面。

哈内曼先生写道，我们甚至能够从药剂的毒性中获得启迪，因为"在这些报告中所描述的致病毒物的作用机制，与我观察到将同种毒物施用在我自己及其他健康个体身上所引发的症状相同。并且这些症状一定包含着有价值的参考信息，可以帮助我们发现这些药物能够消除自然疾病中相似病症的治疗力量"。换言之，我们可以从人体中毒的过程中收集信息，了解这种毒物被稀释后能够治疗何种疾病。约翰·亨利·克拉克[1]对于毒瘾发作过程的阐述就是非常好的例子："在鸦片瘾君子、鸦片吸食者以及因服用大剂量鸦片，而导致中毒的人身上所观察到的中毒症状，涵盖了绝大部分鸦片的发病过程；药效验证和临床观察补充了剩余的部分。服用致毒剂量的鸦片所产生的反应，与严重的中风症状极其相似。"

我们也需要了解何为"合适的验证者"，哈内曼先生进一步指导我们应该寻找哪一类验证者。在药效验证中，有些症状经常出现，而有些症状则难得一见；意思是说，有些症状在许多健康人体上都会出现，而有些症状只会在少数人身上出现。后面这种情况是我们所说的个体独特性，比如，有人闻到花香会感觉恶心，甚至恶心到她在嘴中都能尝到花的味道。还有一些人对草莓、有毒的常春藤等尤为敏感。所有这些都是个体独特性。显然，这些人最适合用来验证他们所敏感的物质。

另外，为了充分验证一款药剂，我们必须包含不同体质的男性和女性验证者。在药效验证期间，不得服用其他任何药物。哈内曼先生也告诉我们有关日常饮食的安排，以及避免饮用酒精、茶、咖啡、酒等，如果验证者确实有饮用

---

[1] 译者注：约翰·亨利·克拉克（John Henry Clarke，1853—1931），英国著名的经典和疗医学医师。

习惯，他们必须在验证开始之前很久就完全戒除。

### 1. 合适的剂量和药力

"如果从验证伊始，验证者就服用了合适强度和剂量的药剂，我们就能够记录下验证者所体验到的症状的准确先后顺序，以及每一种症状出现的时间。这对于了解药物的特性将非常有指导作用，如果验证者感觉敏锐，并且全神贯注，即使是非常小剂量的药剂，也往往足以完成验证。"显然，这是理想的验证者。一剂30C[1]的药剂足以在接下来的几天甚至几周中持续引发症状。当然，并非每次都能取得这样的验证效果。大多数验证者无法像上述那样敏感。因此，即使是被认为作用力量微弱的药剂，也最好让验证者每天空腹服用4～6滴该物质30C的药剂，然后喝少量的水，或者直接将30C的药剂溶解入或多或少的水中，然后充分振荡。这个过程需要持续数天。在《和疗医学医典》第五卷中，哈内曼先生解释了需要采用正确的研磨和振荡方式，并且需要将药剂以水溶剂的方式服用才能获得最好的验证效果。根据验证者敏感性的不同，有时可能一剂药剂就能引发反应（高敏感性的验证者），有时则需要连续数天服用数剂药剂才能产生效果。

### 2. 观察

验证者需要密切注意每一个完全是由于药剂的作用而产生的身心变化，验证者还需要记录从服下药剂到出现每一个反应症状所用的时间，以及这些症状分别的持续时间。

在哈内曼先生这一章的记叙中还有一点非常重要：和疗医学医师或验证负责人需要在验证完成后，马上在验证者在场的情况下，查看验证记录；如果验

---

[1] 译者注：30C，和疗医学特定的稀释单位，在后文中会详细说明。

证持续数日，那每天都需要做这样的查阅。

### 3. 保持严格的专业度

必须按照上文所述，极其专业严谨地进行药效验证，这点非常重要。哈内曼先生曾说过，将药效验证的结果公布于医学界的那个人，必须对参与验证者的信任以及自己的声明负责。这也理应如此，因为药效验证将影响到深受病痛折磨的患者的福祉。

在《和疗医学医典》对药效验证的总结中，哈内曼先生难抑激动之情，仿佛在警诫现代的和疗医学医师："惟愿所有捕风捉影、横加断言甚至刻意伪造，都远离《和疗医学药典》。惟愿《和疗医学药典》中所包含的一切都是来自自然的纯净之言，细致入微并经过真挚的考校。"我们不能随意在人们身上尝试全新的不明药物，除非这些药物曾经过充分的药效验证，并且最好我们自己已经先亲尝过这些药剂。我常对我的学生说："我们不是在修理冰箱，我们面对的是活生生的人；他们值得我们全情投入、深切关注。"另外我们要牢记，和疗医学只能选用天然物质，并基于这些天然物质验证可能存在的治疗药剂。

## （三）法则三：单方用药

当和疗医学医师根据患者症状的整体情况选定了一款和疗医学药剂后，他每一次只能使用一种药剂。通过让患者单方服药，医师能够将此药剂的作用与其他物质的干扰因素区分开来。因此患者不能服用和疗医学的"复方制剂"。

哈内曼先生对于那些使用复方制剂，却还敢自称是"和疗医学医师"的人充满鄙夷之情。哈内曼先生曾亲自说过："根据我们现在所掌握的不同药剂的单独作用机制，完全不可能推测出将它们混合使用时会产生的效果。"经过两百多年的发展，在世界许多地区，复方制剂也开始被接受与使用，经典的单方制剂与复方制剂有哪些不同？现代人的体质与两百多年以前的人类的体质发生了哪些变化？这些都是未来和疗医生们需要研究的新问题。

经典理论认为，混合使用和疗医学药剂，不仅有违和疗医学的根本理念，而且也使我们无法从结果出发，去推导出所服药剂的作用机制，因为如果同时服用两种药剂，既不会出现A药剂的症状，也不会出现B药剂的症状，而是会出现A、B两种药剂的混合症状。

因此，和疗医学完全不排斥使用化合物，只要它们能够经过药效验证，证明其所含的功效。比如，铁[1]会产生某一组别的症状，磷[2]会产生另一组别的症状。磷化铁[3]会产生铁和磷的症状，但是除此之外，还会出现这两种元素都不具备的独特作用机制。《和疗医学药典》中包含大量此类化合物的验证结果，比如，硫酸钾、碘化汞、碳酸钠等，这些化合物都必须按照其自身在药效验证中所出现的症状来开药，而非根据它们所含化学元素的混合作用来开药。

## （四）法则四：个体化治疗

和疗医学始终将患者放在首位，而将疾病放在次位，这一思想在"身患疾病的患者"而非倒过来"患者体内的疾病"的表达方式中得到淋漓尽致的体现。

就连闻名遐迩的神经病学家及精神病学家卡尔·古斯塔夫·荣格（Carl Gustav Jung）也与他的同行不同，他推崇个体化治疗。荣格称，由于"存在不

---

[1] 译者注：和疗医学药品名，铁，Ferrum metallicum。

[2] 译者注：和疗医学药品名，磷，Phosphorus。

[3] 译者注：和疗医学药品名，磷化铁，Ferrum phosphoricum。

计其数的难以归类的天性禀赋和个人神通力",因此一种号称能够应用于任何疾病的"治疗方案",在临床实践中反而是难以起效并且存有漏洞的。和疗医学将患者看作整体,而非简单将其归类。和疗医学医师会关注患者所有方面的症状,包括思想、情绪和身体层面。这与对抗医学所采用的方法截然不同,在对抗医学中,无论是谁患有疾病,都会根据"病名"被给予完全相同的药物。和疗医学除了会考虑患者各个方面的症状,还会观察他是谁(体质因素),以及他属于哪一类遗传易感体质(遗传因素)。

## (五)法则五:剂量最小化

哈内曼先生深知大剂量的药物,会对患者已被疾病削弱的身体添加不必要的负担。在对抗医学中,经常需要增加药物的使用剂量来获得强烈的生理反应,但与此同时也会造成不舒适和非自然的人体反应。如果同样的药物经过高度稀释,或者按照和疗医学的方式进行配制,再让患者服用,就不会出现上述人体反应。不会出现不良反应,是因为和疗医学药剂中几乎已经没有原始物质的分子,因此在人体中不会有药物残留。这样的临床疗效显然更好,始于哈内曼先生的长达 200 年的临床研究有力证明了这一点。

剂量最小化原则,和生物化学中的安－舒二氏定律相同:

小剂量的药物(或化学热能、电力刺激)会刺激细胞的运动,中等剂量会抑制或克制,而大剂量则会彻底破坏。

200 年前,哈内曼先生清楚证明,需要采用极微量的试剂来引起病体的反应。事实上,如我们所观察到的,慢性疾病患者的患病部位对于药剂的反应强度,要远胜过其健康的部位。和疗医学药剂所做的,仅仅是激发患者自身的疗愈力或"气"。现代医学需要在研究中引入更多有关量子能量的知识,由此才能理解和疗医学药剂剂量最小化的作用机制。

## (六)法则六：赫林（Hering）康复顺序

由赫林所观察到的人体康复规律为：

1. 人体康复从内向外。
2. 从较为重要的器官，到较为次要的器官。
3. 从上至下。
4. 与症状出现时的顺序相反。

第一条规律"人体康复从内向外"，吻合中医八纲辨证中所说的"由内及外"或从最重要的、致密的阴性脏腑到较为次要的、中空的阳性脏腑。这条规律也体现在当患者服用了对症药剂后，思想/情绪的症状会首先得到改善，而由于药剂的最初作用，身体症状甚至可能出现暂时性的加重。当第二步的人体疗愈反应完成后，身体症状也会随之不见。

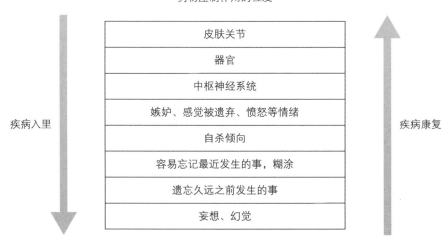

图 4-2

这样的病情发展会令患者以及他的对抗医学医生大惑不解，但对于和疗医学医师来说却是绝好的喜讯，因为他知道疾病真正获得痊愈已经指日可待。患者体内原有的、很可能已被遗忘的症状，虽然程度有所减轻，但会在原发的身体部位重新出现。这表明疾病是可治愈的，而且事实上正在被疗愈的过程中，后续发展是积极乐观的。

所以，如果我们发现按照对抗医学的治疗方法，针对湿疹使用可的松药膏后却出现哮喘，这是药物的克制作用，它会制造更严重的疾病，因为疾病已经从皮肤进入更深的阴性脏腑——肺。这是错误的人体康复方向，被称为"药物的克制作用"，在对抗医学中屡见不鲜。

在赫林康复规律中非常重要的一点，是症状消除的顺序与出现时的顺序刚好相反。在此我们指的是可逆转的、仍然存在的和被药物克制的症状。与毁灭性损伤不同，可逆转的症状确实是会再次出现的。比如，只要存在关节炎症，我们就会看到此症状得到逆转。损伤越是难以逆转，就会越晚再次出现。

重新出现的旧症，是从未真正获得疗愈却被手术或者药物克制的症状。所以在上文用可的松药膏来治疗湿疹却引发哮喘的例子中，和疗医学医师会首先治愈哮喘，然后湿疹会再次出现。在下一步的治疗中，湿疹才会获得痊愈。但是首先必须让湿疹再次出现，然后才谈得上获得痊愈。

和对抗医学的思想体系不同，和疗医学与针灸一样，是建立在自然法则之上的，因此绝无差错。

# 四、药剂的药力和剂量

## （一）药力选择的两难境地

"该如何选择药力"始终饱受争议，产生争议的主要原因是全球绝大多数的和疗医学医师从未有机会了解哈内曼先生最先进的药力选用方法。为何会产生这一现象呢？

全球绝大多数的和疗医学医师，一直以来受詹姆斯·泰勒·肯特（J.T. Kent）的影响，肯特推崇采用高药力（30C 以上）的干燥、单方药丸。肯特还认为剂量大小是无关紧要的。这是非常严重的错误，因为每一个人都需要基于一系列的观察，包括：患者是谁（确定体质），疾病的状况如何（确定疾病特性），以及药剂的特性如何，来找到最适合他或她的药剂药力和剂量。在为一位患者选择单方药剂时，必须反复斟酌以上三个问题。但是有一点是确凿无疑的：相比多次服用药物的干燥药丸，将该款药物溶于水更有可能成功获得疗效。让我们一起来检视以下三种不同的药力选择方法，无论是和疗医学医师或是患者都应该对它们有所了解。

## （二）多次服用干燥药丸 [1]

如前文所述，这是詹姆斯·泰勒·肯特所留下的方法，现在仍被 90% 的和疗医学医师和患者所使用。在紧急情况下，将 3~5 粒药丸（具体数量参见药物包装）放在舌上，直至溶解。无论何时，只要症状再次出现，一天之内可以按以上方法多次服药。同样的服药方法也适用于慢性疾病（此处的慢性疾病，是指已经持续 6 个月或更长时间的疾病），但是有一点不同的是，在服用两剂药丸之间，需要相隔很长一段时间（数周）：通常患者在第一次就诊时，会服用 30C 或 200C 药力的药物，然后患者会被要求等待至少 3 周时间，然后再由和疗医学医师确定接下来的治疗进程。只要发病过程没有停止并且原有的症状还在同样地出现，就不能继续服药。只有当发病过程停止并且原有症状不再出现时，才能再次服用第二剂相同药力的药丸。然后患者需要再次等待足够长的时间（一

---

[1] 出自《和疗医学医典》第四卷，1833 年之前。

般又需要数周），然后才能服用更高药力的干燥药丸。

这种服药方式的优点非常明显。首先，有一个好处是患者无法滥用药物，也无法太过频繁地服药。因为除了在诊室内当场服药外，患者无法拿到药物。另外一个好处是，仅仅对和疗医学医师而言的：无论出现何种情况，或许服药后毫无反应，或许服药后病情突然恶化，但在必须要留出的等待时间过去之前，和疗医学医师只能静观其变，别无他法。换句话说，他能保持耳根清净，不被过多的患者咨询电话打扰。

可是这种方法却有着太多的缺陷。首当其冲的是，在诊疗过程中所浪费的时间。采用此种方法的和疗医学医师必须严格保持等待，直到他确定药物已经完全不再起效。可是医师通常不能太过依赖患者给予的反馈，因为首先患者一般都已经习惯按照"每日 3～4 次"的正常标准，多次服用对抗医学药物（经常忽略当时存在的症状）；其次，患者总体上并不懂得需要细心留意自身症状的变化（这当然是错误的，但却也是我们需要面对的现实情况）。许多患者因为等待太长时间而感到沮丧（患者经常会等待过久的时间，因为和疗医学医师害怕太早让患者再次服药），所以许多原本可以从和疗医学中获益的患者丧失希望和兴趣，再也不会尝试和疗医学。因此，"什么时候能再次服药"是患者最大的阻碍之一。所造成的结果往往是患者无谓地忍受病痛，治愈时间也被延后。

此外如果选择了错误的药物或剂量，确实会造成病情加重（原有症状加剧），这时和疗医学医师会让患者熬过剧烈的身体反应（非常痛苦），或者必须停止服用此种药物，这会再一次造成时间的损失，以及患者的流失。慢性疾病在服用高药力的干燥药丸后所引发的病情加重情况，可能会紧急和严重到患者必须马上入院治疗。或者病情加重的情况可能长时间持续，有时长达数月。无论出现以上哪种情况，患者都有可能从此永远放弃和疗医学。我们必须牢记哈内曼先生的警告："如果药物剂量过大，患者会将产生的反应视为疾病。"

遵照此《和疗医学医典》第四卷方法的和疗医学医师，还极为害怕他们的患者由于服用其他食物而让药物失效。这些食物的种类包罗万象，包括咖啡、薄荷、牙膏、樟脑制品，此外还包含所有其他对抗医学治疗方法和药物，甚至包括牙科治疗。但是让患者停服之前已经长期服用的对抗医学药物，不可避免会造成反弹作用，可能进一步加重患者的病情甚至危及生命，比如，对于正在使用可的松膏治疗湿疹的患者，或者正在服用抗抑郁药物的抑郁症患者。事实上，无论遵照此《和疗医学医典》第四卷方法的的和疗医学医师有多严苛地要求他们的患者杜绝薄荷、咖啡和类似食物，其实这些"干扰"因素几乎很少能够严重到足以阻止正确的和疗医学药剂会产生的作用。我就曾经目睹，即使在化疗和放疗所造成的巨大克制作用下，正确的和疗医学药剂仍然会产生惊人的运作。

有些遵从此方法的和疗医学医师甚至还进而要求患者，不得采用其他补充医学的治疗方法（如针灸、脊柱推拿正骨、按摩、瑜伽等）。但是针灸在很大程度上与和疗医学遵循同样的疗愈法则，而且整合运用两种强大的能量医学方法对患者只会有好处，而不会有害处。当然，比较明智且符合逻辑的是，患者不应同时采用两种不同的治疗方法。因为如果这样，无论患者接下来出现或好或坏的反应，和疗医学医师都无法分辨是哪种治疗方法所产生的效果。

尽管饱受争议，但让人悲哀的是仍有 90% 的和疗医学医师遵照《和疗医学医典》第四卷的方法进行治疗，因为他们根本没有花时间去学习哈内曼先生之后发展的更为先进的方法，而主流的和疗医学学校也没有教授这部分内容。所有这一切都在阻碍和疗医学的发展。

## （三）多次服用水溶药剂 [1]

从《和疗医学医典》第四卷到第五卷（出版于 1833 年），出现了三个主要

---

[1]　出自《和疗医学医典》第五卷，1833 年之后。

变化，这些变化原本能够让和疗医学的临床方法脱胎换骨，可是90%的现代和疗医学医师却从未跟上这些变化。三条全新的基础法则是：

1. 去掉药力不得超过30C的限制。
2. 引入水溶药剂的方法。
3. 允许多次服药，甚至当患者病情出现改善时也可以多次服药。

自1833年起，哈内曼先生开始使用高于30C的药力。他之前拒绝使用更高的药力，部分原因是害怕造成更剧烈的病情加重情况，另一部分原因则是担心可疑的制药方法和不可靠的药剂标准。

哈内曼先生对《和疗医学医典》第四卷中所记载的服药方法并不满意（先服用一剂干燥药丸，然后静观其变，直到能够再次服药）。在经过多次试验后，哈内曼先生最终证明水溶药剂的方法要远胜于干燥药丸。让我们一起来看一下水溶药剂的优势，无论是紧急情况或慢性疾病都应该使用水溶药剂。换句话说，永远让患者服用水溶药剂。

针对水溶药剂，哈内曼先生还加入了另一方面的内容：振荡。振荡是指将水溶形式的药剂（置于8汤匙[1]或16汤匙的药剂储存瓶中）对准一本书或者手掌，猛烈敲击数次（具体次数根据患者的敏感度而定）。这会增强药剂的疗效。

水溶药剂的第三个方面"多次服药"，是相对之前和疗医学临床方法所做的显著改变，由此我们找到了能够温和地加快疾病痊愈速度的方法。水溶药剂能够让和疗医学医师随着患者的逐步康复，多次开药，而非像之前那样只能等待症状的旧病复发。只有一种情况不能多次服药，就是在服用第一剂药剂后，病情就有了惊人好转。在这种情况下，和疗医学医师就需要静观其变。然而这种

---

[1] 译者注：汤匙（tablespoon），特定计量单位，一汤匙为15毫升。

情况极为罕见，所以通常可以推荐患者按照短暂的时间间隔（每隔一天，有些情况下是每天）持续服药。这会极大加快康复速度，对于和疗医学医师和患者都具有重大意义。每新服一剂药剂时，容器都需要被重新振荡。下面我们一起来看一下如何使用这个"分剂量"的方法。

1. 准备一个 8 盎司[1]的药剂储存瓶（或 4 盎司的药剂储存瓶）。

将 1~10 粒不等的药丸溶于 8 盎司的净水中，这成为一瓶"药剂储存瓶"。

2. 加入 30 滴防腐剂（4 盎司的储存瓶，加入 15 滴防腐剂）。

加入白兰地、纯酒精、伏特加或 Everclear 酒[2]。

3. 振荡储存瓶 1~12 次不等（具体次数取决于患者的敏感度）。

根据患者的敏感度，决定振荡药剂储存瓶的次数。

4. 从药剂储存瓶中取出一茶匙[3]溶液，放入 4 盎司的杯中。

5. 从 4 盎司的杯中取出一茶匙，即为一剂药剂。

这一方法适用于所有紧急情况以及 70% 的慢性疾病，剩余的 30% 慢性疾病需要采用 LM 方法[4]（参见下一小节）。

**小结：**

水溶药剂的主要优势：

---

[1] 译者注：盎司，英制重量计量单位。一盎司为一磅的十六分之一，等于 28.349 5 克。

[2] 译者注：Everclear 酒，产于美国的一种烈酒，酒精度数高达 95%。

[3] 译者注：茶匙（teaspoon），特定计量单位，一茶匙为 5 毫升。

[4] 译者注：LM 方法，五万倍法。

1.水溶药剂性质更温和，但与此同时因为药剂的动力通过水作为介质而得到增强，因而作用程度更深。相比干燥药丸，药力在水溶剂中作用更深。

2.如有需要，在合适的时间间隔下可以多次服用水溶药剂，甚至患者正在恢复的时候也可以多次服药，而无须按照《和疗医学医典》第四卷中所建议的，只能静观其变。唯一不能多次服药的情况，是病情在初次服药后便有惊人好转。

3.水溶药剂所采用的药力强化方法，能够通过不同的药剂调整方法，高度个体化地贴合患者的敏感度。可以采用的方法，包括在原始溶液中增加或减少水量，稀释第一杯或第二杯药剂，减少振荡次数等。

## （四）五万倍法药力[1]

哈内曼先生在 1842 年完成了第六卷《和疗医学医典》。但是直到 1843 年 7 月 2 日哈内曼先生辞世，此书仍未能出版。因此该书一直不为世人所知，直到 1950 年才得以出版，最早在法国得以应用，之后传往印度。

为什么哈内曼先生要引入五万倍法药力？

主要原因是为了解决"同类症状加重"的问题（如果选择了对症的和疗医学药剂，但是剂量 / 药力过高，就会出现"同类症状加重"的现象，造成患者现有症状出现暂时性加重的情况）。哈内曼先生坚持不懈地进行研究和试验，希望能够找到一种迅速、温和、持久的治疗方法。五万倍法也使哈内曼先生首次能够宣布"服用第一剂药物之后，无须出现同类症状加重的情况"，在之前的《和疗医学医典》第五卷中，哈内曼先生还无法完全避免该情况的发生。

五万倍法药力是如何做到这一点的？

---

[1] 出自《和疗医学医典》第六卷，1842 年之后。

五万倍法的每一步按照 1∶50 000 的比例来稀释药剂，而非之前的 1∶100（百倍法）。（详情参见后文"药剂的制作"）更高的稀释倍数使得药力大大增强，但与此同时减少振荡次数，以减轻病情加重的情况。第六卷中记载的方法相较于第五卷中的方法有众多优势。因此如前文所提到的，30% 的慢性疾病应该采用第六卷中的方法。

五万倍法药力相比第五卷中"分剂量"方法所具有的优势：

1. 采用此方法，药力不会出现突然的增加或波动。只有服完第一瓶药剂后，药力才会增加到 LM[1]2，然后到 LM3，以此类推。

2. 如果根据患者和疾病的特性恰到好处地调整药剂，应该不会出现同类症状加重的情况，第四卷所记载的干燥药丸极难做到这一点，第五卷所记载的分剂量服用水溶药剂较少能做到这一点。

3. 对于对抗医学方法所造成的强烈疾病克制情况或者对于严重的疾病，五万倍法仍比第五卷中的方法更为适用。

4. 当患者徘徊在生死边缘时，五万倍法是唯一能够提供一线生机的药力。

5. 如果我们希望减轻由严重疾病所带来的痛苦，建议选择五万倍法，而且见效迅速。

6. 和疗医学医师能够用 LM1 药剂自制 LM2、LM3 及更高药力的药剂，因此只需购买一套 LM1 药剂，就等于拥有了全套的药店。

日常生活中如何选用药力的小结：

对于急性疾病（发病时间短于 6 个月）：选用 200C 药力，并按照第五卷分剂量的方法服用。

---

[1] 译者注：LM，五万倍法的药力计量单位。

对于慢性疾病：选用 6C 药力，按照第五卷分剂量的方法服用；或选用五万倍法药力。

## （五）药剂的制作

### 1. 百倍法

为了充分理解百倍法药力和五万倍法药力之间的区别，我们需要比较它们的制作方法。绝大多数百倍法药剂，是将一份（一粒或一滴）酊剂母液加入 99 份酒精中进行稀释，然后振荡 100 次，由此制成 1C[1] 的药剂。要制作 2C 的药剂，需要取一滴刚制成的 1C 溶液，滴入第二根试管中，再次加入 99 滴酒精，然后将此新的稀释液再振荡 100 次。重复以上步骤，以获得相应的振荡药力。

最初为固体形式的药物原料（比如绝大多数的矿物），需要用哈内曼先生自创的研制工序来进行处理。类似蛇毒的液体原料需要被滴入乳糖中，然后进行研制。对于液体药物原料，1 毫升液体相当于 1 克固体，因此 1 毫升液体药物原料需要被滴入 99 克乳糖中，然后进行研制。研制的目的，是用研钵和杵将 1 份药物原料与 99 份乳糖一起磨碎，但是哈内曼先生发现一次性研磨整批原料并不是明智的选择，所以他将 99 份乳糖分成三批。先将药物原料与第一批乳糖一起研磨 20 分钟，然后加入第二批乳糖，继续研磨 20 分钟，最后加上第三批乳糖研磨 20 分钟，总计 60 分钟。此时固体药物原料已经通过研制达到 3C 的药力，并且可溶于水，接下来就可以像液体药物那样进行稀释和振荡。

---

[1] 译者注：C，百倍法的药力计量单位。

### 2. 五万倍法

最初的制作步骤与百倍法相同，唯一的区别是无论最初是何种形式的原料，都需要先经过研制法达到 3C 的药力。植物要和乳糖一起捣碎，而非制成酊剂。

作为其所处时代技艺最精湛的药剂师之一，哈内曼先生想出一个简便易行却构思精巧的提高稀释度的方法，从而使药剂更为安全；与此同时减少振荡次数，使能量维持在温和的程度。

取一粒 3C 药力的原料（重量为 0.062 克），加入 500 滴由 1 份酒精和 4 份蒸馏水所组成的混合溶液（如 100 滴酒精和 400 滴蒸馏水）。然后从加入原料的混合药剂中取出一滴，滴入 2 毫升的酒精中，振荡 100 次。这样就制成了 LM1 药力的药剂储存瓶。从 LM1 药剂储存瓶中取出 1 滴溶液，滴于 500 颗罂粟籽大小[1]的药丸之上。这样就制成了 LM1 药丸，可以用来制作给患者的药剂瓶。

### 3. 按照第五卷和第六卷的方法，为患者制作药剂瓶

取两颗百倍法或五万倍法的药丸，加入装有 8 汤匙（普通敏感度患者）或 16 汤匙（高敏感度患者）净水的瓶中。在此混合溶液中加入 15～30 滴 Everclear 酒精或伏特加，这样就制成了药剂瓶。具体服药方法，可参见前文。

## 五、和疗医学的诊断方法：发现症状的重要性

### （一）描绘症状的"象"

患者的症状是一副活灵活现的画卷或"象"，能够为和疗医学医师描绘出所

---

[1] 译者注：直径 0.9 毫米左右。

对应的药剂症状。我们需要牢记，为了能够对症下药，疾病的名称是无关紧要的。和疗医学的格言是："并没有疾病的存在，只有患者的存在。"

"看诊"对于和疗医学医师而言，不仅仅是在患者陈述病情的过程中发现症状。和疗医学医师首先要关注的是为何患者会形成某种独特的行为方式，这被荣格称为"内含深意的连接"或"有助诊断的关联"。是什么驱使患者沉溺于恶习之中无法自拔，即使他本人深知其危害性？为什么有人会执着于负面想法，甚或是正面的念头？和疗医学医师始终在寻找的是致病原因（详情参见后文的"症状的价值"），我们也可称之为"健康转折点"，或者"疾病起始点"。

相比大多数其他体系的医生而言，和疗医学医师在看诊时会关注更为大量的细节，并保持敏锐的观察。大多数其他体系的医生倾向于摒除所有不同寻常的症状，仿佛这些症状纯粹只是患者的个人想象，比如，患者说：我想我会得病，是因为我母亲的去世。或者是因为我失去了工作因为我丈夫有了外遇等等。但这些不同寻常的症状正反映了这个患者的本质问题，是他的"健康转折点"，因此这对于和疗医学医师而言是极为重要的症状。

在过去的几个世纪中，和疗医学对于慢性疾病的诊断开药完全基于患者对于自身症状的描述，别无其他客观数据。而对抗医学只有在疾病已经发展到晚期时，才能做出诊断，因此对于疾病的预测能力十分有限。和疗医学的诊断方法非常有效，因此一些现今被认为无法治愈的顽固疾病（比如，癌症、糖尿病、湿疹、哮喘等），都属于和疗医学常规能够治愈的范畴。这并不意味着和疗医学医师从不参考对抗医学的诊断结果：在做病情预测以及判断患者遗传易感体质时，对抗医学的诊断结果是有极大帮助的。

和疗医学问诊的目的，是找出为何患者尤为易感某一类疾病，探寻疾病发展过程中的细节，并精准找出某位患者与其他拥有相同对抗医学诊断结果的患者之间的区别（个体化原则）。

## (二）望诊

和疗医学医师必须有极强的观察能力，以此发现患者无法或不愿告白的情况。我想到一类患者，他们往往坐在我面前，用夸张的口吻描述许多无关痛痒的小毛病，更经常埋怨一些鸡毛蒜皮的小事，比如，"为什么我这根手指的指甲不如其他指甲长得快？"他们痛苦的表达和急促的絮叨，表明这样的患者认定以上这些他们自认的"不完美"是足以危及生命的，也是健康每况愈下的直接表现。

所以和疗医学医师必须考虑许多问题：患者是如何打招呼的？握手时双手有力还是粘腻多汗？他习惯避开视线，还是坦然交流？患者愿意给予拥抱吗？他们是急切地想要说出自己的故事，还是需要我们循循善诱？他们会在诊室里来回踱步，或抗拒回答问题吗？患者的陈述是时断时续，或难以理解的吗？患者是否会不停地切换话题？他们乐意主动参与治疗，还是希望完全依赖在医师身上？他们希望主导谈话，并告诉医师该做何种检查吗？患者的个性是傲慢的、富有同情心的、郁郁寡欢的，还是讨人喜爱的？他们如何穿着，非常随意或非常时髦？他们会在椅子里别过身去，把手不安地扭来绞去吗？他们是否缺乏耐心，会因为医师迟到了5分钟就大发雷霆？一位优秀的和疗医学医师通过观察，能够了解以上以及其他更多问题的答案，由此在他甚至还没有开始提问前，就已经掌握了患者的众多症状。

## (三）问诊原则

和疗医学医师需要完全按照患者自己所说的词句，记录下关键词。如果有可能，他应该让患者自由表达，而不要中途打断，除非是患者自己结束此话题。不必要的插话，会打断患者思路的连贯性，他会忘记想说的症状，或者在继续陈述时换一种方式来表达。和疗医学医师应该保持安静,观察患者的面部表情、肢体语言以及说话方式。

和疗医学医师只会保留重要的并且适用此案例的症状(参见后文"症状的重要性")。一些喋喋不休的患者会事无巨细地描述自己的人生。而另一些患者则会因为精力不济、冷漠、羞愧或害怕受到伤害等原因,隐瞒关键信息。易受他人影响的患者会因为希望给医师留下好印象,而对所有问题都给予肯定的回答。所以我们从不询问非黑即白的问题(直接问题),我们也从不询问有引导性或暗示性的问题,比如,不要询问"你是否对你的新工作感到焦虑?"这会让患者在回答时产生倾向性。有些患者非常急于取悦医师,因此他们会认同任何他们认为医师会希望听到的答案。不要问选择性的问题,这会使得患者必须在两个不同的选项间做出选择,比如"你更喜欢糖还是盐?"

问诊一般先从询问患者的主述病症开始,虽然这一点在最终选择药剂时往往是最无关紧要的。但是这会让患者放松,并且医师能够马上知道至少对于患者来说最亟待被解决的问题。通过这个问题,通常能够自然地引入下一个问题,"你第一次出现这个症状的时候,你的生活中发生了什么事?"这是直接寻找致病原因或"健康转折点"的问题。随着患者放松地逐一回答了关于日常饮食、偏爱或厌恶、经期情况、用药史、家族史、对于节气变化的敏感性等比较笼统的问题之后,和疗医学医师一定还会询问患者有关情绪以及情感经历的问题:是否感觉恐惧?焦虑?悲伤?嫉妒?不安?身边的人如何看待你?你希望自我改变的地方有哪些?人生中最悲伤的时刻是什么时候?你是如何面对的?最开心的时刻呢?你目前从事什么工作?但你内心最想做的事情是什么?

面对同样的事件,不一样的人会有截然不同的反应,所以和疗医学医师始终会询问患者在面对身心创伤时,他们自身确切的感受是什么。接下来和疗医学医师还会为患者做身体检查。需要观察皮肤状况,听一下肺音和心音,量一下血压,基本上和家庭医生所做的很类似。然后还需要让患者指出感觉不适的身体部位。你很有可能会吃惊地发现，患者所说的胃部不适其实是肝部的问题，或者心脏不适其实是肠道紊乱。

舌诊曾经是家庭医生的检查内容之一，但现在绝大多数的医生（除针灸师外）从不查看舌部。其实舌部能提供非常重要的客观体征信息，可以引起和疗医学医师对某一特定器官的关注。

## （四）寻找对症药剂

如今，现代和疗医学医师有数千种药物选择，并且数量还在不断增加。任何一款药物都可能是某类病症的对症药剂，因此和疗医学医师需要找到一个方法来简化寻找药剂的工作。是否能找到对症药剂（指最适合病情的药物、剂量和药力），首先取决于对症状的评估。即使是包含多种有显著差异病症的长期病例，只要我们能够找到线索，治疗方法和先后次序也是在病例中有迹可寻的。

我们必须谨记在心，每位患者都会同时表现出好几类不同的症状，其中有一些是完全无关紧要的。

首先是对于病名而言常见的症状。比如，糖尿病的患者小便次数增多，越来越容易感觉口渴，在尿液中发现糖分。这些症状属于对抗医学的诊断结果，是和疗医学医师在寻找对症药剂的过程中最无须关注的。

其次，是因为患者所服药物而产生的症状。此类症状也无须考虑，因为它们是医源性或由医生引发的症状。

此外，还有一类症状是由生活方式和卫生习惯引起的。每一位和疗医学医师都会寻找这类症状，因为它们同样也需要被排除于寻找对症药剂的整体症状画卷之外。如果大多数症状都是由于不良生活方式所导致的（酗酒、暴饮暴食、夜夜笙歌而导致精疲力竭等），则不需要让患者服用任何药剂，不如给予患者一些改变生活方式的中肯建议来得更有帮助。再比如，如果疾病是由于居住在潮湿的地下室所引起的，那应该尽力让患者更换住处。

和疗医学医师最终会努力专注于真正由慢性自然疾病所引起的症状，因为只有这些症状才包含了能够找到对症药剂所需的信息。在这些症状中，主观症状（患者思想/情绪方面）而非客观症状（试验检测或体检的结果），才是最为重要的症状。

## （五）怪异的、罕见的、独特的症状

"在寻找特定和疗医学药剂（对症药剂）的过程中，病例中较为引人注意的、异乎寻常的、罕见的和有个人特点的症状，都需要被格外关注。常规症状（胃口不佳、疲劳、头痛等）几乎在所有疾病中都会出现，因此无须关注，除非它们非常具有个体独特性（比如，每逢暴风雨就会头痛）。"

这是和疗医学医师需要遵循的最重要的格言。事实上，对于对抗医学的诊断结果越是有价值的症状，对于选择和疗医学药剂就越没有帮助。比如，针对头痛至少有500种和疗医学药剂，每一种都对应在不同情况下会发生的特定头痛类型。但如果是针对在头部遭受撞击后出现的头痛，那药剂选择就会减少到7种。

所以，当和疗医学医师说他已经综合考虑了患者所有的症状（总体上），事实上只有这些最主要和最罕见的症状才会被留意。这也是往往会被对抗医学的医生排除在外的症状，因为它们妨碍了他将患者归于某个具体的疾病名称。通过询问自己"这常见吗"，就能很容易发现不寻常的症状。比如，如果婴儿因为饥饿而哭泣是正常的。但是如果有人每次参加葬礼，都会控制不住地大笑，这明显就是不寻常的。对于哮喘患者而言，平躺会导致呼吸急促的情况加重，这是正常的。但如果躺下后反而得到缓解，那就是不寻常的。发烧但不伴随口渴是不寻常的，小便之后头痛得到缓解是不寻常的，在药效验证时，我们会发现上千种此类不寻常的例子，如今都能被用于对应患者身上同样的不寻常症状。一些多动的儿童只有在听音乐时才会平静：这会引起和疗医学医师的注意，并在选择药剂时纳入考虑，而不是像对抗医学的医师那样认为这些症状是毫无价值的。我们应该牢记福尔摩斯说的话："有违常理的事，并不是阻碍，反而是能够让案情水落石出的线索。"当然，和疗医学医师从不会仅根据一种症状来选择药剂，无论这个症状是多么独特！这个怪异的症状必须放回到患者的整体画卷之中，就如同一个美妙的音符必须和其余的音符和谐共鸣，这样才能成为一首乐曲。

在重点讨论了我们在选择药剂时需要考虑的症状之后，我们还有一个将症状按照重要性进行先后排序的既定顺序。排名越靠前的症状，对于药剂的选择越具有决定作用。

## （六）妄想（Delusion）

和疗医学并不是从严格的精神病学或对抗医学的角度来定义妄想的。对抗医学对于妄想的定义，似乎和许多晚期的精神疾病状态有关，因此现代的精神病学家往往将妄想视为最无药可救的病症。妄想是固化的想法，产生于某个固化的情绪，通常和人生中某些异乎寻常并且往往是痛苦万分的经历有关。由于这样的创伤过于剧烈，因此患者之后的人生会按照患者自己对于这个妄想所赋予的含义来继续。比如，心脏病之后会产生"没有人关心我"或者"我在这个世界上是孑然一身的"的妄想。我们可以看到，患者的妄想中总会包含些许的事实，但不幸的是，患者往往会逐渐沉溺于这些长期无法消化的情绪，最终使得这样的情绪开始指挥患者接下来所有的行为、思想和对未来的计划，患者整个身心都被这个妄想的含义所改变了。这是患者疾病的核心，来自于被压抑的痛苦回忆，并会成为患者的防御机制。

虽然许多妄想都和痛苦的经历，尤其是情感经历有关。但也有一些妄想，至少短期看起来似乎对患者是积极正面的，比如，妄自尊大的妄想。我们能够在一些老年人身上发现这种妄想，他们不愿放弃年轻的姿态以及年轻的形象和力量，但其实已经今非昔比。我们也能在一些普通人身上看到这种妄想，他们过分地自负，甚至在其实完全不必如此的场合还保持着他们傲慢的派头。长远而言，即使是这样的妄想，也只会暂时地改变这些患者的人生轨迹，但其实他们可能是在隐藏来自凄惨生活的伤痛。

毫无疑问的是，我们每一个人都有某种程度上的"妄想"，因此和疗医学医师会格外关注患者前后变化的过程，其中会涉及患者痛苦的经历和被固化的情绪结果。这些妄想作为主要症状有着极其重要的作用，对于寻找对症药剂是最为首要的考虑因素。

## （七）致病原因：健康转折点或疾病起始点

第二组最重要的症状类别是"健康转折点"，可以通过询问最为关键的问题"患者刚开始为什么会得病？就在他得病前，他的人生发生了什么？"而获知。所有的医学体系都重视病因，但和疗医学对于致病原因的理解，与其他任何医学体系（除了中医）都有本质的区别。对抗医学将大多数疾病归结于微生物或遗传因素所致，和疗医学则更进一步追问，有些微生物是无所不在的，为什么有些人会比其他人更易感染？又为什么有些带有遗传标记的人会出现特定的疾病，但另一些同样带有遗传标记的人却不会犯病，而又为何有些不带此遗传标记的人也会得此疾病？

和疗医学通常会在对抗医学所不熟悉的领域找到病因，比如，思想和情绪方面的创伤，悲伤或者痛失亲友（父母、好友、爱人、宠物等）、经济压力、嫉妒、羞辱、难堪、被侵犯等等。正如中医一样，和疗医学甚至了解狂喜过度也可能诱发疾病。

和疗医学了解致命身体损伤的严重性，在此情况下，必须采用对抗医学的治疗方法以恢复重要生命体征。比如，如果患者在大出血之后出现低血容量性休克[1]，就需要进行静脉注射和输血。但和疗医学医师的治疗不止于此。由于了解"失血会成为健康转折点"的危险性，和疗医学医师会给予患者类似金鸡纳树皮的药剂。我曾经见过患者在遭遇类似创伤后长期虚弱无力，之前的医学治疗虽然成功帮其恢复了重要生命体征和血红蛋白/血细胞比容，但是患者的"气"一直处于慢性虚损的状态。因此虽然急救治疗是对抗医学的看家法宝，但和疗医学对于此类情况也还有许多有效帮助。

同样的，因为了解到气候会对人体健康产生影响，对抗医学可能知道潮湿会加重风湿病，但它除了建议患者更换住处之外，别无他法。而正如中医一样，和疗医学拥有大量针对这种情况和致病原因的药剂，能够成功处理此类案例。

## （八）思想和情绪方面的症状

思想和情绪状态反映了个体内在的核心，因此必然是最为重要的考虑因素。但由于人们习惯隐藏最内在的想法和动机，例如，仇恨、嫉妒、欲望和憎恶等，因而此类症状自然而然是最难被了解的。需要极其圆融的技巧和对人性的透彻了解，才能赢得患者的信任，从而走进她最深层的想法。

疾病最初开始于思想/情绪层面（当然除了身体损伤的情况之外），之后才会出现身体或解剖学定义的机体变化。我们需要等到这些身体症状出现之后才能开药吗？当然不是。这正是和疗医学的一大优势，它能够基于最细微的情绪

---

[1] 译者注：低血容量性休克（hypovolemic shock），由于体内血液或血浆容量不足，造成有效循环的血量不够而导致的休克。

或思想因素来开药，预先阻止后续病情的发展。

在此项重要的症状类别中，有一些因素相比其他因素而言更为关键。根据重要性的优先级，它们排列如下：

（1）**生存的意愿**：疾病开始于个体的内在核心，而生存的意愿最贴近内在的自我。自我保护是最基本的本能，因而自杀是最深层的异常行为。憎恶生命、与外界全然隔离、自我毁灭的行为（酗酒、饮食失调、滥用药物）在重要性的优先级中需要被最先考虑。

（2）**智力**：这一组症状包括记忆力、错误（在方位感、书写、阅读、拼写等方面）、糊涂（指对于自我身份的困惑如阿尔茨海默病[1]，需要努力才能保持注意力）和专注力。

（3）**情绪**：这个组别的症状包括爱和恨、忧虑不安、害怕、焦虑、哭泣、洁癖、憎恶人群或与他人相处。在此也包括梦境，尤其是反复出现的梦境以及系列梦境。妄想来自被压抑和固化的深层情绪，经常会通过梦境来表现，因为梦境能够传达来自无意识的信息。因此梦境对于和疗医学医师而言是另一项重要的信息来源，能够打开患者隐秘的内心并找到最适合他的对症药剂。

（4）**整体身体症状**：整体症状是影响患者整体的症状，因而相比只损害单个器官或功能的症状，更需被优先考虑。整体症状是可以用以"我"作为开始的陈述来表达的症状（比如，我是、我感觉、我讨厌、我渴望、我因为……会感觉好一些/糟一些）。

一些最重要的整体症状包括，患者不由自主地感觉寒冷或温暖、患者感觉最舒服的特定姿势（包括睡姿）、一天之中症状最严重或最轻微的时间点、饮食困扰，嗜好或憎恶、睡眠情况（是否难以入睡、睡姿、睡眠质量）。

---

[1] 译者注：阿尔茨海默病（Alzheimer），俗称老年痴呆症。是一种发病进程缓慢、随着时间不断恶化的持续性神经功能障碍，真正成因至今仍然不明。

（5）**主述病症**：有一个方法能够帮助和疗医学医师确定所选择的药剂是否正确，就是自问："如果这个患者的对抗医学诊断结果和目前的完全不同，所选择的药剂是否还同样适用于这个患者？"如果是的话，那说明药剂选择是正确的，如果不是的话，那药剂选择就有待商榷。换句话说，即使我们所选择的和疗医学药剂没有涵盖患者的主述病症，但只要涵盖了上述所提到的所有其他症状，那么主述病症依然会消失或得到改善。这和对抗医学的开药方法形成鲜明对比。尽管和疗医学被贴上了"只根据症状来开药"的标签，但其实和疗医学在选择药剂时，所考虑的因素要远远多过于任何其他医学方法，并且完全贴合患有疾病的个体而非针对疾病。这是为何和疗医学能够在许多其他医学方法束手无策的病例中取得成功的主要原因。

## 六、遗传因素或遗传易感体质：解开遗传之谜

遗传易感体质，"是先天遗传缺陷，是堤坝背后的蓄水池，是患者的阿喀琉斯之踵[1]，它能代代相传，而下一代的遗传易感体质可以保持休眠状态（没有症状表现）、潜伏状态（症状仅对能够解读症状所代表的遗传体质的和疗医学医师存有意义），或者显现为多种不同的症状表现"。

"休眠"状态，是指某个遗传缺陷在下一代或下一代的某个人身上没有出现症状表现。这很容易理解，因为两个不同的状态无法同时共存。所以如果一个

---

[1] 译者注：阿喀琉斯之踵（Achilles' Heel），原指英雄阿喀琉斯的脚跟，是其唯一一个没有浸泡到神水的地方，因而是他唯一的弱点，后来果然在特洛伊战争中被人射中而致命。现在一般以此比喻天生的弱点和要害。

人有与其父母不同并且更强的遗传易感体质,他就不会表现出或只会表现出极少来自其父母的遗传体质特性。"潜伏"状态是指只有和疗医学医师才能辨认的"病理"迹象,因为这些迹象是属于同一遗传背景的显性症状的先兆。患者几乎不会因为这些迹象去求助医生,比如,头部出汗、反复流鼻血、手部多汗、肌肉松软无力、嗜好甜食等。但是一些特定的触发点,如情绪因素、荷尔蒙因素、遭受心理创伤,甚至选择了错误的食物,都会引爆这颗潜在的定时炸弹,在患者身上全面爆发出某个遗传易感体质的症状。

接下来,还有显性的遗传易感症状。正是此点显示出对抗医学对于"遗传"的认识依旧过于狭隘,能够被对抗医学认定为具有遗传性的疾病,必须要有相同的病名。否则就无法被认定为是有遗传性的。比如,对于阿尔茨海默病,必须要在同一个家族中找到另外一位同样患有阿尔茨海默病的患者,才能将此疾病称为有遗传性的。对抗医学对于遗传的认识与和疗医学相比仍然相距甚远。和疗医学认为遗传体质是树根(和疗医学将其称为遗传易感体质),由此会产生多种不同的症状表现(即树叶),但所有的树叶都属于同一个的树根,比如,阿尔茨海默病就属于梅毒性衰退体质。我们需要非常细致地调研父母双方的家族史。如果某一特定的遗传易感体质在父母双方身上都有强烈的显性表现,那他们的孩子也很有可能带有这一遗传易感体质,并出现症状表现。我们必须了解每一个遗传易感体质都可以表现在思想、情绪、身体或所有这些层面,那么这些纷繁多样的遗传易感体质的症状表现究竟有哪些呢?

## (一)皮疹类体质

皮疹类体质的核心本质,是"需要支持和给予支持,因为缺乏力量而需要支持。"这个遗传体质在全世界所有人身上都有不同程度的存在,是绝大多数疾病背后的遗传易感体质。此类遗传体质的所有疾病都是"功能性"的,换句话说,人体器官或组织不会产生任何改变。

皮疹类体质有很多症状表现，包括恐惧症、焦虑、眩晕症、便秘，大多数形式的皮疹、害怕、怯懦、缺乏自我价值感、缺乏自信、渴望富有，喜好滋腻的食物，如牛奶、鸡蛋、奶油，特别是甜食等。其他症状表现，包括反复出鼻血、皮肤瘙痒、指甲易断、头发早白、孩童时出牙晚、痔疮、疖子、胃灼热、白天隐隐头痛、入睡前肌肉痉挛、眼睛流泪或干涩、耳鸣、打嗝、腹胀、肛门瘙痒、打喷嚏、流鼻涕、颤抖症等。还有许多其他非器质性变化的症状表现，也属于此类遗传体质。大多数症状在中午及上午 9 点至晚上 8 点之间会加重。

## （二）炎症反应类体质

炎症反应类体质的核心本质，是"夸张的"症状，"过度刺激和过分生长"，同样也会表现为思想、情绪或身体方面的症状。任何以"过度"、"亢奋"开头的疾病名称或健康状况（如甲亢），都是炎症反应类体质的症状表现。

炎症反应类体质的思想/情绪症状表现，包括喋喋不休；与人谈话时，想法突然消失，需要被不断提醒，才能完成既定的事情；易忘记近来发生的事，但不会忘记之前的记忆；经期或出汗的情况下，症状会得到缓解；悲痛欲绝、嫉妒、疑心、寻求刺激的行为，情绪亢奋下的自杀行为、喜爱性甚至沉溺性行为，对情色刊物上瘾、赌博、爱说大话、性格开朗外向、很介意批评、冲动、表现欲强等。

在身体层面的症状表现有多动、调皮捣蛋、跑来跑去和手舞足蹈、高烧、疣、黄绿色的脓包、痛经、卵巢囊肿，各种类型的囊肿、哮喘、息肉、慢性卵巢疾病、色素痣，有鱼腥味的白带、斑秃、流感、肾结石，所有炎症如神经炎、阑尾炎、腹膜炎、阴道炎、中耳炎等。另外也包括子宫内膜异位症、脓肿、粘连、器官狭窄和平滑肌瘤。严重的风湿病背后通常潜藏有炎症反应类体质。炎症反应类体质的人，毛发生长旺盛（有浓密的毛发、胡须和眉毛），指甲厚，喜爱辛辣、咸重或酸涩的食物，包括橙子和酸酸的青苹果。此类遗传体质的大多数症状在潮湿环境下会加重，多发于凌晨 3 点至晚上 8 点之间。服用避孕药、接受疫苗接种、使用可的松膏和抗生素会激化炎症反应类体质。

## （三）梅毒性衰退体质

梅毒性衰退体质的核心本质是毁灭和对身心各个层面的自我摧残。

### 1. 意识层面

**智力**：难以理解事物，缺乏表达能力，需要反复阅读才能明白，遭遇意外事故易丧失记忆。

**情绪**：家族史中曾出现抑郁症、狂躁抑郁性精神病、精神分裂症，或任何其他形式的精神疾病；酗酒和其他自我摧残行为，如吸毒成瘾；自杀行为。梅毒性衰退体质的患者极度渴望酒精和医用药物。他们往往自我封闭、避世、脱离社会，所有症状在晚上 8 点至凌晨 3 点之间会加重。他们痛恨自己的生命，厌恶许多其他事物和人。带有此体质的儿童会击打、撕咬、残杀、乱扔东西、毁坏东西，并且没有愧疚心。他们偏爱刀具和枪支。通常缺乏同理心，冷酷无情。他们很可能会诉诸不正常的性行为和乱伦关系。他们喜欢伤害他人和动物，经常会成为连环杀手。梅毒性衰退体质的人喜欢主导他人，但也会通过伤害自己、割伤自己、沉溺于明知会摧残身心的吸毒和酗酒，来应对痛失爱人的悲伤。

### 2. 身体层面

许多疾病都是此类遗传易感体质的病症表现。任何会摧毁身体某一部位的疾病都属于此遗传易感体质，比如，帕金森症、阿尔茨海默病、糖尿病、多重硬化，绝大多数的牙齿不正常和大多数的畸形（先天性畸形足、兔唇等）。梅毒性衰退体质会攻击最宝贵的人体器官：大脑、眼睛和心脏。所有发生在这三个部位的先天性疾病本质都是梅毒性衰退体质。流产在大多数情况下属于炎症反应类体质，但如果是死产儿则属于梅毒性衰退体质。所有梅毒性衰退体质的症状自日落开始加重，愈是远离有日照的时间，症状愈是严重。此类人群在夜间通常出现深层的骨骼疼痛和难以忍受的头疼。梅毒性衰退体质的患者往往会在较年轻的时候（50 岁之前），就因为突发中风或心脏病而暴毙身亡。和疗医学医师不但能够准确诊断出属于梅毒性衰退体质的症状表现，还能对其进行有效治疗，甚至能够通过含有抗梅毒性衰退体质特性的药剂，预防在患者的后代中继续出现此类体质。

## 七、和疗医学的临床有效性

由于和疗医学在许多方面相比常规西医更为安全和有效，因此在欧洲、北美、亚洲部分地区（主要为印度）、南美等地获得广泛应用。据报道，在猩红热、霍乱、白喉、麻疹、黄热病和其他传染性疾病的疫情中，使用和疗医学的患者死亡率要低于正规医院的死亡率。（Bradford，1900；Coulter，1975）比如，在 1849 年辛辛那提州的霍乱疫情中，相较于常规西医治疗高达 40%～70% 的死亡率，接受和疗医学治疗的患者只有 3% 的死亡率。（Ullman，1996）和疗医学在 19 世纪对美国和欧洲的传染性疾病治疗上所取得的巨大成功，为其赢得了广泛的支持。最近，在针对秘鲁霍乱疫情的治疗中，和疗医学与补液治疗方法一同接受测试，并获得肯定的结果。（Gaucher et al.，1993）和疗医学已被证明能够有力控制疫情，这对于许多面临多种现代传染疾病威胁（如 SARS 和艾滋病）

的国家都有直接的启迪意义。

在和疗医学的文献资料中,直到最近才开始使用现代医学的临床试验方法。这不仅仅是因为被生物医学奉为金科玉律的双盲试验存在先天局限性,最大的阻碍在于和疗医学本质上是依照个体的症状表现来选择药剂,而非根据具体的疾病诊断结果。患有相同疾病,但背景不同、体质不同、症状部位不同的患者,很有可能被给予完全不同的药剂。从实际操作角度而言,"这就很难评估出某一款单方药剂对于某一类疾病的治疗效果"。虽然存在这些困难,但如果要对和疗医学和常规医学做任何有意义的比较,就必须完全按照正确的科学研究方法来进行临床试验。

经典和疗医学在本章中被单列为一个完整的医学体系,它能够处理大量不同类型的健康问题。和疗医学能够有效处理急性和慢性疾病,尤其是在疾病早期人体还没有发生器质性损伤之前。偏头痛、过敏、自身免疫失调、关节炎、肺部疾病、传染性疾病等,这些疾病都曾报道被和疗医学成功治愈。和疗医学一直被认为尤其适用于儿童。它能够温和却有效地解决诸如反复发作的耳部感染、婴幼儿急性腹绞痛、哮吼、腹泻、膀胱感染、出牙疼痛、多动、情绪问题,甚至包括学习障碍在内的儿童健康问题。和疗医学对于孕期及哺乳期妇女健康问题的治疗也得到高度认可,因为她们必须避免服用西药,这些药物可能会对其自身及孩子产生无法预计、长期持续甚至有毒害的副作用。

支持和疗医学有效性的临床试验数量正在增加,尤其刊载于全球许多享有盛誉的医学和科学期刊。以下内容并不期望涵盖所有。笔者只是整理了一些高质量的研究报告,希望能够让医学专业人士了解,他们能够运用和疗医学这一无毒害的医学体系有效战胜,包括思想、情绪乃至身体和解剖学多个层面在内的大量不同疾病。

## （一）儿童腹泻

和疗医学被认为对于儿童格外有效，而且见效迅速。有批评认为这是因为儿童极易受外界影响，但是在儿科和疗医学中经常观察到的对于疾病的快速疗效，并不是简单的超自然现象或心理作用，因此并不能仅仅被解释为安慰剂效应[1]。和疗医学对于儿童腹泻的治疗就是很好的例子。

有三项随机对照试验[2]被用来评估和疗医学对于儿童急性腹泻持续时间的疗效，其中两项试验在尼加拉瓜进行，一项在尼泊尔进行。每年有超过500万的儿童死于腹泻，绝大多数发生在非工业化国家。其中两项试验都获得了肯定的结果；第三项试验结果还未公布。另外还有一些有关和疗医学治疗儿童腹泻的高质量专题研究，同样获得了肯定的、有显著性差异的结果，并刊登于欧洲同行评审的主流期刊上。雅各布斯（Jacobs）的专题研究格外引人瞩目，此项研究因其高质量，在经过了广泛的编辑审核之后得以发布于《儿科学》杂志（*Pediatrics*）。在尼加拉瓜的雷昂市，有81名患有急性腹泻的儿童（年龄在6个

---

[1] 译者注：安慰剂效果（placebo effect），指患者虽然获得无效的治疗（比如让安慰剂对照组的试验者饮用普通白水，而非试验检测药剂），但却"预料"或"相信"治疗有效，并确实出现病患症状得到舒缓的现象。例如，有报告记录大约四分之一服用了声称可以医治背痛的安慰剂的患者，表示有关痛症得到舒缓。而令人瞩目的是，这些痛症的舒缓，不单是靠患者报称，并可以利用客观的方法检测得到。而此痛症改善的现象，并没有出现于非接受安慰剂的患者身上。因此政府管制机关规定新药必须通过临床的安慰剂对照测试，方能获得认可。测试结果不单要证明患者对药物有反应，而且测试结果要与服用安慰剂的对照群组作比较，证明该药物比安慰剂更为有效。此"有效"需体现在以下2项或其中1项：1）该药物比安慰剂能影响更多患者；2）患者对该药物比对安慰剂有更强反应。并且此药物测试必须以双盲方式（医生及患者都不会知道所服药物是否为安慰剂）进行。

[2] 译者注：随机对照试验（randomized controlled trial），对某种疗法或药物的效果进行检测的手段，基本方法是，将研究对象随机分组，对不同组实施不同的干预，然后对照效果的不同。有此可以抵消已知和未知的混杂因素对各组的影响。

月~5岁之间）接受了标准的静脉供给液治疗，以及和疗医学药剂或安慰剂。试验中一共采用了18种根据每位患者的症状选择的和疗医学药剂。真正的药剂被药剂师随机放入外观完全相同的瓶中，患者每次水泻后服用一剂药剂，直到腹泻停止。试验结果显示，药物测试组的腹泻持续时间显著下降。腹泻持续时间是指患者在能达到连续两天，每天少于三次不成形排便之前的患病天数。在接受治疗的72小时后，两组患儿每天的腹泻次数也有显著性差异。

## （二）流感

1989年，在迄今为止最大规模的和疗医学药品的临床试验中，弗利公司（Ferley and associate）调研了一款销售名为"欧斯洛可舒能"[1]的和疗医学制剂，此款药品由野鸭心脏和肾脏的提取物经高度稀释后制成，这些部位被认为储藏有野生的流感病毒。欧斯洛可舒能是法国销量最好的流感药物，在美国也非常受欢迎。试验中，237位带有流感症状的患者服用此款药品，另外有241位流感患者服用安慰剂。48小时之后，药物测试组中17.1%的试验者已经恢复健康，而安慰剂对照组的恢复率则为10.3%。30岁以下患者对于药品的反应情况要好于30岁以上的患者。此项试验的矛盾点在于只使用了一款单方药品。通常而言，如果按照个体化选择药品的方法，治愈率能够达到90%。（Gray，2000）尽管如此，单就这项试验也已足以显示只使用一款单方药剂情况下的显著性差异。

另外还有两项试验也证明了欧斯洛可舒能的有效性。（Cassanova，1992；Papp，Schuback & Beck，et al.，1998）这两项试验都包含相对较多的受试人数（分

---

[1] 译者注：欧斯洛可舒能（Oscillococcinum），是法国布瓦宏（Boiron）药厂生产的和疗医学流行性感冒药。在法国已有销售超过65年的时间，并在全世界50个以上的国家销售。

别为 300 名患者和 372 名患者），两项试验都是多中心[1]安慰剂对照且双盲的试验。两项试验都显示出显著性差异的试验结果。一项关于欧斯洛可舒能临床疗效的文献研究（Vickers and Smith，2000）显示，这款药物很可能可以减少带有流感症状的患者的疾病持续时间。

## （三）类风湿关节炎

吉布森（Gibson）和其同事所做的专题研究包含 46 位患者。两位和疗医学医师为每位患者个体化选择药剂，但是其中只有一半患者会服用真正的药剂，另外一半服用安慰剂。三个月后，接受和疗医学治疗的患者在疼痛感、僵硬感和抓力方面，相比安慰剂对照组都有显著性改善。

由托马斯·科勒（Thomas Kohler）以及韦森奥尔（Weisenauer）和高斯（Gaus）在德国进行的专题研究各包含 176 位患者，接受和疗医学药剂的患者相比安慰剂对照组显示出显著性改善。

## （四）季节性过敏鼻炎或花粉症

1986 年《柳叶刀》杂志（Lancet）刊登了一项有关花粉症患者临床治疗的双盲试验结果。（Reilly et al.，1986）试验比较了由 12 种混合花粉所制成的 30C 药力的和疗医学制剂与安慰剂之间的功效差别。鉴于接受和疗医学治疗的患者的症状显著减少，并且和安慰剂对照组相比，接受和疗医学治疗的患者同一段时间内只需使用一半用量的抗组胺药，因此和疗医学的临床疗效为肯

---

[1] 多中心试验（multi centered trial），是指由多个单位的研究者共同合作，按同一个试验方案同时进行的临床试验。

定结果。

同一组研究人员还在《柳叶刀》上,发表了对28位患有严重特应性哮喘的患者所做的研究结果。(Reilly et al., 1994)在没有改变基本治疗方案的前提下,所有患者先服用四周的安慰剂,然后被随机分为两组,其中一组继续服用安慰剂,另一组则服用由被证明会导致所有受试者产生过敏现象的主要过敏原(大多数情况是屋尘螨)所制成的和疗医学制剂。所有患者每天需要在一份直观指向性表格上记录症状的严重程度。四周后,实验人员对这两组数据进行分析,发现和疗医学的疗效要优于安慰剂,并且有显著性的差异。

赖利小组(Reilly's group)多年来所做的一项关于四项试验的元分析,有力证明了和疗医学远胜安慰剂的作用。(Taylor, et al., 2000)由韦森奥尔所做的系列研究(Weisenauer et al., 1983; 1995; 1996)调研了单方药剂金英树[1]对于季节性过敏鼻炎的功效。试验中使用了低药力($4x^{[2]}$或$6x$)的金英树提取物。总计有近600位患者参与了此项试验,其中使用和疗医学药剂的患者的症状表现出显著性改善。由韦森奥尔和高斯(1995)所做的研究不仅将6x药力的金英树制剂与安慰剂进行对比,同时还与金英树10-6进行对比,金英树10-6是将等量的金英树提取物按照相同倍数直接稀释,而非按照和疗医学的药剂配制方法进行药力强化。直接稀释的提取物没有任何功效,并且无论在何种情况下都和安慰剂的效果相差无几。此试验结果显示,通过和疗医学独特的药剂配制流程,药物额外获得了本身所含活性成分之外的治疗功效。显然,我们应该沿此研究方向进行更多的调研。

---

[1] 译者注:和疗医学药品名,金英树,Galphimia glauca。

[2] 译者注:x,十倍法的药力计量单位。

## （五）纤维肌痛

1989 年，彼得·费希尔博士（Dr Peter Fisher）和他的同事在《英国医学杂志》上发表报道，接受和疗医学治疗的纤维肌痛患者感觉疼痛得到缓解的比例比安慰剂对照组高出 25%，而睡眠得到改善的药物测试组患者比安慰剂对照组要高出接近 50%。这项双盲、安慰剂对照的交叉试验只接受符合野葛[1] 药剂症状的患者。这 30 位患者有一半在试验第一阶段服用药力为 6C 的野葛药剂，另外一半服用安慰剂。在试验第二阶段，最初服用和疗医学药剂的患者改服安慰剂，而最初服用安慰剂的患者则开始服用和疗医学药剂。这项试验将每一位参与者服用药剂和服用安慰剂时的情况进行对比。大多数其他研究是比较两组情况近似的受试者，但是研究人员通常知道很难甚至可以说不可能找到两组完全一样的受试者。然而对和疗医学进行交叉试验的局限性在于，绝大多数和疗医学药物有长期持续的功效，因此当一位患者停止服用和疗医学药剂后，即使已经进入改服安慰剂的试验阶段，他或她的症状还有可能继续得到改善。

## （六）分娩

在一系列研究中，和疗医学也被用于产前准备。在一项研究中，一组健康的孕妇在分娩活跃期服用 7C 药力的蓝升麻[2]（每小时服用 5 颗药丸，最多连续服用 4 小时）。服用药丸的孕妇相比之前按照同样标准选择的另一组分娩孕妇，分娩时长（宫颈扩张的时间）显著减少（227 分钟相对 314 分钟）。（Eid,

---

[1] 译者注：和疗医学药品名，野葛，Rhus tox。

[2] 译者注：和疗医学药品名，蓝升麻，Caulophyllum。

Felisi&Sideri., 1993）最近一次双盲试验再次证明了相同的试验结果。（Eid, Felisi&Sideri., 1993）

## （七）HIV 病毒 / 艾滋病的临床试验

50 位处于艾滋病第二阶段（无症状期）和 50 位处于艾滋病第三阶段（持续性全身性淋巴腺病）的患者参与一项随机、双盲临床试验。（Rastogi, Single, Dey et al., 1999）每位受试者服用一款根据其个体情况量身选择的单方和疗医学药剂，每次服用后间隔 15 ~ 30 天，然后再继续服用，如此总计持续 6 个月时间。根据患者症状的整体情况，试验一共包含了 25 款不同的和疗医学药剂。被使用到的和疗医学药力包括：6X、30C、200C、LM3、LM5。对照组按照同样的治疗方案，服用一款和药剂外观完全相同的安慰剂，服用和疗医学药剂的第三阶段患者的 CD4T 淋巴细胞数量有显著变化，CD8T 淋巴细胞也有显著增加。服用安慰剂的第三阶段患者没有出现此项结果，服用和疗医学药剂的第二阶段患者并没有显著变化。

一项独立的初步试验研究和疗医学药剂对于生长因子的影响，此项试验在位于美国加利福尼亚州、俄勒冈州、亚利桑那州、夏威夷、纽约市和华盛顿市的医疗机构进行，总计有 77 位艾滋病患者参与了两项随机双盲安慰剂对照试验，这些患者在 8 ~ 16 周的时间内仅使用自然疗法。另外两项试验长达两年半时间，是包含 27 位受试者的开放式试验[1]。试验结果显示，特定身体、免疫系统、神经系统、新陈代谢和生活质量，以及淋巴细胞数量和功能都获得改善，患者的 HIV 病毒数量减少。这些研究证明和疗医学或许可以作为辅助或替代治疗方法，协助对携带人类免疫缺陷病毒（HIV 病毒）和患有获得性免疫缺陷综合征（艾

---

[1] 译者注：开放式试验（open-label format trial），受试者和施测者都知道试验所采用的治疗方法。

滋病）的患者所进行的治疗。

## （八）对照临床试验的元分析[1]

由著名的荷兰医生乔斯·克莱章恩（Dr Jos Kleijnen）所领导的一组荷兰医学专家（所有参与专家都不是和疗医学医师），按照对抗医学领域对临床试验所采用的严格评估标准，对关于不同形式的和疗医学所做的对照临床试验进行元分析：每项试验都会根据以下几方面获得一项综合评分，包括关于患者特点的阐述质量、试验参与者内的患者人数、被采用的随机分类方式、关于试验方法的阐述清晰度、是否采用双盲方式以及试验结果的陈述质量。此项研究在1991年发表于《英国医学杂志》。在研究包含的107项对照试验中，81项显示和疗医学有部分临床疗效，24项显示没有疗效，2项无法定论。在研究人员判定为高质量的22项试验中，有15项显示和疗医学有临床疗效。这说明越是精心设计和严谨执行的试验，越有可能发现和疗医学的临床有效性。事实上，研究人员对于研究中所出现的肯定结果表示吃惊，这些肯定结果包含：

- 9项试验中的4项，显示和疗医学有助于治疗血管疾病。
- 19项试验中的13项，显示和疗医学有助于治疗呼吸道感染。
- 5项试验全部显示和疗医学能够成功治疗花粉症。
- 7项试验中的5项，显示和疗医学能够帮助在腹部手术之后，更快恢复肠道功能。
- 6项试验中的4项，显示和疗医学能够成功治疗风湿。
- 20项试验中的18项，显示和疗医学有助于治疗疼痛或创伤。

---

[1] 译者注：元分析（meta-analysis），是指将多个研究结果整合在一起的统计方法。

- 10项试验中的8项，显示和疗医学能够帮助处理思想或心理问题。
- 15项试验中的13项，显示和疗医学能够成功处理大量其他健康状况。

元分析的作者们根据以上数据表示，"此份研究报道中所展现的证据，很可能在某些方面足以确立和疗医学能够作为常规治疗方法"。（Kleijnen et al., 1991，p.321）

美国国立卫生研究院下属的国立补充和替代医学研究中心前主席韦恩·乔纳斯医生（Dr Wayne B. Jonas）在1995年进行了一次考科蓝[1]文献回顾，他调研了近90份精心设计的随机临床试验，所有这些试验的综合结果同样支持和疗医学的功效胜于安慰剂。（参见Jonas&Jacobes，1996）

自那时起，《柳叶刀》杂志刊登了由林德和乔纳斯所做的有关和疗医学临床试验的最新元分析（1997）。林德（Linde）和乔纳斯（Jonas）一共找到了186项临床试验，其中89项为随机、双盲、安慰剂对照试验，并且都有足够的试验统计数据以供分析。基于对此89项安慰剂对照试验所做的分析，林德和乔纳斯总结，"我们所做元分析的结果并不支持'和疗医学的临床疗效完全是安慰剂效应'的假说。不过从这些试验中，我们也没有发现足够的证据能够证明和疗医学对任何单一的临床状况有明显功效，对和疗医学有必要做进一步严谨和系统化的研究"。这一表述清晰的研究立场，入木三分地刻画出了有关和疗医学的研究和临床试验所遇到的两难境地：一方面，和疗医学需要更多地依赖科学研究以获得支持；另一方面，绝大多数临床试验是针对类似对抗医学的单一临床状况，这很明显违背了和疗医学的基本原则。显然我们需要开发全新的临床试验

---

[1] 译者注：考科蓝（Cochrane），也称为考科蓝合作组织或考科蓝协作组织，是独立、非营利性的非政府组织，由超过三万七千名的志愿者所组成，分布国家超过170个。考科蓝成立的目的是希望以系统化的方式收集、整理医学研究的资讯。

评估方法，从而使试验能够有效涵盖受试者的整体健康情况以及他/她的生命力，而非只是单一临床状况。相信伴随和疗医学临床医师以及思想开明的对抗医学科研人员所做的努力，我们必将获得越来越多有关和疗医学临床功效的客观数据。

## （九）动物实验

和疗医学药剂也经常被用于兽医学。有许多关于用和疗医学医治狗、猫、马，甚至奶牛的著作。以下简要概述一些对动物所做的试验研究：

尽管动物有可能受到一定的心理暗示影响，但似乎简单的心理治疗方法无法治愈猫所患的脓肿、马所患的皮肤病或奶牛所患的乳腺炎，这在动物实验中屡见不鲜。例如，有一项对奶牛进行的研究报告显示，200C 药力的乌贼墨汁[1] 药剂能够显著减少奶牛一些典型的产后并发症（Williamson, Mackie, Crawford et al., 1991），另一项对猪进行的研究显示南美毒蛇[2]、风信子[3] 和沙比桧[4] 的混合药剂，或南美毒蛇、紫锥菊[5] 和人造腐败素[6] 的混合药剂，加上蓝升麻，都按照 1C ~ 6C 的低药力服用，对于奶牛的感染（子宫炎和乳腺炎）以及猪崽的腹泻有预防和治疗功效。（Both, 1987）

---

[1] 译者注：和疗医学药品名，乌贼墨汁，Sepia。

[2] 译者注：和疗医学药品名，南美毒蛇，Lachesis。

[3] 译者注：和疗医学药品名，风信子，Pulsatilla。

[4] 译者注：和疗医学药品名，沙比桧，Sabina。

[5] 译者注：和疗医学药品名，紫锥菊，Echinacea。

[6] 译者注：和疗医学药品名，人造腐败素，Pyrogenium。

## （十）在中国的发展与临床应用

20世纪90年代，和疗医药学作为一门医学体系才被系统介绍到中国。90年代末开始，少数中国中医利用和疗医学电脑诊断软件和普通的和疗医学药剂，在中国大陆的城市和乡村从事和疗医学的临床实践。十多年来，他们运用和疗医药学为上万患者做过诊疗服务，治愈或减轻了很多患者的病痛，从常见的发烧感冒，到现代对抗医学难以解决的一些疑难病症，很多疗愈案例堪称奇迹。这里有两点需要说明：一是他们在诊断过程中，除了运用和疗医学传统的问诊和望诊技术外，又借助了中医的脉诊技术，而且把传统的脉诊技术和现代和疗电脑软件相结合，作为诊断的辅助手段，提高了诊断的准确性；二是在药剂的使用上，对症状清晰、病因明确的患者，遵循哈内曼先生《和疗医学医典》的单方用药法则；而对于多种慢性病集于一身、病情病因错综复杂的患者，则采用了混合药剂的用药方法，随着和疗医药学的发展和对疾病的认识，混合用药在欧洲诸国和北美被越来越多的医者运用。以下介绍几位中国医生应用和疗医学的思路与实践：

### 1. 李××失眠病例

李××，女，65岁

2012年5月30日求诊

#### （1）患者主诉

患失眠症16年。刚开始时是入眠困难，逐步发展为一到晚上就恐惧睡觉；白天头晕，注意力不能集中，思想老是处于一种紧张状态，总感觉心里有事。近一年多来，失眠更加严重，如不吃安眠药，整夜都不能入睡，再一点就是下腹部有时不舒服，特别是生气后，有疼痛感。

### (2)继续问诊所得患者信息

该患者年轻时,漂亮能干。下得了厨房,上得了厅堂,且多才多艺,能歌善舞,在村里属女强人,在家里是当家人。20年前儿子结婚,因是独生子,和父母一起生活。儿媳性格强势,且有时不讲道理,不久便取代了婆婆的家庭领导地位,并动不动指责婆婆,甚至出粗口言语,以患者的话说"我经常被媳妇糟蹋",而患者又是一个极爱面子的人,又害怕儿子夹在中间难受,只好强压屈辱,忍气吞声,暗自流泪。

### (3)脉诊检测

问诊结束后,医生给患者做了传统中医的脉诊检测,如曲线图(图4-3)显示:

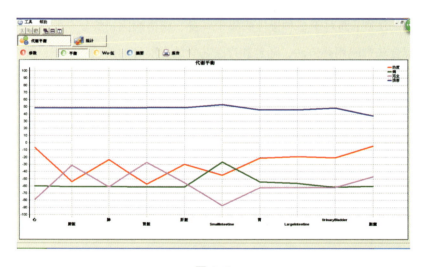

图4-3

心的热度指标最高,说明有火、焦躁,而功能又偏低,但没有任何器质性问题,可能是受到某种压抑或制约。

而从五行图(图4-4)来看,心事"阴热度"偏高,说明是受外因所致。

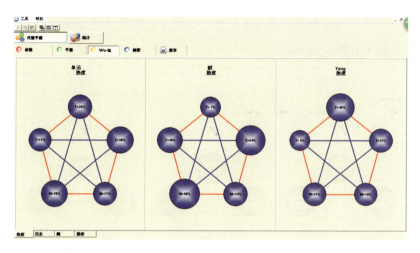

图 4-4

又从五行功能分解图（图 4-5）来看，患者的心脏功能已全面受损，如发展下去，将会发生器质性问题。

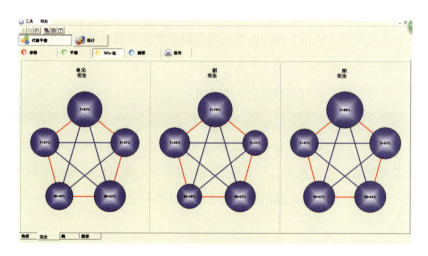

图 4-5

另一点，曲线图（图 4-3）显示，小肠的熵值高，说明小肠功能有紊乱状况；小肠功能低，这可能是受熵值的影响。

又从五行熵值分解图（图4-6）看，小肠功能紊乱和外界因素相关。这正是患者小腹不舒服的原因所在。

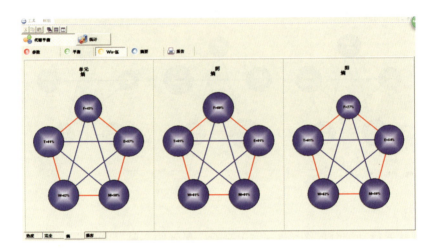

图4-6

**（4）运用肯特（Kent）和疗医学药典与辩证大全电脑诊断软件选药**

①根据问诊记录选项（图4-7）；

②电脑自动将对症的药物排出（图4-8）；

从电脑诊断图（图4-8）上看，排在前2位的是Staphysagria[1]（斯塔维翠雀）和Nux vomica[2]（马钱子）。他们的级别因为12分，对应症状同为6个。而哪种药对患者更加适合呢？其实，一个有经验的医生在心里就已经做出了判定。不过，我们还是来比较一下电脑所选择的这两种药哪种更为贴切。

---

[1] 注：和疗医学药品名，斯塔维翠雀，Staphysagria。

[2] 注：和疗医学药品名，马钱子，Nux vomica。

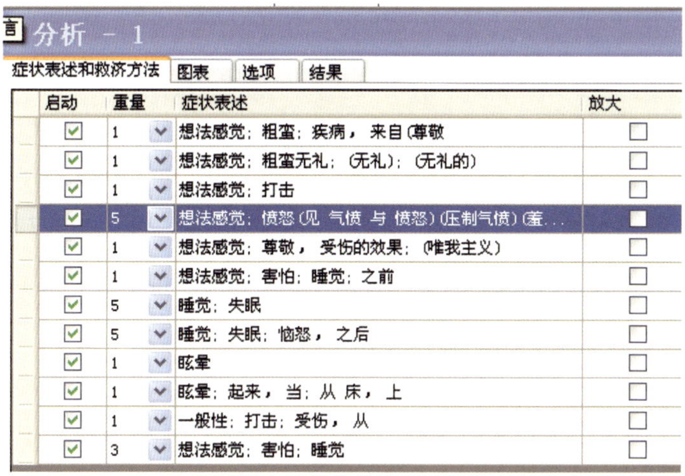
分析 - 1
症状表述和救济方法
图表
选项
结果
启动
重量
症状表述
放大
1 想法感觉：粗蛮：疾病，来自(尊敬
1 想法感觉：粗蛮无礼：(无礼)：(无礼的)
1 想法感觉：打击
5 想法感觉：愤怒(见 气愤 与 愤怒)(压制气愤)(羞...
1 想法感觉：尊敬，受伤的效果：(唯我主义)
1 想法感觉：害怕：睡觉：之前
5 睡觉：失眠
5 睡觉：失眠：恼怒，之后
1 眩晕
1 眩晕：起来，当：从 床，上
1 一般性：打击：受伤，从
3 想法感觉：害怕：睡觉

图 4-7

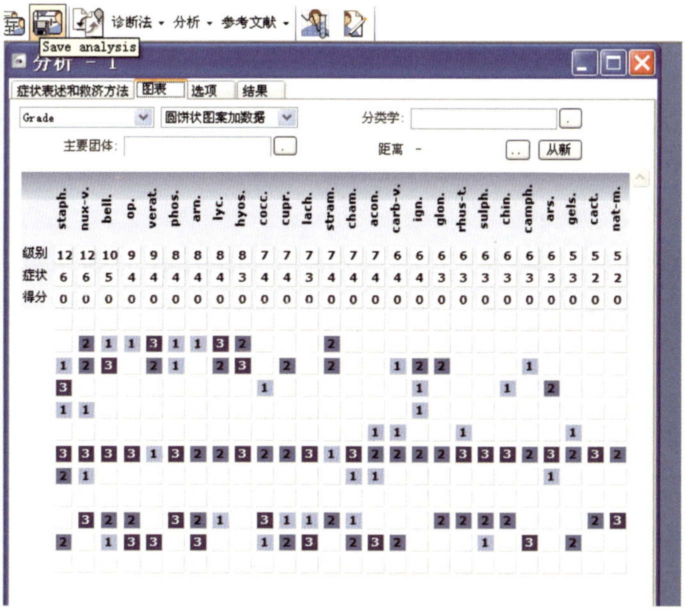
诊断法
分析
参考文献
Save analysis
分析 - 1
症状表述和救济方法
图表
选项
结果
Grade
圆饼状图案加数据
分类学：
主要团体：
距离 -
从新
staph. nux-v. bell. op. verat. phos. arn. lyc. hyos. cocc. cupr. lach. stram. cham. acon. carb-v. ign. glon. rhus-t. sulph. chin. camph. ars. gels. cact. nat-m.
级别 12 12 10 9 9 8 8 8 8 7 7 7 7 7 7 6 6 6 6 6 6 6 6 5 5 5
症状 6 6 5 4 4 4 4 4 3 4 4 3 4 4 4 4 4 3 3 3 3 3 3 3 2 2
得分 0 0 0 0 0 0 0 0 0 0 0 0 0 0 0 0 0 0 0 0 0 0 0 0 0 0

图 4-8

在《实用和疗医药学（*Desktop Guide to Homeopathic Medicine*）》中，对斯塔维翠雀的作用在导语部分是这样描述的："此药不仅在治疗躯体疾病方面非常有效，更对情感疾患有强大的愈合能力。这种愈合力表现在我们大家都会遭遇到的那些令人愤慨或蒙受耻辱的情况，如身体、心理、性或语言上遭受的凌辱，女性不能勇敢地应对她的侮辱者而是压制了愤怒，以及经历不幸关系或婚姻的人们都应求助于斯塔维翠雀以治愈被践踏的情感创伤。""精神情志：……抑郁，难过，对于别人的评论非常敏感……"

从症状上看，该患者的主要症状表现：一是晚上失眠，入睡困难，甚至整夜不能入眠；二是白天紧张，头晕，感觉心中有事。如果单从症状上看，核心症状是个失眠问题。假如没有失眠问题，晚上休息好了，白天头晕、紧张等症状可能就消失了。仅从症状表现选择，用马钱子解决失眠似乎更好一些，而斯塔维翠雀对于失眠症状几乎没有提及。

但是，和疗医学是一个根治性医学，要疗愈疾病，就要找出病源。也就是说，要找出导致该患者失眠的原因，而该原因正是斯塔维翠雀的药性灵魂和适应症状表现，即"遭受凌辱不能勇敢应对，受到了侮辱而又压制了愤怒，身心被践踏所导致的身心疾患"。

在《欧洲祖先的神经系统疗法》（*EIeg o ancestraly Ia homeopatia*）一书中，对类似于斯塔维翠雀的适用症在病源上的描述为：他们的病症主要是由于语言上、生理上或性方面的受辱和滥用所造成的。这些人的"自我"特性是"……屈服、害怕被惩罚、再次被伤害、被攻击，活在阴影下……被埋怨或被训斥……""当觉得难过、愤怒或受辱时，或在晚上、在早上、在睡午觉时……症状会恶化。"

马钱子虽然能够缓解失眠，但将该患者症状和药典再次对照分析后，用马钱子显然不如斯塔维翠雀。

其一，马钱子性格的人一般具有"大男子主义和侵略性"，且性格暴躁。[1]

其二，马钱子的"另一适应症为由于工作压力所致的失眠，患者带着问题入眠，常在半夜3点醒来，辗转反侧，思前想后而无法入眠"。表现在精神情志上是"很容易发怒，心术丑陋、恶毒……喜欢责备他人，闷闷不乐，行为挑剔"。"凌晨3点后无法入睡，一直会持续到接近凌晨时分，醒后感觉不适，饭后及晚上很早就困倦，梦中充满了匆忙和饥饿，睡一小会能感觉好些。"[2]

基于以上分析，医生为患者选用了斯塔维翠雀200C，纯净水稀释后，采用"高频递减式服用方法"。在服用和疗药剂半个月之后，睡眠已大有改善，且安眠药已停止服用了，到2012年6月29日，患者的失眠问题已彻底解决，而且心情也敞亮了，精神也好，小肚子也不痛了。

### （5）相关问题讨论

在电脑里选出级别和症状分数相同的两种药中，为什么还要进一步选择？这是因为和疗医学是全人医学，不能只看"失眠这个症状"，首先要看"这个失眠的人"。这有点类似于我们中医的"望诊"，看这个人的"象"。这个人的"象"又分为两个层面：一个层面是身体的"象"，我们称为"表象"，就是这个人的外观形象以及身体所反映出来的症状，这些症状大多在我们诊断软件的信息数据库里都能找到，这就是电脑诊断所得的级别和症状分数。而另一个层面是患者这个人的"心象"，《肯特和疗医学药典与辩证诊断全书》把它称之为"精神情志"。这涉及和包含了患者的意识、思想、心理甚至灵魂深处及潜意识层面的一些东西，这些内容很多在电脑的数据库里是不好表达和储存的，所以也就得不到选取和数据显示。

---

[1] 注：《欧洲祖先的神经系统疗法》第225页。

[2] 注：《实用和疗医药学》薛史地夫著，第164—165页。

## 2. 闫×× 四肢无力病例

闫××，男，30 岁，山西稷山县人，软件工程师

首次就诊时间：2014 年 4 月 1 日

### （1）问诊症状描述

主要症状：手腕和脚腕疼痛、煎熬、难受、无力，腿和胳膊肌肉酸痛，严重时，手腕和脚腕以下一点力气都没有，特别是手腕连拿笔和敲电脑的力气都没有。规律：一是夏天严重（每年四五月份开始加重，过了八月十五逐渐减轻）。二是逐年加重，特别是近两三年，整个夏天无法工作，腿和胳膊肌肉酸痛，严重时腿没有感觉，蹲下后站不起来。三是（夏天）早上起来和睡觉起来后严重，有时浑身用不上劲，活动后减轻。四是着凉和遇冷风后严重，热水浸泡半个小时后减轻。五是和天气变化有关，天阴下雨前开始严重，雨过天晴减轻。

### （2）病程

七八年前夏天，大腿和小腿肌肉出现偶然疼痛，之后，逐年严重，从腿上行到胳膊，从单纯的疼痛发展到酸痛、煎熬、无力。

### （3）以往治疗情况

近几年，先后到当时县医院、市中心医院、西安西京医院、山西省医院、山西大学二院等地就诊，各种检查指标正常，找不出原因，吃药、输液、住院，医疗费花了数万元，没任何效果，还在逐年加重。

### （4）身体其他症状

①以前有鼻窦炎，手术后好了。

②头痛，间断性的，主要是正前方疼痛，已有十三四年了。

**（5）精神心理**
①思想压力大，担心瘫痪，上有老下有小，孩子才 2 岁，爱人工资低。
②对治疗缺乏信心，大医院都去了，治疗没效果，也说不出个所以然。
③心静不下来。

患者的其他健康状况正常。

当时正进入四月，夏天即将到来，患者非常担心，按照往年规律，5 月份就该发病了，这将又面临近半年的四肢瘫痪。记得当时我给患者说："从临床经验看，当疾病出现预感或刚出现苗头的初始阶段，和疗疗效往往更好，现在时机很好，在症状即将出现前，开始预防性的调理治疗，也许今年夏天四肢瘫痪无力的症状将不会出现。"患者听后很有信心，表示积极治疗。其治疗思路是：

①首先要分析和判断病因。
②经验选药和电脑诊断相结合。
③从直接症状入手，分层次、分阶段递进式调理。
④复合用药，主（药）副（相配）。

以下是治疗过程：

4 月 1 日电脑诊断选药图示，参看图 4-9、图 4-10。

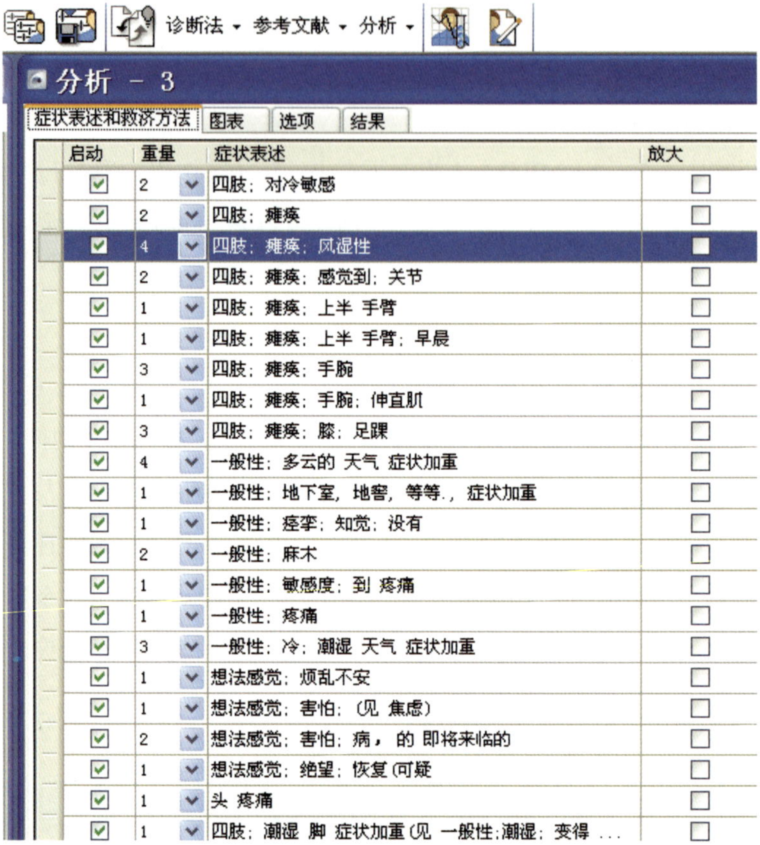

图 4-9

从图 4-10 看，排在前三位的药是 Sepia[1]（乌贼）、Rhus toxicodendrom[2]（毒葛）和 Calcarea carbonica[3]（碳酸钙），从级别得分和症状对应得分上看，应选择乌贼。而笔者经过综合考虑后，选取了排在第二位的 Rhus toxicodendrom（毒葛）为主药。原因有三：一是从问诊的各个症状要素和患者"象"考虑；二是

---

[1] 注：和疗医学药品名，乌贼，Sepia。
[2] 注：和疗医学药品名，毒葛，Rhus toxicodendrom。
[3] 注：和疗医学药品名，碳酸钙，Calcarea carbonica。

从临床经验看，毒葛更适合患者。三是毒葛是笔者在问诊结束后，头脑中首先"蹦"出的第一味药，是临床经验"人象"和"药象"的对应。然而，乌贼和排在第三位的碳酸钙提示我们，该患者病症和湿寒有关（因篇幅有限，这里不作分析表述）。

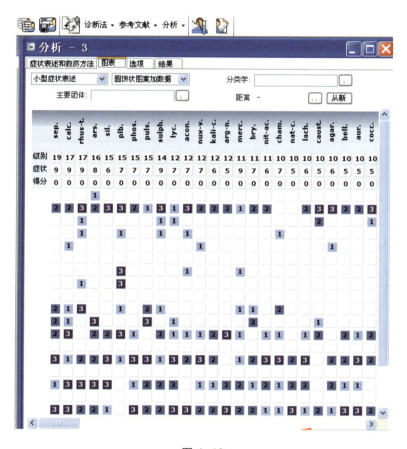

图 4-10

四次施诊简述（参看表 4-1）：

表 4-1

| 时间 | 用药配方 | 主要作用 | 说明 | 效果 |
|---|---|---|---|---|
| 2014.4.1–5.7. | RHUS-T（毒葛）<br>CAUST（钾水合物）[1]<br>DULC（欧白英）[2] | 抗预防和治疗由寒湿邪所致的风湿性疼痛、肢体麻痹、肌无力、瘫痪。 | 患者读书时，宿舍潮湿，阴暗。毕业后，一度在南方海边城市工作，住地下室。这可能是致病因及加重因子。 | 往年四月下旬，四肢疼痛麻痹开始出现，今年这段时间没有发生。 |
| 2014.5.8–7.16. | RHUS-T（毒葛）<br>CAUST（钾水合物）[3]<br>HYP（贯叶连翘） | 在肌体对症调理的同时，疏通和弥合患者的运动神经系统，调理局部性神经功能障碍。 | 症状出现时，患者的手、脚有麻刺感和爬行感。 | 和去年相比，症状减轻了40%—50%，虽有疼痛和麻痹反应，但影响不了工作，手腕和脚腕都有劲了。 |
| 2014.7.17–9. | RHUS-T（毒葛）<br>PLUM（铅）[4]<br>LACH（巴西蝮蛇）[5] | 进一步调理关节、肌肉和神经组织活力，尤其是神肌、上肢疏通血脉，扩大调理功效范围。 | 感觉手脚有点沉重、发硬，指端有时发凉，手背皮肤有点青紫色。 | |
| 2014.9.3. | RHUS-T（毒葛）<br>CALCC（碳酸钙）[6]<br>CAR-V（活性炭）<br>FER-M（铁）[7] | 巩固疗效，加强胃质营养，补气血。 | 病症已基本疗愈，主要后期肌体的营养补充以激发和增强自身机能，为此开了二周药剂。 | 基本好了，和正常人一样。 |

[1] 注：和疗医学药品名，钾水合物，CAUST。
[2] 注：和疗医学药品名，欧白英，DULC。
[3] 注：和疗医学药品名，贯叶连翘，HYP。
[4] 注：和疗医学药品名，铅，PLUM。
[5] 注：和疗医学药品名，巴西蝮蛇，LACH。
[6] 注：和疗医学药品名，活性炭，CAR-V。
[7] 注：和疗医学药品名，铁，FER-M。

至 2014 年 9 月，经过五个多月的治疗，患者反馈整个夏天都未发病，已完全康复。

### 3. 乙肝患者的康复

陈××，女，38 岁，在四川省某三甲医院工作。她是在笔者给她儿子做了五个月的（和疗）治疗见到效果后，于 2012 年 2 月 25 日到会所就诊的。

霍某，9 岁，从小体弱，胃口不好。每天早上起床后，鼻涕口水流一滩，抽纸要用几十张。在医院和中医院多次治疗未果，也检查不出其他问题。经过和疗五个月的调理治疗后，症状明显好转。"我和他爸都在医院工作，除西医和中医外，不相信其他疗法，我是抱着试试看的态度来的，没想到和疗医学治疗效果这么好。"她这才悄悄告诉我，她是乙肝病人，单位和亲戚朋友都不知道，看到孩子治疗见效后，才领略到和疗医学的神奇。"我这病，是八年前检查出来的，乙肝两对半检查为大三阳，肝功能检查显示谷草转氨酶偏高，确诊为慢性乙型肝炎。八年来，我一直在我们医院坚持治疗，也多方寻求中医调理，没有明显效果，前几天检查，还是大三阳。"

问诊症状归纳：

（1）时常感觉疲惫无力，走路老是拖着两条腿，特别是感觉大腿无力。
（2）肝区时常隐隐作痛。
（3）性格急躁、焦虑、易怒、爱发脾气，如儿子不认真做作业，立马又急又气，经常出手打孩子。
（4）总是担心儿子的健康和学习。
（5）长期睡眠不好，入睡困难，易惊醒；经常梦到吵架生气，被人追杀，常被梦中情形气醒和吓醒。
（6）吃饭不香，不想吃肉，有时腹胀、恶心。

(7) 面色黄白，没有血色。

(8) 低血压；心脏不太好，有时胸闷胸憋，心跳加速，喘不上气，大多早上易发。

(9) 30 岁前，体型偏胖。本人爱美，是个减肥狂，不加选择地服用了大量减肥药，用她自己的话说，"只要当时能买到的减肥药，我都吃遍了"。其实这个情况，几个月前我在给她儿子问诊时就知道了。

我告诉陈女士乙肝的治疗调理需要一个较长的过程，可能要 10 个月到一年才能见到成效，且需要患者的密切配合。陈女士表示，她对此信心十足。

我给她做了为期一年的调理方案，此方案分三个阶段：

**第一阶段**：主要是肝脏排毒。考虑到患者长期服用西药，特别是从 20 岁左右开始，大约有十年时间，一直不加选择地大量服用各种减肥药，造成对肝脏的毒害损伤，使肝脏的代谢解毒功能受损、紊乱。这可能是她罹患乙肝最主要的原因；5 个月前，我在分析她儿子病因时，曾重点关注过这个因素。也正是这个因素，导致了她儿子的一些先天身体弱项（我是按照这个思路，把她儿子的病症治好的）。加之患者当时在重庆工作，几乎每天都在外面吃小吃和麻辣烫之类。这一阶段，为时两个月，经验选择的排毒疗法是：

1. Aloe[1]（芦荟）排毒：尤其是针对曾经大量用药，且用药非常复杂的情况；帮助恢复和重建生理平衡。

2. Nux-v（马钱子）：长期食用重口味的食物，滥用泻药，油腻、药物等残留。

---

[1] 注：和疗医学药品名，芦荟，Aloe socotrina。

3.Ars[1]（三氧化二砷）排毒：它是和疗药中毒性最大的，可排解肝脏和其他脏器中的诸如化学、农药和其他病毒。

又根据对患者的问诊和患者当时全面身心状况，电脑软件症状图的选药排序如图 4-11、图 4-12 所示：

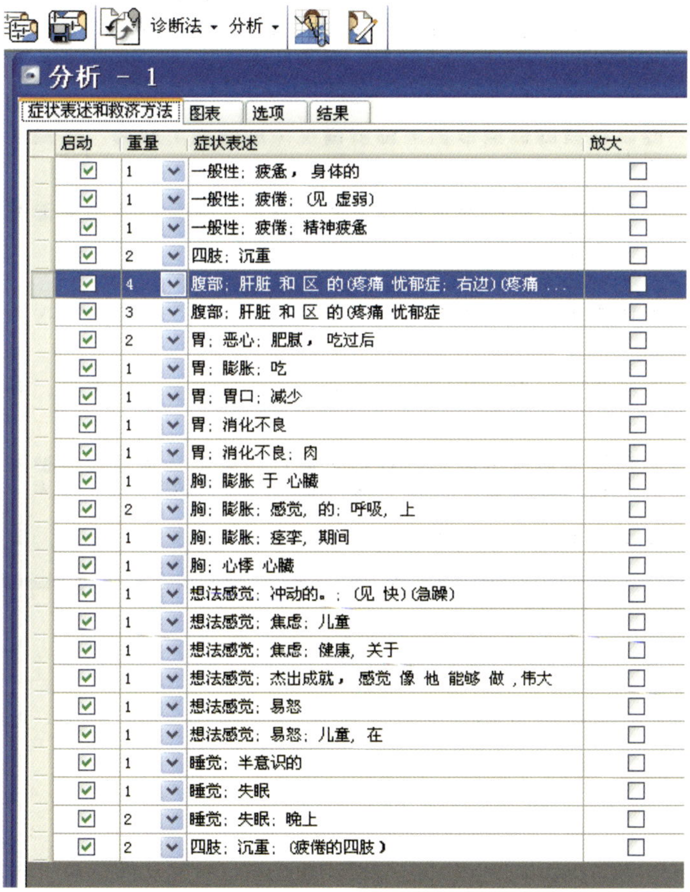


| 启动 | 重量 | 症状表述 | 放大 |
|---|---|---|---|
| ☑ | 1 | 一般性：疲惫，身体的 | ☐ |
| ☑ | 1 | 一般性：疲倦：（见 虚弱） | ☐ |
| ☑ | 1 | 一般性：疲倦：精神疲惫 | ☐ |
| ☑ | 2 | 四肢：沉重 | ☐ |
| ☑ | 4 | 腹部：肝脏 和 区 的（疼痛 忧郁症：右边）（疼痛 … | ☐ |
| ☑ | 3 | 腹部：肝脏 和 区 的（疼痛 忧郁症 | ☐ |
| ☑ | 2 | 胃：恶心：肥腻，吃过后 | ☐ |
| ☑ | 1 | 胃：膨胀：吃 | ☐ |
| ☑ | 1 | 胃：胃口：减少 | ☐ |
| ☑ | 1 | 胃：消化不良 | ☐ |
| ☑ | 1 | 胃：消化不良：肉 | ☐ |
| ☑ | 1 | 胸：膨胀 于 心臟 | ☐ |
| ☑ | 2 | 胸：膨胀：感觉，的：呼吸，上 | ☐ |
| ☑ | 1 | 胸：膨胀：痉挛，期间 | ☐ |
| ☑ | 1 | 胸：心悸 心臟 | ☐ |
| ☑ | 1 | 想法感觉：冲动的。：（见 快）（急躁） | ☐ |
| ☑ | 1 | 想法感觉：焦虑：儿童 | ☐ |
| ☑ | 1 | 想法感觉：焦虑：健康，关于 | ☐ |
| ☑ | 1 | 想法感觉：杰出成就，感觉 像 他 能够 做，伟大 | ☐ |
| ☑ | 1 | 想法感觉：易怒 | ☐ |
| ☑ | 1 | 想法感觉：易怒：儿童，在 | ☐ |
| ☑ | 1 | 睡觉：半意识的 | ☐ |
| ☑ | 1 | 睡觉：失眠 | ☐ |
| ☑ | 2 | 睡觉：失眠：晚上 | ☐ |
| ☑ | 2 | 四肢：沉重：（疲倦的四肢） | ☐ |

图 4-11

[1] 注：和疗医学药品名，三氧化二砷，Arsenicum album。

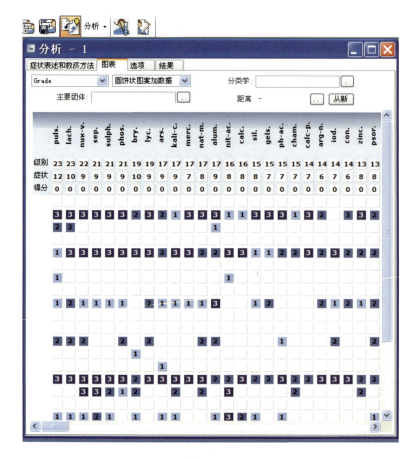

图 4-12

选取排列首位的 Pulsatilla[1]（白头翁），分别和 Aloe socotrina、Nux vomica、Arsenicum album 组成 3 个配方，依次服用，每方服用 3 周。

**第二阶段**：主要是对肝脏进行治疗、濡养，附之以气血调理，为时 6 个月；

---

[1] 注：和疗医学药品名，白头翁，Pulsatilla。

依次运用了 3 个不同的组方，每方服用两个月左右。主要选择参考的和疗药有：

Chelidonium majus[1]（白屈菜）：肝炎和其他肝胆问题。

Natrum sulphuricum[2]（硫酸钠）：病毒性肝炎，湿性体质。

Sulphur[3]（硫）：临床上对乙型肝炎有明显的治疗效果，特别是对大三阳的转化。

Magnesia muriatica[4]（氯化镁）：慢性肝炎，肝区疼痛，消化不良。

Lycopodium clavatum[5]（石松子）：肝功能低下、紊乱，消化力减退。

因具体组方随当时症状变化调整，这里不再一一列示。

**第三阶段**：在增强肝功能的同时，对其他弱脏（如心脏等）和整体生命力进行调理，为时 2—3 个月。

从 2012 年 2 月下旬至 2013 年 4 月，经过一年两个月共十次的和疗调理治疗，陈女士的精神和身体已发生了根本变化：现在是性格开朗、红光满面、精力充沛，肝功能各项指标正常，大三阳已归转为小三阳。

"我现在感觉很好，能吃能睡，干活不累，精力充沛，我不再是肝炎病人了。"陈女士如是说。

以上三个案例表明，和疗医学如果可以和传统中医相结合，再利用现代数据化技术，可以让年轻的医生快速上手，尽快找到疾病的根源，从全人康疗的角度，使用无毒副作用的、廉价的和疗药剂，达到事半功倍的治疗效果。

---

[1] 注：和疗医学药品名，白屈菜，Chelidonium majus。

[2] 注：和疗医学药品名，硫酸钠，Natrum sulphuricum。

[3] 注：和疗医学药品名，硫，Sulphur。

[4] 注：和疗医学药品名，氯化镁，Magnesia muriatica。

[5] 注：和疗医学药品名，石松子，Lycopodium clavatum。

# 第五章 藏医学、中医学与和疗医学的比较

卡莱斯·阿芒加尔·文森
(Carles Amengual Vicens)
杨环
薛史地夫

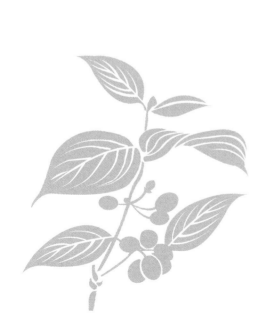

# 一、藏医学、中医学与和疗医学的理论基础与历史

## （一）藏医学、中医学与和疗医学概述

藏医学是全球最古老的传统医学之一，有着约 2 500 年的历史。它在前佛教时期起源于名为象雄的古国。作为一门传统医学体系，藏医学被认为是一个应用广泛、切实可行的医疗体系，并由此在西方国家得到发展，成为替代医学的临床治疗手段之一。藏地对于健康和疾病的理解，被广泛记录于被称为"藏医学"（gSoba Rig-pa）或"疗愈的科学"的医学体系之中。人们通常认为藏医学的最初教导来自**佛陀**，他以药师佛为化身，将藏医学的根本思想授予世人。在《四部医典》中大量提及了佛陀教导的重要内容。（Tsona，L.T.: Fundamentals of Tibetan Medicine，Men-Tsee-Khang，Dharamsala，2001，p. 1）

中医是华夏文明的瑰宝，它有着约 5 000 年的历史，为华夏民族的繁衍生息和人类医学的发展与进步做出了卓越的贡献。在上古与中古时期，中医就涌现出了一批杰出的生命学家和治愈大师，秦汉时期，中医的临床理论趋于完善，并融合了儒释道诸多文化中有关生命成长与健康维护的精华思想。"中医学是一门以中国古代天人同构、天人合一思想为指导，运用阴阳五行象数理论研究人体生命活动、气化规律、治疗康复、预防保健的学问。"

和疗医学是发源于西方、目前在全球使用最为广泛的医学传统之一，其创建人哈内曼医生的哲学思想为：既然充满智慧的、造福于人类的**造物者**允许不计其数的人体非健康状态，也即我们所说的疾病状态得以存在，那他也一定在同时透露给我们一套独特的模式，由此我们能够了解疾病，并进而熟练运用足

以攻克这些疾病的药物；并且他也一定会展示给我们一套同样独特的模式，由此我们得以找到隐藏在药物中的能够治愈特定疾病的药性。（Hahnemann，S.: The Medicine of Experience，in the Lesser Writings，p. 439）

**三大医学体系的终极目标**

| 藏医学 | 中医学 | 和疗医学 |
|---|---|---|
| 通过保持身心平衡以预防疾病；通过恢复身心平衡以成功治愈疾病。 | "阴平阳秘，精神乃治"，"形与神俱，乃能尽终其天年。"（《黄帝内经》） | 在健康状态下，使人体的物质机体焕发活力的精神性力量处于绝对统领地位。它使生命机体所有组成部分的觉受和运作都常处和谐，这真是令人赞叹！由此机体中的理性精神便能自如运用这一健康的生命机体，以实现人类存在的最高目标。（《医学方法论》, &9） |

## （二）藏医学、中医学与和疗医学的经典著作

《四部医典》由藏医老宇妥·云丹贡布于公元 8 世纪所著，公元 11 世纪由老宇妥的后裔小宇妥·云丹贡布改编成为现在的版本。1 000 年后，德国医生塞缪尔·哈内曼于 1810 年完成了《医学方法论》。

《黄帝内经》是中医理论的奠基之作，也是目前唯一传世的上古医经。它涵盖了中医理论的核心内容，构建了完善而独特的中医学理论体系。史学界认为，《黄帝内经》并非"一人一时之作"。虽托名为黄帝之作，但实际是由历代黄老道家传承增补而来的。关于其成书时代，目前史学界有三种主要的观点，分别为先秦时期、战国时期和西汉时期。

### 三大医学体系的经典著作

| 《四部医典》 | 《黄帝内经》 | 《医学方法论》 |
| --- | --- | --- |
| 《四部医典》共分四部。①《总则本》,论述人体生理、病理、诊断和治疗;②《论述本》,详细阐述了人体生理解剖、病理、病因、发病途径、卫生保健知识、药物性能、诊断方法和治疗原则等;③《密诀本》,论述各种疾病的诊断和治疗;④《后序本》,论述了脉诊、尿诊、方剂的药物配伍、药物炮制、功能和给药途径以及外治法(放血、艾灸、火灸、外敷、拔罐)等。 | 《黄帝内经》分为《灵枢》与《素问》两部分,各81篇。它建立了以"阴阳五行""藏象、经络""病因病机""诊法""论治""养生""五运六气"学说为核心的生理体系,从"天人合一"的整体观来论述医学,奠定了中医理论基础。 | 《医学方法论》由塞缪尔·哈内曼(Samuel Hahnemann)所写,清晰、完整地记述了健康与疾病的真正本质、疾病治疗的自然原则,以及基于原则之上的医疗体系,即我们如今所知的和疗医学。时至今日《医学方法论》仍然是和疗医学最为重要的理论基石,也是和疗医学教义与实践的最终判定准绳。后世所有有关和疗医学的著作都源于此医典。 |

## (三)藏医学、中医学与和疗医学的基本原理

佛教生命观认为人是由意识和身体组成的整体。因此,传统藏医学是综合性、整体性的疗愈艺术。在传统藏医学中,就其本质而言,疾病意味着由本能层面与表象层面这两种不同层次所引发的各种心理和宇宙能量之间失衡的状态。在本能层面,所有身心紊乱都被视为三种基本病因,即三体液(隆、赤巴、培根)的反映。三因学说通过两项理论加以诠释:其一是对应人体的三毒——贪、瞋、痴;另外一个则是对应宇宙能量的五源——土、水、火、空和风。佛陀发现所有苦的根源皆来自无明,它障蔽我们的意识,使我们无法了解一切事物都是缘起性空、无自性的。而对于表象层面的病因,由于健康人体处于微妙的能量动态平衡状态,因此饮食不和、起居不适、季节变化以及邪魔侵扰都很容易影响人体的内在能量平衡。(Tsona, L.T.: Fundamentals of Tibetan Medicine, Men-Tsee-Khang, Dharamsala, 2001, pp. 15-25)

中医学对人体的认识，始终贯穿着"气—阴阳—五行"的哲学思维。中医学认为，气是构成和维持人体生命活动的基本物质，气的运动——升、降、出、入构成了生命活动的基本形式。

根据气的运动的特点，可以划分为阴气、阳气；人始终处在一个阴阳动态平衡的状态中，"阴在内，阳之守也，阳在外，阴之使也"是对体内阴阳关系的高度概括。"阴平阳秘"是保持机体健康长寿的关键，而阴阳失去了动态平衡也是所有疾病发生的根本原因。

五行学说以五行——木、火、土、金、水的属性特点来概括五藏的生理特性，用取象比类和推演络绎的思维方式将人体的各种组织、结构、器官、功能以及经络系统都纳入五藏体系，构建了以五藏为核心的藏象学说。

中医学的核心理念是"天人合一"观，它包含了人与自然界、环境、气候、季节、昼夜昏晨以及社会环境、情志等多层次的平衡与和谐。因此，生命活动的方方面面能顺应天地自然之道，就是获得和维持健康的根本原则。

中医学不仅重视有形的机体运作，同时重视无形的"神"，提出"形与神俱，乃能尽终其天年"的观点。"神"是中医学对机体生命活动的高度概括，在藏象学说中，五藏的每一个藏器均直接对应一种精神情志活动，形、神之间存在着在生理、病理方面相互影响。在养生防病中，养神、调神是形体健康的前提和基础，只有"形神兼备"才是真正健康的状态。

科学家汉斯·塞里（Hans Seyle）在谈及压力适应综合征、压力是最常见的生物运作方式、压力对于健康和疾病所起的作用，以及对于压力的了解将如何深化我们对于生命的认识时提到，"压力的运作机制为医生提供了一项全新的治疗疾病的方法，它也为我们提供了一个全新的生活方式，以及指导我们如何将自身行为与自然法则保持一致的全新哲学"（Seyle，H.: The stress of life，MacGraw Hill，1975）。压力是很好的示例，能够帮助我们了解"建立在可被论证的生物法则而非纯哲学性思考或传统之上的行为准则"

对个体行为所会造成的影响,以及如何对此类哲学传统进行科学诠释,例如,希波克拉底认为大自然的疗愈力(拉丁文原文:vis medicatrix naturae)是生物进行自我疗愈的自然趋势,他有一则格言这样写道:"自然引领之所向,即为应趋之所处。"(拉丁文原文:Quo natura ducit, eo ducendum est)沃尔特·B.卡农(Walter B. Canon)也清晰阐述了**内在稳定机制**的概念,以及人体处于稳定状态的总体特性(Canon, W.B.: The wisdom of the body, The Norton Library, 1963);这些科学发现有助于现代人类更好地理解和疗医学的第一项基本原则"由大自然来治愈疾病"(拉丁文原文:Natura morborum medicatrix)。

| 藏医学 | 中医学 | 和疗医学 |
| --- | --- | --- |
| ①五源学说<br>• 五种元素—形成人体内部器官<br>• 五种能量—五种外界元素<br>• 五种元素与五种能量的结合<br>②五源宇宙观<br>　　风<br>　　　运动<br>火　　　空<br>速度　水　虚空<br>　　流动<br>　　　土<br>　　　坚固<br>③缘起论 解释了自然万物如何由五源而生。<br>④三因学说<br>• 初始<br>• 质量<br>• 分配 | ①精气学说<br>• 气是构成和维持人体生命活动的最基本物质。<br>• 气的升降出入是生命活动的基本形式。<br>• 精,有广义与狭义之分。广义之精,是人体的最基本物质;狭义之精,指生殖之精。<br>• 精气,乃气中之精粹,是生命产生的本原。<br>②阴阳学说<br>• 阴阳,是对自然界相互关联事物或现象对立双方属性的概括。<br>• 阴阳是描述中医病理、生理状况的基本范畴。<br>• 阴阳之间的对立制约、消长平衡、互根互用、相互转化的关系,概括了自然万物的生杀盛衰和人体的病、生变化规律。<br>• "阴平阳秘"是最理想的健康状态,反之则会生病。 | ①自然疗愈力 在慢性疾病的用药过程中,最正确的原则在于清除会妨害疾病恢复的障碍,以及在需要的时候给予能够帮助疾病及早康复的支持。(《医学方法论》,&262)……对于急性疾病,人体内部精微的、准确无误的生命保护官能已被唤醒,迅速做出极为清晰和精准的判断,医生唯一所需要做的只是奉劝病人的好友和侍从不要对此大自然的疗愈之音横加阻挠。(《医学方法论》,&262)<br>②生命力 如果设有生命力,物质机体将无法感觉、运作或自我维系。只有通过无论在健康以及疾病的情况下都赋予物质机体活力的非物质性存在(生命力),物质机体才能感受并维持主要的功能运作。(《医学方法论》,&10)<br>③同类相治法则 许多无可辩驳的证据都证明了一项有关疗愈的自然法则,那便是通过同类症状,可治愈疾病。(《医学方法论》,&50) |

| 藏医学 | 中医学 | 和疗医学 |
|---|---|---|
| 传统藏医学认为人体健康是三因-人体的三种能量法则处于平衡状态。三因：<br>● 隆<br>● 赤巴<br>● 培根<br>⑤异类相治法则 所有的热症都应用寒性药加以医治。所有的寒症都应被作为培根失调加以医治。无论是热症还是寒症，隆失调都应用温、润药物加以医治。(《论述本》，II-30.7)<br>藏医不仅需要辨证施治，还需要观察隐藏在症状背后的元素或人体主要能量的失衡情况，并努力通过施予具有相反力量的治疗方法，以帮助患者消除失衡状态。<br>⑥同类相治法则 在传统藏医学中记载："如果寒性药对热症不起作用时，则改用热性药；如果热性药对寒症不起作用时，则改用寒性药。" | 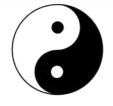<br>③五行学说<br>● 木、火、土、金、水五种物质及其特定属性的运动变化及其相互关系。<br>● 用以概括五藏的生理特性，构建以五藏为核心的藏象系统。<br>● 五行之间的生克制化关系用以概括五藏系统之间的病生、理关系。<br>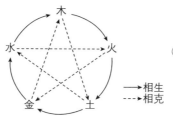<br>人体的生命活动以精气为物质基础，以气化活动为基本形式，体内五脏六腑、气血津液、经络、形体官窍的生理作用及其相互关系，都可以囊括在气-阴阳-五行的动态平衡中。<br>④正邪与发病<br>疾病发生是正邪斗争的结果。正是正气，是人体机能活动、抗病能力、自愈能力等机能的总称，正气虚是导致发病的内在因素。邪即邪气，一切可以导致疾 | ④药剂纯粹试验 让健康的受试者小剂量地服用单方药剂以确定每一款药剂对于身体和精神会引发的特定变化、症状和效果，即明确每一款药剂会产生和倾向产生的疾病元素，是最准确、自然的方式……(《医学方法论》，&108)<br>⑤高倍稀释与震荡 最新的包括之前的一些研究发现都显示，当受试者服用药性物质以测试其所含的独特作用时，药性物质在未经加工的自然状态下所展现的潜藏药力，完全不如其经过研磨和振荡和高度稀释后所展现出的药力全面。通过这个简单的加工过程，药物隐藏的以及在天然状态中处于休眠状态的药性，被开发到了令人难以置信的程度，并开始产生作用。(《医学方法论》，&128)<br>⑥患者的个体差异性 面对疾病，所有的医生都能够仅通过患者的状况、病情陈述以及发生在其身上的所有可被感知的变化中找到真正的致病原因，以及需给予治疗的部分。(《医学方法论》，&70)<br>⑦药物的个体差异性 在任何病例中，都无须一次给予患者超过一种的单方药剂，基于此原因，医生不得一次给予患者超过一种的药剂。(《医学方法论》，&273)<br>⑧慢性疾病-遗传易感体质 除了由于长期不健康的生活方式所引起的所有慢性不适、病痛和疾病……绝大多数慢性疾病是由以下三种慢性遗传易感体质发展而成的：梅毒性衰退体质、炎症反应类体质， |

续表

| 藏医学 | 中医学 | 和疗医学 |
|---|---|---|
|  | 病发生的因素都叫做"邪气"，邪气盛是构成发病的重要条件，疾病发生的原因是正虚邪盛。<br>⑤治病求本<br>⑥正治与反治<br>正治：逆疾病的本质而治疗，寒者热之，热者寒之，虚则补之，实则泻之。<br>反治：顺从疾病的假象而治疗，寒因寒用，热因热用，通因通用，塞因塞用。<br>⑦三因制宜：因人、因时、因地制宜的观点。 | 但数量最多的，甚至已经多到不成比例的是皮疹类体质。（《医学方法论》，&204） |

## （四）藏医学、中医学与和疗医学的哲学渊源及相关学科

| 医学体系 | 自然科学 | 哲学渊源 | 其他学科 |
|---|---|---|---|
| 藏医学 | 从自然之灵所获得的知识<br>人类的观察和发现 | 苯教<br>佛教－缘起论<br>印度阿育吠陀医学<br>中道思维<br>医者的视角是需要以中道来看待、应用所有的医学原理和与之相关的治疗方法，从而避免在思想和行为方面出现不足、过患和相反的哲学极端。相应于中道的看法即为最佳的观点。（《论述本》，II-31.53） | 星象学、占星术等。 |
| 中医学 |  | "天人合一"的整体观<br>"形与神俱"的生命观<br>"司外揣内"的认知思维<br>气一元论<br>黄老道家恬淡虚无、返璞归真的哲学观<br>道教丹道修法<br>周易哲学思想 | 中国古代天文学、物候学、堪舆学、命理学等。 |

续表

| 医学体系 | 自然科学 | 哲学渊源 | 其他学科 |
|---|---|---|---|
| 和疗医学 | | 萨满<br>机体的所有组成部分都存有紧密的内在关联性，它们形成了一个不可分割的感受和功能运作的整体。(《医学方法论》, &189) | 量子物理学 (See: Kent, J.T.: Lectures on Homoeopathic Philosophy, Examiner Printing House, Lancaster, 1900) |

## （五）藏医学、中医学与和疗医学的历史

| 藏医学 | 中医学 | 和疗医学 |
|---|---|---|
| **第一位藏医**<br>杰布楚西，约公元前1800年，用象雄文总结苯教医师经验著成《苯教四续之根本医典》《解毒疗法》等藏医学奠基之作。<br><br>**悉补野王朝的影响**（公元前126年~公元前254年）<br>• 聂赤赞普王<br>• 因苯十二贤<br><br>**公元1世纪的藏医**<br>纳布果卡医生（Dr. Lhabu Gokar）<br>• 第一例外科手术：外伤处理法则<br><br>**拉托托日年赞王（Lhatho Thori Nyantsa）和他的后裔**<br>• 天竺医生碧棋嘎齐（Biga Gache）和他的妹妹碧拉孜（Bilha Gazema）<br>• 童给妥觉间（Dunggi Thorchog Chan） | **最早的中医师**<br>《汉书·艺文志》："大古有岐伯、俞跗，中世有扁鹊、秦和，汉兴有仓公……"<br><br>**中国汉代（公元前202~220年）医圣张仲景**<br>（约公元150~154年至约公元215~219年）撰写《伤寒杂病论》，首先创立了理、法、方、药兼备的六经（病）辨证系统，是中医临床医学的奠基之作。<br>张仲景的《伤寒杂病论》和所记载的"经方"，传承和发扬伤寒学说的后世医家被称为"经方派"，而不使用经方的医家被称为"时方派"，这构成迄今为止中医临床的两大学术流派。<br><br>**中国隋唐时代**（公元581年~公元907年）<br><br>**药王孙思邈**（公元581年~公元682年）<br>孙思邈是唐代最著名的医药学家，撰有《备急千金要方》和《千 | **西方医学之父**<br>希波克拉底和他的门徒们撰写了一系列著作，汇编而成《希波克拉底文集》（约公元前5世纪~公元前4世纪）。希波克拉底在其中的一卷（《神圣的疾病》）中，首次提出了对抗医学的基本原理"异类相治法则"，在另一卷《人体之上》（Locus in homine）中，他写道："Per similia adhibita ex morbo sanatur"，即同类相治法则。<br><br>**塞缪尔·哈内曼医生**<br>塞缪尔·哈内曼医生（1755年~1842年）在翻译卡伦的《药物学》一书的过程中，他以自己特有的方式批注道，他并不认同卡伦对于金鸡纳树皮的作用的看法。他灵机一动，决定亲自尝试该药物使人致病的特性，结果金鸡纳树皮表现出疟疾的症状反应。毫无疑问，奎宁既能导致疟疾，也能治愈疟疾。哈内曼医生一直公开谴责滥用奎宁，但也正是奎宁帮助他发现了和疗医学。接 |

续表

| 藏医学 | 中医学 | 和疗医学 |
| --- | --- | --- |
| • 五部医典：《脉经》《生活饮食纲要》《药物经》《治伤经》《外治经》<br>• 御医<br><br>**公元 8 世纪**<br>**老宇妥·云丹贡布**和他的杰出研究<br>• 传统藏医学之父<br>• 撰写《四部医典》，并创立第一所藏医学校。<br><br>**伏藏师对藏医学的贡献**<br>• 伏藏师扎巴恩谢坚（Terton Graba Ngonshe）<br>• 伏藏师喇嘛（Terton Lama）<br>• 伏藏师娘尼玛欧色（Nyang Nyimai Odser）<br><br>**公元 12 世纪**<br>**小宇妥·云丹贡布**和他的学生<br>• 小宇妥的新版《四部医典》<br>• 宇妥心要修习法<br><br>**萨迦王朝时期**（1247年~1354年）<br>昌迪（Trang Ti）医学世家和萨迦藏医学院<br><br>**帕竹政权**（1354年–1618年）<br>南北两大流派<br>• 北方强巴·南杰扎桑（Byang pa）学派<br>• 南方舒卡学派（Zur） | 金翼方》，他认为："人命至重，有贵千金，一方济之，德逾于此。"因此，他撰写的书籍均以"千金"冠名。两部著作是对唐代以前医学文献的全面收集整理。孙思邈不仅是唐代医药学的集大成者，并且撰写《大医精诚》和《大医习业》，使医生的道德修养和行为规范得到完善与细化。<br><br>**两宋金元时期（约公元 10 世纪~公元 14 世纪）**<br><br>**金元四大家**<br>宋金元时期是中国医学新锐辈出的时代，出现了以刘完素、张从正、李东垣和朱丹溪为代表的金元四大家，他们根据《黄帝内经》的医学理论，提出了各自独特的医学观点，创立了比较有代表性的医学流派，对后世影响深远。<br><br>刘完素-寒凉派：他认为"六气"皆可从火化，倡导火热论，在治疗上提倡清热通利，善用寒凉药物。代表著作有《素问玄机原病式》。<br><br>张从正-攻下派：对于汗、吐、下三法的运用有独到的见解，积累了丰富的经验，扩充了三法的运用范围，形成了以攻邪治病的独特风格。代表著作有《儒门事亲》。<br><br>李东垣-补土派：十分强调脾胃对人身体的重要作用，脾胃属于中央土，治疗上当以升发阳气为主。因此李东垣的学说也被称作"补土派"。代表著作有《脾胃论》。 | 下来他对颠茄对于猩红热所起的预防及治疗作用的观察（也是意外的发现）也颇具启发性，难道它们所产生的症状反应仅仅只是巧合？他开始着手进行研究。<br><br>哈内曼医生对金鸡纳树皮的研究还证实，奎宁工厂中的工人们多患有和疟疾的症状反应极为类似的金鸡纳中毒症。<br><br>这些有关金鸡纳树皮的初步试验让哈内曼医生茅塞顿开。他开始明白（在其后约 15 年的时间中所进行的所有后续试验也都证实了此点），"药物的致病性，正是其治病性。药物只能治愈它在健康人体身上进行试验时所会引起的疾病症状"。<br><br>哈内曼医生有一项天赋，"对痛苦有无穷的忍耐力"，但他的天赋远不止于此。他还具有超群绝伦的直觉感受、推理能力、药剂制作能力、研究能力和对真理、对人类的无私奉献精神。他不仅是一位杰出的学者、语言学家、化学家、公共卫生推行者和物理学家。他还是少数能让自然法则愿意为其揭开神秘面纱的幸运儿之一。如同牛顿发现了万有引力法则，哈内曼医生也同样发现了同类相治法则——在他之前，人们曾隐约揣测这项法则，但从未真正认识、真正了解以及真正应用此项自然法则。<br><br>哈内曼医生发现在一本被认为是由希波克拉底所著的书籍中清晰写着"同类相治"的法则，他也 |

| 藏医学 | 中医学 | 和疗医学 |
|---|---|---|
| **公元 15～16 世纪 甘丹颇章政权及其对藏医学的支持**<br>• 著名的药王山<br>• 桑杰嘉措及其著作《医学广论药师佛意庄严四续光明蓝琉璃》<br>• 传统藏医学在藏地东部（安多地区）和北部（康区）进一步发展 | 朱丹溪－滋阴派：他提出人身之中"阳常有余，阴常不足"的观点，在治疗上提倡滋阴降火之法。代表作有《丹溪心法》。<br><br>**明清时期（约公元 14 世纪－公元 20 世纪初叶）**<br>**温病学派**<br>明清时期，中国南方江浙一带兴起了以研究外感温热病为中心的一个学术派别。以吴鞠通、叶天士为代表的医家，对外感温热病进行了深入研究，创立了与伤寒六经辨证不同的外感温病辨证体系－卫气营血辨证和三焦辨证体系，形成温病学派。代表著作有《温病条辨》等。 | 在其他六位作者（viz. Boulduc, Detharding, Bertholon, Thiury, Von Stoerk and Sthal）的著作中发现曾单独提到该法则，但如其所言，"从未有人教授过这项治疗方法，也从未有人将它付诸实践。"（Weir, John: Homoeopathy. An explanation of its principles, lecture at the Royal Society of Medicine, London, 26th.July.1932）<br><br>在经过 6 年的研究后，哈内曼医生在《确知药物治愈力的全新方法》一文中写道，对于我们希望治愈的疾病，我们应该采用能够产生极为类似的人造疾病的药物，这样根据"同类相治"法则，疾病就能得到成功治愈。（Hufeland's Journal der praktischen Arzneykunde, vol. II, part iii, 1796） |

## （六）藏医学、中医学与和疗医学在全球的应用

| 藏医学 | 中医学 | 和疗医学 |
|---|---|---|
| 藏医学**获得官方认可**的地区有：中国藏地、中国内地、蒙古国、不丹、印度、尼泊尔<br>参见：Tokar, Eliot: Legal and Regulatory Issues Affecting the Practice Of Tibetan Medicine In The United States, 1999. Presented 1998 International Congress On Tibetan Medicine, Washington D.C. | 世界上已经有 67 个国家和地区正式承认中医药的合法地位。<br><br>签订政府间的合作协议是中医药在这些国家获得合法地位的前提条件。协议签署后，当地教育机构可以进行中医药教学，教育部门承认毕业生的学历；中医在当地行医，可以获得医疗行政部门的审批，医疗行为将得到保障。 | 和疗医学获得官方认可的地区有：<br>孟加拉国、巴西、智利、哥伦比亚、哥斯达黎加、古巴、厄瓜多尔、印度、墨西哥、巴基斯坦、罗马尼亚、俄罗斯、斯里兰卡和英国、德国、法国、美国、加拿大、巴西等。<br>参见：Van Wasenhoven, M.: Scientific Framework of Homoeopathy, 68th LMHI Congress, 2013 |

### （七）藏医学、中医学与和疗医学的医德规范

《论述本》的最后一处的内容全部有关执业医师、疗愈师和医者，其中分为六大类，包括医者的条件、性质、界说、区别、工作和善报。（《论述本》，II-31.1）

中医学自古就有悬壶济世、救死扶伤的人道主义精神，同时，深受"忠孝"、"仁义"等儒家伦理观念和"不为良相便为良医"的济世精神所影响。《孟子·梁惠王上》记载："医者，是乃仁术也。"因此，历代著名的中医学家都十分重视自身的道德修养与行为操守，并且都将道德品质作为成为医生的首要资质。唐代孙思邈的《大医精诚》和《大医习业》中对医生的道德修养和行为规范做出了具体的描述。

塞缪尔·哈内曼医生曾给予好友建议，帮助其了解应当如何寻找家庭医生，从中我们可以一窥和疗医学完整的医德准则：

"你需要寻找那些朴实无华、踏实可靠的人，他会百折不挠地确知他所听到和所说的真理，而不会只是蒙混过关；他知道如何对所有与疗愈艺术有关的事物给出清晰、精炼的信息，但从不会在未被问及或不恰当的时机强行给出建议；除此之外，他也了解作为现代社会的一分子所应知晓的所有其他重要信息。更重要的是，你需要选择一位除了在受到不公正待遇的情况外，从不怒形于色或勃然大怒的医生；他从不会被任何阿谀奉承者所迷惑；他只有三五知己，但这些好友都有着优秀的品性；他认真聆听前来寻求其帮助的人们的病情陈述，在未经过深思熟虑前不会给出建议；他开药很少，一般只开天然形式的单方药剂；除非人们前来寻求他的帮助，否则他通常避世而居；他对同行从不吝于溢美之词，但对自己却很少褒奖；他会应你的需求而来，他是一位沉静的、给人助益的朋友。在现今，你应该不难找到这样一个人，当你找到时，没有人会比我更加高兴。另外还有一点，在你最终确认前，请看一下他是如何对待穷人的，以及他是否远离世人，独自在家埋头做着一些对人类有益的工作。"（Hahnemann, S.:

On the choice of a family physician, in The Lesser Writings, p. 241）

| 藏医学 | 中医学 | 和疗医学 |
|---|---|---|
| 医生的工作分为普通工作和特殊工作两类。普通工作主要有关身、语、意三界之德，身界之德（尽其身界，把药物、外治手术器械都准备齐全，为了患者的健康全力以赴）；语界之德（尽其语界，做出明确的诊断，对于有望痊愈者，给予肯定答复；对于康复无望者，提前告知大限之期）；意界之德（尽其意界，怀抱着极大的热情和远见，精准无误地学习和实践医疗职责）。医生的特殊工作包括见地（依照中道应用所有的医学原理以及与之相关的治疗手段）、冥想（培养慈、悲、喜、舍四无量心）以及行持（布施、持戒、忍辱和精进）。（《论述本》，II-31,44-60）传统藏医学将医生分为三类。第一类被称为无上医圣，他是医者的最高境界。他能够根除贪、瞋、痴三毒之因，以及相应的隆、赤巴、培根三灾害。第二类被称为非凡之医，他具有先知和悲心，刚正不阿地修正自己所有的身、口、意行为，并帮助将患者的身心失衡状态重归和谐。第三类被称为普通之医，包括传承之医（Nangrig Menpa）、自学之医（Jejang Menpa）和实践之医（Laegom Menpa），他们是所有受苦众生的挚友。而那些内心受到贪念和眼前利益所驱动的医生 | •《周礼·天官·冢宰》："医师掌医之政令，聚毒药以共医事。凡邦之有疾病者，疕疡者，造焉，则使医分而治之。"<br><br>•《大医精诚》："凡大医治病，必当安神定志，无欲无求，先发大慈恻隐之心，誓愿普救含灵之苦。若有疾厄来求救者，不得问其贵贱贫富、长幼妍媸、怨亲善友、华夷愚智，普同一等，皆如至亲之想，亦不得瞻前顾后，自虑吉凶，护惜身命。见彼苦恼，若己有之，深心凄怆，勿避崄巇、昼夜、寒暑、饥渴、疲劳，一心赴救，无作功夫形迹之心。如此可为苍生大医，反此则是含灵巨贼。"<br><br>"夫大医之体，欲得澄神内视，望之俨然，宽裕汪汪，不皎不昧。省病诊疾，至意深心，详察形候，纤毫勿失，处判针药，无得参差。虽曰病宜速救，要须临事不惑，唯当审谛覃思，不得于性命之上，率尔自逞俊快，邀射名誉，甚不仁矣！又到病家，纵绮罗满目，勿左右顾眄，丝竹凑耳，无得似有所娱，珍羞迭荐，食如无味，醽醁兼陈，看有若无。所以尔者，夫一人向隅，满堂不乐，而况病人苦楚，不离斯须，而医者安然欢娱，傲然自得，兹乃人神之所共耻，至人之所不为，斯盖医之本意也。"<br><br>•《大医习业》："凡欲为大医，必须谙《素问》《甲乙》《黄帝针经》、明堂流注、十二经脉、三部九候、五脏六腑、表里孔穴、本草药对，张仲景、王叔和、阮河南、范东阳、张苗、 | 医者最高并且也是唯一的使命，便是使病人恢复健康，也即我们所说的疗愈。（《医学方法论》&1）<br><br>如果一位医者能够清晰了解有关疾病的知识，了解有关治愈力的知识，了解应当如何选择药物，了解如何制作药物以及正确的剂量选择，了解需要被治愈的身心障碍，那他便知道了应当如何彻底、有效地治疗疾病，他是真正的医者。（《医学方法论》&3）<br><br>如果医者了解导致人体遭受疾病的原因，并了解应当如何从健康人体身上去除这些病因，那他便是健康的守护者。（《医学方法论》&4）<br><br>医者需要具有高度的娴熟性、思考能力，对于人体本质的了解、善于发问的能力和充分的耐心。（《医学方法论》&98）<br><br>一位身心健康的、没有成见的、认真负责的、感知敏锐的医者会在自己身上测试单方药剂的纯粹作用……这会引领他理解自己的感受。他的思考和感受方式是：所有真正 |

续表

| 藏医学 | 中医学 | 和疗医学 |
|---|---|---|
| 们，以及那些只是手握手术刀和书本的医生们，则是误人性命的庸医和夺取性命的刽子手。(《论述本》，II-31，29)<br><br>药师佛如是言，舍弃了欺骗和自私、一心医治困苦众生的医生们啊，你们将获得的永久善报，便是佛性全然觉醒的无上果位。(《论述本》，II-31，58) | 靳邵等诸部经方，又须妙解阴阳禄命，诸家相法，及灼龟五兆、《周易》六壬，并须精熟，如此乃得为大医。若不尔者，如无目夜游，动致颠殒。次须熟读此方，寻思妙理，留意钻研，始可与言于医道者矣。又须涉猎群书，何者？若不读五经，不知有仁义之道。不读三史，不知有古今之事。不读诸子，睹事则不能默而识之。不读《内经》，则不知有慈悲喜舍之德。不读《庄子》《老子》，不能任真体运，则吉凶拘忌，触涂而生。至于五行休王，七耀天文，并须探赜。若能具而学之，则于医道无所滞碍，尽善尽美矣。" | 智慧的精髓在于"了解你自己"。(《医学方法论》，&141) |

## 二、藏医学、中医学与和疗医学的病因与病理

### （一）发病的原因

| 藏医学 | 中医学 | 和疗医学 |
|---|---|---|
| 危害身体的各种疾病，其数不胜枚举，因而每种疾病具体的发病原因，在此也难以一一说清。故简要概述一下发病的总因，那便是由于没有正确地理解无我的本性，从而产生了无明；犹如鸟儿虽然在空中翱翔，但它和自己的影子始终不能离开。一切众生自然安乐地生活，但是由于无明之故，也与疾病不能分离。(《论述本》，II-8.5) | 三因致病，中医学把病因归纳为内因、外因和不内外因。外因多从肌表、口鼻而入，包括外感六淫（风、寒、暑、湿、燥、火）和疠气（传染病）。内因包括七情过激、劳逸过度、饮食失宜等。<br>《金匮要略》："千般灾难，不越三条：一者，经络受邪入藏府，为内所因也；二者，四肢九窍，血脉相传，壅塞不通， | 只有在病理上没有得到扭转的生命力会导致疾病。我们所能感知的病理表现是人体所有内部变化的展现，即生命力所受到的整体病理干扰，从中反映出了疾病的整体。(《医学方法论》&12)<br><br>一些会使皮疹类体质发展成为慢性疾病的外在因素，包括气候（显而易见的因素）；居住地的独 |

续表

| 藏医学 | 中医学 | 和疗医学 |
|---|---|---|
| 主要原因<br>由于根本无明而产生的贪、瞋、痴三毒之故，使隆、赤巴、培根失调，从而产生了三种灾害。（《论述本》，II-8.6）<br>次要原因<br>● 环境因素<br>● 寻衅滋事<br>● 日常饮食<br>● 生活方式和行为举止 | 为外皮肤所中也；三者，房室、金刃、虫兽所伤。以此详之，病由者尽。"<br>此外，中医学认为疾病过程的病理产物，水湿痰饮、瘀血和结石也是一类病因。 | 特自然环境；孩童时不规律的抚养方式和道德教育，被忽略、被扭曲或过度精细地养育；在工作或个人生活中受到身体或道德的虐待；日常饮食；人类共有的激情；各种道德、习俗和习惯。（《医学方法论》，&81） |

## （二）对病理机制的认识

| 藏医学 | 中医学 | 和疗医学 |
|---|---|---|
| 意生仙人（Sage Yidlay Kye）问道："善哉！尊者热白益西（Rigpai Yeshi），我们应当如何学习被分为增长、损耗和紊乱这三种状况的疾病呢？恳请至尊的疗愈师，医者之王赐予教诲。"（《论述本》，II-8.1）<br>● 增长<br>● 损耗<br>● 紊乱<br>如是增长、损耗、紊乱状态的特点通过自身独特的体征和症状得以展现，涵盖了单一症（由三因中的一因引发疾病）的所有疾病。将不同单一症的体征和症状结合起来，便能理解合并症（由三因中的两项因引发疾病）或综合征（由三因共同引发疾病）的特点。所有体征或症状都无一例外，包含在以上情况中了。（《论述本》，II-11.21） | 中医的基本病机包括邪正盛衰、阴阳失调、气血失常几个方面。<br>● 邪正盛衰<br>"邪气盛则实，正气夺则虚"，即是说邪正双方力量对比的盛衰，决定着患者机体表现为虚或者实的两种不同的病理状态。<br>● 阴阳失调<br>阴阳失调是人体各种疾病变化最基本的病机。<br>● 气血失常<br>人体气与血亏损、各自代谢运行的失常，以及气血互根互用功能失调的病理状态。 | 真正的自然慢性疾病是那些由慢性遗传易感体质所引起的，并且没有针对性的药物，只会无限期持续恶化疾病，即使采取最好的思想和饮食习惯，它们都将愈演愈烈，折磨患者直到临终的那一刻。（《医学方法论》&78）<br>主观和客观的症状会由于功能不足、功能过盛或功能变态而显示出不同的变化。（Farrington: Clinical Materia Medica, Ed. Albatros, 1982）<br><br>细胞功能会产生三种形式的变化：不足、过度或变态。（P. Sanchez Ortega: Miasmas o enfermedades crónicas de Hahnemann, Ed. Albatros, 1983, p. 63）<br><br>皮疹类体质对应功能不足的特性，炎症反应类体质对应功能过度的特性，梅毒性衰退体质对应功能变态的特性。（P. Sanchez Ortega: Miasmaso enfermedades crónicas de Hahnemann, Ed. Albatros, 1983, p. 64） |

## （三）分析概括疾病的方式

| 藏医学 | 中医学 | 和疗医学 |
|---|---|---|
| 有三种对于疾病的分类方法：病因，性别和年龄，以及疾病整体特点。（《论述本》，II-12.2） | 中医学用阴阳、表里、寒热、虚实"八纲"来辨识和概括疾病的状态，其中包含了病位、病性、正邪斗争的主要矛盾等重要信息。<br>八纲是中医对疾病认识和分类的最高层次，通过八纲辨证最终确定的疾病的证型，也即病机，是中医师有效诊疗与施治的前提。<br>中医更重视对疾病证型的分类，这是"同病异治"的前提，近现代中医对病、证、症三者加以区分，其中，对"证"的辨识和分类，是中医治疗的关键。 | 医者要考虑的不是患者通过症状所感受到的疾病。医者永远无法看到非物质性的要素，以及导致疾病的生命力。他也永远无须看到这些非物质性的要素，为了治愈疾病，他唯一需要观察并且理解的是由此所产生的疾病反应。（《医学方法论》，&6） |

## （四）对个体差异性的重视

| 藏医学 | 中医学 | 和疗医学 |
|---|---|---|
| 藏医学因其特质，天然能够融合预测性的诊断方式、靶向性的疾病预防方式以及个体化的治疗方案于一体，使之在为患者提供评估和诊疗方面具有极大潜力。 | 中医学是"以人为本"的医学，在认识和治疗疾病的过程中，时刻以"患病的人"作为治疗的对象，而不仅仅是单纯的疾病。<br>个体的体质特征在发病、疾病性质、转归与预后方面，有着决定性的影响。正是由于个体差异的存在，同样的疾病才会显现出不同的证型，因此，中医治疗的根本是辨证施治。中医开具的每一张处方中都包含了针对每一位患者自身体质、性情、生活环境等个体因素的考量。 | 我们可以明确无疑地说，症状的整体，以及在每一个个体病例中所能观察到的情况，是能够并且唯一能够带领我们找到对症药剂的指引。（《医学方法论》，&18）<br>如果没有严格按照个体化的原则来处理每一则病例，那么无论是皮疹类体质或任何其他种类的疾病都无法得到真正治愈。（《医学方法论》，&82） |

## （五）藏医学、中医学与和疗医学的临床分科

| 藏医学 | 中医学 | 和疗医学 |
|---|---|---|
| • 内科<br>• 神经内科与精神科<br>• 风湿病<br>• 妇科<br>• 儿科 | • 内科医学<br>• 骨伤科<br>• 外科<br>• 妇科<br>• 儿科 | • 内科<br>• 神经内科与精神科<br>• 风湿病<br>• 妇科<br>• 儿科 |

续表

| 藏医学 | 中医学 | 和疗医学 |
|---|---|---|
| • 肿瘤科<br>• 传染性疾病<br>• 五官科<br>• 鬼魅中邪 | • 五官科 | • 肿瘤科<br>• 传染性疾病<br>• 五官科 |

## 三、饮食、行为与疾病疗愈

### （一）藏医学、中医学与和疗医学倡导的行为方式

行为准则或生活方式是治疗手段之一，在我们的日常生活中具有至关重要的作用。所谓的常规行为准则，包括维系生命的规律性起居活动、世俗生活和正法行为。（《论述本》，II-13.4）藏医学中对这些常规行为做出了道德规范，其中强调了基本德行的重要性：言而有信、行为高尚、善于思考、直言坦诚、常处平静、亲切友善、富裕时慷慨大方，且乐于知足、不鄙视比自己地位低的人、无论何时都小心谨慎、诚实待人、具有耐心、思想开明、意志坚定、从不向恶人投降、言出必行。（《论述本》，II-13.20）藏医学非常重视精神修行的重要性："离苦得乐是所有众生的内在渴求，因此众生投身于人间的各种事务以希望获得快乐。但是若没有正法，快乐本身也会成为痛苦的根源，因此我们必须竭尽所能地寻求正法的指引。"（《论述本》，II-13.22）

中医学认为，人是大自然的一部分，"人以天地之气生，四时之法成"。人生于天地之间，依赖于自然而生存，也就必须受自然规律的支配和制约，即人与天地相参，与日月相应。因此，"顺应自然"成为中医养生、诊病、治病的基本原则。此外，中医学是一门形神兼备的医学，中医理论认为，精神情志活动的适度与中和，比起饮食起居节制来说，对健康更加重要。"恬淡虚无，真气从之，精神内守，

病安从来"是中医对精神调摄原则的高度概括。

在和疗医学的临床治疗中，患者的行为和生活方式有着极其重要的作用。（《医学方法论》，&84，90）如果在和疗治疗过程中，伴随药剂的使用，患者的意识和情绪理应出现好转，但实际情况却并非如此，原因有可能在于患者的行为方式或其他一些环境因素阻碍了疾病的恢复。（《医学方法论》，&255）

| 藏医学 | 中医学 | 和疗医学 |
| --- | --- | --- |
| • 日常的起居行为<br>• 季节性的起居行为<br>• 临时性的起居行为 | • 顺应季节变化<br>• 重视精神调养<br>• 节制房事<br>• 注意饮食和形体锻炼<br>• 《素问·四气调神大论》："从阴阳则生，逆之则死。从之则治，逆之则乱。"<br>• 《素问·四气调神大论》："阴阳四时者，万物之终始也，死生之本也，逆之则灾害生，从之则苛疾不起。"<br>• 《素问·四气调神大论》："春夏养阳，秋冬养阴，以从其根。" | 和疗医生应当综合考量患者明显的体质情况、情感和思维特点、日常行为、生活方式、习惯、社会地位、家庭关系、年龄、性生活等方面。（《医学方法论》，&5）<br><br>不应将由于长期遭受本可避免的有毒影响而引起的疾病称为慢性疾病。它们包括由以下原因所导致的疾病：习惯性沉溺于有害的食物或饮料；各种会破坏健康的过度行为；长期匮乏基本的生活物资；不健康的居住环境，尤其是沼泽地区、地下室、潮湿的工作环境或其他封闭的环境；缺乏运动或新鲜空气、身体或意识过度消耗、持续的情绪压力等。（《医学方法论》，&77） |

## （二）藏医学、中医学与和疗医学中的饮食疗法

《论述本》第18章的第二段可能是传统藏医学对于日常饮食和食物营养最好的概述，其中写道："永远应该以适量的原则来进食。所有的食物都应当首先从其所属的特性来加以理解，比如，属于轻性还是重性。性轻的食物要吃饱，性重的食物只能吃半饱，我们应当重视正确的摄食量，以帮助顺利消化，这是身体产生热量、维持生命的保证。"（《论述本》，II，18-2）

中医学十分重视疾病治疗中的饮食调养，提倡"谨和五味"来保养身体。在治疗当中，除了使用药物，同时还要根据病情配合食疗与相应的作息调整来促进病愈。日常饮食的偏嗜、不节制与不洁等，都会导致藏气失衡、阴阳失调，引发疾病。

哈内曼医生坦承，在没有对患者的日常饮食做任何特殊改变的情况下，他曾成功治愈过最难对付的慢性疾病。他认为对万事万物都应采取适度的原则，刻意减少或完全禁止某一类食物都对治疗的最终目标不利。他反对人工设计的饮食体系，认为那甚至可能会造成危险，并且他引用希波克拉底在其《格言集》（Aphorisms）中所说的，相比饮食稍许有欠规律而言，药物和它的自然治愈力对疾病能产生更大的影响作用。"这位伟人——医学之父希波克拉底，是多么了解医生所应具有的哲学基调——简化原则啊！"（Samuel Hahnemann, Diet and Regimen, The Lesser Writings）

| 藏医学 | 中医学 | 和疗医学 |
| --- | --- | --- |
| • 正常饮食的原则<br>• 每一种体质类别所适合的饮食<br>• 特殊情况下的饮食<br>• 饮食禁忌<br>• 食物的正确摄入量 | • 谨和五味，饮食均衡，不偏食饮食物应精细、洁净、新鲜，避免不洁食物<br>• 饮食应适量，避免过饱过饥<br>• 饮食应适合自己的体质特点<br>• 对慢性疾病和体质偏颇进行食疗调养<br>• 《素问·藏气法时论》："毒药攻邪，五谷为养，五果为助，五畜为益，五菜为充，气味合而服之，以补益精气。"<br>• 《金匮要略》："凡饮食滋味以养于生，食之有妨，反能为害……若得宜则益体，害则成疾，以此致危。"<br>• 《保生要录·论饮食门》："所好之物不可偏嗜，偏嗜则伤而生疾；所恶之味不可全弃，全弃则藏气不均。"<br>• 《素问·生气通天论》："阴之所在，本在五味，阴之五官，伤在五味，是故味过于酸，肝气以津，脾气乃绝，味过于咸，大骨气劳，短肌，心气抑，味过于甘，心气喘满，色黑，肾气不衡，味过于苦，脾气不濡，胃气乃厚，味过于辛，筋脉沮弛，精神乃央，是故谨和五味，骨正筋柔，气血以流，腠理以密，如是则骨气以精，谨道如法，长有天命。" | 当接诊慢性疾病时，我们应该仔细检查、评估患者的日常生活、生活习惯、饮食、家庭环境以及其他状况。（《医学方法论》，&94）<br><br>在进行药剂试验的过程中，受试者必须严格规范饮食。应当尽可能食用简单、有营养的食物，不要添加香料，避免食用含有绿色蔬菜的菜肴、根茎植物、所有种类的色拉和蔬菜汤。（这些食物无论如何烹制，它们都始终会留有一些会起到干扰作用的药物特性。）饮用习惯的饮料，但尽可能避免服用会起到兴奋、刺激作用的饮料。（《医学方法论》，&125）<br><br>如果有患者抱怨他最近才刚刚感觉到的一个或一些轻微不适，医生不应将此认为是一个已发展成形的、需要进行严肃医学处理的疾病。一般患者只要略微调整一下日常饮食以及生活方式往往就足以消除这个小问题。（《医学方法论》，&150）<br><br>鉴于和疗医学为使药剂能够起效而采用最小剂量的原则，我们很容易理解在和疗的治疗过程中必须从日常饮食和生活起居中去除所有可能带有药物作用的东西，这样患者服用的微量药剂的作用才不会被覆盖或失效，甚至不会受到任何外来的药性影响。（《医学方法论》，&259）|

## 四、藏医学、中医学与和疗医学的诊断方法

| 藏医学 | 中医学 | 和疗医学 |
|---|---|---|
| 三种主要诊断方式<br>● 望诊：望色、观察<br>● 脉诊：触摸<br>● 问诊：提问、了解病史<br>传统藏医学的诊断方法之树 | 四诊合参：<br>● 望 望神、望形、望气色、望舌、望分泌物、望排泄物等。<br>● 闻 听声音<br>● 问 问患者既往病史发病相关情况及其他（十问歌）<br>● 切 切脉与按诊 | 经典的身体诊断方法：<br>● 问诊<br>● 望诊<br>● 脉诊<br>● 扣诊法<br>● 听诊法<br>对患者所进行的个体化检查，要求医生必须保持中立、踏实稳重、细致观察并忠实记录疾病的信息。（《医学方法论》，&83） |

藏医学的诊断方法之树

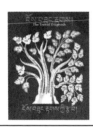

P. Sánchez Ortega: Introducción a la Medicina Homeopática. Teoría y técnica, Novarte, México, 1992, pp. 546–547

## （一）藏医学、中医学与和疗医学的望诊和望舌法

| 藏医学 | 中医学 | 和疗医学 |
|---|---|---|
| **望诊**<br>● 身体的形状、轮廓<br>● 气色<br>● 感受器官，尤其是舌头的状况<br>● 尿液，诊断中最重要的判断因素 | **望诊**<br>● 望神（得神、失神、假神）《素问·移精变气论》："得神者昌，失神者亡。"<br>● 望色（青赤黄白黑）《黄帝内经·灵枢》："雷公曰：官五色奈何？黄帝曰：青黑为痛，黄赤为热，白为寒，是谓五官。"<br>● 望形（姿态和形体） | **舌**<br>脓肿、口疮、萎缩、齿痕、出血、无血色、红斑、蓝色、浅蓝色、舌宽、褐色、火烧感、恶性肿瘤、溃疡、白色念珠菌感染、舞蹈病、舌苔干净、伸缩不利、舌苔厚、冷、疼痛、湿疣、收缩、波纹棉花感、有裂缝、表面涂布不均、结痂、无乳突异色（深紫红色、黑色、蓝色、浅蓝色、褐色、奶油色、结硬皮、青紫的、深色、灰尘色、有恶臭的、灰色、浅灰色、绿色、皮革色、苍白色、紫色、 |

续表

| 藏医学 | 中医学 | 和疗医学 |
|---|---|---|
| 对感受器官进行检查<br>● 舌<br>● 眼<br>● 耳<br>● 鼻<br>● 唇、皮肤和指甲 | ● 望头面五官（眼、耳、口、鼻、舌）<br>舌诊是中医非常重要的诊断方法之一，也是对"司外揣内"思维模式的具体运用。据《内经》记载，心、肝、脾、肾等脏及膀胱，三焦、胃等腑均通过经脉、经别或经筋与舌直接联系，舌不仅是心之苗窍，而且是五脏六腑之外候。舌质与舌苔的变化，能够反映疾病的虚实寒热、机体的气血盛衰、津液盈亏、正气强弱等重要信息。<br>● 望排泄物（大小便、呕吐物、唾液和涕痰） | 紫红色、红色、浅红色、玫瑰色、草莓红、白色、黄色）、没有生气的、下垂、干、钝感、瘀癍、增长、消瘦、增大、龈瘤、糜烂、溢脓、表皮脱落、瘤、表皮剥脱、外生骨疣、有渗出物、口臭、污秽、有裂纹、松弛、扁平、卷挠、口边有白沫、坏疽、光滑、表面光亮、舌炎、油腻、毛刺感、毛舌、舌硬、舌热、舌重、大出血、疱疹、肥大、有印迹、锯齿状、硬化、炎症、损伤、舌痒、撕裂、半边无法使用、舌大、皮革感、铁青、奔拉、舌长、地图舌、膜状物、舌湿、动、黏液、结节、坏疽性口炎、麻木、恶臭、疼、丘疹、麻痹、焦干、有斑、刺痛、突出舌、褶皱感、悸动、脓疱、舌下囊肿、癣、粗糙、流涎症、皱缩、充满活力、舌滑、舌软、软化、口垢、痉挛、海绵舌、舌粘、僵硬、口腔炎、草莓舌、化脓、肿胀、舌厚、颤动、结节、肿瘤、颤搐、溃疡、静脉曲张、舌滑、水疱、温热、疣、虚弱、干枯、褶皱。 |

## （二）藏医学、中医学与和疗医学的尿诊法

我们能够以镜窥物，同样的，一位合格的医生从患者的尿液中就能看到他的疾病情况。尿诊法包含许多内容：尿诊的前期准备，进行尿液观察的合适时间，盛放待诊断尿液的容器，尿液经过不同脏器后所发生的颜色变化。另外，尿诊法有四大基本类别：没有患重大疾病的正常人、疾病患者、垂死边缘的人、心神受邪的人，因此一共有八项分类。（Dr. Yesi Donden：Health through balance. An introduction to Tibetan Medicine，Moltilal Banarsidass Publishers，Delhi，2000）

小便的生成不仅与肾和膀胱密切相关，还与肺的肃降、脾的运化、三焦的通调和津液的盈亏有关。观察小便的异常，可以判断人体津液的盈亏和气化功能的正常与否，以及病症的寒热虚实变化。

西医的尿液分析主要有以下三项方式：（1）试纸检查；（2）显微镜检查；（3）细

菌培养。在第一项属于病房测试的试纸检查中，尿液异常的原因为：血尿（肾病、肾外病、全身系统疾病），糖尿（糖尿病、怀孕、脓毒症、肾小管损伤），蛋白尿（阴道黏液、糖尿病、肾小球肾炎、发热），微量白蛋白尿（可以预测由糖尿病引发的死亡和肾功能衰竭，以及老年人因心血管疾病引发的死亡），胆汁，亚硝酸盐。在第二项显微镜检查中，必须检查红血细胞、白血细胞、透明管型、颗粒管型、红细胞管型、结晶、上皮细胞。在第三项细菌培养中，细菌的生长情况会揭示感染的原因。（Hope, R.A. et al: Oxford Handbook of Clinical Medicine, Oxford University Press, 1983）

| 藏医学 | 中医学 | 和疗医学 |
| --- | --- | --- |
| 尿诊法的起源<br>正确观察尿液的原则<br>观察尿液时，需要注意的九个方面：<br>● 当尿液仍然温热时，需要观察的四项内容<br>尿色<br>蒸汽<br>尿味<br>泡沫<br>● 在尿液冷却的过程中，需要观察的两项内容<br>沉淀物<br>油性、表面颜色和质地<br>● 当尿液完全冷却后，需要观察的尿色变化的具体内容<br>从温热到冷却，尿色的转变时间<br>尿色的转变方式<br>完全冷却后，尿液的最终颜色 | 观察小便的颜色、清浊、尿量、与排尿感觉等。<br>● 正常小便颜色淡黄，清净不浊，尿后有舒适感。<br>● 小便清长量多，伴有形寒肢冷，多属寒证。<br>● 小便短赤量少，灼热疼痛，多属热证。<br>● 小便浑浊，尿浑如膏脂或有滑腻之物，多是膏淋。<br>● 尿有砂石，小便困难而痛，为石淋。<br>● 尿中带血，为尿血，多属下焦热盛，热伤血络。<br>● 尿混浊如米泔水，形体日瘦多为脾肾虚损。 | **尿液**<br>丙酮尿，酸性尿，气味刺鼻，蛋白尿，碱性尿，尿整体发生异变，尿中含有胆汁，血尿，尿中有粉状沉淀物，烧灼感，尿中钙含量升高，管型尿，尿中含有氯化物，尿中含有絮状物，冷尿，尿色（黑色、蓝色、褐色、黏土色、咖啡色、色泽暗沉、绿色、色泽鲜亮、深胡桃木色、乳白色、赭石色、橄榄色、橙色、色浅、粉色、红色、雪莉酒色、烟灰色、紫色、白色、黄色），无色，所含成分，尿量多，尿肌酐，甲小皮，尿液圆柱体，糖尿病，尿量减少，尿灼伤，脂肪尿，尿中含有碎屑，尿频，尿中多气泡，尿中充满气泡，凝胶状尿，尿中促性腺激素增加，尿坠感，血尿，尿热，尿失禁，尿中含放射性碘，尿痛，尿清澈，乳白色尿，尿中含黏液，尿浑浊，中性尿，尿中氮含量升高，尿味（气味刺鼻，氨味、芦笋味、猫味、黄春菊味、气味多变、咖啡味、鸡蛋味、鱼腥味、大蒜味、豆味、烧灼味、气味骇人、马味、皮革味、肉味、霉味、麝香味、豆蔻味、气味呛人、洋葱味、腐烂味、覆盆子味、酸、气味浓烈、硫黄味、甜味、烟草味、缬草味、紫罗兰味、无味），尿无气味，油性尿，尿中含磷，尿中带有息肉，尿中含卟啉，尿中含钾，尿中含脓，尿中盐含量不足，尿少，尿中有沉淀物，尿黏滑，尿中钠含量升高，特殊重量尿，尿中掺有杂色，尿结石，尿糖，尿受到抑制，尿厚，尿浑浊，尿素，尿粘，尿稀，乳清状尿，酵母状尿。 |

## （三）藏医学、中医学与和疗医学的触诊法

在藏医学中，隆症的脉象浮、虚而有间歇。赤巴症的脉象急数、洪大、弦紧。培根症的脉象沉而微濡。（《总则本》，I，4-8）我们可以透过脉象了解人体内在器官的状况。

切诊包括脉诊和按诊。脉诊是了解机体气血阴阳状态最可靠的诊法，切脉可以了解疾病的寒热属性，机体正气的盛衰，确定疾病的病因、病位和判断预后等情况。脉诊是临床制定治则、治法的重要依据。

一般认为，脉诊起源于扁鹊或者说扁鹊时代，《盐铁论》记载："扁鹊抚息脉而知疾之所由生，阳气盛则损乏而调阴，寒气盛则损乏而调阳。"

存世较早的脉书有张家界汉墓出土的简书《阴阳脉死候》《脉法》和马王堆汉墓出土的帛书《阴阳脉死候》《脉法》等。《黄帝内经》详细地讨论了脉诊的方法、时间、部位以及脉学的生理病理变化，记载了"十二经诊法""三部九候遍诊法""人迎寸口诊法"等多种脉诊方法。

《难经》提出了"独取寸口"的诊脉方法，替代了《内经》的"三部九候"法，在中医临床沿用至今。

西晋太医令王叔和撰写了我国现存的第一部脉学专著——《脉经》，辑录了《黄帝内经》以来，扁鹊、张仲景、华佗以及"王、阮、傅、戴、关、葛、吕、张"等历代诸家的脉法，并进行了分析整理，使脉学更趋科学实用。

动脉脉搏检测是最早被采用的身体诊断方式之一。它是医学行业中最古老、历史最悠久的临床手段之一。盖伦（Galen）曾撰写过超过18部有关脉诊的著作，因此被认为是古往今来最伟大的脉学家。脉诊是诊断利器，操作快捷，成本低廉，并且对患者毫无危险，由脉诊所得到的信息通常极为准确和敏锐。和所有其他临床数据一样，我们不能单独使用脉搏数据，必须在包含患者病史、身体检查数据、常规及特定的试验检测数据等的完整数据基础之上，才能正确

解读脉搏数据。对于外周动脉的脉诊可以产生以下信息：脉动的频率和规律，动脉压波形的特点，外周动脉的情况。（Schlant, R. and Felner, J.: The arterial Pulse-Clinical Manifestations, Curr. Probl. Card., Vol II, N. 5, August 1977）脉搏在西医体系中可以用下列特征来进行清晰表述：1. 速度（快或慢）；2. 尺寸（大或小）；3. 波形的类型（迅疾或迟缓）；4. 节奏（常规或非常规）；5. 脉压（硬或软）。（Mahlon H.D.: Major's Physical Diagnosis, W.B.Saunders and Company, Philadelphia, 1978, pp. 390-413）对于脉搏而言，最基本的要点是桡动脉的速度、节奏，以及颈动脉或肱动脉的特征和容积。目前已发现的脉搏特征与疾病的对应关系为：小容积，慢勃起（主动脉瓣狭窄）；双峰脉——陷脉，慢勃起（混合主动脉瓣疾病）；陷落脉（主动脉无力，高动力性循环，动脉导管未闭）；脉冲交替（左心室衰竭）；急冲脉（肥厚性梗阻性心肌病）；奇脉——吸气时收缩压下降的程度超过 10mmHg（哮喘，心包填塞/收缩性心包炎）；陷落脉——水冲脉（主动脉瓣疾病）。（Hope, R.A. et al.: Oxford Handbook of Clinical Medicine, Oxford University Press, 1993）索拉诺·德·卢克医生（Solano de Luque）曾在《对于脉搏的观察》（Observaciones sobre el pulso）一书中，记录了如何通过脉搏来预知疾病；通过他的方法，他能够预知动脉脉搏的三种变化，以及相应所预示的不同病情：重搏脉预示患者将出现严重的鼻出血；间歇脉，预示患者将出现严重的腹泻或多尿症；非常规脉，预示患者将出现排汗困难。由于每款药剂都能产生某种特定的脉搏类型，因此和疗医学能够利用脉搏的特性来帮助找出健康人体（受试者）身上所实验的药剂。脉搏与一些药剂的对应关系包括：非正常脉搏（白砷、颠茄、铜、毛地黄、莨菪碱、碘、杂酚油、南美蛇毒、磷酸、磷、野葛、矽、曼陀罗）；细脉（乌头、樟脑、木炭、秋水仙素、氢氰酸、矽、白藜芦）；间歇脉（金鸡纳树皮、毛地黄、汞、氯化钠、磷酸）；弱脉（酒石酸锑、植物炭、铜、毛地黄、南美蛇毒、盐酸、鸦片、白藜芦）等。

| 藏医学 | 中医学 | 和疗医学 |
|---|---|---|
| **触诊法**<br>脉诊法<br>特定穴位轻触法<br><br>**脉诊法**<br>脉诊是一项极为重要和复杂的诊断方式。绝大多数的传统东方医学都会使用到这一方法，然而我们必须注意，传统藏医学的脉诊法与其他医学体系的脉诊法截然不同。因此，为避免混淆，当我们学习传统藏医学的脉诊法时，不应将其与其他医学体系的脉诊法进行比较。<br><br>脉诊法的两大主要方面：<br>• 根据脉诊判断疾病分类<br>• 根据脉诊判断病理情况<br><br>脉诊的学习内容包括：<br>• 藏医学脉诊法的历史<br>• 藏医学脉诊法的技巧<br>进行脉诊的理想时间<br>号脉时手指的位置<br>不同脉位与脏腑的对应关系<br>• 脉象的正确解读原则<br>• 宏观宇宙与微观人体的对应关系<br>季节对于脉象的影响<br>五种宇宙元素和五种人体能量<br>• 热症与寒症之间的区别<br>• 近期出现的和长期慢性的热症与寒症的不同脉象<br>• 一种或多种体液出现失衡的脉象<br><br>**特定穴位轻触法**<br>在传统藏医学中，触诊法也包含检查特定穴位以确定疼痛区域，通常从这些区域都能找到疾病所在的位置。触摸每一个疼痛穴位，能够与相对应的器官建立连接；尤其是脊椎沿线和头部的穴位。 | **切诊**<br>脉诊<br>按诊<br><br>**脉诊**<br>• 《内经·灵枢经·经脉》："经脉者，所以能决生死，处百病，调虚实，不可不通。"<br>• 《内经·素问·阴阳应象大论》："善诊者，察色按脉……观权衡规矩而知病所主，按尺寸，观浮沉滑涩而知病所生以治。"<br>**二十四种脉象（《脉经》）**<br>浮、芤、洪、滑、数、促、弦、紧、沉、伏、革、实、微、涩、细、软、弱、虚、散、缓、迟、结、代、动。包含了脉位、脉速、脉形、脉势等信息。<br><br>**诊脉方法**<br>**体位**：让病人取坐位或正卧位，手臂放平和心脏近于同一水平，直腕，手心向上，并在腕关节背垫上布枕，以便于诊脉。<br>**指法**：诊脉下指时，首先用中指按在掌后高骨内侧关脉部位，接着用食指按关前的寸脉部位，无名指按关后的尺脉部位，三指应呈弓形，指头齐平，以指腹按触脉。<br>**举按寻**：这是诊脉时运用指力的轻重和挪移，以探索脉象的一种手法。滑伯仁《诊家枢要》说："持脉之要有三：日举、按、寻。轻手循之曰举，重手取之曰按，不轻不重，委曲求之曰寻。<br>**平息**：一呼一吸叫做一息，诊脉时，医生的呼吸要自然均匀，用一呼一吸的时间去计算病人脉搏的至数。<br>**五十动**：每次诊脉，必满五十动。<br>**触诊（腹诊）**<br>触摸或按压胸胁腹部的紧张度、有无痞块、肿胀，以及触摸手足的温凉、疼痛的部位等，帮助疾病诊断。<br>**穴位按压**<br>通过按压一定的穴位，检查相应藏器的功能状态。 | **触诊法**<br>医生通过写下这些诊断，记录下他在患者身上所观察到的现象，并判断其中有哪些现象在患者发病前便已存在……脉搏的情况是什么。（《医学方法论》，&90）<br><br>**脉诊法**<br>非正常脉、不和谐脉、双脉波、空脉、亢奋脉、期外收缩脉、热性脉、浮脉、数脉、洪脉、硬脉、重脉、细脉、间歇脉、非常规脉、躁脉、急冲脉、缓脉、脉大、脉快、脉慢、脉软、痉挛性脉、脉强、脉受抑制、脉与温度不一致、紧脉、弦脉、颤脉、波状脉、弱脉<br><br>**局部疼痛**<br>身体一侧、单边，皮肤、特定点<br>烧灼感、掐痛感、压迫感、久坐不动、酸痛感<br>肌腱、胸部、上身、静脉损伤 |

## （四）藏医学、中医学与和疗医学的问诊法

中医学十分重视病史病程的记录，古代中医的病历，叫做"诊籍""脉案""医案"。目前认为，中医最早的病历是《史记·扁鹊仓公列传》中记载的淳于意的 25 例诊籍。后世医家朱丹溪等也都十分重视病历的记录。清代医家喻嘉言在其著作《寓意草》中制定了较为完备的中医病历格式，至今仍然是中医临床病历记录的蓝本。

奥托·冯·俾斯麦（Otto von Bismarck）长期过着狂放不羁的生活，他饮食无度、毫无节制地抽烟等等。在他一生中，他曾接受过大约 100 位医生的治疗，他们都是当时医学行业的权威，可是都对俾斯麦的状况感到震惊。俾斯麦总是对治疗方式任意发号施令，导致结果往往不尽如人意。由于俾斯麦对所有召来的医学名家都大感失望，于是有一天，他决定去寻访一位名不见经传的年轻医生厄恩斯特·施韦宁格（Dr. E.S. Schweninger）。施韦宁格潜心钻研自然疗法与和疗医学，反对大剂量使用常规西药。

"就像一位优秀的和疗医师应该做得那样，施韦宁格向俾斯麦询问了大量细致的问题，尤其是有关他的日常饮食，在此之前，从没有一位医生询问过俾斯麦有关饮食的问题。最后俾斯麦终于忍无可忍了，他告诉施韦宁格他已经受够了，不想再继续回答问题了。施韦宁格镇定自若，回答道：'如果您不希望回答问题，那您应该去寻找一位兽医，而不是来寻找一位医生。只有兽医从不会向他治疗的动物提问。'"

| 藏医学 | 中医学 | 和疗医学 |
|---|---|---|
| **询问病史或问诊** 问诊是收集信息的过程：向患者提问，并倾听患者的回 | 病历记录的主要方面： <br>● 既往病史 <br>● 发病情况 <br>● 主要症状 <br>● 辨证分型 | **询问病情** 在记录疾病信息时，要求医者保持公正、理智、敏锐的观察和忠实的记录。（《医学方法论》，&83） <br>患者会告诉医生其患病的过程。他的亲友会帮助描述患者的疾病、**行为习惯**和其他所有他们对于患者的观察。医生用他的感官来看、 |

续表

| 藏医学 | 中医学 | 和疗医学 |
|---|---|---|
| 答，以此确定体征和症状；了解患者的日常饮食和**行为习惯**，由此获知引起患者不适或疾病的可能原因。<br><br>三项需要明确的要点：<br>● 目前的症状<br>● 导致症状的原因<br>● 患者对于特定食物和行为的反应 | ● 治疗过程<br>● 饮食、生活起居、环境、工作等详细相关资料 | 听、观察一位患者身心所发生的变化，以及在他身上不同寻常的地方。他如实记录下所有的信息，包括逐字逐句记录下患者及其亲友的陈述。每当有需要的时候，医生就会保持安静。只要患者及其亲友没有太过跑题，医生就会让他们畅所欲言，不做打断。在开始问诊前，医生只会提醒患者及其亲友将语速放缓，以便他能够记录下所有重要的信息。（《医学方法论》，&84）<br><br>医生需要询问细节，比如：这个症状会在什么时候发作？在此部位具体是怎样的疼痛？请清晰描述这一症状或环境的准确特质。（《医学方法论》，&86）<br><br>医生会主动询问患者，对于这些身体部位和功能或有关自己的意识、情况状态，是否有需要告知医生的情况。（《医学方法论》，&88）当接诊慢性疾病时，医生应该仔细检查、评估该患者的日常生活、生活习惯、饮食、家庭环境等的特定状况，并查明其中是否存在可能引发疾病或使疾病久治不愈的因素，从而消除这些因素，使患者获得痊愈。（《医学方法论》，&94）<br><br>无论面对何种疾病，一旦疾病信息即能够定义疾病并使该疾病有别于其他疾病的整体症状被准确地记录下来，那么该病例中最艰巨的任务已经被成功完成了。（《医学方法论》，&104）<br><br>患者的年龄、生活方式、日常饮食、活动、居家环境、社交情况等信息都必须加以考虑，由此明确以上内容是否加重了患者的病情，以及它们可能在多大程度上对治疗起到帮助或干扰作用。同样的，医生也不能忽视患者的情绪和意识特质，需要明确它们是否会对治疗形成障碍，以及是否有必要采取心理关怀，以帮助引导、鼓励或改变这些特质。（《医学方法论》，&208） |

## 五、藏医学、中医学与和疗医学的药物与治疗

### （一）藏医学、中医学与和疗医学的药学理论

| 藏医学 | 中医学 | 和疗医学 |
|---|---|---|
| **藏药学**<br>**藏药学的历史**<br>● 治疗外伤的药物 | **中药学（本草学）**<br>●《神农本草经》是现存最早的本草学专著，载有365 | **和疗医学的药物学**<br>伴随植物生长方式的不同、味道和气息的不同，每一种植物都必然 |

续表

| 藏医学 | 中医学 | 和疗医学 |
| --- | --- | --- |
| • 药物的八种功效<br><br>**天然药物的法则：**<br>• 味<br>• 消化后的味<br><br>**藏药八性**（《论述本》II，20-4）<br>①重<br>②润<br>③寒<br>④钝<br>⑤轻<br>⑥糙<br>⑦热<br>⑧锐<br>以上对于药性的分类出自《四部医典》的第二部《论述本》。<br><br>特殊分类：<br>珍宝药，珍贵物质的药用功效<br>石药，矿石所含的药用功效<br>土药<br>树木药<br>精华药<br>湿生草药<br>旱生草药<br>动物药<br>对于药物而言，应当是药源丰富、药效充沛、蕴含所有重要特性、药物彼此搭配合理，从而达到无与伦比的治疗效果。（《论述本》，II-26.6） | 种包括植物、动物、矿物等在内的天然药物。<br>• 历代本草著作均是在《神农本草经》基础上，增补了对药性和功效的新发现，并不断扩充了药物数量。<br><br>**天然药物的原理**<br>• 性味<br>• 功效<br>**药物的四气五味**<br>四气：寒热温凉<br>五味：酸苦甘辛咸<br>毒性：有毒无毒<br>寒热温凉四气决定了药物的寒热性能；酸苦甘辛咸五味，决定了药物作用的特殊走向和作用，四气五味共同构成药物的药性，药性是药物产生作用的基础。<br>• 《素问·阴阳应象大论》："气味辛甘发散为阳，酸苦涌泄为阴。"<br>• 《周礼·天官·冢宰》："凡药以酸养骨，以辛养筋，以咸养脉，以苦养气，以甘养肉，以滑养窍。"<br>药物的自然属性分类：<br>• 玉石<br>• 草木<br>• 虫兽<br>• 果<br>• 菜<br>• 米食<br>• 《神农本草经》："药有阴阳配合，子母兄弟，根茎华实，草石骨肉。" | 与其他科、种的植物有着截然不同的外形……同理，这些植物和矿物质也一定各自具有与众不同的致病性和相应的治疗效果。（《医学方法论》，&119）<br><br>我们只有在健康人体上充分试验药物的真实作用效果，才能了解每一种药用物质的真正价值，由此才能确凿无疑地获知，有别于任何其他药物，该受试药物所能够产生的与其相应能治愈的疾病最为类似的症状。（《医学方法论》，&119）<br><br>每一股作用在人体上的力量，即每一款药物都会或多或少地对生命力造成改变，并对人体健康产生或长或短时效的特定改变。这被称为药物的最初作用。尽管最初作用是由药物和生命力共同产生的结果，但是它主要来自药物的影响。人体的生命力会努力对抗这一作用对人体所产生的影响。这一起到保护生命作用的反应是人体的自动运作行为，被称为人体第二步反应或反作用。（《医学方法论》，&63）<br><br>除了那些我们已经彻底了解、完全知其纯度、纯正性、整体药性的药物之外，我们不得服用任何其他药物。（《医学方法论》，&122） |

## （二）藏医学、中医学与和疗医学的药物研究范围

| 藏医学 | 中医学 | 和疗医学 |
|---|---|---|
| 如果准确辨明药性，并正确地以单方或以配伍的形式加以应用，任何物质都会产生有效功用。因此地上无物不为药。（《论述本》，II-19.7）<br>①草药<br>②矿物药<br>③金属药<br>④动物类药<br><br>需要根据味、性、效以及药剂组合等方面来了解药物。<br><br>传统藏药学《药典》<br>对于藏药学中特定的常用配方所做的研究记录。 | ①植物<br>②动物<br>③矿物<br>④动物的排泄物<br>⑤其他有治疗作用的物质<br>目前对中药的现代药理学研究主要针对的是药物功效和有效成分，大部分以单味药研究为主，复方研究数量较少，并且研究所选复方包含的药味也较少。<br><br>**中药药典**<br>首部国家颁布的中药药典为唐代的《新修本草》，目前中国大陆使用的是2015年修订的《中华人民共和国药典》。 | 所有动植物原材料都或多或少地具有药性，能够以独特的方式改变人体的健康状况。（《医学方法论》，&266）<br>①草药<br>②矿物药<br>③金属药<br>④动物类药<br>⑤病质药<br><br>治愈疾病是指清除所有可见的疾病体征与症状，它也意味着去除生命力在体征与症状背后所做的内在修复。由此，疾病的整体被完全摧毁。（《医学方法论》，&17）<br><br>**《和疗药典》**<br>对于药物在健康人体上产生的作用所做的研究记录。（药剂纯粹试验或药效验证）<br><br>和疗药典已在以下国家获得官方认可：<br>智利、德国、比利时、巴西、法国和美国 |

## （三）藏医学、中医学与和疗医学增强药力的方法

在藏医学的《利他经》（*the Shri Sarvodaya Tantra*）中记载，在月盈的过程中（从新月到满月的月相变化过程），药性植物的药力会增加。而心怀善念，持诵药师佛心咒和缘起咒，也会进一步增强药用植物的药力。（Fundamentals of Tibetan Medicine, Men Tsee Khang, Dharamsala, 2001, p.68）

中医学认为，药物的功效与产地、采摘时间和方法、炮制方法、合理配伍等方面关系密切。因此，选用道地药材，在正确的时间使用正确的方法采摘、如法炮制、合理配伍，对确保疗效十分重要。

在和疗医学中，"药力"一词是指和疗药剂被稀释和振荡的次数。对于百倍法药剂，一份药用原料需要加入 99 份水或酒精进行稀释，稀释比例为 1∶99；十倍法药剂的稀释比例为 1∶9。振荡是制作和疗药剂的步骤之一，首先将药用物质加入蒸馏水中进行稀释，然后猛力敲击。

| 藏医学 | 中医学 | 和疗医学 |
|---|---|---|
| **增强药力**<br>藏医学要求必须将药物原料研磨成极细的粉末，以便于更好地消化吸收，并且有效保护药力，使药剂产生立竿见影的作用。<br><br>药物原材料中所含的毒性元素需要先经过解毒处理，由此强化药物所含的药力。<br><br>药物的功效，可分为药味（roe nuepa）和药性（ngowoe nuepa）两个部分。药味是总的功效，药性是不同性质药物所具有的具体功效。（《论述本》，II-20.2） | **炮制**<br>对采摘的中草药进行通理正确的炮制以去除偏性（毒副作用），增强疗效，或增加某种特殊的疗效。<br><br>**配伍**<br>复方，即多种中草药根据中医理论配合使用，也是中药协同增效和祛除毒副作用的主要方法。<br><br>药物"七情"。<br>• 《神农本草经》："有单行者，有相须者，有相使者，有相畏者，有相恶者，有相反者，有相杀者。凡此七情和合视之，当用相须相使良者，勿用相恶相反者。若有毒宜制，可用相畏相杀者，不尔，勿合用也。"<br><br>**剂型**<br>中药有许多剂型，每种剂型都有其特殊的疗效倾向和适用范围，选择与药物和疾病相适应的剂型，是使药物增效的方法之一。<br>• 《神农本草经》："药性有宜丸者，宜散者，宜水煮者，宜酒浸者，宜膏煎者，亦有一物兼宜者，亦有不可入汤酒者，并随药性，不得违越。" | **增强药力**<br>基于其特殊的治疗目标和独特的治疗步骤，和疗医学史无前例地将药物原材料内在的灵性治疗力开发到了前所未有的高度，使药物具有了令人惊叹的甚至是无法比拟的深入性、活性和有效性，甚至包括那些在原始状态下对人体毫无治疗功效的药物在内。（《医学方法论》，&269）<br><br>通过将植物制成酊剂母液或者将矿物原料进行研磨，然后将其溶液进行振荡（动力化、药力强化），潜藏在药物之中的药力被激活，并得到不断增强，我们可以说，药物自身的灵魂被点亮了。（《医学方法论》，&269） |

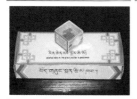 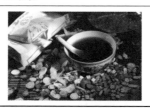 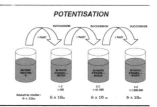

## （四）藏医学、中医学与和疗医学所共同使用的植物类药

| 藏医学 | 中医学 | 和疗医学 |
|---|---|---|
| Abies spectabilis<br>（藏医学）西藏冷杉 | Berberis vulgaris<br>刺檗 | Citrulus colocynthis<br>药西瓜 |
| Abies canadensis<br>（和疗医学）加拿大铁杉 | Bovista lycoperdon<br>（中医学）（和疗医学）马勃 | Citrus limonum<br>柠檬 |
| Abies nigra<br>（和疗医学）冷杉 | Calotropis gigantean<br>牛角瓜 | Citrus vulgaris<br>苦橙 |
| Achillea millefolium<br>蓍 | Cannabis sativa<br>大麻 | Clematis Montana<br>（藏医学）绣球藤 |
| Aconitum napellus<br>欧乌头 | Capsella bursa-pastoris<br>荠菜 | Clematis erecta<br>（和疗医学）直立铁线莲 |
| Ailanthus glandulosa,<br>盐肤木，通称五倍子树 | Capsicum annuum<br>甜辣椒 | Cocculus（传统中医）<br>（和疗医学）防己 |
| Allium cepa<br>洋葱 | Carduus crispus<br>（藏医学）丝毛飞廉 | Crataegus pentagyna<br>（藏医学）小花黑山楂 |
| Allium sativum<br>蒜 | Carduus benedictus<br>（和疗医学）藏掖花，又名圣蓟 | Crataegus oxyacantha<br>（和疗医学）英国山楂 |
| Anemone pulsatilla<br>（中医学）白头翁 | Carduus marianus<br>（和疗医学）乳蓟 | Crocus sativus<br>藏红花 |
| Anisum vulgare<br>（藏医学）茴芹 | Cassia fistula<br>（藏医学）阿勃勒 | Croton tiglium<br>巴豆 |
| Anisum stellatum<br>（和疗医学）八角茴香 | Cassia senna<br>（和疗医学）（中医学）塞纳决明 | Datura stramonium<br>曼陀罗花 |
| Arctium lappa<br>牛蒡 | Centaurea monantha<br>（藏医学）单花矢车菊 | Delphinium grandiflorum<br>（藏医学）翠雀 |
| Arctostaphyllos uva-ursi<br>熊果 | Centaurea tagana<br>（和疗医学）非洲矢车菊 | Delphinium staphysagria<br>（和疗医学）斯塔维翠雀 |
| Artemisia absinthium<br>中亚苦蒿 | Chelidonium majus<br>白屈菜 | Drosera peltata<br>（藏医学）盾叶茅膏菜 |
| Artemisia vulgaris<br>北艾 | Chenopodium album<br>（藏医学）藜 | Drosera rotundifolia<br>（和疗医学）圆叶茅膏菜 |
| Asarum sieboldi<br>（藏医学）细辛 | Chenopodium anthelminticum<br>（和疗医学）土荆芥 | Dryopteris fragrans<br>（藏医学）香鳞毛蕨 |
| Asarum europaeum<br>（和疗医学）欧洲细辛 | Cinnamomum camphora<br>樟 | Equisetum hyemale<br>（中医学）（和疗医学）木贼 |
| Asparagus racemosus<br>（藏医学）长刺天门冬 | Cinnamomum zeylanicum<br>锡兰肉桂 | Dryopteris filix-mas<br>（和疗医学）欧洲鳞毛蕨 |
| Asparagus officinalis<br>（和疗医学）芦笋 | Geranium pratense<br>（藏医学）草原老鹳草 | Juglans regia<br>普通胡桃 |
| Equisetum hyemale<br>木贼 | Geranium robertianum<br>（和疗医学）汉荭鱼腥草 | Juncus amplifolius<br>（藏医学）走茎灯心草 |

续表

| 藏医学 | 中医学 | 和疗医学 |
|---|---|---|
| Erigeron acer<br>（藏医学）长茎飞蓬 | Glycyrrhiza uralensis<br>甘草 | Juncus effusus<br>（和疗医学）灯心草 |
| Erigeron canadense<br>（和疗医学）小蓬草，又名加拿大蓬、飞蓬、小飞蓬 | Gnaphalium affine<br>（藏医学）鼠麴草 | Juniperus communis<br>（藏医学）刺柏 |
| Eugenia caryophyllata<br>（藏医学）丁香 | Gnaphalium polycephalum<br>（和疗医学）多头鼠麴草 | Juniperus virginiana<br>（和疗医学）北美圆柏 |
| Eugenia jambos<br>（和疗医学）莲雾 | Gossypium herbaceum<br>草棉 | Lactuca sativa<br>（藏医学）莴苣 |
| Euphorbia helioscopia<br>（藏医学）泽漆 | Helleborus niger<br>嚏根草 | Lactuca virosa<br>（和疗医学）毒莴苣 |
| Euphorbia amigdaloides<br>（和疗医学）扁桃叶大戟 | Hydrocotyle nepalensis<br>（藏医学）红马蹄草 | Lepidium apetalum<br>（藏医学）独行菜 |
| Euphrasia odontites<br>（藏医学）疗齿草 | Hydrocotyle asiatica<br>（和疗医学）崩大碗，又名积雪草、落得打、雷公根 | Lepidium bonariense<br>（和疗医学）南美独行菜 |
| Euphrasia officinalis<br>（和疗医学）小米草 | Hyoscyamus niger<br>天仙子 | Lilium sp.<br>（藏医学）鹿子百合 |
| Fagopyrum tataricum<br>（藏医学）苦荞麦 | Inula helenium<br>土木香 | Lilium tigrinum<br>（和疗医学）卷丹 |
| Fagopyrum esculentum<br>（和疗医学）荞麦 | Ipomoea hederacea<br>（藏医学）碗仔花 | Linum baicalense<br>（藏医学）贝加尔亚麻 |
| Ferula asa-foetida<br>阿魏 | Ipomoea purpurea<br>（和疗医学）圆叶牵牛 | Linum catharticum<br>（和疗医学）泻亚麻 |
| Ficus religiosa<br>菩提树 | Iris dichotoma<br>（藏医学）野鸢尾 | Melilotus dentatus<br>（藏医学）细齿草木樨 |
| Fragaria nilgerrensis<br>（藏医学）黄毛草莓 | Iris florentina<br>（和疗医学）德国鸢尾 | Melilotus suaveolens<br>（藏医学）草木樨 |
| Fragaria vesca<br>（和疗医学）野草莓 | Phytolacca decandra<br>（和疗医学）十蕊商陆 | Melilotus officinalis<br>（和疗医学）黄香草木樨 |
| Gentiana decumbens<br>（藏医学）斜升秦艽 | Pinus sylvestris<br>欧洲赤松 | Menispermum dahuricum<br>（藏医学）蝙蝠葛 |
| Gentiana cruciata<br>（和疗医学）龙胆 | Piper nigrum<br>黑胡椒 | Ricinus communis<br>蓖麻 |
| Gentiana lutea<br>（和疗医学）大黄龙胆 | Plantago major<br>宽叶车前 | Robinia amara<br>（藏医学）苦参 |
| Menispermum canadense<br>（和疗医学）加防己 | Polygonum aviculare<br>（藏医学）萹蓄 | Robinia pseudacacia<br>（和疗医学）刺槐 |
| Menyanthes trifoliata<br>睡菜 | Polygonum hydropiperoides<br>（和疗医学）辣椒蓼，别名水辣椒、水辣椒蓼 | Rumex crispus<br>皱叶酸模 |

续表

| 藏医学 | 中医学 | 和疗医学 |
|---|---|---|
| Monkshood（传统中医）（和疗医学）乌头属 | Populus tremula（藏医学）欧洲山杨 | Saccharum officinarum 秀贵甘蔗 |
| Myrica nagi（藏医学）毛杨梅 | Populus candicans（和疗医学）欧洲大叶杨 | Salix viminalis（藏医学）蒿柳 |
| Myrica cerifera（和疗医学）蜡杨梅 | Prunus armeniaca（藏医学）杏 | Salix nigra（和疗医学）黑柳 |
| Myristica sebifera 几内亚肉豆蔻 | Prunus spinosa（和疗医学）黑刺李 | Sambucus racemosa（藏医学）金叶接骨木 |
| Oenanthe javanica（藏医学）野芹菜 | Pyrus malus（藏医学）苹果 | Sambucus nigra（和疗医学）西洋接骨木 |
| Oenanthe crocata（和疗医学）水芹 | Pyrus Americana（和疗医学）美洲花楸 | Santalum album 檀香 |
| Oxytropis oxyphylla（藏医学）尖叶棘豆 | Ranunculus acris 毛茛 | Scutellaria baicalensis（藏医学）黄芩 |
| Oxytropis lamberti（和疗医学）蓝伯氏棘豆 | Ranunculus sceleratus 石龙芮 | Scutellaria laterifolia（和疗医学）北美黄芩 |
| Paeonia albiflora（藏医学）（传统中医）芍药 | Raphanus sativus（中医学）（和疗医学）萝卜 | Senecio tibeticum（藏医学）藏地黄菀 |
| Paeonia officinalis（和疗医学）牡丹 | Rheum palmatum 掌叶大黄 | Senecio aureus（和疗医学）金色千里光 |
| Papaver somniferum 罂粟 | Rhododendron sinense（藏医学）羊踯躅 | Sinapis alba 白芥 |
| Paris quadrifolia 四叶重楼 | Rhododendron sp.（和疗医学）西洋杜鹃 | Socotrine aloes（中医学）（和疗医学）费拉芦荟 |
| Phaseolus mungo（藏医学）黑吉豆 | Valeriana officinalis 缬草 | Solanum indicum（藏医学）刺天茄 |
| Phaseolus nanus（和疗医学）倭小豆 | Viola patrinii（藏医学）白花地丁 | Solanum xanthocarpum（藏医学）黄果茄 |
| Phytolacca acinosa（藏医学）商陆 | Viola odorata（和疗医学）香堇菜 | Solanum nigrum（和疗医学）龙葵 |
| Solanum tuberosum（和疗医学）马铃薯 | Viola tricolor（和疗医学）三色堇 | |
| Solidago virgaurea 毛果一枝黄花 | Vitex agnus castus 穗花牡荆 | |
| Spiraea media（藏医学）欧亚绣线菊 | Withania somnifera 睡茄 | |
| Speia（中医学）（和疗医学）乌贼 | Zingiber officinale 姜 | |
| Spiraea ulmaria（和疗医学）旋果蚊草子 | | |

续表

| 藏医学 | 中医学 | 和疗医学 |
|---|---|---|
| Stellaria dichotoma（藏医学）叉歧繁缕 | | |
| Stellaria media（和疗医学）繁缕 | | |
| Strychnos nux-vomica（中医学）（和疗医学）马钱子 | | |
| Tanacetum vulgare 菊蒿 | | |
| Taraxacum officinale 西洋蒲公英 | | |
| Terminalia chebula 诃子 | | |
| Thuja orientalis（藏医学）侧柏 | | |
| Thuja occidentalis（和疗医学）北美香柏 | | |
| Trifolium lupinaster（藏医学）野火球 | | |
| Trifolium pretense（和疗医学）红菽草 | | |
| Tussilago farfara（中医学）（和疗医学）款冬 | | |
| Urtica dioica（藏医学）异株荨麻 | | |
| Urtica urens（和疗医学）欧荨麻 | | |

## （五）藏医学、中医学与和疗医学所共同使用的矿物与金属类药

| | |
|---|---|
| Alumen，矾石 | Ferrum metallicum（中医学）（和疗医学）铁 |
| Ammoniacum，氨 | Fluorita / Fluoric acid，萤石 |
| Argentum metallicum，银 | Hydrargyrum，汞 |
| Aurum metallicum（中医学）（和疗医学），金 | Magnetitum，磁石 |
| Borax，硼砂 | Mercurius，汞 |
| Calcarea carbonica CaCO3，碳酸钙 | Salt / Natrum muriaticum，食盐 |
| Calcitum，寒水石 | Plumbum，铅 |
| Cinnabaris，朱砂 | Sulphur，硫 |
| Coal / Carbo vegetalis，木碳 | Zincum，锌 |
| Cuprum metallicum（中医学）铜 | |

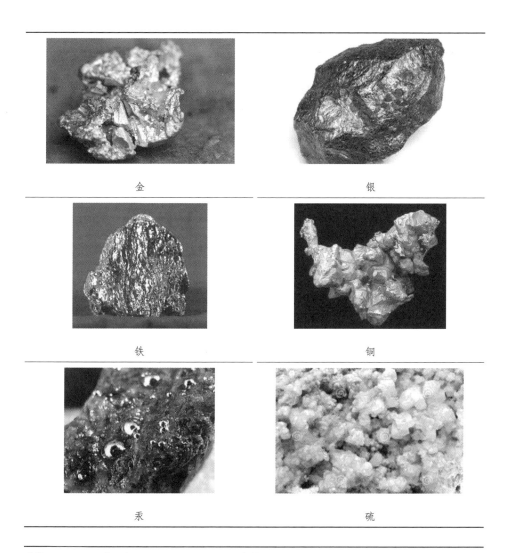

金　　　　　　　　　　　　　　银

铁　　　　　　　　　　　　　　铜

汞　　　　　　　　　　　　　　硫

| 药物 | 藏医学 | 中药学 | 和疗医学 |
|---|---|---|---|
| 金 | 有助于延年益寿、延缓衰老，可治疗金属中毒，有驱邪之功效。珍宝类药。 | 【性味】辛苦，平。<br>【归经】入心、肝经。<br>【功能主治】镇心，安神，解毒。治惊痫、癫狂、心悸、疮毒。 | 金在人体内通过攻击血液、腺体和骨骼进行扩散。金所产生的症状与汞中毒、梅毒性感染有着惊人的相似性。 |

续表

| 药物 | 藏医学 | 中药学 | 和疗医学 |
|---|---|---|---|
| 银 | 可治疗淋巴病（藏医术语Chuser）、浮肿，清除脓水和脓血，解毒，可治疗淋巴癌。珍宝类药。 | 【性味】大寒，无毒。【归经】入心、肝经。【功能主治】安神，镇惊。治惊痫、癫狂、心悸恍惚、夜不安寐。 | 适用于消瘦、日渐枯槁、迫切需要新鲜空气、感到呼吸困难的患者。银所产生的症状特色是感觉身体膨胀和左侧身体疼痛。 |
| 铁 | 可治疗肝、胆失调，治眼疾，缓解疼痛，医浮肿，有避邪之功效。珍宝类药。 | 【性味】辛，凉。【归经】入心、肝、肾精。【功能主治】镇心平肝，消痈解毒。治惊痫、癫狂、痈毒。 | 最适用于年轻、虚弱的患者，贫血、脸色萎黄，假性多血症（pseudo-plethora），极易脸红；手指、脚趾冰凉；极度敏感；在劳作后病情加重。 |
| 铜 | 清除脓水和脓血，清肺热、治疗慢性肝病。可化毒、预防皮肤疾病。珍宝类药。 | 【性味】辛，平。【归经】归肝经。【功能主治】散瘀，接骨，止痛。用于跌扑肿痛，筋骨折伤。 | 适用于痉挛、抽筋、惊厥，一般开始于手指和脚趾，伴有严重的、收缩性的、间歇性的疼痛。铜的治疗范围还包括强直性痉挛和阵挛性痉挛，惊厥和癫痫发作。 |
| 汞 | 汞是重要的珍宝类藏药。它被用于复方药以治疗多种不同的疾病，包括血液病、癌症、神经疾病、过敏、关节炎、慢性创伤，并经过"水银洗炼法"后成为滋补品和解毒剂"佐太"（藏文 Tsothel）。 | 【性味】辛，寒。有毒。【功能主治】杀虫，灭虱。用于皮肤疥疮，顽癣；灭头虱。 | 汞这一强有力的药物对人体的每一个器官、组织都会造成或多或少的影响；它使健康的细胞衰老、发炎和坏死，分解血液，造成严重的贫血。 |
| 硫 | 可用于皮肤病、淋巴病、治疗外伤、止痒。珍宝类药。 | 【性味】酸，温；有毒。【归经】归肾、大肠经。【功能主治】外用解毒杀虫疗疮；内服补火助阳通便。外治用于疥癣，秃疮，阴疽恶疮；内服用于阳痿足冷，虚喘冷哮，虚寒便秘。 | 这是由哈内曼医生所发现的重要的抗皮疹类体质药剂。它能产生由内向外的离心作用，与皮肤有着尤其紧密的关联，会造成皮肤灼热及瘙痒。 |

## （六）藏医学、中医学与和疗医学所共同使用的动物类药和成药制剂

东方蜜蜂/西方蜜蜂、蚕、蟾蜍、牛胆、海螺

| 藏医学 | 中医学 | 和疗医学 |
| --- | --- | --- |
| **制作药丸**<br>药师佛之化身热白益西（Rigpai Yeshi）再次说道："善哉！圣者们，请谛听。丸制药物的配伍分为治疗热症的配伍与治疗寒症的配伍两种。"（《后序本》，IV–5.1）<br><br>以上诸方配伍时，首先将药物研细。混合所有的原料，无须添加赋形剂，只需加入适量液体，然后持续不断地揉压，直到达到所需的程度。再搓成如豌豆大小的药丸。（《后序本》，IV–5.5） | **复方中成药**<br>中成药自古就有丸、散、膏、丹、药酒等不同剂型。目前用现代工艺制成的成药剂型有颗粒剂、口服液和注射剂等。<br><br>每种剂型均为复方药物，所含药物少则数种，多则几十种。各种剂型的都有独特的制作方法、各自的适用范围和使用方法。<br><br>中成药古代的制剂工艺十分复杂和考究，从药材炮制、辅料的选用到制作流程，均以能够增强疗效，降低毒副作用为目标。 | **稀释液注入法**<br>每一瓶中需装有500～600颗不等的糖球。保证瓶子只有半满，然后加入3～4滴含酒精的药剂稀释液，使糖球湿润。不要盖上软木塞，然后摇晃瓶子，应该用一根银针或金针小心搅拌糖球，然后将瓶口敞开，直到酒精完全挥发，糖球恢复干燥，不再互相粘连，每一颗糖球都能分别取出。该方法毫无疑问是顺势疗法医师能够保证自己的药剂质量恒定，并且随时可供使用的最便捷的加工方法。（Samuel Hahnemann: On the impregnation of the globules with medicine, The Lesser Writings, 1829） |

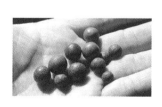
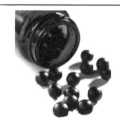
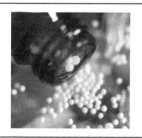

## （七）其他疗法

| 藏医学 | 中医学 | 和疗医学 |
| --- | --- | --- |
| **外治法**<br>• 经络、脉轮和穴位<br>• 人体穴位的具体位置及作用<br><br>• 人体内精微能量的流布周转<br>• 精微能量受星象的影响<br><br>• 火灸法<br>• 艾灸穴位<br>• 十种艾灸手法<br><br>• **放血法**<br>• 77个放血穴位<br><br>• **拔罐法**<br>正统藏式传统拔罐法<br>• 使用藏式铜罐<br>• 三种拔罐方法<br><br>• 油压法（Ku Nye）<br>传统藏式按摩<br>油压法三步骤：<br>① Ku，涂抹藏式药油<br>② Nye，按摩肌肉、肌腱、经络和特定穴位<br>③ Phyis，去除皮肤上未被吸收的多余药油<br><br>药棒敲击法（Yuk Cho）<br>药浴法（Lums）<br>**冷水浴法**（Chu yi Trulkhor） | **中医外治法**<br>•《素问·汤液醪醴论》："当今之世，必齐毒药攻其中，镵石针艾治其外……"<br>• 针刺疗法<br>通过针刺穴位调节经脉能量<br><br>•《灵枢·九针十二原》："欲以微针通其经脉，调其血气，营其逆顺出入之会。"<br>• 艾灸疗法<br>悬灸、隔物灸、米粒灸等灸法。<br><br>•《灵枢·官能》："针所不为，灸之所宜。"<br><br>• 放血疗法<br>针刺络脉，放血泻邪。<br><br>•《素问·三部九候论》："其病在奇邪，奇邪之脉则缪刺之。上实下虚，切而从之，索其结络脉，刺出其血，以通见之。"<br><br>•《灵枢·官针》："刺络者，刺小络之血脉也。"<br><br>• 拔罐疗法<br>• 按摩疗法<br>按摩八法：按、摩、推、拿、揉、捏、颤、打。<br>穴位按压和点穴<br><br>•《异法方宜论》："中央者，其地平以湿，天地所以生万物也众，其民食杂而不劳，故其病多痿厥寒热，其治宜导引按跷。"<br>• 药浴熏蒸疗法 | 矿物的磁力、电力和电流所具有的生命能量对人体生命力所起到的和疗治疗功效与强度，足以和一些已被确定为和疗药剂的物质相匹敌……这些非药剂性的能量能够治愈疾病，尤其是针对那些敏感、急躁以及出现非正常感受和无法自控的肌肉运动的患者。（《医学方法论》，&286）<br><br>被称为"动物磁性"（animal magnetism）的疗愈力是神赐予人类的无价之宝，心存善念的治疗师运用动物磁性将自己强大的意念施与在患者身上，过程中可以触摸患者，也可以不用触碰患者，甚至可以远程操作。经由此方法，拥有健康动物磁性的生命力通过强有力的动力流动进入患者体内。（《医学方法论》，&288）<br><br>在所有已知的治疗方法中，由布鲁塞（Broussais）所倡导的放血和饥饿疗法已盛行多年，但它们会导致患者精力耗竭，因而无疑是最具有对抗医学特性、荒谬和无效的治疗方法。（《医学方法论》，&74）<br><br>近年来，由放血疗法这一有害的对抗医学疗法对人体健康所造成的身心摧残已严重到无以复加的地步，在所有的慢性疾病中，此类疾病是最令人痛心和难以医治的。（《医学方法论》，&75）<br><br>西医近来开始采用拔罐的治疗方法。<br>按摩适用于原先所患的慢性疾病初获痊愈，但仍然身形消瘦、胃纳不佳、缺乏睡眠，正处于缓慢恢复中的患者。按摩能够以合适的力度逐一按揉患者四肢、胸部和背部的肌肉。由按摩所激发的生命力反应，有助于恢复肌肉强度和肌肉内的血液和淋巴组织。（《医学方法论》，&290）<br><br>无论对于保守疗法还是和疗而言，净水浴法都是有效的辅助治疗方法。如果正确地考虑患者的恢复状况、水浴的温度、时间长度和频率，那么水浴法对于慢性疾病初愈、正在缓慢康复的患者，以及遭受急性感染的患者都能起到很好的复原作用。（《医学方法论》，&291） |

## (八) 藏医学、中医学与和疗医学治疗发热

| 藏医学 | 中医学 | 和疗医学 |
|---|---|---|
| **疫病** (Tshawa) 在传统藏医学中，有一类特殊的病机会引起发热、感染和炎症。疫病类病机能够快速传播，并可能危及患者的生命。因此对于疫病类病机的研究在藏医病理学中具有重要的位置。 | **发热** 在中医学中，引起发热的原因一般有外感、内伤两大类。外感发热是外感病常见症状之一，它是卫气抗邪的表现，人体肌表受邪，邪正斗争，正气未虚的一种反应。内伤发热是人体气血阴阳失调的表现，一般有气虚发热、阳虚发热、阴虚发热、瘀血发热等不同的原因，其机理和治法与外感发热完全不同。在中医学中，发热这一症状有寒热真假和寒热错杂的情况，有真寒假热、真热假寒、上热下寒、寒包火等不同的情况。<br>• 《伤寒论》:"病人身大热，反欲得近衣者，热在皮肤，寒在骨髓也；身大寒，反不欲近衣者，寒在皮肤，热在骨髓也。" | **发热** 白天发热，上午发热，午前发热，正午发热，下午发热，傍晚发热，晚上发热，流产后发热，发热伴随（哮喘呼吸、想喝啤酒、血液中毒、想喝冷的饮料、白喉、抗拒饮料、潮热、偏头痛、肺炎、化脓、口渴欲饮、不欲饮水、想喝热饮），虚，在户外活动后发热，交替发热，暴晒后发热，过于期盼而发热，因焦虑而发热，无热期，秋季发热，因卧床而发热，喝啤酒后发热，因脾气暴躁而发热，黑水热，身体一侧发热，瘟疫，灼热，卡他热，导管，脑脊液，热度变化，发热但不伴有寒战，发热且伴有寒战，霍乱，慢性发热，咖啡引起发热，性交后发热，发热且伴随发冷，发热且感觉冷，发热且昏迷，持续高烧，连续发热，发热且抽搐，发热且咳嗽，衣着过于厚实导致发热，登革热，矫正牙列导致发热，因腹泻而发热，晚餐时发热，与他人发生冲突后发热，饮酒后发热，无汗干热，痢疾，餐后发热，发热且出疹，因过度兴奋而发热，体力活动后发热，体表发热，发热且伴有潮红，因受到惊吓而发热，因坏疽而发热，胃热，腺体发热，戴帽后发热，头部发热，发热且感觉热，发热且伴有潮热，发热且伴有出血，喝冰水后发热，受虐后发热，特发性发热，因炎症而发热，潜伏性发热，剧烈发热，时断时续发热，内部发热，不规律发热，身体受到刺激后发热，长时间发热，低热，疟疾，经期发热，因心力耗竭而发热，运动后发热，因紧张而发热，因噪音而发热，术后发热，因疼痛而发热，突发性发热，定期发热，因汗出而发热，产褥热，脉搏不稳导致发热，组织腐烂导致发热，三日疟，反复发热，复发热，驰张热，风湿性发热，因受到批评而发热，发热且体温不断升高，因悲伤而发热，猩红热，因季节变化而发热，因身体腐烂而发热，发热伴随微微发抖，发热伴随颤栗不止，久坐发热，睡眠时发热，发热不同阶段，久站发热，排便时发热，弯腰而发热，遇暴风雨天即发热，连续发热，突然发热，夏季发热，日晒后发热，因压抑而发热，无其他症状的发热，牙齿，发热但不感觉口渴，因抽烟而发热，在热带环境中发热，伤寒病发热，斑疹伤寒发热，衣着过少发热，波状热，接种疫苗后发热，发热伴随眩晕，发热伴随烦闷，发热伴随暴力行为，发热伴随呕吐，醒来后发热，因走路而发热，因环境温暖而发热，因受到他人的温暖相待而发热，清洗打扫后发热，因水导致的发热，因气候变化而发热，因房间潮湿而发热，百日咳，饮酒导致发热，冬季发热，寄生虫导致发热，黄热病，急性传染疾病导致发热。<br><br>但是和疗医师并不会用斑疹伤寒、胆汁热、伤寒、神经热、黏膜热这样具体的病名来区分发热；他们会忘记病名，而根据每种发热的特性来进行治疗。(《医学方法论》, &73) |

# 六、藏医学、中医学与和疗医学的比较总结

| | 藏医学 | 中医学 | 和疗医学 |
|---|---|---|---|
| 1. 发源地 | 中国西藏地区 | 中国内地 | 欧洲 |
| 2. 理论起源 | 《四部医典》 | 《黄帝内经》 | 《医学方法论》 |
| 3. 创始人 | 宇妥·云丹贡布 | 先秦两汉秉承黄老道家思想的医者 | 塞缪尔·哈内曼 |
| 4. 基本原理 | 三因学说<br>五源学说<br>缘起论<br>异类相治法则 | 精气学说<br>阴阳学说<br>五行学说<br>经脉学说<br>辨证论治<br>三因制宜 | 生命力<br>同类相治法则<br>药剂纯粹试验（在健康人体上测试和疗药剂的功效）<br>剂量最小化<br>重视患者的个体差异性<br>重视药剂的个体差异性<br>慢性疾病的致病原理（遗传易感体质）及相应治疗 |
| 5. 诊断方法 | 以能量的失衡情况作为诊断依据 | 通过望闻问切，四诊合参，分析临床症状，归纳病机和证型 | 以能量的失衡情况、特异性症状、症状与药剂对照索引为诊断依据 |
| 6. 药物学 | 任何物质皆可入药植物、动物、矿物 | 一切与疾病相适宜的事物与环境皆可入药，植物、动物、矿物 | 任何物质皆可入药植物、动物、矿物 |
| 7. 药力增强方法 | 将药物磨成极细的粉末、金属洗炼法、持咒 | 道地药材，正确的炮制与煎煮过程，合理配伍，都是药物疗效的保证 | 稀释和振荡 |
| 8. 用药方式 | 复方用药，同时服用数种药剂，较大剂量 | 多种药物合理配伍的煎煮汤剂，以及制成的丸、散、膏、丹等中成药 | 采用稀释液注入法加工药球，单方用药，剂量最小化 |
| 9. 医德标准 | 极高 | 极高 | 极高 |
| 10. 最终目标 | 在《三棵生命树》的唐卡中以两朵花和三个果作为象征。<br>两朵花：健康和长寿<br>三个果：得享佛法、安乐和财富 | "治未病"，保持健康，预防疾病发生。通过治疗恢复机体阴阳平衡，达到健康长寿的目的 | 健康<br>存在的最高目标：了解自己，明心见性 |

## 七、附录

**传统中医学参考文献**

1. 张其成.中医哲学基础[J].北京:中国中医药出版社,2004.

2. 杨维杰.黄帝内经素问译解[J].台湾:台联国风出版社,1996.

3. 杨维杰.黄帝内经灵枢译解[J].台湾:台联国风出版社,1996.

4. 范行准.中国医学史[J].北京:团结出版社,2006.

5. 森立之.本草经考注[J].北京:学苑出版社,2009.

6. 吴敦序.普通高等教育中医药类规划教材·中医基础理论[J].上海:上海科技出版社,1995.

# 第六章 西方自然疗法：药食同源

罗伯特·蒂尔（Robert Thiel）

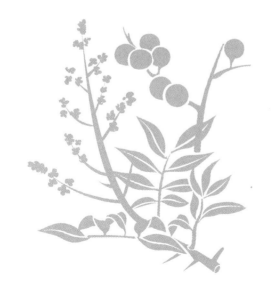

# 一、简探西方自然疗法之历史

自然疗法可以说是人类已知最早的疗愈体系。纵观历史（以及在外科手术和对化学物质进行人工分离之前），来自不同文化背景的人类用食物、水和纯天然草药来处理各种健康问题。

比如，早在3 000年前海藻就被古代中国人用来处理甲状腺问题，而古埃及人用动物的肝脏来治疗夜盲症（Ensminger, et al., 1993）。曾经在埃及求学的希波克拉底（大约公元前400年）很可能是西方最广为人知的古代自然疗法科学家（其声望超越了在其之前的自然疗法师们）。

自然疗法师P. 温德尔（P. Wendell）曾这样描述希波克拉底：

> 在他（希波克拉底）的职业生涯中，他展现出对于大自然最深的尊重和敬仰，并教导他的追随者、学生和门徒们，所有疾病的康复过程都"取决于"大自然……他认为只有自然才能治愈疾病，而医生的职责只是为大自然提供协助，让治疗的过程能更轻松或较少痛苦。（Wendell, 1950）

希波克拉底对于自然疗法所做的两项最著名的贡献可能是告诉人们"恰当的断食并不会损伤身体"，以及他的名言："以食为药，以食代药。"

可是令人感到惋惜的是，现今关注健康的人们却往往无视这些重要的原则。纵观西方历史，希望采用自然疗法的人们和无意采纳自然疗法的人们之间始终存在着各种矛盾冲突。

有趣的是，自然疗法在西方真正开始为世人所知始于《草药医师法典》(*the Herbalist Charter*，C.8；1542–1543)，该法典由苏格兰女王玛丽一世时期的亨利八世国王所颁布实行。这一成文的英国法律日后成为现仍被使用的"普通法"的一部分（普通法是英国、美国和许多其他国家的法律基础）。而且尽管在当时饱受争议，但我们从该法典的内容中可以看出《草药医师法典》允许非医学背景的医师为患者的健康问题推荐食物（如草药和植物根茎）以及水。

有意思的是，亨利八世国王认为医学行业不应干涉自然健康领域，自然健康医师也应被获准行医，他还认为自然健康医师往往比在当时具有医学背景的内科医生和外科手术师更为有效。

历经岁月变迁，自然疗法现今仍然在欧洲和其他大陆上绵延不息。让我们来看一下 E. W. 科丁利医生（E. W. Cordingley）的文章节选：

> 如今人们所知的能量正骨疗法（osteopathy），其实早在这一名称出现前的 200 年，就是在部分斯堪的纳维亚地区被人们采用的一种治疗方法；如今我们所说的脊柱推拿疗法（chiropractic）和推拿矫正疗法（naprapathy），则在人们得以耳闻它们名称前的 150 年，就是流行于波西米亚地区的治疗方法；而如今世人所知的机械理疗方法（mechanotherapy）远早于公元前，就在中国、日本、埃及、南海群岛和其他地区得到应用。
>
> 当然，以上这些不同的治疗体系确实在近些年的治疗学中得到很大的发展和改善，可是虽然这些治疗体系看似换上了我们如今熟悉的名称，但它们每一个体系中所包含的基本原理却并非是全新出现的。无论这些古代的自然疗愈师如何称呼自己，他们其实就是自然疗法师，而近现代对于这些医学"分支"起到推动作用的人们，其实仍然是在"自然疗法"的学科领域内取得了进步。(Cordingley, 1924)

在 19 世纪的德国，自然疗法形式的疗愈方法被称为"nature-heilkinde"（Spitler, 1951）。同样是在德国，一位名为塞巴斯蒂安·克奈普（Sebastian Kneipp）的天主教神父在巴特沃里斯霍芬创立了著名的"水疗法"。后来有一位因身患肺结核而一度放弃生机的贝内迪克特·卢斯特医生（Benedict Lust），曾找到塞巴斯蒂安神父，并获得他的帮助。（卢斯特医生后来一直活到 1945 年，享年 73 岁。）

1892 年，卢斯特医生前往美国。他被公认为美国的"自然疗法之父"，因为在 20 世纪初他最为积极有效地推动了自然疗法在美国的发展。

在美国，从可见的事实角度而言，"自然疗法"一词最早是由约翰·谢尔医生（John Schell）于 1895 年创立的，用来指称他的治疗方法（关于究竟是谢尔医生还是卢斯特医生最早创立"自然疗法"一词的有关细节，目前尚存在历史争议）。1896 年，卢斯特医生创立了名为"克奈普水疗学院"的学校。同年，卢斯特医生和威廉·斯蒂芬斯医生（William Steffens）一起，在纽约创办克奈普疗养中心。卢斯特医生最终购买到了"自然疗法"一词在美国的法定权利，并成立了美国自然疗法协会。

卢斯特医生认为自然疗法远不止水疗法这么简单，他写道：

> 克奈普水疗法极为规范成形。自然疗法最初指引人体，然后激发人体，最终帮助人体成长……自然疗法虽然有着形形色色的具体治疗方法，但是它们都万变不离其宗，即都是为了增加人体的生命力。这也是自然疗法唯一的目标。（援引自 Thiel, 2007）

为了进一步阐述以上观点，卢斯特医生还写道：

> 自然疗法师是丢掉《药典》、放下手术刀的医生。（Lust, 1923）

> 自然疗法是融合在同一个体系之下的、人类最为古老的治疗方法；它运用食物、正骨、水、阳光、电、草药和其他具有生命能量的事物来缓解病痛，而不用依赖药物、毒药或手术……自然疗法师只会采用自然的治疗手段，而完全无意涉及"常规西医"那些难以让人信服的理论、试验和治疗方法。（Lust，1934）

## （一）自然疗法的哲学思想

什么是自然疗法？它的哲学思想基础又是什么？让我们再次来看看贝内迪克特·卢斯特医生是怎么说的：

> 自然疗法是一个独特的疗愈流派，它借助对于人体有益的自然力量，或水、空气、阳光、土地的力量、电力、磁力、运动、休息、合理的饮食、多种多样的机械辅助治疗、有关意识和道德的科学。由于上述这些康复手段都无法单独治愈疾病，因此自然疗法师会将它们进行正确的组合，以找出最适合每一个个体情况的治疗方案。由此产生完全有益于人体的治疗结果。自然力量所具有的预防疾病的作用是机械性的、并且让人不可思议的，它能够祛除人体系统中的外来和有毒物质，恢复神经和血液的活力，激活器官和组织，并更新整个机体。（Cordingley，1924）

在此我们需要注意的是，卢斯特医生在用到"不可思议"一词时（英文为 occult），所指的含义超越现在对于该词的理解（即并非西方社会现在普遍认为的该词指"神秘精神世界"）。

尽管自然疗法建立在上述提及的一系列原则之上，但是其最根本的一项原则应该是"首要的是不能损伤人体"（古希腊原文：premum no nocere）。

天然的并非都是安全的。有些毒药就是天然的。灰尘和花粉也是天然的，然而却会让那些过敏的人苦不堪言。因此自然疗法师会尽量避免推荐可能对人体造成损伤的治疗方法，不过这并不意味着在治疗过程中不会出现副作用。比如，如果有一位自然疗法师建议他的患者停止摄入咖啡因，那这位患者有可能会因为戒除咖啡因而出现痛苦的反应。虽然这依然符合"首要的是不能损伤人体"的原则，但是作为自然疗法师有必要提前告知患者在治疗中可能出现的反应（在此我想补充一点，自然疗法师无法甚至并不可能告知患者某一治疗方法可能出现的所有不良反应，因为很多不良反应是极为罕见或者尚不为我们所知的）。

自然疗法师相信大自然的疗愈力，并以此进行治疗（vis medicatrix naturae）。（ANMA，1996；Bur-Madsen，1996）这一信仰包括相信如果明确了人体内的毒素状态，并且给予正确的营养、休息、思想关怀和自然的刺激，无论身患何种疾病，人体都可以自愈（除了类似截肢的情况以外）。自然疗法师还认识到健康疗愈师无法做到无所不知，因为有关人体健康还有太多未知的内容（包括副作用和个体反应），因此每当迟疑不决时，自然疗法师都会推荐最自然的治疗方法——自然疗法师相信人体内部的自然运作使自身具有尽快康复的能力。这也是为什么自然疗法师倾向于推荐纯天然的草药（而非人工离析的）、食物内的天然维生素（而非人工离析的）、水（用于治疗和饮用的水）、呼吸（洁净空气）、避免摄入毒素和良好的休息（每晚和每周）。

自然疗法师处理和试图解决的是病因（tolle causam）。疾病的症状很重要，因为它们经常为疾病的原因提供线索。如果我们能够辨明病因并加以处理，其他所有的问题都会迎刃而解。自然疗法师处理的是整个人体，并且理解健康和疾病具有多重功能性的本质。然而，没有一位自然疗法师（或其他领域的健康专家）能够遍知所有有关健康、所建议的疗法可能产生的个体反应以及个体差异性（包括生理、意识和精神方面）的内容。

自然疗法师信奉防病于未然。预防疾病被认为是最好的"治疗"。（ANMA，

1996）有一则现在仍广为人知的西方谚语，那便是"一盎司的预防抵得过一磅的治疗"。自然疗法师和我们所采用的治疗方法，并没有治愈疾病。我们相信在正常情况下，人体能够自愈绝大多数的疾病。自然疗法师所努力的是辨明疾病的原因、清除毒素、推荐能够处理营养要素缺乏症的物质，并激发人体自身的天然疗愈能力。

可是无论从生物化学、遗传基因、意识层面、所处环境或精神世界等角度而言，每一个个体必然都是独一无二的。自然疗法师并不相信对患有同样疾病的个体，都能采用相同的治疗方法。

科丁利医生曾写道：

> 针对不同病案，具体治疗方法也必须相应做出调整。甲之蜜糖，乙之砒霜。因此，真正兼容并蓄或具有针对性的治疗体系必定就是终极的治疗艺术，正是它，并且只有它才能长久不息。（Cordingley，1924）

例如，虽然有些患有轻度抑郁症的患者在服用圣约翰草后，症状会得到缓解，但并不是所有患有轻度抑郁症的患者都会因为这款药剂而获得改善。我个人对于患有情绪困扰问题的患者有着相当高的治疗成功率（Thiel，2007），但是我几乎从未推荐我的患者服用圣约翰草，因为通常有另外一些更好的食物选择——我坚信自然疗法师在给予治疗建议时必须因人而异，而非因"诊断结果"而异。

塞缪尔·哈内曼医生（和疗医学之父）和卢斯特医生（被公认为现代自然疗法之父）都建议要远离毒素和/或有毒的环境。哈内曼医生甚至曾写道，和疗药剂的积极功效可能会因为患者身处有毒的环境而被抵消殆尽（Hahnemann，1833）。而我一再告诫大家，毒素加上解毒剂并不等同于没有毒素。

例如，如果咖啡因会造成某位患者的头痛，那么单纯建议他服用白柳皮、小白菊、甲状腺素和/或其他草药并不足以解决问题。通常还需要配合戒除咖啡因（如果确定咖啡因是引起头痛的物质）。如果某位患者经常接触会使其产生不适的化学品，那他就需要减少接触频率——从自然疗法师的角度而言，仅仅服用一些草药是远远不够的。

V. M. 库尔卡尼医生（Dr V.M.Kulkarni）是印度的自然疗法先驱之一（也是一位采用自然方式的牙科医师），他曾写道：

> 自1889年起，我便按照自然疗法的原则治疗患者。这些自然疗法的原则是：
> 
> （1）健康的人体内不会含有任何毒素。
> 
> （2）如果人们过着自然的生活，并且不摄入毒素，他们就不会得病。
> 
> （3）当人们生病时，他们并不需要服用毒药以治愈疾病。
> 
> （4）如果保持血液纯净，并保护好体内的生命力，人们就会常保健康；即使他们吸入上百万的微生物，病菌也无法存活，因为它们无法在纯净的血液环境中滋生。
> 
> （5）如果血液受到污染，即使只有一个微生物，也会在人体中繁殖出数以百万计的同类微生物；不仅如此，在这样的情况下，即使人们没有吸入任何病菌，他们也会因为体内带有与某种疾病特定相关的不计其数的微生物而得病，因为微生物在充满智慧的大自然中扮演着分解者的角色。

所有的疾病，甚至包括那些所谓的不治之症，都能通过新鲜的空气、干净的水、灿烂的阳光和来自大自然的天然食物，而得到成功治愈。根据自然疗法，在治疗疾病时我们完全不需要采用药物、毒药、注射或任何非自然的极端治疗方法。（Kulkarni，1930）

科丁利医生写道：

我曾学习过几乎所有的疗愈体系，并获得了其中许多体系的证书，因此我想我有一定的资格说，自然疗法是人类已知最伟大的疗愈体系。在所有的疗愈体系中，它是最包罗万象的，而且我发现自然疗法师们在所有疗愈艺术中是最有智慧和最开明的。我希望自然疗法能始终如此，并且伴随时间的推移，自然疗法还能更上一层楼，给予饱受病苦折磨的人们最大的支持和帮助。

如果我们回顾疗愈艺术的发展历史，我们会发现人类坚持不懈地深入探索，希望能够找到根除人类以妄为常的低陋习性的方法，由此带领人类远离非自然的药物，而更趋向回归自然。

最新的治疗理论已经认识到疾病有着数不胜数的诱因。错误的化合物、病菌、神经系统受到干扰、不良的饮食习惯、妄动的意识状态以及一系列其他原因，都已经被一些积极进取的自然疗法学者证实为造成某些疾病的原因。

然而，无论自然疗法曾取得怎样的成就，平心而论，我们必须承认每一个疗愈体系都有其不足之处。每一个治疗方法都有所长，但没有一个方法是无懈可击的。因此致力于预防和治疗疾病的有智之士已经认识到，一个尽善尽美的疗愈体系必须包含所有自然的、非药物的治疗方法，只要这些方法能适用于某一位患者的具体情况。

1947年的自然疗法五十周年大会确立了以下有关自然疗法的规范标准：

我们相信在自然正常状况之下的人体是一个自给自足的生命机体。
有关健康和疾病的理论都建立于自然本身之上。
人体在身体、化学、生物和生理的基础上，遵从特定的自然法则。
因此，"不健康"是离开了与自然法则和谐共处的健康生活状态而导致的结果。

一个人愿意遵守和运用有益于身心的自然法则的程度，决定了他的身体能相应在多大程度上通过与生俱来的天然力量帮助自身恢复健康。

自然疗法是哲学，是艺术，也是科学，它认识到人体与生而俱的自愈过程，并且绝不会压制、对立或阻碍这些生命力，相反它会唤醒、协助并与这些生命通力合作，以帮助人体恢复健康。

自然疗法应用以下天然物质的疗愈特性，如空气、阳光、水、光、热、电、人体正骨、休息、纯天然并带有生命力的食物、有机维生素、有机矿物质、草药，以及在其他有关人体和意识的文化中帮助人体清理和排毒的方式。

自然疗法不会使用人工合成的或非有机的维生素、矿物质，也不会使用药物、镇静剂、手术、血清、疫苗、抗毒素、类毒素、注射或预防接种。

自然疗法还会通过教授自然生命的基本法则以及这些法则在日常生活中的应用，以帮助人们预防疾病、保持身心健康。（Burr-Madsen，1996）

我相信上述标准中的一些观点应当被所有的自然疗法师接受，但这并不意味着自然疗法师必须永远反对手术、服用药物等方法，只是作为自然疗法师不应采取这些治疗方法。

伯尔－马德森医生（Burr-Madsen）对于对抗医学有着客观的认识：

即使有朝一日自然疗法在美国成为受到认可的医学形式，我们也仍然需要对抗医学，一来是为了急诊和手术治疗，二来是为了药品行业，因为人们期望能够不费吹灰之力就能获得立即疗效的需求实在是太过庞大了。即使自然疗法师不相信药物，但是如果患者一味滥用自己的身体，为了使这些患者日后能够明白应当尊重身体、不再任意妄为，就有可能需要对他

们采用超出常规的治疗方法以挽救其性命。(Burr-Madsen,1996)

另外,我感觉绝大多数自然疗法师都相信,每一个个体都有责任对自身健康做出正确的决定。自然疗法师并不是为病开方。他们教导(英文中的"医生"一词来自拉丁文,意为老师)并告知患者何为自然的健康状态,以及他们所知的一些治疗选择。尽管我深信自然疗法,但由于并非所有人都愿意为自身的健康肩负起责任,因此并不是所有人都准备好接受自然疗法。

自然疗法(如同本书一样)兼容不同的治疗方法,以此希望推动人体实现自我疗愈。西医的模型倾向于将人体视为化学组合,因此往往为疾病开药(即化学品)。如同前文所述,自然疗法的模型相信人体能够自我疗愈,因此首选能够对人体起到推动作用的治疗方法。

尽管有观点认为万事万物都是由化学物质组成的,但这一观点却并不完全正确。如果我们将化学物质严格定义为由化学元素以及由化学元素的组合(分子)所构成的物质,那许多事物都不是化学物质。最明显的例子包括生命、光、声音、运动、热、风、磁力、重力、思想和态度。

新死之躯和活着的人体含有完全相同的化学组成,但难道它们一样吗?我用过的每一个指南针都指向磁力的北极,但这从未改变指南针的化学组成。如果有人往外扔(或往下丢)一个东西,这个东西会发生运动,但它的化学组成却不会发生变化。还有尽管药力高于12c的和疗药剂从化学角度而言理应"空无一物"(因为它们已经超过阿伏伽德罗常数[1])(Vithoukas,1980),但是我和其他医生都见过不同的和疗药剂会对患者的健康产生截然不同的作用。

有些以英文"cis"和"trans"结尾的脂肪酸从化学角度而言是完全相同的,

---

[1] 译者注:12c的和疗药剂经过高度稀释,药剂中的原物质含量已经小于阿伏伽德罗常数,在物理学上可被认为已不含原物质,药剂的成分只有水。

但它们的外在结构却往往并不相同（以"cis"结尾的脂肪酸通常为液态，以"trans"结尾的脂肪酸在正常情况下为固态），而且它们对于人体健康所起的作用也大不相同。（Asherio & Willett，1997）有趣的是，甚至连"主流营养师"也已经了解，虽然化学检测无法探测到粒子，但粒子的大小却是决定营养吸收的重要因素。（Jenkins，Wolever & Jenkins，1994）

因此大自然并不仅仅是化学意义的。在自然疗法中，我们尽可能应用所有属于大自然的部分。我们努力与生命、生命力协同合作，以推动人体的疗愈过程。

自然疗法一直遭受抨击，因为有观点认为自然疗法所使用的草药等也只不过是化学物质而已，因此自然疗法和西医治疗方法根本毫无差别。但其实这两者之间存在着本质的区别。以下这个例子或许能够帮助我们厘清它们之间的不同。

### 1. 西医

假设有一位患者出现轻度甲状腺功能减退症（甲减）的症状，并通过血检确认甲状腺素浓度过低。按照西医的模型会认为由于甲状腺素水平较低，因此甲状腺无法靠自身产生足够的甲状腺素。然后西医就会让患者服用人工合成的（或有时纯天然的）甲状腺素。这一化学品会升高血清中的甲状腺素浓度，并在很多情况下改善甲状腺功能减退症的一些相关症状。就此看来，一切都令人满意，可是这一方法并未找到导致疾病的真正原因。

服用甲状腺荷尔蒙后（无论它是否"纯天然的"），垂体前叶会感觉到血清中的甲状腺素浓度升高了。因此垂体前叶就会减少分泌会刺激生成甲状腺素的荷尔蒙。由此甲状腺所接收到的需要通过自身产生甲状腺素的刺激信号就会减少。这会导致甲状腺萎缩。（参见 Physician's Desk Reference，1999）这也是为什么许多服用甲状腺药物的患者在此后必须终生服药的原因之一——他们所服用的荷尔蒙无法"修复"甲状腺，只会取代它的部分功能（因此绝大多数西医并不会只基于表面症状就让患者服用甲状腺素）。

并且，由于甲状腺还会生成其他荷尔蒙（比如降血钙素），因此随着时间推移，甲状腺的其他功能也可能出现衰减（近期有关服用甲状腺素是否会增加患骨质疏松症的概率，就产生了激烈的医学争论）。

### 2. 自然疗法师

假设同样是这位患者，但他找到的是自然疗法师。自然疗法师会认为如果甲状腺得到自身所需（可能包括天然维生素、肽、酶、植物营养素、减少咖啡因摄入等），它就能够自愈。

针对甲状腺功能减退症有许多可行的自然疗法手段，但假设在这个案例中，自然疗法师推荐患者服用海带（中国古人用海带来处理甲状腺功能衰退的情况已有至少 3 000 年的历史。Ensminger，1993）。海带是具有药性的食物，其中含有包括矿物质碘在内的多种"化学物质"。人体中所含的碘是为了参与制造甲状腺素（化学名为"甲状腺氨基酸"）。

通过满足身体所需，甲状腺接下来就能自己产生甲状腺素。这会增强甲状腺的功能，却不会导致任何甲状腺功能的衰退。食用海带并不会导致依赖（任何含有天然碘的食物，都能替代海带作为日常饮食的一部分）。因此，即使没有得到血检的确认，自然疗法师也可能推荐甲状腺不适的患者服用海带。

在以上两个例子中，都用到了"化学物质"，但它们的使用方法大不相同。我个人较为倾向自然疗法的模型（但我需要补充，并不是所有患有甲状腺问题的人都需要海带或碘——在某些甲状腺功能减退的情况下，甚至可能要求患者禁服海带或碘）。

## 二、血毒邪症才是导致疾病的原因

自然疗法的哲学思想认为疾病是来自毒素的累积。因此，绝不可能有任何自然健康医师会建议长期服用人工合成的维生素和无机盐形式的矿物质，因为这两者都可能导致某些人患血毒邪症。

本小节的内容主要包含科丁利医生、亨利·莱恩医生（Henry Lahn、医学博士）、塞巴斯蒂安·克奈普和约翰·H·蒂尔登医生（John H. Tilden，医学博士）关于血毒邪症为疾病原因的论述。尽管绝大多数所谓的"权威意见"并不认同他们的观点，但从自然疗法的角度看来，血毒邪症正是导致疾病的原因。

科丁利医生针对造成疾病的原因曾这样写道：

> 自然疗法是根除疾病的疗愈体系，正如卡明斯医生（Cummins）曾说过的，自然疗法的理论基础是："洁净的血液是健康的欢歌，也是快乐的源泉。"或如同《圣经》中所记载的："一切活物的生命，就在血中。"无论我们采用何种疗愈体系，只有当我们净化血液，并清除了人体系统中的毒素堆积之后，才有可能产生疗效。

在此让我们稍作停留，先来看一下"不净的血液是导致疾病的原因"或"一切活物的生命，就在血中"的假设是否存在科学基础。

在长达数世纪的时间中，人类一直在寻找导致疾病的原因。病理学家们并不满足于《圣经》的解释，因此从《圣经》开始推衍，发展出了层出不穷的理论，但结果却只是徒劳地看着这些理论不断地推陈出新。现在，所有的医学专家几乎都在研究疾病的病菌理论。可是病菌理论已经日薄西山，注定又将被丢弃。加拿大的弗雷泽医生（Fraser）和加利福尼亚的鲍威尔医生（Powell）曾经试验了所有种类、难以计数的病菌,但是他们从不曾通过在人体中引入病菌而产生过一种疾病。"韦特医生(Waite)经年累月地努力,希望能够证明病菌理论,但却无功而返。世界大战期间,在美国马萨诸塞州的盖勒普(Gallop)岛上曾进行一项试验,研究人员为政府医院中的一百多名试验者注射了上百万的流感病菌,可是却并没有人因此而患上流感,在这些试验者身上唯一出现的变化是'食欲变好了,并且更加精神焕发了'。"

弗雷泽医生发现在许多白喉患者和其他一些疾病的患者中,刚开始发病时并没有出现病菌,而在一些患者身上,甚至从头到尾都没有出现过病菌。

那么,病菌所起的作用到底是什么呢?

病菌是大自然的分解者,当我们看到一大群苍蝇围着垃圾嗡嗡飞,我们一定知道是垃圾吸引来了苍蝇,而非苍蝇带来了垃圾。这和病菌的情况一样。人体内有毒的酸和碱发酵后,会引来病菌,因为这是它们喜爱的食物。毒素的本质和它在人体中所处的具体位置,决定了疾病的特性。当某一个流行性疾病爆发时,在同一个地区有大量人群,他们吃相同的食物、居住在类似的环境(受制于同样的气候和环境变化),这些因素会导致在这些人的体内出现完全相同的毒素发酵,并进而产生相同类型的症状。这才是为什么会出现流行病的原因。

回到我们有关"血毒邪症是导致疾病的真正原因"的讨论,我们会发现全然的生命状态意味着完全免受疾病的侵扰。任何形式的疾病都会导致生命受到局限。因此,当疾病(生命受到局限)出现时,血液中一定存在着某些变化,因为"一切活物的生命,就在血中"。(Cordingley,1924)

有关"血毒邪症是导致疾病的原因"这一观点,我所读到过的思路最为开阔的阐述来自于蒂尔登医生:

> 医药科学建立在一个错误的前提之上,即认为疾病是由与人体无直接关联的、来自外界的影响所致,而由此产生的病痛可以通过药物得到永久

性的"治愈"或暂时性的缓解。由于在英文中"医学的"一词意为"和医学有关的"或"医学的治疗",因此使用"药物、疗法"就包含了"治愈"、疗愈、纠正或帮助缓解病情的含义。可是事实上,所有所谓的"疗法"都是在完全不清楚疾病原因的情形下被加以使用的。

诸如"医学的、医学、疾病、治愈"这样的概念在我们内在的意识中是如此根深蒂固,以至于如今它们已经决定了我们的思想和信念。人们对于这些概念的坚持是如此专横和强硬,使得新的医学流派和风气如果希望为世人所知的话,就不得不故步自封于这些限制之中。这些既定的概念可能宣称某条受到干扰的神经是导致某些疾病的原因。但他们却懒得去进一步思考为什么唯独这条受到干扰的神经会"导致"疾病,而另一条神经却不会。

心理学家们也懒得去解释为什么忧虑会让甲得病,可是同样忧虑的乙却不会。以及为什么在某些情况下,心怀希望会帮助治愈疾病,但是在另一些情况中却不会。还有为什么信仰并非每次都能起效。他们只是想当然地宣称诸如"这是因为你信得还不够"这样的原因。呜呼,愚人之首无非自愚之人!

由此我们可以发现为什么所有新的医学思想都会让人联想起它们来自于"万恶的病菌"的学术源头,以及认为"疾病是真实存在的实体"的观点。由于在人们脑中深植有这样的概念,难怪即使是最优秀的科学研究最终也只会付诸东流,而最伟大的科学发现,很快也会被证明只是又一个错误的观点。

如果医学知识的整体框架都建立在"有一个实体叫作疾病,一旦找到正确的药物,它就会被消灭"这样的观点之上,希望医药科学有朝一日能够成为真正的科学无异于天方夜谭。

我所期望的是为大家描绘出有关疾病和治愈的所谓"科学的"医学体系常见的、每天都在上演的漏洞,由此人们才会发现它们其实是极其荒唐的;人们才会知道他们是听信了伪科学的鼓吹而被错误的理念蒙骗。然后,我会进一步给出关于所谓疾病的真正原因的唯一解答和理性分析。我将对比神话性的古老传说和理性的现代思想，希望由此能激发一些人开启自己的独立思考和探索试验。这样，在我们这个长久受到蒙骗的社会中所存在的愚蠢无知、偶像崇拜和医学迷信才会蜕变为将这些固有思想都抹去后的不确定状态，从而才会为人类期望实现健康和辉煌的恒久使命铺平道路。这一使命只有通过人类自身的想象力、自我约束和正确的思考才能得以实现。

人们必须首先认识到血毒邪症并将其详细发展成为一门哲学，否则对于疾病原因和疾病所起作用的理解将不会有任何实质性的进展。所谓的"疾病原因"和"疾病治疗"一直是并且现在仍是一大堆胡乱的猜测和推断，它们葬送了每一个时代最优秀和最勤勉的医学专家们。

和以往任何时候不同，如今医学行业最顶尖的专家们都在努力探究疾病真正的原因，然而他们注定会失望。我们已经能开始理解这其中的原因。之前所有探究疾病原因的卓越研究，都是从结果开始研究。可是恐怕没有一个善于思辨的头脑能相信疾病的结果正是它的起因！现在已经没有人相信自发性的结果。这一思想仅剩的残余也因为人们发现细菌是导致发酵的原因而彻底消失了。这个发现是如此了不起，使得医学界为之刮起一阵旋风。每次刮起旋风时，人们都会丧失理智。病菌被认为是导致疾病的主要原因。没有人想过，病菌必须要有一个居住环境才能存活，而这个环境是由于人体遭到毒素和病理攻击所形成的，正是因为人体遭受系统性的中毒才会为病菌创造出了适合生存的环境。相反的，所有人都醉心于病菌理论。当大众信念发生突然剧变时，假如与大众持不同意见就会遭到灭顶之灾。因此反对病菌理论或持保留意见的声音只能受到压制或排挤。（Tilden，1926）

## （一）症状学的价值

詹姆斯（James）爵士在其生前很可能是英语国家最杰出的临床医师。然而他也没能避免坚信疾病是主动性的实体，而找到疾病的办法是根据症状顺藤摸瓜，直捣源头。但如果我们真的顺着某个症状找回了源头，我们会发现什么？

如果我们追踪疼痛的来源，会发现它来自头部，但肯定不会是头部导致了疼痛。接着我们发现大脑中有充血过多的症状。是因为大脑中血液过多而产生压力，由此导致了头疼。那么这个压力就是疾病了？并非如此。

那么，血液过多是"充血"病？当然大脑中血液过多是导致头疼的原因之一。但是是什么引起了充血？我们发现头疼是一个症状。是血压高引起了头疼，但血压高也只是一个症状。是大脑中血液过多引起了血压高，同样的，大脑中血液过多也只是一个症状。头疼、血压高、充血三者都只是症状。经过一段时间之后，血管壁会脆化，血压会导致某根血管破裂。脑部大出血将导致患者因为脑溢血而死亡。破裂的血管是疾病吗？又或者脑部大出血是疾病？不，它也只是一个症状。那么最终因为脑部大出血而死亡呢？难道它是疾病吗？

如果脑部大出血并没有严重到造成死亡，而只是导致了某些形式的瘫痪（可能有多种不同形式的瘫痪），那瘫痪是疾病吗？大家有没有发现，我们沿着连锁的症状，从头疼一路来到了瘫痪，可是我们还是没能发现所有这些症状所指向的疾病。根据詹姆斯·麦肯齐（James Mackenzie）爵士的标准，疾病只有通过症状才能得到显现！现在我们有了始于头疼，最终结束于脑部大出血而导致死亡或瘫痪的症状连锁反应，却没有发现任何能帮助找到真正病因的线索。而任何其他的症状连锁反应，比如从胃部不适发展到幽门癌，也不会在过程中的不同阶段比之前所举的头疼的例子给出更多有关疾病的线索。

任何症状连锁反应出现的第一个信号往往是不适或疼痛。在所有的胃部不适中，我们都会出现疼痛，并因为进食而或多或少地加重。之后，或更多时候是在胃疼之前会出现胃黏膜炎。又或者可能出现炎症或胃炎。胃炎会进而发展为胃黏膜增厚，最终出现胃溃疡。这会被称为一种疾病，并被确认为胃部的溃疡。但事实上这只是最初胃黏膜炎和胃疼症状的延续。我们可以解决胃溃疡，但是胃部的炎症和疼痛仍将继续，接下来会再次出现溃疡，这一状况最终会发展为胃幽门硬化。此时，或多或少都会出现幽门瓣梗阻，进而导致不时的恶心泛呕。然后，当做彻底检查时，会发现得了胃癌。

当我们尝试分析从最初的胃部疼痛和炎症到最终发展为癌症的所有症状，我们再次看到另一条症状连锁反应，最开始让我们引起警觉的症状是疼痛。经过检查，我们发现胃黏膜有受损的情况，但是胃黏膜受损并不是疾病，它只是症状。胃黏膜炎会继续发展，并伴随胃黏膜增厚，从而导致胃溃疡。胃溃疡也不是病，它只是胃部炎症的进一步发展。单纯解决胃溃疡并不会"治愈"这个"疾病"，这只会解除溃疡的症状。以上所有症状会继续发展，直到出现幽门的增厚和硬化，这会被称为癌症。但实际上我们对于疾病的原因仍然一无所获，我们只是看到了一条完整的症状连锁反应。

即使我们治愈了癌症，"究竟什么是疾病"的这个问题仍然没有获得解答。因为癌症是最终的症状，它绝不可能是导致最初症状的原因。

我们可以按照同样的方式来描述任何一个其他的所谓疾病。疼痛和炎症总是最先让医生或患者注意到身体出现问题的症状。可是如同我们已经看到的，疼痛和炎症并不是疾病。而当我们找到疼痛的原因时，这个原因也只会被证明是另一个症状，而非疾病。这一模式在所有案例中都能得到证实。

难怪诊断学专家会在对于疾病的研究中感到一头雾水，因为他们最终证明症状和疾病是错误的概念。事实上，我们不可能在任何一条症状连锁反应的结尾大呼："找到了！它就是疾病。"我们已经证明头疼并不是疾病。同样的，我们也指出大出血或脑溢血并不是疾病，它们都只是最初症状的延续。

麦肯齐爵士曾说，"我们只有透过疾病所制造出的症状，才能看到疾病本身"。这一观点的言外之意是，确实存在疾病和症状，而且通过症状我们能够最终找到疾病。但是当我们沿着症状追踪疾病时，我们所陷入的窘境就好似一位终于攀上顶峰的登山运动员，却只是看到接下来还有一峰接着一峰，更多、更高的山等着他去攀登，永无止境。

许多疾病被认为是极具威胁的，因此人们做了许多努力希望击败疾病，可是与此同时，却并不了解疾病的本质。尤其是在应对如麻疹、流感、猩红热和白喉这样的流行性疾病时。因此，在不同时期，都有人提议应当对感染上述疾病的患者采取统一的治疗方案，却丝毫不考虑每一位患者的个体差异性，从而出现滥用血清或疫苗这样照搬既往经验的治疗方法。

当爆发流感时，人们总是呼吁赶快采用统一的治疗方法，而响应这一呼吁的方式往往是使用所谓的特效药和疫苗。

当一位知名的权威专家在完全不了解疾病本质，并且也没有采用病菌理论的情况下宣称战胜了危险的疾病，对于善于思考的人来说，很明显是这位专家已经尝试使用了病菌理论，但发现结果却并不如人意。而当此紧要关头，在没有发现更好选择的情况下，只能滥用血清和疫苗。

医学本身是建立在坚实的科学基础之上。解剖学、生理学、生物学、化学和所有其他有关人体的衍生科学，都在不断向前发展，并日趋完美。但是关于症状学、疾病、诊断、病因和治疗方法的所谓科学，就其根源而言，都是建立在迷信的基础之上，因此我们看到真正的医药科学和幻想、迷信混淆在一起的怪异现状。人们相信疾病是一个独立存在的实体；伴随这一想法的是另一个同样荒谬的观点，即认为疾病是可以被治愈的。围绕着这两个古老的假设曾出现过浩如烟海的著作，最终却只是见证了这些作者们认识上的错误。

## （二）所有的疾病都曾是无害的

癌症、结核病、布赖特氏病[1] 和所有的慢性疾病都曾一度是无害的感冒。

---

[1] 译者注：布赖特氏病（Bright's disease），具有三联征的肾病。

它们被"治好",然后它们卷土重来,又被"治好"。这一过程循环往复。疾病每一次卷土重来的时候,人体都会感觉更虚弱,并对因体内堆积的毒素而产生的中毒反应更麻木无感。人体会紧急征用大量黏液和黏膜下组织来帮助清除毒素。

由于认定疾病是一个实体,因此人们在一直热火朝天地进行研究,希望发现导致疾病的原因。但事实上,所有所谓的疾病都只不过是因为不断重演的血毒邪症危机而持续增加的多种相关症状。这些症状并没有独立的存在。一旦血毒邪症得到控制,疾病就会消失,除非某个脏器由于曾受到太多次的血毒邪症危机已经出现功能衰退。但即使出现器质性病变,只要脏器没有坏死,仍然可以通过改变生活方式并摆脱血毒邪症危机这个元凶,而最终使脏器复原。

癌症通常开始于感到体虚乏力(一般由于压力、垃圾食物等原因所致),然后发展为血毒邪症(由体虚乏力引起)、机体受到刺激(由毒素所致)、炎症(机体长期受到刺激所致)、溃疡(炎症导致机体组织爆发为"疮")、硬化(机体组织不断变硬),最终成为癌症。如果我们只考虑癌症这个最终结果,并无法找到导致癌症的原因(但这却是目前被普遍采用的研究癌症的主要方法),这就好比希望找到导致某人目前现状的原因,却无视他在胚胎期、孕期、童年、青春期以及成年之后的所有经历。

所谓疾病的所有症状都来自同一个源头,而所有的疾病其实都是同一个疾病。万物和谐统一是大自然的本意。人体是一个不可分割的整体,因此在对其进行治疗时,必须采用整体观的思路。

## (三)致命的病菌?

我们必须牢记,如果伤口、溃疡、人体内的管道能够畅通自如地排泄废物,它们就不会产生毒害作用。手上、嘴上、喝过的杯子上、公交车扶手上的"致命病菌"——事实上，无论何处的病菌——其实都不会产生致命的影响，除非它们跟人们自身致命的、不洁的身体和意识习性相结合。有些人就是学不会保持整洁，他们要不随意擦拭身体，要不从不沐浴洗漱、散发出阵阵恶臭。穿上衣服是文明的象征，保持干净也有助于健康。不洁的衣物会滋生性病、皮肤疾病，包括发疹热。我一再指出在梅毒、疫苗注射和天花之间潜藏着同源关系，这完全不是我的偏见、臆想或盲信。如果不是因为疫苗现在正处于商机蓬勃的大好时候，这三者间的同源关系理应在很早之前就被揭露。可是试想，一个能产生巨额利润、价值数百万美元的庞大产业难道会承认他们其实造成了梅毒的大规模感染吗？这完全不符合现今社会"拜金主义"的风潮。

"致命的病菌"必须首先和人体内陈积的废弃物混合，然后才会质变为致命的有毒状态。狗或其他动物会从伤口中舔出病菌。当"致命的病菌"被舔进嘴里，然后从口腔进入胃部，它们就会被消化和清除。无论是皮肤表面的还是人体内部的正常分泌物，都完全足以赶跑所有进入人体内的"致命病菌"。

正常的人体拥有能够迎面痛击生活中各种问题的装备。人体有着与生俱来的内在资源，如果运用得当，足以帮助我们击退任何困境。注射疫苗或乞求代赎[1]都是懦夫的伎俩，是人们徒劳地希望逃避去面对人类的生活方式所产生的问题。我们必须正视，我们其实是自作自受，这样我们才不会浪费时间或成长的机会，试图去寻找某位圣人或某种疫苗来赦免我们自身所犯下的罪。真相会让病菌理论的荒谬之处大白于天下。

"治愈疾病"和注射疫苗是一个表面看似文明但实则尚未开化的人类社会的产物。就像对于那些相信只要魔鬼不来找他们麻烦，他们就会平安无事的人来说，信仰宗教就是他们的"救命良药"和疫苗。

自我约束并了解人类特权的局限性，会使我们过上幸福的生活。除此之外，

---

[1] 译者注：代赎，指耶稣代世人赎罪。

如果我们安住于当下、愿意在问题出现时采取直面的态度，我们就为明天做好了最周全的准备。因为如果我们过好今天——为我们健康的头脑和身体而生活——我们并不需要担忧明天可能出现的病菌。人们并不知道，相比他们被警告要小心的病菌，他们被反复灌输的恐惧其实更有害于健康。恐惧对人体所造成的伤害远胜于任何一个会导致血毒邪症的原因。

大自然会不惜一切代价防止人体吸收任何毒素。当出现溃疡时，身体会建造一层硬化的防护墙——它会防止人体吸收因溃疡而产生的毒素。为了防止人体吸收毒素，自然有时候会过犹不及，制造出肿瘤和脏器硬化，它们过于致密，从而会阻碍人体的正常循环。接下来脏器就会衰退，并缓慢吸收脓毒物质。这一慢性中毒过程非常隐蔽。它被称为恶性疾病，人们给这个病理现象起的名称还包括梅毒、癌症或（如果出现在肺部的话）肺结核。

有人可能认为这已经和血毒邪症风马牛不相及了。但由于所有的病理发展过程都万变不离其宗，即所有的疾病其实都是同一种疾病，因此事实便是如此。

医学界还在寻找"治愈"疾病的方法，却无视"大自然会自我疗愈"这样明显的事实。大自然所需要的，仅仅是一个能让她展现出其所拥有的无与伦比的自愈能力的机会。

几年前，曾有一位罹患癌症的医生耗资上百万美元以求痊愈。如果他能够知道血毒邪症是导致所有疾病的真正原因，而非接受了"科学的"教育，他原本可以重获生机。癌症是长期滥用营养元素，以及由于错误的排毒方法而导致的多年血毒邪症的最后大爆发。强迫肠道蠕动是一项古老、传统的所谓"排毒"方法。它通过让肾脏和肠道排出大量多余的水液，帮助清除肠道中的毒素堆积，但是这一强力的方法会因为刺激过度使人体愈加感觉体虚乏力。另外，人体真正需要的排毒将被抑制（比如排出血液中的垃圾，这才是所有疾病的根源）。最有力、最佳的排毒方式是断食。换言之，让大自然休养生息，因为她并不需要所谓的"治愈疾病"。休养生息是指卧床静养，并合理断食。这样大自然的自我修复才会畅通无阻。不要因为听信了诸如"断食是极其危险的，你很有可能在过程中小命不保"这样不了解真相又不负责任的威胁，而让这些蛊惑人心的谣言所产生的恐惧毒害了你的思想。哎！这些糊涂的"智者"们甚至都还完全不了解断食和挨饿之间的本质区别！

下次如果你再遇到这样害怕让自己的患者进行断食的大煞风景的医生，你或许可以这样逗他们一下："你知道吗，或者你想象一下，有句老话说，受伤卧床的人，还有一些长期卧床的老人，身体都不会好。为什么呢？就是因为他们吃得太好了！"

## （四）病菌是导致疾病的原因之一？

病菌是导致疾病的原因，已经是一项岌岌可危的谬论。细菌学的丧钟正在敲响，关注最新科学动态的人们相信已经有所察觉。不少医学家们受直觉驱使开始抵抗随之而生的慌乱不安。他们不自觉地为自己束紧内分泌学的盔甲。内分泌学、病灶性感染、自体药物和人工合成药物、疫苗和免疫血清是当代医药科学的宠儿。但是现今的医学体系缺乏基本的和谐统一，而大自然憎恶混乱无序，就如同她也讨厌非自然的真空状态。

血毒邪症理论既能涵盖细菌（有序的发酵），也能涵盖酶（无序的发酵）。它们对于健康而言都是必需的。

面对这样一个对于所有所谓疾病的根源都给出了完美解释的病因哲学，医学家们还能提出怎样的质疑呢？了解"病因"之后甚至能够让门外汉也知道如何调整身体的可靠方法——这是真正能起到防疫作用的"免疫接种"。可靠的知识是人类的救星。血毒邪症的哲学非常通俗易懂，因而任何人，无论他是门外汉还是医学专家，都毫无理由对其置若罔闻。

造成血毒邪症的毒性诱因是毒素，它来自人体的新陈代谢。人体无时无刻不在产生毒素。但只要神经能量维持在正常水平，人体就能在毒素刚一出现的时候就将其清除。

人体强健与否完全取决于神经能量的强弱。我们必须牢记，人体功能是否能得到正常运行，也取决于人体能够产生多少神经能量。

## （五）神经能量的重要性

如果人体没有神经能量，体内的脏器就无法正常运作。为了准备用以替换老死组织的构筑物质，人体必须用到分泌物。老死组织一旦出现，就必须马上从血液中清除，否则它会堆积，并由于自身所带的毒性使人体系统中毒。这是造成体虚乏力最主要的原因。

清除在重建组织的过程中所产生的垃圾，如同重建过程本身一样重要。这两个重要的人体功能互相依存，并且都需要依靠足够的神经能量才能正常运作。因此所有希望尽情享受生命和健康的人们，都应当了解该如何保护自身的神经能量，如何遵循传统并慎重地生活。这样他们的思想和身体就会得到最有效的使用，并且健康长寿。

那些混沌无知、懒于思考、追逐感官享受的人很可能把以上建议视为毫无必要的老生常谈。但我相信，那些更理智冷静、善于思考的人们会欣然接受这一知识，因为这会帮助他们主导自身以及生活。迄今为止，大众都把自己的健康和生命托付给了一再让他们失望的医学行业。当我们看到医学行业中所谓的权威专家时至今日还在寻找导致疾病的原因，这本身难道不正说明医学行业的失败吗？另外同样明显的是，除非医学专家们能够找到导致疾病的原因，否则他们将不可能对如何避免疾病给出任何可靠的建议！

汤姆·佩因（Tom Paine）很久之前曾说过："现在到了考验人类灵魂的时代。"但他如果生活在今天，有可能他会把这句话改为"现在到了考验人们神经

（能量）的时代"。神经能量和金钱在如今被人们快速消耗。人们在追逐金钱的过程中耗损了大量能量；但人们是如此渴望金钱，终使自己无法停歇。到最后人们甚至为了一些小钱也愿意让自己疲于奔命，人们完全拜倒在金钱之下。许多生活方式都会耗尽神经能量。我们所有人都必须尽可能多地保护神经能量，这样才能跟上飞速发展的 21 世纪的非正常需要。

许多人在神经系统能够适应现代社会前所未有的需求之前，就已经搞垮了自己的身体。如果没有神经能量，人体的功能就无法正常运作。现代生活的压力使人体虚乏力，而这反过来又抑制了人体排毒，由此产生的毒素沉积最终会导致血毒邪症。

人体的每一项功能运作都需要用到能量，甚至外界环境的冷热变化都会让人体调用神经能量，以调节人体以适应气温交替。

中年过后，注重保养、希望长寿的人们必须格外留意保暖和防止受寒。另外还必须停止追逐口腹之欢，并在生活所有方面都自我约束。让双脚受凉（无论时间长短）或者让身体受寒（本可以披上一件外套来保暖），都会造成人体的"漏洞"，使神经能量快速溜走。

无论何时，人体都无法为额外的能量需求提供供给，因此至关重要的是，我们需要学习如何保护我们的神经能量资源，并制造更多的神经能量。

## （六）为什么体虚乏力只是病因而非疾病

体虚乏力本身并不是疾病。体虚乏力会减缓人体清除组织废弃物的速度，从而导致有毒物质的堆积。由此使血液中充满毒素，我们将此称为血液中的血毒邪症毒素。这是疾病。当堆积的毒素超过了人体所能承受的范围，就会出现血毒邪症危机，这只是意味着人体正在清除毒素。我们将血毒邪症危机称为疾病，但其实它并不是疾病。唯一的疾病，是血毒邪症。被我们称为疾病的人体现象，只是在人体运用英勇、超凡的自愈手段，努力从黏膜中排出毒素的这一过程中所产生的症状。

当这样的排毒发生在鼻黏膜，这会被称为由感冒引起的鼻黏膜炎。如果这一人体危机常年反复发生，就会出现鼻黏膜增厚、溃疡、骨质增生、鼻塞等情况。这时会出现花粉症或花粉性哮喘。当喉咙和扁桃体或任何其他的呼吸道成为血毒邪症危机的温床，我们就会出现哮喘、扁桃体炎、咽炎、喉炎、支气管炎、肺炎等情况。但这些病名意味着什么？所有这些反应都只是由于人体在不同位置排出血液中毒素而产生的症状，它们在本质上拥有相同的特性。所有所谓的疾病都只是血毒邪症引起的人体危机，它们都来自于同一个原因——血毒邪症。

这种血毒邪症危机可以被类推至人体所有的器官。任何一个因为压力或生活习惯、工作或忧虑、受伤或无论何种原因而导致体虚乏力、低于正常健康水平的脏器，都有可能成为血毒邪症危机爆发的位置，而呈现出来的症状会根据危机所处的具体位置不同而有所差异。人们由此得出了错误的结论，认为每一组相关联的症状都是独立、个别的疾病。希望通过本文能够帮助驱散笼罩在大众和医学行业之上的无尽黑暗。希望血毒邪症的哲学能使我们最终明白那唯一理性的观点：所有的相关联症状都万变不离其宗，其原点即为导致所有所谓疾病唯一的原因——那便是血毒邪症！

让我们再接再厉，为世人提供更多的例证和细节，使这一"天下本无病"的理念真正深入我们的表意识和潜意识。让我们试着挣脱长久束缚我们的枷锁，它将我们局限于错误的、由疾病发展而出的信条——即似是而非的有关药物和治愈的理念。只有这样，我们才能在自由畅达的大自然力量的帮助之下，重建全新的身体和意识。

被称为胃炎的症状和被称为膀胱炎的症状表面看起来大不相同，但它们都是由血毒邪症危机所引起的。它们只是人体从血液中清除毒素这一英勇、超凡的努力处在不同具体位置的表现。

明眼人一看便知，将鼻黏膜炎作为局部疾病来进行治疗是完全不符合逻辑的。或者当鼻黏膜炎反复发生，直到出现溃疡，然后黏膜变得极为敏感，使得铁锈和花粉引起被我们称为花粉热的持续喷嚏，此时便认为所有这些症状其实是由花粉造成的一个单独疾病。难道大家看不出，好好休息、完全断食（包括液体和固体，但是当然可以喝水），改变让我们体虚乏力的生活习惯，就能恢复神经能量？然后人体就会通过自然的（正常的）渠道来清除毒素，这样我们才能完全恢复健康。并且只要花粉热或患有其他所谓疾病的患者不再偏离正轨，继续坚持革新后的生活方式，这样的健康状况就能够长久保持。

最初通过鼻子来清除毒素被称为感冒。当这一排毒过程继续加重，就会出现毒素导致的危机（流感），偶尔会出现溃疡，然后可能出现骨刺或花粉热。所有这些都是人体正在排毒的症状反应。从最初的感冒到后来的花粉热，它们背后的原因是相同的。在流感（血毒邪症危机）的整个过程中持续出现的黏膜排泄物是因为黏膜的慢性炎症，于是医学文献就以这样的方式为其命名。被误导的医生们开始对这个疾病做局部处理，仿佛它是一个独立的、可恶的实体，可是事情的真相是所谓慢性黏膜炎的患者因为烟、酒、糖和各种甜食、咖啡、茶、贪食黄油和面包、饮食过于油腻、暴饮暴食、纵欲过度等因素长期使身体处于体虚乏力的状态。

让人体长期处于体虚乏力的状态，会阻碍人体通过常规的排泄器官来彻底修复排毒通道。伴随时间推移，人体对毒素会越来越麻木无感。于是"让自己感冒"的能力被削弱，血毒邪症危机（感冒）越来越少出现。人体不得不征用更多黏膜来进行非常规的排毒（通过非常规的通道来进行排毒）。整个人体开始恶化，出现所谓的慢性疾病。比如在胃黏膜炎的情况中，胃黏膜会开始增厚、硬化、溃疡，直至癌变（所有这些症状在医学文献中被解释为各种五花八门的疾病）。但这些症状从未离开过它们唯一的根源——血毒邪症危机，就好像华盛顿总统其实就是那个曾砍倒他父亲的樱桃树的男孩乔治。癌症曾一度是被我们称为感冒的一系列相关联症状。如同在血毒邪症哲学中所提到的，癌症是经过了许多次血毒邪症危机，才发展到了最终的恶性状态。表面看似不断变化的症状，其实只是因为血毒邪症危机不断重演，使脏器发生衰变而产生的结果。

每一个所谓的疾病都有着相同的开端、演变和成熟过程，会产生看似不同的症状结果，仅仅是因为血毒邪症危机进攻了人体的不同器官。

将不同的相关联症状视为独立的个体并加以治疗，其科学性和可信性就好像有一条小狗的耳朵发炎了，却在它的尾巴上涂药膏希望它能痊愈那样的荒诞、可笑。

### （七）所有疾病本质上是相同的

追根溯源，导致疾病的原因是血毒邪症，而血毒邪症是由于体虚乏力阻碍了人体常规排毒系统的全面运作所致。身体和意识层面使精力耗损的不良习惯则是导致体虚乏力的主要原因。

每一个慢性疾病都开始于血毒邪症和血毒邪症危机。血毒邪症危机一再重演，直到脏器出现器质性病变或发生衰变。从感冒到黏膜炎到布赖特氏病，再到结核病、癌症、梅毒、共济失调的症状连锁反应和所有其他所谓疾病，从头至尾，无一例外都是在血毒邪症危机日积月累的影响下所产生的最终症状。

## 三、导致体虚乏力的原因

为了了解疾病，我们必须知道导致疾病的原因。由于血毒邪症是导致所有疾病的原因，而体虚乏力是导致血毒邪症的原因，因此所有希望早日康复的患者和所有希望身体健康的常人都应当了解导致体虚乏力的原因。

健康的常人，是一个心神安定（能够自我控制）以及不带有会对神经能量造成破坏的恶习的人。而一个能够自我控制的人，是不会受制于不良恶习的。

人或者能够自己做自己的主人，或者会让饱受口腹之欲和性爱之欲成为他的主人。如果是前一种情况，那他就可以尽享天年，一般能活到 90 至 150 岁。而如果人热衷感官享受，但或多或少还能够自控习性，那他可以活到 60 至 90 岁。可是如果人贪恋感官享受，被自己的习性和激情所控制，那情况就会完全不同。他可能熬夜不睡，只为再多抽一根烟或者再吃上一顿；他也可能半夜起来抽烟（我知道有一位著名的医生，长期靠抽烟来保证睡眠质量，他最终只活到 54 岁），或靠喝酒来让自己放松入睡；又或者恣情纵欲，最终变成一个暴躁易怒、满腹牢骚的人而英年早逝。

不知节制会使人变成可怖的禽兽。我在这里用"禽兽"一词来形容人完全失去自我控制的状态。那些最初身强力壮的人，往往后来变成了告别健康和和谐的神经官能症患者。对于这些人而言，他们所谓的和谐可能最多只是短暂的片刻，而且只能靠毒品或兴奋剂的效力才能获得。

如同我们在婴儿或孩童身上可以观察到的情况，许多最糟糕的身体"疾病"都源自我们的主观因素或心理状态，以及错误的社会风气。因此我们需要更好地了解并进而避免这些会导致体虚乏力、从而产生疾病的主要原因。让我们试举一些例子，并看看它们可能造成的后果。

超负荷工作被认为会让人体虚乏力，但却有许多恶习隐藏在这个假相背后，和工作本身相比，它们才是真正的健康杀手。完成工作但却并没有大功告成的欢欣鼓舞，这才是真正导致体虚乏力和疾病的原因。内心不知满足就会感觉郁郁不得志，总是这山望着那山高，或者期望获得更多报酬，但却没有心存想认真工作的意愿。我们应该和内心的创造性一起工作。正如同我们是被按照造物者本身的样貌所创造的，我们的工作在许多方面也反映着我们自身的面貌。我们应该为了创造的喜悦而工作，而并非仅仅为了获得更高的薪酬。

不知满足和超负荷工作所带来的情绪会让人体虚乏力。担心、害怕、丧亲之痛、愤怒、激情、性情不定、狂喜、抑郁、不满、自怨自艾、骄傲、自大、羡慕、妒忌、搬弄是非、撒谎、不诚实、不履行责任约定、利用他人的错误理解、辜负朋友的信任，或辜负他人对我们的信心，都会使我们体虚乏力，并最终导致慢性疾病。

## （一）工作压力

工作压力是导致体虚乏力的原因之一。但是有一些工作本身其实并不是造成压力的原因。被出色完成的工作是让人喜悦的，而有建设性的工作会让人高兴，并成为塑造自身性格的灵感来源。同理，被敷衍对待的工作会使人不满，但敷衍了事的人极少从自身寻找造成自己郁郁不得志的真正原因。其实是我们的生活方式造成体虚乏力，并最终导致疾病。人们为自己的工作压力寻找"灵丹妙药"，却往往找错地方，结果只是造成更多的体虚乏力。工作取决于你怎么看待它。彻底理解工作的意义，并具有诚实、勤奋的品质，就会解除压力，并节约神经能量。压力并不会使工作变得有成效。工作效率低下也不会因为我们感到压力就自动解除。工作压力、对情绪缺乏管理、不当的饮食习惯、兴奋剂都会造成疾病。

没有什么能比彻底了解自己的习性和工作带来更多的内心安定。虚张声势、咄咄逼人可能可以暂时制造出工作卓有成效的假相，但是种瓜得瓜、种豆得豆，真相迟早会水落石出。即使用看似平静的外表加以掩饰，工作压力也最终会使人身心崩溃、患上疾病。

内心带有大量压力的家庭主妇会变得体虚乏力，并失去健康。她们的压力主要来自于缺乏情绪管理、不当的饮食习惯、疏于关注自己的身体和效率低下。我们往往被工作淹没，而非坚定地投身工作以战胜自身的缺点。性情起伏不定迟早会让它的主人病倒。搬弄是非并不是一个好品质，而且除非你战胜它，否则最终它会把你的朋友吓跑。羡慕和妒忌是癌，它们会将深陷其中之人的灵魂吞噬殆尽。当灵魂已逝，我们还能用什么来爱呢？

任何人，如果因为好逸恶劳和损害健康的习性经常让身边的朋友们失望，最终他的朋友们不出意外地必将离他而去。

## （二）寂寞

哪些人会孑然一身？通常是那些生性自私的人们，他们原本应该自寻乐趣，却总是要求别人来带给他们欢乐。快乐和乐趣必须来自我们内在对于为他人服务、工作和知识学习的热爱。如果在我们两鬓斑白前仍没能找到这一使人常保年轻和快乐的源泉，我们就会发现自己很寂寞。即使身处人群之中，我们也仍然感觉孑然一身。还有什么比这更可悲呢？

## （三）自我放纵

自我放纵和伦理道德相对，会招致谴责。饕餮之徒的道义是什么？他们所信奉的宗教又会是什么呢？有悖常理的自我放纵会导致在所有事物上都需索无度。在此前提之下，就会出现自怨自艾，并徒劳地寻找"解决方法"。我们必须肩负起自身的缺点，并客观公正、明确无误地正视它们。即使看似我们有着取之不尽、用之不竭的能量，但毫无节制的习性最终会导致自我毁灭的趋势。并由此开始踏上英年早逝的命运，如同遭到了最无情的天谴。人们为死亡的原因贴上种种标签，比如心脏病、中风、瘫痪、肾病或自杀，但这些名字意味着什么？这些名字只是混淆了真正导致疾病的原因，它们无一例外都是因为人们自私的身体和思想在毁灭性的自我放纵中种下的恶果。

如果我们深入向大自然学习，就会发现一个具有启迪性的真相，那便是为了健康长寿，人类必须为他人服务而活，并且为他人服务不是为他人提供施舍，而是通过帮助他人来帮助自己。

滥用兴奋剂而不可自拔，即使控制使用的剂量，也会不断耗损神经系统。现在已经到了该向最后一支雪茄、最后一杯咖啡或者最后一顿大餐说再见的时候。但为什么人们总对这样的结果感到意外并大惊失色呢？

## （四）丧亲之痛

丧亲之痛会让人体虚乏力。那些体质虚弱并患有血毒邪症的人，可能因为伤心过度而使自己也郁郁而终（除非卧床静养、注意保暖和适当断食）。在丧亲之痛的情况下所吃的食物无法被人体消化，它们只会在体内变成毒素。有些人由于巨大的丧亲之痛会在以后的一生中都体弱多病。

## （五）惊吓

无论是思想上或身体上的惊吓，都可能造成极度的体虚乏力，从而导致因心脏骤停而暴毙或造成永久的神经损伤。错误的饮食习惯或暴饮暴食可能会妨碍人体恢复健康。

许多从战场上生还的士兵所患的炮弹休克症往往会因为诸如抽烟或暴饮暴食这样导致体虚乏力的恶习，进而变成永久性的身体损伤。

## （六）愤怒

愤怒可使人极度体虚乏力。如果因为小小的挑衅就火冒三丈、暴跳如雷，这会重创人体的消化吸收，并使自己神经过敏。除非自我约束，否则这可能发展为癫痫或致命的癌症。长期搬弄是非可能会导致胃溃疡或胃癌。而暴怒的脾气可能会导致类风湿关节炎、动脉硬化、胆结石和早衰。

## （七）自大

由于自恋、自私、不愿与人交往和不信任他人，他人的所作所为在自大的人看来都是居心不良的，全世界都在针对他。这会造成体虚乏力和血毒邪症，并导致不同形式的神经错乱，甚至精神失常。一个不愿与人交往的人爱自己胜于所有其他的人、事、物。如果有一天他和最亲密的好友闹翻，夸张一点说，他朋友结局一定很惨。自大的人痛恨所有不愿迁就他的自负的人。他总是看起来心怀怨恨或怒气冲冲，虽然有时出于玩弄手段或迷惑他人的需要，他会假装摆出一张嘲讽的笑脸。但当他感觉个人利益被妨碍或受到忽视，就会马上把友情、尊重、诚实都抛诸脑后，这样的人丝毫没有感恩之心。他们需索一切，但除非因为别有所图，否则他们从不付出。即使稍许的自负也一定来自于难以相处或独断专行的自私性格。

## （八）自私

自私的性格总是首先考虑自己。有一种常见的自私被人们解读为对孩子的爱。可是当儿子或女儿违背父亲的意愿，定要和自己所爱之人结合时，父母就会愤然剥夺孩子的继承权。为什么？因为野心或自爱会使人心生怨恨。人们所谓的爱更多的时候是出于自私的野心，而非真正的爱。这样的自私会造成体虚乏力和血毒邪症。

## （九）野心

出于自私的野心有损健康，因为它注定会经常落空。甚至被成功实现的野心所带来的成果，也经常被人们用来满足感官欲望，从而造成更多疾病。高尚的进取心会伴随自我约束和为人类服务的精神；健康和长寿将会是它的两项奖励。但是为了卖弄和炫耀的野心只会带来如同彩虹或肥皂泡一样稍纵即逝的快感，并需要为此付出神经能量被无谓浪费的巨额代价。

成千上万带有这样自私野心的女人们会为了组织晚宴，炫耀衣饰、住所和家具布置而以血毒邪症危机爆发作为收场。女人们满足于这样愚蠢、糊涂的野心，并为她们的快感付出了健康的代价。许多女人为了一场下午派对所浪费的神经能量，远多于她们在接下来一周的时间里身体所能更新产生的数量。

## （十）羡慕

嫉妒是一种典型的羡慕类型，但却是低劣的、会引起疾病的类型。性格中带有这种羡慕类型的人是一名破坏分子。一有机会，他就会破坏他所羡慕的那些人的好事。他会用含沙射影的方式诋毁他人的名誉。

> 谁偷窃我的钱囊，不过偷窃到一些废物，一些虚无的东西。
> 它只是从我的手里转到他的手里，而它也曾做过千万人的奴隶。
> 可是谁偷去了我的名誉，
> 那么他虽然并不会因此而富足，我却因为失去它而成为赤贫了。
> ——莎士比亚《奥赛罗》

如果可以的话，这样性格的人甚至会对胜过他的人加诸身体的伤害。和这样卑劣可耻的个性相对的，是值得称扬的希望能实现与自己所钦佩之人相同成就的渴望。为他人的成功感到高兴，并通过自身德行所获的成就向他们靠拢，拥有这样高尚的想法会让我们心安体健。

### （十一）爱和妒忌

所罗门（Solomon）曾说："爱情如死之坚强，嫉恨如阴间之残忍。"诚如所罗门之所言。

相较于他所处的时代，莎士比亚实在是无所不知的智者。他曾说：

> 有多少愚人拜倒在令人疯狂的嫉恨之下！
> 妒忌妇人的蛇蝎之语，
> 比疯狗的牙齿更为致命。

早在人们开始理性探索之初，便知道紧张忧虑的情绪会对人体系统造成毒害。但是，除了深知暴怒、妒忌、仇恨和悲伤会"在人体内产生毒素"之外，却从未获得令人满意的相应解决方法。现在通过血毒邪症哲学终于可使其水落石出了。莎士比亚显然清楚了解妒忌会产生的病理作用，我们从他笔下一些人物口中所说的台词便可见一斑。

### （十二）情绪失控

嫉妒或暴怒都会在瞬间造成人体巨大的体虚乏力，从而导致人体正常的排毒被抑制。这会使血液中充满毒素，并造成"毒醉"的恶性血毒邪症；如果该情况发生在一些本性好斗的人身上，就会导致他们恶向胆边生。有时他们会夺人性命，甚至连杀数人。性格和缓一些的人则可能用自杀来终结这场内心风暴。

妒忌和单相思，如果发生在一个暴戾的、不正常的人身上，可能会因为不断恶化的体虚乏力和血毒邪症状况而最终掏空他的身体。除非我们克服导致体虚无力的原因，即在思想和行为上让我们体虚乏力的习性，否则黏膜炎将日益严重，并且毫无康复的希望，在这些习性中，妒忌首当其冲。

当体虚乏力和血毒邪症发展至顶峰时，文明和道德的法则就会让位给潜意识法则。潜意识法则和宇宙的法则、秩序一样，它并不符合道德，但却符合我们内心的原始需求。心理上和行为上的狂风暴雨有违常理，但却符合大自然的基本法则。一旦这样原始并且残暴的力量在内心升起，就必定势不可挡，将如同恶魔般撕毁文明和道德的秩序。

## （十三）醉

法律禁令是一个美好的理想，但它只是用一个社会疾病来取代另一个更为严重的问题。试想对于一个母亲来说，即使是看到儿子喝得酩酊大醉、被别人抬回家来，也肯定比被警察带走、关进监狱要好。

当体虚乏力和血毒邪症集中产生在脑部时，会出现神经质状态，并表现为形形色色的相关联症状。人们用各种形式的醉来替代银行抢劫和其他违法行为。只要食醉还在医学界中盛行，单靠法规条例就不足以贯彻法律和秩序。而且我们绝大多数的法律都是在立法者本身也处于食醉或烟醉状态下所制定的。

醉和各种犯罪行为都是人体在血毒邪症危机情况下的非正常排毒模式。除非我们改变生活方式，与自然法则和谐共处，否则节制欲望或控制犯罪的目标就注定会落空。这对于一个以自然为师的人来说是显而易见的事实。欲求建立在潜意识的需要之上，情感或道德都与欲求无关。我们无法将潜意识称为是道德的或是非道德的。它属于自成体系、秩序井然但无法以道德称之的大宇宙。任何形式的纵欲都会推动非自然的欲求，一旦没有依照其习惯的方式加以满足，就可能引发不堪设想的后果。外科医生和法律法规可能可以缓解一时的影响。但要真正恢复健康，必须建立在解决病因的基础之上。法律和药物都只能治标却无法治本。唯一真正的良药是自我控制。而为达到心神安定和自我控制，我们必须学着了解欲求。然后我们才可能开始向往与自然法则和谐相处的生活，这才是真正成功的生活。

## （十四）暴饮暴食

暴饮暴食是常见的、普遍性的导致体虚乏力的习性，比如贪吃奶油、黄油、肥肉、油、甜腻的糕点甜品而导致脂肪摄入过多；进食过于频繁；在两餐之间进食；在两餐之间喝水，使得消化过程被抑制。

食醉比酒醉更为常见。我们的潜意识如同蜂巢中的蜜蜂一样，片刻不停地忙着更替、纠正和整修；忙着用新的刺激来取代原来的刺激（例如用威士忌、烟、鸦片来取代暴饮暴食），或者因为食醉忙着寻找兴奋、刺激和性欲之欢。

我们永不知足的感官需要也往往需要通过暴饮暴食或其他刺激来得到满足。然后，因为自我毒害会招致自然的不断刺激，人们成为自己所作所为的受害者，并可能会丧失理智。

暴饮暴食在肠道引起食物腐败。贪食者的神经能量会被完全用于使人体系统免受感染。然后，原本在体表用于保暖的血液会转而流入胃肠道的黏膜中，来帮助中和即将进入身体系统的有毒物质。结果，胃肠道黏膜开始充血，导致黏液外流，这便是我们所说的黏膜炎。黏膜通过分泌黏液机械性地阻止了人体对于肠道内腐败物质的吸收，也通过由血液中带来的抗体清除毒素。

在贪食者的肠道中人体始终处于战斗状态。潜意识会调用所有它能找到的帮助。最终，当人体系统耗尽了自身能够产生的抗体，贪食的受害者会在潜意识的驱使下去寻找酒精、烟草、咖啡、茶叶、调味料和更多的食物。道德布道和法律禁令是由本身也被毒素、肠道内腐败物质和烟草迷醉的政治家们所制定，从而导致道德和法律的错误修订，而这都是由于营养使用失当的结果。

人们渴望一日三餐的欲望导致了体虚乏力。麻烦离我们只有一步之遥。智者会加以重视，并纠正自己的饮食习惯和所摄入的食物。

我们病态的口味来自暴饮暴食，来自贪食口味过重的食物直到丧失了对于主食或朴实之味的欣赏能力，来自滥用兴奋剂（酒精、烟草、咖啡和茶叶），来自大量使用黄油、盐、胡椒和厚重调味料，来自于在并不饥饿的情况下进食（真正的饥饿会使人对最普通的食物也会觉得甘之如饴），或在生病或不舒服的时候进食，或在休息、两餐之间进食，或仅仅只是因为吃得过多。

## （十五）搬弄是非

搬弄是非的人，往往也是恶意诽谤的人。而恶意诽谤的人通常并且永远都是潜在的谎言家。如果他们宣称并不自知在散播的是谣言，他们也犯有恶意的疏忽之罪，因为他们没有尝试去分辨自己所散播之事的真实性。搬弄是非会让爱嚼舌根的人体虚乏力。

搬弄是非的人总是感觉体虚乏力，因为他们活在害怕被发现的恐惧之中。他们的体内分泌物总是酸性的。他们很可能会出现溢脓和黏膜感染的情况。他们很难从血毒邪症危机所造成的黏膜炎中恢复。

搬弄是非的人是受控于诽谤和怨恨习性的无知奴隶。他们是心存恶意的寄生虫，靠腐肉为生。他们是最低一等的地狱众生，他们的呼吸就能置人于死地。他们往往死于癌症。

### （十六）阿谀奉承

爱拍马屁的人看起来像朋友，就像恶狼看起来像忠犬。（拜伦，Byron）对我充满溢美之词的人，伤我最深。（丘吉尔）

一个真正的阿谀奉承之人就像所有不诚实之人那样，生活在体虚乏力之中，最终自然会提前终结他的生命。

### （十七）不诚实

不诚实最终会导致动脉硬化，然后癌症会终结这个可怜的生命。

### （十八）宗教狂热

宗教狂热是指病态的虔诚，并带有前文所提到的一些不良习性，它所遭致的结果同样会是英年早逝。

一个能救助人的宗教（无论它是基督教、犹太教、伊斯兰教、道教、神道教、佛教等）可以被解读为是能帮助信徒远离会导致过度刺激、使人体虚乏力、使身体受到毒素损害的思想和行为习性。

只有一种方法可以摆脱血毒邪症，就是必须摆脱会使自己体虚乏力的习性。除此之外，别无他法。无论它是祈祷、药物或手术，我们必须解决根本原因。摆脱血毒邪症这一根本原因并选择可以永葆自由的生活方式，这样我们就会重获健康，并使其常伴我们左右。（Burr-Madsen，1996）

或许，我还应该补充一下，我并不知道蒂尔登医生信奉何种宗教，我也并不认同蒂尔登医生某些可以被称为具有宗教性的观点。但是我确实钦佩他尽其所能地告知大众疾病是如何形成的。自然疗法师并不仅仅处理症状——我们始终在寻找导致疾病的原因。从自然疗法的角度而言，毒素是导致慢性健康问题的最重要因素之一。

另外，我感觉营养元素缺失和过度（摄入过多经过高度加工的食物）在现代对于疾病所起到的影响作用远胜于蒂尔登医生所处的时代。而且在蒂尔登医生所处的时代，人们也更少服用人工合成的维生素和无机盐形式的矿物质。

除此之外，在蒂尔登医生所处的时代，诸如工业所引起的空气污染以及水源、土壤污染等这样的环境问题也远没有如今这样严重。

这意味着伴随食物供应和环境所发生的变化，我们所处环境中的毒素正与日俱增，这不仅造成显著的健康问题，也可能造成会接触到这些毒素的人们出现免疫系统功能下降的情况，从而使他们无法应对未来可能出现的传染性疾病。

地球上的每一个人，都必须站出来一起清理环境、减少工业污染并按照自然的方式改善食物供应，以此减少人类受到大规模传染性疾病以及全新的慢性疾病攻击的威胁。

我们不要再自欺欺人了。虽然对抗医学仍然会占有一席之地，但是无论我们在对抗医学上投入多少经费，它都不可能抵消血毒邪症对于人体健康所造成的所有负面影响。但如果所有人都能采用终极的、真正的自然疗法（其中也包含重要的、真正与精神相关的组成部分），我们就能战胜血毒邪症。

采用真正的自然疗法，并推行减少以化学为基础的食品生产方式，是摆在全球所有医生面前的两项当务之急，由此才能对人类起到帮助。

**案例分享**

许多人可能心存这样的疑问：

真正的自然疗法真的可以治好那些患有严重疾病甚至被认为是患了不

治之症的人吗？还是说自然疗法只能局限于处理像疲劳和心情抑郁这样的小毛小病？

我个人曾经用真正的自然疗法成功帮助过上千名患有不同健康疾病的患者重获健康。对于其中的许多人而言，自然疗法彻底改变了他们的生活。

我从中选择了三则案例，与大家分享：

**案例一**

第一则案例是一个患有伦-加斯托二氏综合征的婴儿。伦-加斯托二氏综合征是一种相当罕见的、极难对付的癫痫，它通常会表现为多种不同形式的癫痫发作。

这名婴儿每天至少有40次强直性发作（也即肌痉挛性发作）和失张性发作（头下垂）。另外，每天还会伴有不计其数的失神性发作。他最初的脑电图显示，他的大脑每隔5～15秒就会产生一次癫痫发作的棘波。

我让这个孩子采用生酮饮食，并配合摄入营养补充剂。生酮饮食是通过脂质[1]来提供人体所需的绝大部分卡路里，并严格限制碳水化合物的摄入。尽管有些生酮饮食的专家不允许食用水果，但我认为水果是天然食物，因此可以每天适量摄入（不过一开始要少量摄入）。另外也鼓励这名婴儿继续吃母乳。

情况并未很快发生变化，但是几个月后，我注意到，通过改变会对人体内钙水平产生影响的营养补充剂（包括甲状腺和副甲状腺素、维生素D和特定矿物质），似乎会改变这个孩子肌痉挛性发作的次数。我曾经尝试与一位营养顾问讨论这个情况，不过她显然有些不快，并告诉我："没有人知道引起癫痫发作的原因。"此时，这个孩子的癫痫发作次数已经减少了大约60%。

---

[1] 译者注：脂质（lipids），生物体中一大类不溶于水而溶于有机溶剂的有机化合物。包括脂肪、类脂和类固醇。

我还注意到特定草药的组合（黑升麻、蓝升麻、蓝花马鞭草、美黄芩和半边莲）减少了，并最终有效消除了失神性发作。

然后通过加上一项名为"面罩"的再呼吸治疗手段，这个孩子整体的癫痫发作次数减少了大约 80%。之后一直继续与此前基本上相同的治疗方式，癫痫发作最终彻底消失。在那之后，这个孩子曾有过两次正常（没有癫痫发作）的脑电波图，并且在我撰写本书的这 5 年多时间里，再没有发作过癫痫。

为了将这则案例中的一些治疗信息分享给科学界，我已将此案例的一些治疗成果发表于相关医学杂志上。（Thiel，2006）

**案例二**

第二则案例是一位患有纤维肌痛的女士。医学博士朱利安·惠特克（Julian Whitaker）曾报道（Whitaker，1999），常规西医经常使用明知无效的药物来治疗纤维肌痛。

而此则案例中的这位女士患有纤维肌痛已经有 20 年了。她不仅遍访名医，而且她本身的工作也是一位西医的助理，但这些医生都束手无策，而且从没有一位医生检查过她的甲状腺功能。

她的病痛包括极度乏力，在颈部、肩膀、手臂和肌肉有纤维肌疼痛，双手有难以忍受的剧痛，失眠，不正常地嗜吃甜食，不安腿综合征[1]，浑身颤抖以及真菌感染。

她的姐姐推荐她来找我。她第一次来看诊时说，她感觉糟透了，完全没有生活的动力。在详细了解了她的症状以及她的日常饮食后，我建议她停止摄入含有咖啡因的食物、改变饮食习惯，并服用特定的营养补充剂。针对她的情况，我所建议的营养补充剂包括葡萄糖耐受因子形式的铬营养素（一般来自于特殊培育的营养酵

---

[1] 译者注：不安腿综合征（restless leg syndrome），指小腿深部于休息时出现难以忍受的不适。

母)、甲状腺素和肾上腺素、草药、一种经特殊培育的高含镁大米，以及营养酵母。

几天过后，她感觉好多了。几个月后，她告诉我她感觉棒极了，并且重新恢复了对生活的动力。她的身体能量得到改善，颈部的纤维肌疼痛完全消失了，身体其他部位的纤维肌疼痛也不见了（除了一个手臂还有一些疼痛），不安腿综合征几乎好了，浑身不再颤抖，失眠的情况也好转了。她还告诉我，她的饮食习惯也比过去改善许多，较少摄入精制的碳水化合物。

虽然我通常不会为其他患有纤维肌痛的患者推荐相同的治疗方案（事实上据我回忆，我从未将该女士的治疗方案，以完全相同的形式推荐给过任何一位其他的患者），但是我在大约十年前所做的一项研究发现，40位患有纤维肌痛的试验者根据我为他们度身定制的营养食谱调整饮食后，所有40位试验者的症状在60天内全部都出现好转。（Thiel，1997）

而且以上方法不仅适用于患有纤维肌痛的人，我已获发表的研究报告显示患有不同形式的关节炎（Thiel，1999）、头痛（Thiel，1998）和乏力症（Thiel，1996）的患者都在接受自然疗法后出现好转。

**案例三**

第三则案例是一个患有唐氏综合征的小男孩。由于唐氏综合征是因为细胞中先天带有47条而非正常的46条染色体所致，因此它被许多人视为无法治愈的疾病。而且，还有更多人认为自然疗法对于唐氏综合征是无计可施的。可是包括我在内的许多人已经发现，许多唐氏综合征患者会因为牛奶而使病情加重（他们对羊奶的接受度会更好一些），另外他们往往比没有患唐氏综合征的人需要更多的抗氧化营养元素。（Warner，2001）医学博士F.沃纳（F. Warner）称，他已证明唐氏综合征患者体内的自由基数量会升高，而营养补充剂可以减少因为自由基数量升高而对身体造成的毒害作用。（Warner，2001）

甲状腺问题在唐氏综合征患者中极为普遍。我经常建议唐氏综合征患者服

用针对甲状腺问题的营养补充剂。（Thiel and Fowkes，2007）

在这则案例中，我建议该男孩服用多种自然营养补充剂，包括牛甲状腺素和脑腺素、草药、某些氨基酸和食物抗氧化剂。

这个男孩能说两种语言，根据我最近一次收到的反馈，他在一所接收正常孩子的学校上学。虽然并非每次都有成效，但是 100% 由纯天然食物制成的营养补充剂往往能够对残疾儿童起到帮助。

另外我还想补充，我曾获悉患有自闭症的儿童在服用了真正由纯天然食物制成的营养补充剂后，在学校的表现也同样变好了（患有自闭症的儿童往往还需要服用胰酶，以及其他腺素和草药）。许多患有不同类型的注意力缺失症的患者也在我所采用的自然疗法帮助之下，症状得到好转。（Thiel，2000）

长久以来，营养健康专家一直建议残疾儿童服用牛腺素、草药和其他一些食物（参见 Harrower，1921），我们应当认真考虑这些建议，并将它们纳入为今天如此之多的残疾儿童所设计的治疗方案之中。临床上，我也看到这些营养补充剂曾有效帮助了成千上万名并未残疾但患有其他疾病的患者。

## 四、食物性来源维生素和人工合成（或所谓天然）维生素的区别

许多人似乎认为食物中或者营养补充剂中所含的维生素都是"天然的"，但真实情况是营养补充剂中的维生素几乎全部都是人工合成的。

近几十年来，"自然"健康产业向世人兜售了成千上万种维生素营养补充剂。可事实上，这些营养补充剂中的绝大多数维生素都是用石油衍生品或氢化糖制成或加工而成的。（Budvari et al.，1996；De Cava，1997；Hui，1992；Gehman，

1948）尽管商家将绝大多数非食物性来源的维生素也称为是"天然的"，但其实它们只是晶体结构的离析物质。（Budvari，et al.，1996）而食物中天然所含的维生素并不是结晶体，也从不会是离析形式。任何真正的食物所含的维生素，无论其化学性还是结构性都和所谓"天然维生素"配方中通常含有的维生素不同。由于它们是截然不同的两类物质，因此自然疗法师应当将非食物性来源的维生素视为维生素类似物（或仿制维生素），而非真正的维生素。

主流科学对维生素的官方定义为："维生素是微量有机物质，对于某一或多个物种动物的健康、生长、繁殖和维持正常生理功能起到至关重要的作用。由于人们无法通过机体合成维生素或合成量不足，因此必须从日常饮食中获得维生素。每一种维生素都有其特定功能，因此无法彼此替代。维生素主要产生于植物组织中。"（Ensminger et al.，1993）离析的非食物性来源"维生素"（通常被称为"天然"维生素、USP[1] 级维生素、药品级别维生素）并不是天然地"存在于我们的日常饮食之中"，并不一定"主要产生于植物组织中"，并且不能完全替代所有天然维生素的功能。自然健康医师应当有能力阅读并正确解读带有误导性的营养补充剂标签。本章希望能为那些对此尚无把握的人提供足够的信息，来帮助判断他们手上的维生素药片究竟是食物性来源还是仿制品。

营养补充剂中的绝大多数维生素是石油提取物、煤焦油衍生品和经化学加工的糖（有时包括经工业加工的鱼油），并添加其他酸和工业化学品（如甲醛）进行加工制作。（Budvari et al.，1996；DeCava，1997；Hui，1992；Gehman，1948）最初开发人工合成维生素是因为它们成本更低。（Mervyn，1981）假如非食物性来源的营养补充剂中不含有鱼油，那么绝大多数人工合成的、由石油衍

---

[1] 译者注：USP，美国药典委员会的英文缩写。是一家非营利性科研机构，为全世界生产、经销、使用的药品、食品成分和营养补充剂的质量、纯度、鉴定和浓度设立标准。USP 的标准在美国由药品与食品管理局（FDA）强制实施，全世界有 140 多个国家 / 地区也在制定和采用这些标准。

生的营养补充剂就会自称为是"植物性的",这并不是因为它们来自于植物,而仅仅是因为它们并非是由动物制成的。由食物制成的营养补充剂所含的绝大多数维生素主要来自针叶樱桃、西兰花、卷心菜、胡萝卜、柠檬、青柠、营养酵母、橙和米糠(有些公司也会使用动物原料)。

表 6-1 食物性来源维生素和非食物性来源维生素的成分对比

| 维生素 | 食物来源* | "天然"维生素类似物和一些化学加工品 |
|---|---|---|
| 维生素 A / β 萝卜素 | 胡萝卜 | 甲醇、苯、石油酯、乙炔、精炼油 |
| 维生素 B1 | 营养酵母、大米 | 煤焦油衍生品、盐酸、乙腈加上麸氨 |
| 维生素 B2 | 营养酵母、大米 | 由 2N 乙酸人工制成 |
| 维生素 B3 | 营养酵母、大米 | 煤焦油衍生品、3-氰基吡啶、氨酸 |
| 维生素 B5 | 营养酵母、大米 | 在异丁醛中加入甲醛凝结而成 |
| 维生素 B6 | 营养酵母、大米 | 石油酯和盐酸,加上甲醛制成 |
| 维生素 B8 | 大米 | 在菲汀中加入氢氧化钙、硫酸水解而成 |
| 维生素 B9 | 西兰花、米糠 | 石油衍生品和酸加工制成;乙炔 |
| 维生素 B12 | 营养酵母 | 钴胺素与氰化物反应而成 |
| 维生素 "Bx" PABA | 营养酵母 | 煤焦油与硝酸(从氨中获得)氧化而成 |
| 胆碱 | 营养酵母、大米 | 乙烯和氨加上盐酸或酒石酸 |
| 维生素 C | 针叶樱桃、柑橘 | 氢化糖加上丙酮加工制成 |
| 维生素 D | 营养酵母 | 经过辐射杀菌处理的动物脂肪/牛脑或溶解后提取获得 |
| 维生素 E | 大米、植物油 | 三甲基氢醌加上异植醇、精炼油 |
| 维生素 H | 营养酵母、大米 | 由生物合成技术制成 |
| 维生素 K | 卷心菜、纳豆 | 煤焦油衍生品;加入 p- 等位基-镍后加工制成 |

*注:尽管有些公司用动物肝脏提取物作为维生素 A 或 D 的食物来源,并且至少已有一家公司将鲱鱼油制品作为一些维生素 E 的食物来源,但是在本次调查研究中,并没有发现一家公司所生产的综合维生素 100% 采用可供食用的动物制品来源。还有一些公司在营养补充剂中使用啤酒酵母,但啤酒酵母在许多方面都不如营养酵母(包括啤酒酵母并不含有经酶化处理后能帮助减少潜在过敏反应的细胞壁)

尽管许多医生被告知食物性来源维生素和非食物性来源维生素具有相同的化学成分，但其实绝大多数维生素根本不是这样。如同表 6-2 中所示，食物中所含的营养元素和人工合成营养元素的化学形式通常是不同的。健康医师需要了解由于目前对于"天然"一词尚无明确的法律定义，因此仅凭在营养补充剂标签上看到标有"天然"一词，并不意味着该营养补充剂只含有纯天然食物。区分某一维生素营养补充剂是否含有食物中所含的天然维生素的最好方法之一，是知道食物性来源维生素和非食物性来源维生素（有时候也被称为 USP 级维生素）之间的化学区别。由于非食物性来源维生素的化学形式通常与食物中所含的维生素不同，因此非食物性来源维生素应该被自然健康医师视为维生素类似物（人造的仿制维生素），而非适合人类服用的真正维生素。

表 6-2　食物性来源维生素和非食物性来源维生素的化学形式对比

| 食物中所含维生素的主要化学形式 | 维生素类似物的化学形式<br>（也常被商家称为"天然"维生素*） |
|---|---|
| 维生素 A / β 萝卜素：视黄酯、混合胡萝卜素 | 维生素 A 醋酸、维生素 A 酯、β 萝卜素（离析的） |
| 维生素 B1：焦磷酸硫胺素（天然食物形态） | 硫胺素；盐酸硫胺素 |
| 维生素 B2：核黄素、多种形态（天然食物形态） | 核黄素（离析的）、USP 级维生素 B2 |
| 维生素 B3：烟酰胺 | 烟酸（离析的）、烟酰胺（离析的） |
| 维生素 B5：泛酸（天然食物形态） | 泛酸、泛酸钙、泛醇 |
| 维生素 B6：5'0（β-D）吡哆醇 | 盐酸吡哆醇 |
| 维生素 B9：叶酸 | 叶酸 |
| 维生素 B-12：甲钴胺、腺苷钴胺酸胆碱 | 氰钴胺、羟基钴胺素 |
| 胆碱（天然食物形态）：<br>磷脂酰胆碱（天然食物形态） | 氯化胆碱、重酒石酸胆碱 |
| 维生素 C：<br>抗坏血酸（天然食物形态）、脱氢抗坏血酸 | 抗坏血酸；绝大多数矿物抗坏血酸<br>（如抗坏血酸钠） |
| 维生素 D：<br>混合形态，主要为维生素 D3（天然食物形态） | 维生素 D1（离析的）、维生素 D2（离析的）、<br>维生素 D3（离析的）、维生素 D4、<br>麦角固醇（离析的）、胆钙化醇、光甾醇 |

续表

| 食物中所含维生素的主要化学形式 | 维生素类似物的化学形式<br>（也常被商家称为"天然"维生素*） |
|---|---|
| 维生素 E: RRR-α-生育酚（天然食物形态） | 维生素 E 醋酸、混合生育酚、all-rac-α-生育酚、dl-α-生育酚、d-α-生育酚（离析的）、dl-α-生育酚醋酸酯、所有的醋酸形态 |
| 维生素 H: 生物素 | 所有非酵母或非大米的植物生物素形态 |
| 维生素 K:<br>叶绿醌（天然食物形态）、K2（甲基萘醌-7） | 维生素 K3、甲萘醌、植物甲萘醌、萘醌、二氢维生素 K1 |

*注：这张表格只包含部分内容，人们还在不断开发新的维生素类似物。并且"离析的"一词意味着如果在所含成分的名称旁没有看到"来自食物"，那它很可能是离析物质（通常为晶体结构），而非食物中所含的真正维生素

有时我们可以通过阅读营养补充剂的标签来确定它是否为 100% 纯天然的食物。只要在标签上看到一个 USP 级的维生素类似物，那么这整瓶营养补充剂就极有可能不是由纯天然食物制成的（一般此类营养补充剂中所含的食物成分少于 5%）。维生素类似物是成本低廉的（有时也并非那么低廉的）食物中所含天然维生素的仿制品。

要警惕任何声称其所含维生素为植物性的并且不含酵母的营养补充剂标签。该标签的作者显然完全不了解现今常用的植物性的、不含酵母的生产维生素 D 或许多种维生素 B 的方式，因此如果有营养补充剂标签声称该产品"不含酵母"，那这几乎可以确定这一产品是人工合成维生素或其所含的是离析物质，根本无法被作为适合人类的食物。

酿酒酵母（在烘焙和酿酒中主要用到的酵母）对人体有益，能够帮助对抗多种不同的感染。（Gruenwald et al., 2000）芝加哥大学真菌学博士约翰·里彭（John Rippon）在《医药真菌学》(Medical Mycology)一文中写道："目前已知有超过 500 种截然不同的酵母。尽管确实存在所谓的有害酵母，但是由于天然食品产业认为酵母与健康问题存有关联的争议，而导致许多关注健康的人群不再

摄入任何含有酵母的食物，这是非常荒谬的。"我们还需要注意，可能是全美最著名的白色念珠菌专家医学博士 W. 克鲁克（W. Crook）曾写道："含有酵母的食物不会助长念珠菌的生长……摄入含有酵母的食物并不会导致念珠菌大量繁殖。"（Crook，1986）不过有些人会对酵母的细胞壁过敏，这引起一些在其产品中含有营养酵母的生产厂商的担心；通常情况下，厂商会对细胞壁进行酶化处理来减少这一几乎很少发生的情况。

## （一）食物性来源维生素优于非食物性来源维生素

尽管许多主流的健康专家相信"人体无法分辨出血液中的维生素究竟来自一枚有机生长的甜瓜，还是一位化学家的实验室"（Whitney and Rolfs，1987），但这一说法是非常具有误导性的。这包含几方面原因：其一，这一说法似乎认为人体使一定数量的维生素进入血液的运作过程是相同的，但通常情况下却并非如此。（Shils et al.，1999）其二，科学家们认识到虽然化学检测无法探测到粒子的大小，但它却是决定营养元素吸收情况的重要因素。其三，科学家们还认识到，"影响营养元素吸收情况的食物因素，不仅与营养元素本身的特性有关，也与不同营养元素之间的相互作用以及营养元素与无法被人体吸收的食物成分之间的相互作用有关"。（Jenkins，and Wolever，1994）其四，"营养元素的生理化学形式是决定其生物利用度的主要因素"。（而食物性来源维生素和非食物性来源维生素的生理化学形式在通常情况下并不相同）（Macrae，Robsom and Sadler，1993）其五，绝大多数非食物性来源维生素是晶体结构。（Budvari，1996）

一项已获发表的科研报告还指出："天然维生素的营养功效要优于人工合成维生素。"（Thiel，2000）

食物性来源维生素具有人体可辨识的物理化学形式，通常不是晶体结构的，并含有能对生物利用度产生影响的食物因素和更小的粒子。这并不意味着非食物性来源维生素毫无价值（它们当然也有重要作用），但重要的是，我们需要了解纯天然食物中的复合维生素确实已被证明要优于离析的、非食物性来源的维生素。（参见表6-3）

已故的罗亚尔·李（Royal Lee）医生了解食物性来源维生素C要优于抗坏血酸。"李医生感到将抗坏血酸称为'维生素C'是不诚实的行为。维生素C一词应当被保留给'复合维生素C'。"（DeCava，2003）和已故的伯纳德·詹森（Bernard Jensen）医生一样，李医生还反对使用其他离析的、人工合成的营养元素。（Jensen，1983）

李医生特别写道：

> 事实上，在有关天然食物的人工仿制品方面，食品药品法可以说是滞后的，甚至我们可以说它是有悖常理的，因为它竟然会起诉制造和销售真正食物的厂商……人工合成食物永远只是简单的化学品，而纯天然食物是由相关的和相似的物质所复合组成的……研究人员发现，纯天然维生素E的效力比纯粹由人工合成的维生素E强大三倍。人工合成的维生素D具有毒性也已经得到充分证明。为什么大众和医学专家仍不知道这些事实呢！难道是因为商家在廉价的食品和药品类似物的商业推广上花了足够多的金钱以阻止真相大白于天下？（Lee，1948）

表6-3 食物性来源维生素与非食物性来源维生素的特定生物功效对比

| 食物性来源维生素 | 相较于USP级/"天然的"/非食物性来源维生素 |
| --- | --- |
| 维生素A | 作用更全面，因为科学家已发现，维生素A并非离析的营养元素 |
| 复合维生素B | 能更有效地保持良好的健康和肝脏功能 |
| 维生素B9 | 当摄入量超过266微克后，会产生更好的人体利用率（每日建议摄入量为400微克） |

续表

| 食物性来源维生素 | 相较于 USP 级 / "天然的" / 非食物性来源维生素 |
| --- | --- |
| 维生素 C | 超过 15.6 倍的抗氧化功效 |
| 维生素 D | 超过 10 倍的抗佝偻病功效 |
| 维生素 E | 高出近 4 倍的自由基分解力 |
| 维生素 H | 高出近 100 倍的生物素功效 |
| 维生素 K | 对儿童更为安全 |

食物性来源维生素与非食物性来源维生素并非只存在数量上的不同。

以维生素 C 为例，即使有人摄入比食物性来源的维生素 C 高出 3.2 倍的所谓天然的、非食物性来源的抗坏血酸，尽管在体外实验中它们可能具有相近的抗氧化功效，但是抗坏血酸却不会含有脱氢抗坏血酸（DHAA）（Budvari，1996），也永远不会带有负值的氧化还原电位（ORP）。我曾用电子 ORP 检测仪进行了一项体外实验，其中显示柑橘中所含的食物性来源维生素 C 带有负值的氧化还原电位，而抗坏血酸的氧化还原电位为正值。（Thiel，2006）

人体用负值的氧化还原电位来清除氧化损伤（Fowkes，2000），而由于抗坏血酸带有正值的氧化还原电位（以及正值的氧化还原电势）（Budvari，1996），因此无论摄入多少抗坏血酸，它将永远无法取代食物性来源的维生素 C。并且，高维生素 C 含量的食物一般也具有高氧化自由基吸收能力（英文缩写为 ORAC，是另一项用来检测食物及其他化合物吸收氧化自由基能力的测试）。（Williams，1999）一项由美国政府所做的研究将高维生素 C 含量的食物（含有 80 毫克维生素 C）与约 15.6 倍的离析抗坏血酸（1250 毫克）进行体内功效对比，结果发现含维生素 C 的食物会使血液中的抗氧化水平产生最大的增长（研究人员相信这是由于生物类黄酮和其他食物因素所产生的作用）。（Williams，1999）

而且，离析的抗坏血酸甚至有可能只会产生体外的抗氧化功效。"目前尚无确凿证据显示摄入更多（人工合成）的抗坏血酸会产生抗氧化的临床功效。"

（Sebastian，2003）所以我实在想不通为什么人们会在尚无法证明会对人体产生抗氧化作用的情况下，就愿意服用营养补充剂形式的人工合成抗坏血酸呢？

横向[1]和纵向[2]研究也显示心血管疾病和癌症的发病率与维生素C的摄入量成反比……而这些研究中所发现的维生素C对人体所起到的保护作用都是因为摄入了相应的水果和蔬菜（天然食物）……总体而言，营养补充剂形式的（人工合成）维生素C补充剂所具有的保健功效只出现在小规模的研究中，却并未出现在大规模的、严格执行的对照试验中。（Sebastina，2003）另一项数据是，在人体内，"血浆中含有400毫克或更高维生素C时会达到完全饱和，并每天产生浓度为80毫摩尔/每升的稳态血浆。然而人体组织会在血浆前先达到维生素C的饱和状态"。（Sebastina，2003）通过摄入更多的离析抗坏血酸来减少含维生素C食物的摄入量，根本不会对血浆中的维生素C水平、氧化还原电位、氧化自由基吸收能力或其他健康方面产生任何选购离析抗坏血酸的消费者所期望达到的影响作用。（DeCava，1997；Thiel，2006；Sebastina，2003）

无论我们口服多少离析抗坏血酸，

1. 它永远无法像食用含充足维生素C的食物那样，显著地使血浆和/或组织中的维生素C水平达到饱和。
2. 它永远不会带有负值的氧化还原电位，因此永远无法像食物性来源的维生素C那样有效"清除"氧化损伤。
3. 它永远无法拥有食物性来源的维生素C所具有的抗自由基能力。

---

[1] 译者注：横向研究（cross sectional study），也被称为横断面研究，是指在某一特定时间对某一定范围内的人群，以个人为单位收集和描述人群的特征以及疾病或健康状况。它是描述流行病学中应用最为广泛的研究方法。

[2] 译者注：纵向研究（longitudinal study），也被称为追踪研究，是指在一段相对长的时间内对同一个或同一批被试者进行重复的研究。

4. 它永远不会含有脱氢抗坏血酸（DHAA，天然维生素C的另外一半组成成分）或能起到帮助作用的食物因素。

5. 它永远无法对诸如抗衰老、抗心血管疾病等健康问题产生像高维生素C含量食物那样的作用。

6. 它永远无法按照人体对待食物性来源的维生素C那样的方式被吸收利用。

7. 它将永远只是人造维生素。

让我们再以维生素E为例——人体有一项专门针对食物中所含的维生素E的肝脏运送功能（Shils et al., 1999）——但人体对人工合成的维生素E并无此项功能（人体对经常在广告中出现的"新型"维生素E类似物也无此项功能）——因此无论多少数量的人工合成维生素E都无法真正媲美食物性来源的维生素E——事实上人体甚至会努力尽快排出人工合成的维生素E。（Traber, Elsner and Brigelius-Flohe, 1998）另外一个例子是，我们需要了解特定形式的维生素B6类似物（Ross, 2005）、维生素D类似物（Shils et al., 1999）和生物素类似物（Budvari, et al., 1996）都已被证明几乎不含任何维生素活性。

通过分馏所制得的人工合成维生素无法替代食物性来源维生素在人体中所能起到的所有自然作用。这是因为人工合成维生素无论从其化学性还是分子性而言，通常都和食物中所含的维生素（或完全由食物制成的维生素补充剂）不同（另外，人工合成维生素还不含有其他天然的食物因素，而这些因素也是人体所必需的）。

## （二）食物性来源维生素和非食物性来源的维生素类似物

### 1. 维生素A/β胡萝卜素

维生素A天然存在于食物之中，但并不是单个的化合物。维生素A主要以视黄酯而非视黄醇的形式存在，而当类胡萝卜素与叶绿素混合后多会产生 β 胡萝卜素。（Shils, et al., 1999）维生素 A 醋酸脂由甲醇制得，是晶体结构的视黄醇。（Budvari et al., 1996）维生素 A 棕榈酸酯可以是鱼油或由人工提炼而成；但一旦离析之后，它与天然食物就几乎不具有相似性，并且可能成为晶体结构。人工合成的 β 胡萝卜素是通过"将乙醛（由丙酮制得）与乙炔经冷凝而制成的""由于生产成本极高，因此很少有纯天然的 β 胡萝卜素"。（Vitamin-Mineral Manufacturing Guide，1986）

"β 胡萝卜素已经在体外实验中被证明具有抗氧化功效。但（离析的）β 胡萝卜素在人体内是否具有明显的抗氧化作用，目前尚不明确。（Hendler and Rorvik, 2001）胡萝卜是含有大量 β 胡萝卜素的天然食物，它确实具有极高的抗氧化功能。（ibid, Chu, Sun, Wu and Liu, 2002）食物中所含的天然 β 胡萝卜素包含全反式异构体和 9- 顺式异构体，而人工合成的 β 胡萝卜素只有全反式异构体。（Ben-Amotz et al., 1998）胡萝卜、黄色的蔬果和绿叶植物、含有姜黄的天然 β 萝卜素以及多种不同的胡萝卜素。天然 β 胡萝卜素已被证明能有效降低曾遭受大量辐射的儿童血清中的共轭二烯烃水平，但尚无法确认人工合成的 β 胡萝卜素是否具有类似的功效。（同上）

而对于离析的 β 胡萝卜素，"现有数据已有力证明，如果吸烟人群或所处环境中含有致癌物的人单独将此化合物作为微量营养补充剂，将产生有害作用"。（Paolini et al., 2003）"三项有关 β 胡萝卜素的试验：β- 胡萝卜素和视黄醇功效试验、α- 生育酚和 β- 胡萝卜素防癌作用研究以及医生健康研究都显示，人工合成的 β 胡萝卜素对于营养良好的人群无法起到降低心血管疾病或癌症风险的功效。另外 β 胡萝卜素营养补充剂有可能增加吸烟人群患肺癌的风险，这已引起广泛关注。"人工合成 β 胡萝卜素营养补充剂的安全性问题，以及 β 胡萝卜素的同分异构体在人体中所起的作用（人工 β 胡萝卜素为全反式结构，而天然 β 胡萝卜素为顺反异构体）都已经成为科学界和医学界广泛热议的话题。（Patrik, 2000）虽然摄入人工合成的 β 胡萝卜素和食物性来源的 β 胡萝卜素都能差不多等量地提高血清中的维生素 A 水平，但是这混淆了一个事实，那就是人工合成的 β 胡萝卜素主要提高的是血清中全反式结构的 β 胡萝卜素，而食物性来源的 β 胡萝卜素则会一并提高其他分子结构的 β 胡萝卜素。（Ben Amotz et al.，1999）

根据临床研究显示，人工合成的 β 胡萝卜素有可能对维生素 E 的抗氧化功能产生负面作用。"这些研究结果支持了早先的发现，即 α-生育酚具有抗低密度脂蛋白（LDL）氧化的保护作用，并显示在此过程中，人工合成的 β 胡萝卜素作为氧化强化剂参与到了低密度脂蛋白的氧化降解中。由于高水平的 α-生育酚并没有减缓人工合成的 β 胡萝卜素所起的氧化强化作用，因此这些研究结果表明增加低密度脂蛋白 β 胡萝卜素，有可能消除 α-生育酚所具有的保护特性。"（Bowen and Omaye，1998）在一份消费者导向的出版物中，医学博士斯蒂芬·西纳特拉（Stephen Sinatra）写道："研究发现，目前在许多流行的营养品牌中常见的高剂量人工合成 β 萝卜素，事实上可能增加患肺癌的风险。因为当人工合成 β 萝卜素达到高水平时，会变为氧化强化性——这恰恰是事与愿违的结果……我曾见到有人每天摄入高达 800 000 国际单位（IU）的 β 胡萝卜素，最终对人体造成了有害的后果（如严重的视力下降）。我建议的底线是：对 β 胡萝卜素而言，摄入量越少，效果越好。为安全起见，我建议从如胡萝卜这样的食物来源中每天摄入 12 500 至 25 000 国际单位的 β 胡萝卜素。"（Sinatra，2003）

然而在我看来，胡萝卜中所含的 β 胡萝卜素甚至比西纳特拉博士建议的摄入量还要安全（每根生胡萝卜中大约含有 12 000 国际单位的 β 胡萝卜素）。这是因为胡萝卜中的 β 胡萝卜素和脂蛋白相连，能防止产生毒性。而即使离析的 USP 级 β 胡萝卜素宣称其来自"纯天然"的原料，也无法如同胡萝卜等食物中所含的 β 胡萝卜素那样，有相连的脂蛋白或其他潜在能起到保护作用的物质。

虽然离析的人工合成维生素 A 和北极熊肝脏会产生毒副作用的问题，但并不能就此认为所有其他含有维生素 A/β 胡萝卜素的食物也会出现相同的问题。

(Stepp, Kuhnau and Schroeder, 1995; Murray and Anderson, 1995) 食物中所含的维生素 A 和 / 或 β 胡萝卜素功效更好。(Thiel, 2000)

### 2. 维生素 B1, 硫胺素

维生素 B1 以焦磷酸硫胺素、硫胺素焦磷酸和硫胺素的形式存在于食物中。(Shills et al., 1999) 非食物性来源的硫胺素酯是煤焦油衍生品 (Hui, 1992), 天然人体中并无此物质 (Shills et al., 1999), 它是晶体结构的离析物质 (Budvari et al., 1996)(盐酸硫胺素和其他氯化物也同样如此)。人工合成形式的维生素 B1 常被用于"营养强化食品"中(在此加工过程中,会丧失天然的硫胺素),因为这样成本更低,而且以此形式更为稳定。然而它们不如天然的硫胺素形式。(Thiel, 2000; Chick, 1940)"即使修正了石磨面粉在蛋白质、矿物质和(人工合成)维生素 B1 等方面的缺陷,其营养价值仍不如全麦面粉。"(同上)

### 3. 维生素 B2, 核黄素

维生素 B2 以核黄素和多种辅酶的形式天然存在于食物中。(Shils et al., 1999) 在非食物性来源的营养补充剂中,最常用 2N- 乙酸来人工合成维生素 B2。人工合成的维生素 B2 是单一形式的离析物质,并且为晶体结构。(Budvari et al., 1996) 有些人工合成的核黄素类似物的维生素活性很低。(McCormick, 1999) 有些维生素 B2 的天然变异,尤其是辅酶形式,多存在于植物(包括真菌)中。(McCormick, 1994) 不同的研究都发现食物性来源的核黄素要优于非食物性来源的形式。(Thiel, 2000; Murray and Anderson, 1995)

### 4. 维生素 B3, 烟酰胺

维生素 B3 在食物中除了烟酸之外,还有多种其他存在形式 (Shils et al., 1999),"烟酸是通称……烟酸有两个具有新陈代谢活性的辅酶形式,分别是辅酶Ⅰ（NAD，烟酰胺腺嘌呤二核苷酸）和辅酶Ⅱ（NADP，烟酰胺腺嘌呤二核苷酸磷酸）……自然中只有少量自由形式的烟酸。食物中所含的绝大多数烟酸由辅酶Ⅰ和辅酶Ⅱ组成……相较于烟酸，烟酰胺更易溶于水、酒精和乙醚……许多烟酸类似物都是人工合成的，其中一些甚至带有抗维生素的作用。"（同上）

研究人员认为烟酰胺比烟酸带有更少的潜在副作用（同上），它似乎也不会像人工合成的缓释烟酸那样引起胃肠道不适或肝中毒。（Cervantes-Lauren，McElvaney and Moss，1999）水过滤是造成维生素 B3 在加工过程中流失的主要原因。（Williams and Erdman，1999）离析的、非食物性来源的烟酰胺通常由 3-氰基吡啶制得，并可生成晶体。（Budvari et al.，1996）这一非食物性来源的"烟酸"是由乙醛经过一些通常包含甲醛和氨的化学反应而人工合成的。（Hui，1992）牛肉、豆类、谷物、酵母和鱼肉是维生素 B3 的主要天然食物来源。（Cervantes-Lauren，McElvaney and Moss，1999）

### 5. 维生素 B5，泛酸

维生素 B5 以泛酸的形式天然存在于食物中。（Shils et al.，1999）"泛酸的通常形式为辅酶（CoA），在细胞的新陈代谢中起到多种作用，并通过线粒体中的三羧酸循环对糖酵解产物和其他代谢产物帮助人体生成能量的氧化过程起到至关重要的作用……另外合成脂肪酸和膜磷脂，包括调控鞘脂都需要用到泛酸，而合成氨基酸亮氨酸、精氨酸和蛋氨酸的过程中必须用到泛酸。合成类异戊二烯的衍生物也必须用到 CoA，这些衍生物包括胆固醇、类固醇激素、多萜醇、维生素 A、维生素 D 和血红素 A。"（同上）"泛酸似乎还参与调控基因表达和人体信号传导……泛酸可能具有抗氧化和防辐射的特性……研究人员推断它具有抗炎症、帮助伤口愈合和抗病毒的作用……对于有些类风湿关节炎患者的治疗可能起到帮助作用……能加速伤口愈合。"（Hendler and Rorvik，2001）

"人工合成的 D- 泛酸……能以钙盐或钠盐的形式获得（Thils et al.，1999），并以 D- 泛酸钠、D- 泛酸钙，或有时只是以标为泛酸（pantothenic acid）的形式进行销售。（Hendler and Rorvik，2001）其他人工合成的'复合维生素营养补充剂往往含有由酒精衍生而得的泛酰醇'。"（Shils et al.，1999）"泛酰醇是人工合成的形式，在自然界中并不存在。"（Hendler and Rorvik，2001）USP 级泛酸是通过将异丁醛和甲醛经冷凝而制成的。（参见 Vitamin-Mineral Manufacturing Guide，1986）"合成泛酸包含与 β - 丙氨存有酰胺键的泛解酸"，但维生素 B5 在自然中并非以这样的形式存在。（Shils et al.，1994）食物中的维生素 B5 以泛酸的形式存在；天然食物并不会含有合成泛酸。（同上）含有最多天然泛酸的蔬果为营养酵母、糙米、花生和西兰花。（Hendler and Rorvik，2001；Shils et al.，1994）酿酒酵母是食物性泛酸最好的营养来源之一。（Hendler and Rorvik，2001）泛酸钙是人工合成的对映异构体，是一种钙盐（Budvari et al.，1996）及结晶体。（参见 Vitamin-Mineral Manufacturing Guide，1986）

### 6. 维生素 B6

维生素 B6 在植物中主要的天然形式为 5'0-（β-D- 吡喃葡萄糖）和其他吡哆醇，并无吡哆醛形式。（Shils et al.，1999）自然状态下的人体中并不含有盐酸吡哆醇（同上），它是晶体结构的离析物质（Budvari et al.，1996），通常是由石油和盐酸加上甲醛，经加工制成的。（Hui，1992）吡哆醛-5-磷酸盐是通过将氧氯化磷和/或三磷酸腺苷混合，然后加上吡哆醛制成的（Budvari et al.，1996）；它是晶体结构的离析物质（同上），因此与食物性来源的维生素 B6 几乎不具有任何相似性。目前至少已发现一种人工合成的维生素 B6 类似物会抑制天然维生素 B6 的运作。（Mervyn，1981）在一项针对健康老年人的研究中发现，大约有 1/3 的受试老人有轻度的维生素 B6 缺乏症。（Hendler and Rorvik，2001）

### 7. 维生素 B9，叶酸

叶酸曾一度被称为维生素 B9 或维生素 M。最初，食物性来源的叶酸被以自溶性酵母的形式提供给孕期贫血症的患者服用，后来开发出了人工合成的 USP 级离析叶酸。叶酸常见的药理（USP 级）形式为蝶酰谷氨酸（即合成叶酸），在人体中并无法明显找到这种叶酸形式。（Shils et al., 1999）

"合成叶酸是人工合成形式的叶酸"。（Verhoef, 1996）绝大多数营养补充剂中所含的合成叶酸并不存在于天然食物之中，天然食物中只含有叶酸。（Macrae, Robson and Sadler, 1993）叶酸摄入不足会导致乏力、抑郁、思维混乱、失眠、免疫功能下降、小肠绒毛减少和感染情况增加。（Gruenwald et al., 2000）叶酸缺乏症是引起高同型半胱氨酸水平的最主要决定因素（同上），而补充摄入叶酸可以有效降低同型半胱氨酸水平。（Brattstrom, 1995; Herbert and Das, 1994）"含叶酸浓度最高的食物是酵母……和西兰花。"（Shils et al., 1999）"摄入超过 266 微克的人工合成叶酸（PGA），会导致人体吸收未被还原的人工合成叶酸，从而在接下来长达数年的时间中都对天然叶酸的新陈代谢产生干扰。"（Shils et al., 1999）

一份 2004 年刊登于《英国医学杂志》（British Medical Journal）的研究报告证实许多自然健康医师始终对以下事实讳莫如深，即由于合成叶酸是非自然的物质，并且人体无法完全将大量的合成叶酸转化为可被人体使用的叶酸，因此这一人造物质可能被人体吸收，并在人体中成为带有未知副作用的毒素。（Lucock, 2004）显然我们应当以食物性来源叶酸而非合成叶酸的形式来补充叶酸。

### 8. 维生素 B12

维生素 B12 的天然活性形式是甲钴胺和腺苷钴胺素，它们都存在于食物中。（Shils et al., 1999）氰钴胺不是维生素 B12 的天然活性形式（同上）；它是晶体结构的离析物质。（Budvari et al.，1996）最初，天然食物中所含的复合维生素 B12 是以新鲜肝脏的形式提供给恶性贫血的患者服用，但出于成本考虑，进而研发出了人工合成的 USP 级维生素 B12 离析物质。（Mervyn，1981）根据维克托·赫伯特（Victor Herbert）医生和其他科学家的发现，当维生素 B12 按照人体中的活性形式摄入时，它是没有毒性的，但赫伯特医生（和其他科学家）警告："维生素 B12 类似物在与维生素——矿物质营养补充剂中不同营养元素相互作用后会产生的效果和安全性，目前仍是未知数。"（Herbert and Das，1994）有些人工合成的维生素 B12 类似物似乎会阻碍天然维生素 B12 在人体内的作用。（Ishida，Kanefusa，Fujita and Toraya，1994；Tandler and Krhenbul and Brass，1991）绝大多数人工合成的维生素 B12 是通过加入氰化物的发酵反应而制得的。（Hui，1992）

## 9. 维生素 Bx，维生素 B8，其他维生素 B 要素（如胆碱）

氨基苯甲酸（PABA）曾被称为维生素 Bx，而肌醇曾被称为维生素 B8。它们以及胆碱被认为是维生素 B 的辅助因子。

大剂量服用 PABA（维生素 Bx）有助于改善"佩罗尼氏病、硬皮病、硬斑病和线状硬皮病"。（Gruenwald et al.，2000）非食物性来源的 PABA 由煤焦油制成。（参见 Vitamin-Mineral Manufacturing Guide，1986）PABA（维生素 Bx）还有另外一个被称为氨基甲酸钾的非食物性来源钾盐合成形式。（Gruenwald et al.，2000）含有 PABA（维生素 Bx）的食物包括肾脏、肝脏、糖蜜、菌菇、菠菜和全谷物。（Balch and Balch，1997）

非食物性来源的肌醇是由菲汀加入硫黄酸后加工制成的。（参见 Vitamin-Mineral Manufacturing Guide，1986）肌醇是抗脂肪肝要素，对于头发生长也起到重要作用。营养酵母很可能是最佳的肌醇食物来源，另外肌醇还存在于水果、卵磷脂、豆类、肉类、牛奶、未精加工的糖蜜、葡萄干、蔬菜和全谷物中。（Balch and Balch，1997）

所谓的"天然"维生素营养补充剂中最常出现的重酒石酸胆碱和氯化胆碱，其实都是"工业盐"（Gruenwald et al.，2000）——它们都是人工合成形式的。在许多人工合成形式的胆碱的生产过程中都会用到乙烯。磷脂酰胆碱是胆碱的主要衍生形式，天然存在于如牛肝、蛋黄和大豆等多种食物之中。（同上）经过特殊培育的营养酵母是补充胆碱的最佳食物来源。

### 10. 维生素 C

维生素 C 天然地以两种抗坏血酸的形式和生物类黄酮一起存在于水果中。（Shils et al.m，1999）非食物性来源的所谓"天然"抗坏血酸是通过将玉米糖发酵为山梨醇，然后将其氢化直到变为山梨糖，再加入丙酮（通常用作洗甲水）以破坏山梨糖中的分子键，从而生成离析的、晶体结构的抗坏血酸。它并不包含两种天然的维生素 C 形式（也不包含生物类黄酮），因此将其称为维生素 C 完全是以偏概全的。（参见 Vitamin-Mineral Manufacturing Guide，1986）受到专利保护的"维生素 C"化合物被商家标榜为低于抗坏血酸的酸性，但它也不是食物（在美国，无法对食物中含有的天然维生素申请专利保护，因此无论何时，只要一位健康专家听到某种维生素是受到专利保护的，他就会立刻警觉这种维生素并非是真正的食物）。在一项体外实验中发现，食物中所含的复合维生素 C 带有负值的氧化还原电位（Thiel，2006），而《默克索引》[1] 显示所谓的"天然"抗坏血酸带有正值的氧化还原电位（负值的氧化还原电位对于人体的益处远胜于正值的氧化还原电位，因为它能帮助"清除"氧化损伤，而带有正值的氧化还原电位的物质并无此功能）。（Thiel，2003）另外食物中所含的复合维生素 C 的酸性比抗坏血酸要低 10x。

---

[1] 译者注：《默克索引》（Merck Index）是由美国默克公司出版的记录化学药品、药物和生理性物质的综合性百科全书。

维生素 C 具有多种功效，包括生成胶原蛋白、生物合成左旋肉碱、合成神经递质、增强人体对铁元素的吸收、具有免疫活性、帮助人体抵御氧化、可能具有防癌作用、保护叶酸和维生素 E 免受氧化，以及参与胆固醇的代谢分解。（Budvari et al.，1996）

在一项研究中发现，食物性来源的复合维生素 C 含有 492μmol TE/g 的亲水性氧化自由基吸收能力（ORAC）（参见 ORAC 试验，2006）——氧化自由基吸收能力主要是对消灭自由基的能力（也即为抗氧化能力）所做的评估——蓝莓（含有最高氧化自由基吸收能力的食物来源之一（Williams，1999）每克只有 195μmol TE/g 的氧化自由基吸收能力——因此食物中所含的复合维生素 C 的氧化自由基吸收能力比蓝莓要高 2.52 倍。含有维生素 C 的食物所具有的氧化自由基吸收能力比离析的抗坏血酸要高 15.6 倍（食物性来源的复合维生素 C 的氧化自由基吸收能力还要更高）。（同上）事实上，离析的抗坏血酸是否对人体具有显著的抗氧化作用目前仍然存有争议。（Sebastian et al.，2003）食物性来源的维生素 C 在有关氧化自由基吸收能力的各个方面明显都更具有优势。

尽管食物性来源的维生素 C 要优于离析的抗坏血酸（Thiels，2000），但至少已有一位主流的研究人员提出："只要'天然形式'的营养补充剂是纯粹的人工合成抗坏血酸，那它与食物性来源的维生素 C 的生物利用率就几乎相同。"（Shils et al.，1999）这是完全错误的观点。这位研究人员援引了两份研究报告作为"证明"。第一份报告认为由于在分别摄入含维生素 C 的食物和人工合成的抗坏血酸后，血清中的抗坏血酸升至差不多相同的水平，因此它们两者具有相近的生物利用率。（Mangels，1993）这份报告似乎忽略了一个事实，即与天然维生素 C 有关的脱氢抗坏血酸和其他食物成分除了能帮助升高血清中的抗坏血酸水平外，可能还具有其他积极的作用。第二份报告作者可能压根就不该加以引用，因为它根本没有将食物性来源的复合维生素 C 与人工合成的抗坏血酸进行对比（它是将人工合成的抗坏血酸与酯-C 做对比，酯-C 是人工合成的抗坏血酸与特定代谢产物的工业混合物，另外它还将人工合成的抗坏血酸与混入一些生物类黄酮的人工合成抗坏血酸进行对比）。（Johnson and Luo，1994）因此声称食物性来源的维生素 C 与人工合成的抗坏血酸不存在差别的观点并无有力的科学证明。

**11. 维生素 D**

有关人工合成维生素 D 的历史是极其骇人听闻的。"第一个被离析的维生素是对真菌甾醇进行辐射后所得的光照产物。这一维生素即为维生素 D1……通过对麦角甾醇辐射而获得的维生素 D 几乎没有抗佝偻病的作用"（Holick，1999）——换言之，第一个人工合成的维生素 D 并不具有和天然维生素 D 相同的作用。从某个角度来说，它是有毒物质。

"维生素 D 最初被发现时，人们认为通过日晒在皮肤中形成的维生素 D 便是维生素 D2"，但后来人们才知道人体肌肤生成的是一种被称为维生素 D3 的物质。（同上）人们最初相信维生素 D2 原会直接转化为维生素 D3，但这并不正确。事实上，肌肤含有一种通常被称为维生素 D3 原的物质；经过日晒，会产生原维生素 D3，并在一个有赖于温度的转化过程中异构化为维生素 D3，而异构化后的维生素 D3 会随之从质膜被排出细胞。

美国和加拿大曾在大约 40 年的时间中用维生素 D2 来强化牛奶的营养，直到人们发现维生素 D3 拥有更好的抗佝偻病作用，因此在过去 30 年间，人们转而使用维生素 D3 来强化牛奶营养。（同上）

但维生素 D 还有许多抗佝偻病之外的功效：人们已经发现淋巴细胞 B 和 T 中有针对维生素 D 的受体，肠道中也发现有类似受体，另外维生素 D 似乎会影响人体的噬菌作用，甚至可能具有一定的抑制肿瘤细胞增殖的作用。（同上）任何单独的 USP 级离析形式的维生素 D 都未能被证实拥有天然维生素 D 所具有的功效。（并且，由于维生素 D 不够稳定，因此商家在产品中所加的人工合成维生素 D，通常会比产品标签上所列的含量多 1.5～2 倍。这会引起新生儿的健康问题和高钙血症）（同上）早年有一份研究报告发现"天然维生素 D 保护鸡崽和儿童免患佝偻病的效力要比经辐射的麦角甾醇（USP 级维生素 D2）高约 100 倍"。（Supplee，Ansbacher，Bender and Flinigan，1995）

人们还在继续研制新型的维生素 D 类似物，其中有些可能更有效地帮助人体增加对钙元素的利用（Miyamoto，Murayanma，Ochi，Watanabe and Kubodera，1993），而有些甚至可能可以帮助乳腺癌的治疗（Fioravanti，Miodini，Cappelletti and DiFronzo，1998）——但这些都只是出于药理学的而非自然医学的治疗方法，因为这些维生素类似物并不是天然的食物。鉴于人们在之前对于维生素 D 营养补充剂的研究过程中曾出现的认识错误，我们有理由认为天然来源的维生素 D 还有更多功效有待发现，从而使其进一步有别于人工合成的离析物质。

维生素 D 不是离析物质，它是一系列物质（包括维生素 D3）与能起到促进作用的代谢产物的组合。（Shils，1999）非食物性来源的维生素 D1、D2、D3 和 D4 类似物是不含代谢产物的离析物质。USP 级的维生素 D1 并没有可见的抗佝偻病作用（同上），是结晶体，并由苯制成。（Budvari，1996）USP 级的维生素 D2 被认为是人工合成形式，通过用电子轰击麦角甾醇而制成，并"通过溶剂萃取而得到复原"。（参见 Vitamin-Mineral Manufacturing Guide，1986）USP 级的维生素 D3 和 D4 都是通过对动物脂肪（Nakano，McMahon and Gregory，1997）或"牛肝和牛脑"进行辐射而制成的。（参见 Vitamin-Mineral Manufacturing Guide，1986）科学家们甚至还研发出了一种"全新"形式的维生素 D（科学家已承认其为维生素类似物），并认为它可能有助于骨质疏松症（参见 Research Breakthrough，2002）——天然维生素是不能被发明的！仅仅因为某些药物的化学成分近似食物中所含的维生素 D，无法使它们就成为真正的维生素。现已证明食物性来源维生素 D 的抗佝偻病功效比 USP 级离析形式的维生素

D 至少要高 10 倍。(Thiels, 2003)

## 12. 维生素 E

"食物中所含的天然维生素 E 是 d-α-生育酚，而化学合成的维生素 E 会产生八个差向异构体的组合。"(Farrel and Robert, 1994)(天然维生素 E 近期被更名为 RRR-α-生育酚，而人工合成的维生素 E 如今被更名 all-rac-α-生育酚，不过营养补充剂标签上一般很少将这两者的区别标示清楚；在营养补充剂标签上，d-α-生育酚通常指"天然"维生素 E，而 dl-α-生育酚一般为人工合成的维生素 E。(Traber, 1999))天然的 RRR-α-生育酚所具有的自由基分解能力比其他形式的生育酚要高出 1.7～4 倍，RRR-α-生育酚所具有的生物活性比 α-生育酚高 3 倍，而人工合成的维生素 E 则完全不具有和天然维生素 E 一样的生物活性（有些人工合成的维生素 E 只有 2% 的 RRR-α-生育酚的生物活性）。(同上)

维生素 E 的生物活性是基于它能够扭转特定维生素 E 缺乏症的症状（同上），因此从科学角度而言，人工合成的维生素 E 所具有的调节维生素 E 缺乏症的能力确实不如食物性来源的维生素 E。有趣的是，产生这一现象的原因是因为人体是通过一个特定的肝脏 α-生育酚来传输蛋白质从而调节血浆中的维生素 E 水平，但人体中并无与之类似的针对其他维生素 E 形式的蛋白质。(同上)换句话说，人体肝脏会产生一种蛋白质，它可以处理食物中所含的维生素 E，但无法处理人工合成的维生素 E。人体对天然维生素 E 的保留程度比人工合成的维生素 E 要高 2.7 倍。(Traber, Elsner and Brigelius-Flohe, 1998)

甚至连主流的研究人员都告诫人们："常规思维范式认为人工合成维生素和天然维生素作用相同，因为它们拥有完全一致的分子结构，但维生素 E 是一个例外……人工合成的维生素 E 是通过将三甲基氢醌（TMHQ）和异植醇进行工业结合后所制得的。这一化学反应会产生一个难以拆分的、由八个差向异构体组成的组合（当然维生素 E 不是唯一的例外——所有的营养元素都是以食物形式为更好）。"（参见 An Overview of Vitamin E Efficacy，1998）离析的天然维生素 E 所具有的生物利用率比人工合成的维生素 E 要高两倍。（Burton，1998）

研究人员发现，人体对天然维生素 E 的保留程度比人工合成的维生素 E 要高 2.7 倍。（Olson，1999）——这可能是因为人体希望尽快排出人工合成的维生素 E。（同上）食物性来源（比如在经特殊培育的大米中）的维生素 E 含有 12 μ mol TE/g 的亲水性氧化自由基吸收能力（参见 ORAC 试验，2006）——氧化自由基吸收能力主要是对于消灭自由基能力（也即为抗氧化能力）的评估。有意思的是，所谓的"天然"形式的维生素 E（比如琥珀酸）甚至不会像食物性来源的维生素 E 那样进行运作——连 PDR 都这样写道："d-α-生育酚琥珀酸本身并不具有抗氧化作用"（Hendler and Rorvik，2001），那我们何苦还将它作为维生素 E 营养补充剂呢？

维生素 E 的化学形式和来源都有可能帮助证明"化学合成的 α-生育酚并不等同于天然形成的 α-生育酚"。（Traber，1999）因此如果有人声称人工合成维生素和纯天然食物形式的维生素具有完全相同的功效，即使在它们两者看似拥有同样"化学形式"的情况下（其实由于还存在其他食物成分，因此其实它们两者永远不可能完全相同），这也是完全忽视有关维生素的科学事实的说法。

从营养角度而言，维生素 E 能够帮助最好地开发和维护神经系统和骨骼肌。（参见 An Overview of Vitamin E Efficacy，1998）维生素 E 缺乏症会导致特定类型的贫血、肌营养不良症、生育问题和高血脂。（Farrel and Robert，1994）维生素 E 可以帮助减少患多种癌症、冠心病、白内障甚至遭受空气污染的危险。（Traber，1999）研究人员也相信维生素 E 可以帮助减缓衰老，并减少由运动引起的氧化应激。（参见 An Overview of Vitamin E Efficacy，1998）人造脂肪会增加人体对维生素 E 的需求。（Schlagheck，1997）含有最高维生素 E 的食物来源是植物油、牛油果（每个牛油果含 4.31 国际单位）（参见 Avocados rise to the top），米糠中（参见 Rice bran, crude, 2005）也相对含有较高的维生素 E。

食物中所含的天然维生素 E 是 d-α-生育酚（也被称为 RRR-α-生育酚），它从未被发现以离析形式存在。（Shils et al., 1999）而营养补充剂中含有的所谓"天然"维生素 E 最常为离析物质，这是维生素 E 在自然中从未出现的存在形式。

### 13. 维生素 H，生物素

维生素 H 在自然中的唯一活性形式是 d-(+)生物素，通常与蛋白质结合。非食物性来源的生物素一般是离析的、由人工合成的和晶体形式的，并且非蛋白质结合的。（Budvari et al., 1996）l-亚砜生物素是一种较少用到的离析的和/或非食物性来源的维生素 H 形式，其中包含庚二酸，它所具有的维生素 H 活性只有食物性来源生物素的不到 1%。（同上）

### 14. 维生素 K

维生素 K 在植物中天然存在为叶绿醌。（Shils et al., 1999）非食物性来源的维生素 K3 甲萘醌如今已被确认为有害物质，它是人工合成的萘醌衍生物（萘是煤焦油衍生物）。（Budvari et al., 1996）尽管 USP 级维生素 K1 有时候也被称为叶绿醌（虽然其更正确的名称应该是 USP 级植物甲萘醌），但它其实是通常由 p-烯丙基-镍人工合成的离析物质。（同上）维生素 K 还有另外一个在油脂氢化的过程中意外生成的形式，名为二氢维生素 K1（Booth, ennington, Sadowski, 1996）；然而由于摄入氢化油脂是非常危险的（Aschero, 1997），所以显然这一形式的人工合成维生素 K 并不适合绝大多数人。绿叶蔬菜，包括卷心菜（参见 Cabbage, raw, 2005），是维生素 K 的主要食物来源。（Booth, ennington, Sadowski, 1996）海带和苜蓿中天然含有维生素 K1，而维生素 K2（能够在人体肠道中生成的维生素 K 类别）主要存在于动物肝脏中。维生素 K1（叶绿醌）几乎存在于所有的蔬菜食物来源中。维生素 K2（甲基萘醌-7）存在于纳豆激酶中（源自日本的发酵大豆的提取物）。

人们现在认识到甲萘醌（最初被认为是维生素 K3 的物质）不应被作为维生素 K 的营养补充剂形式，因为它会引起婴儿的溶血性贫血、高胆红素血症和核黄疸。过量摄入维生素 K 会导致溶血性贫血，通常正在服用抗凝药物的患者需要禁服维生素 K。

## （三）可用的维生素类型

其实在市面上销售的维生素只分为两种：食物性来源维生素和非食物性来源维生素。食物性来源维生素通常会在标签上注明"100% 纯天然食物"。有时候标签还会标注"非 USP 级营养素"或"非人工合成营养素"。

而非食物性来源维生素一般就不会标示得那么清楚。首先，就我目前所见，没有一款非食物性来源维生素会在标签上注明"100% 纯天然食物"，同样也不会标注"非 USP 级营养素或非人工合成营养素"——因此如果某款维生素营养补充剂的标签上没有出现任何上述标示，通常保险起见可以推断其所含的维生素并非为食物性来源。如果某款营养补充剂的标签上出现含 USP 级维生素或"药用级别"营养素的标示，那么所有的自然疗法师都应明白该款产品并非食物性来源。同样的，如果某款综合维生素或复合维生素 B 族声称"不含酵母"，那基本上可以保证它含有人工合成的营养元素。

另外，单凭某家美国公司用"天然的"或"纯天然"等词来介绍自己的维生素产品，并不能证明它们就是天然的——这只是因为美国政府对于何为"天然的"并无明确定义。同样，仅仅因为某家公司拥有生产天然产品的良好声誉，也并不意味着其所生产的维生素就不是人工合成的。所以作为自然疗法师，我们有责任仔细检查产品标签以确认该款营养补充剂是否为真正的 100% 纯天然食物。

有些公司似乎有意在其生产的营养补充剂标签上使用"来自食物"一词以混淆视听。标着"来自食物"的维生素几乎都是USP级维生素与少量食物的混合物。这一混合并没有改变USP级维生素的化学形式，因此它仍然是维生素类似物，而非食物性来源维生素（这和食物性来源维生素不同，真正的食物性来源并不是简单的混合物）。

其他一些公司（并没有使用"来自食物"一词）将食物与维生素类似物混合，并有意无意地暗示该维生素类似物为食物性来源。比如，如果一款营养补充剂标签写着"维生素C（维生素C，针叶樱桃）"，通常情况下这也是维生素类似物和食物的混合。因为如果某款营养补充剂为食物性来源，正常情况下它会直接标明维生素C为食物性来源或来自针叶樱桃，而不会在标签上重复使用"维生素C"一词（许多公司会将抗坏血酸与针叶樱桃混合）。

许多公司在其生产的人工合成维生素标签上使用"不含酵母"一词，明确暗示酵母不应被使用在维生素中。这样的说法存在几个问题。首先，一些非食物性来源的、离析的维生素在进行工业加工和离析之前，必须通过酵母才能产生，因此任何综合维生素都不可能不含有酵母、酵母提取物或酵母副产品。（Budvari et al., 1996）第二个问题是酿造酵母确实是废弃的加工副产品，但是营养酵母并非如此，它是有益于人体健康的。

## 五、食物性来源矿物质和人工合成（或所谓天然）矿物质的区别

从营养学的角度而言，矿物质是如铁、磷等对使生命机体得以存活的生理活动起到至关重要作用的特定元素。

但是植物和人类获得营养的方式有所不同："典型的植物将原材料制造为自身所需的食物……而典型的动物靠进食获得营养。"（Cronquist，1982）对于植物而言，这些原材料包括来自土壤的无机盐。（Schroeder，1973）土壤中所含的无机盐会因为化肥、除草剂、杀虫剂以及在同一片土地上过于频繁种植庄稼而被消耗殆尽。（Howell，1985；Milne and Milne，1972）

在酶和土壤中所含微生物的帮助下，植物可以通过根系或菌丝从土壤中获得自身所需的无机盐。（Milne and Milne，1972）在经过一系列的新陈代谢反应后，这些矿物质不再以盐的形式存在，它们会和植物中所含的各种碳水化合物、脂质和蛋白质混合，并成为生命机体的一部分。（Wallace，1992）因此人类通过摄入植物和/或食草动物来获取营养，而植物可以直接从土壤中获得自身所需的营养。（Milne and Milne，1972）这一过程通常被称为"食物链"。（Wallace，1992）

不幸的是，绝大多数矿物质营养补充剂所包含的矿物质为"无机盐"形式。尽管无机盐经常被称为是"天然的"，但它们其实是岩石（例如，碳酸钙即为通常被称为石灰石的岩石），或者根据《美国药典》通过化学加工而制得。无机盐是植物的天然食物，但它们却不是为人类准备的天然食物——要知道，我们人类可没有根系或菌丝！

韦斯顿·A. 普赖斯（Weston A. Price）基金会是一家旨在推广"摄入真正食物"理念的组织，在其出版的《日常饮食指南》中写道："只服用纯天然的、食物性来源的营养补充剂。"（参见 Dietary guidelines，1999）自然疗法在 1947 年达成共识的一项准则为："自然疗法不会使用人工合成的或非有机的维生素或矿物质。"（Gehman，1948）为什么自然疗法师在明知矿物质是"天然的"的情况下，仍然要特别提到它们呢？那是因为即使在当年，绝大多数自然疗法师就早已知道被加入营养补充剂中的非有机矿物质，通常只是工业岩石，而非食物。如今 60 多年过去了，但是这一情况几乎没有任何改变。本节会详细介绍食物中所含矿物质和绝大多数所谓"天然的"矿物质营养补充剂中所含的经工业加工的无机盐在人体利用率、来源和一些化学性方面的区别。

## （一）人体对矿物质的吸收

人体对矿物质的吸收受到许多因素的影响，包括矿物质的化学形式、结构形式、是否含有伴侣蛋白、人体自身的健康情况、饮食因素，甚至所服用的药物。

"许多矿物质的吸收有效率由人体内部的稳态反馈调节所决定。当人体处于能量枯竭的状态时，肠道会上调对于营养元素的吸收需要。在生物化学水平，这一上调必须通过控制腔内结合木脂素、细胞表面受体、细胞内载体蛋白、细胞内储存蛋白或跨膜转运的能量才能得以表达。总体而言，矿物质的生物利用率会因为服用多种药物、年龄增长和营养不良等原因而出现下降，并与小肠整合能力变差有关。因此经常服用多种药物、食欲也大不如年轻人的老年人，更容易出现矿物质缺乏症。"（Shapes，Schlussel and Cifuentes，2004）

## （二）化学性方面的不同

食物中所含的矿物质和工业无机盐所含的矿物质的根本区别在于两者的化学性。甚至连主流科学家也认识到：

> 矿物质的化学形式是影响其吸收和生物利用率的重要因素，有证据显示矿物质在被消化时所处的形式会影响其吸收。例如某物质的粒子大小、表面积和溶解度决定了它的稀释速度……在许多固态的食物中，元素并不是自由的，而是紧密地和食物基质相连接。（同上）

当然，营养补充剂中所含的绝大多数矿物质并非如此，因此它们通常都是经过工业加工的非有机岩石（无机盐），因此它们完全不具有食物基质所含的因素。只有100%纯食物性来源的矿物质含有与食物基质紧密相连的矿物质。

矿物质通常存在于食物中，在人体中，它们一般和某些肽相连。（Nielsen，1994；Turnland，1994）人类通过摄入由植物或动物衍生的食物，即以动、植物的形式来补充矿物质。人类不应直接食用土壤成分。（Cronquist，1982）除氯化钠（普通食盐）外，人类通常不会以无机盐的化学形式摄入任何矿物质。如果有人以此方法进食，这是一种被称为"食土癖"或"异食癖"的饮食疾病。（Whitney，1987；Beers and Berkow，1999）

无机盐确实经常被认为是"天然的"，但它们不是食物性来源矿物质。无机盐通常是外观看起来如同岩石般的无机分子化合物。（Thiels，1999）这些化合物一般含有通常会被列在营养补充剂标签上的某种矿物质元素，以及与此矿物质元素在化学性上相连的其他一些物质。基本上，它们是岩石（例如，碳酸钙即为通常被称为石灰石的岩石），或者是经过化学变化的岩石。无机盐是植物的天然食物，植物能够对它们进行化学改变和解毒（Huang，Chen and Tao，2000）；尽管有些人确实把诸如碎骨和天然钙化的海藻等当作食物，但无机盐并不是适合人类的天然食物。人体处理无机盐中所含矿物质的方式，和处理食物中所含矿物质的方式是完全不同的。

## （三）矿物质与工业化学品

以下列表说明了在营养补充剂中用到的许多无机盐/螯合物究竟是什么，以及它们在不被用作营养补充剂时的用途：

- **硼酸**即为硼酸石。它被用于耐候木油、防火布，并用作杀虫剂。（Budvari，1996）

- **抗坏血酸钙**是由碳酸钙加抗坏血酸和丙酮加工制成的。它是一种被用于"非食物性来源"营养补充剂的工业产品。(同上)
- **碳酸钙**即石灰石或白垩。它被用于颜料、橡胶、塑料、陶瓷、油灰、抛光剂、杀虫剂和墨水的生产制造。它也被用于制作黏合剂、火柴、铅笔、蜡笔、油毡、绝缘剂和焊条。(同上)
- **氯化钙**由碳酸钙和氯组成,是索尔维氨碱法的副产品。它被用作防冻剂、制冷剂、灭火器液体,以及保护木材和石料。它的用途还包括制造水泥,在橡胶生产中作为混凝剂,用于未铺柏油的路面以防止灰尘扬起,防止煤炭结冻以及增加轮胎的摩擦力。(同上)
- **柠檬酸钙**是由碳酸钙加乳酸和柠檬酸加工制成的,它被用于改变面粉的烘焙特性。(同上)
- **葡萄糖酸钙**是由碳酸钙加葡萄糖酸加工制成的,葡萄糖酸主要被用于清洁剂中。葡萄糖酸钙被用于污水净化和防止咖啡粉结块。(同上)
- **甘油磷酸钙**是由碳酸钙加 dl-α-磷酸甘加工制成的。它被用于牙膏、发酵粉,以及作为食品稳定剂。(同上)
- **钙羟基磷灰石**是碎骨和骨髓。它被用作肥料。(Anagisawa, Rendon-Angeles and Shizawa, 1999)
- **碘化钙**是由碳酸钙加碘加工制成的。它是一种祛痰剂。(Budvari et al., 1996)
- **乳酸钙**是由碳酸钙加乳酸加工制成的。它被用作牙膏和防腐剂。(同上)
- **氧化钙**本质上是经过燃烧的碳酸钙。它被用于制造砖块、灰泥、砂浆、粉饰灰泥和其他建筑材料。它也被用于杀虫剂和杀真菌剂。(同上)
- **磷酸钙**即为骨灰[1]。它被用于生产肥料、乳白玻璃、抛光粉、瓷器、陶器

---

[1] 译者注:骨灰(bone ash),动物骨头经高温煅烧后的产物。

和搪瓷。(同上)

- **硬脂酸钙**是一种十八酸钙盐，可以从动物脂肪中提取获得。它被用作防水布，以及生产水泥、粉饰灰泥和炸药。(同上)
- **氯化铬**是六水合物的制剂。它被用作缓蚀剂和防水材料。(同上)
- **吡啶甲酸铬**是由三价铬加吡啶甲酸加工制成的。吡啶甲酸被用于除草剂。(DiTomaso，1996)
- **天冬氨酸铜盐**是通过"碳酸铜和天冬氨酸（来自化学合成）的化学反应"生成的。(参见 *Vitamin-Mineral Manufacturing Guide*，1986)它是一种被用于"非食物性来源"营养补充剂的工业产品。(同上)
- **碳酸铜**即为孔雀石。它被用作颜料和漆颜料，以及种子的杀真菌剂。(Budvari et al.，1996)
- **葡萄糖酸铜**是由碳酸铜加葡萄糖酸加工制成的。它被用作除体臭剂。(Hojo，Hashimoto，Miyamoto，Kawazoe and Mizutani，2000)
- **甘氨酸铜**是由铜盐加甘氨酸加工制成的。它被用于铜的光度分析。(Budvari et al.，1996)
- **硫酸铜**是铜加上硫酸。它被用作下水道清洁剂和催吐剂；它被美国德克萨斯州的拉伯克市判定为危险重金属，"可能造成城市供水污染"。(参见 City of Lubbock)
- **磷酸氢钙**即为三斜磷钙石，但也可以由氯化钙和磷酸钠加工制成。它被用于"非食物性来源"营养补充剂。(参见 Vitamin-Mineral Manufacturing Guide，1986)
- **焦磷酸铁**是由铁矿石加焦磷酸加工制成的。它被用于防火和制作颜料。(Budvari et al.，1996)
- **乳酸亚铁**是等渗溶液的制剂。它被用于"非食物性来源"营养补充剂。(同上)
- **硫酸亚铁**即为绿矾。它被用作肥料、木材防腐剂、除草剂和杀虫剂。(同上)

- **碳酸镁**即为菱镁矿。它被用作抗酸剂和泻药。（同上）
- **氯化镁**是由氯化镁铵加盐酸加工制成的。它可使木材具有防火性、碳化羊毛，并被用作胶水添加剂和水泥原料。（同上）
- **柠檬酸镁**是由碳酸镁加酸加工制成的。它被用作泻药。（同上）
- **甘氨酸镁**是由镁盐加甘氨酸加工制成的。它被用于"非食物性来源"营养补充剂。
- **氧化镁**通常是经过燃烧的碳酸镁。它被用作抗酸剂和泻药。（同上）
- **碳酸锰**即菱锰矿。它被用作增白剂和干燥清漆。（同上）
- **葡萄糖酸锰**是由碳酸锰或二氧化物加葡萄糖酸加工制成的。它是一种被用于"非食物性来源"营养补充剂的工业原料。（同上）
- **硫酸锰**是通过"氧化锰和硫酸的化学反应"生成的。（参见 Vitamin-Mineral Manufacturing Guide，1986）它被用于染色和清漆的生产。（Budvari et al.，1996）
- **钼抗坏血酸**是由辉钼矿加抗坏血酸和丙酮加工制成的。它是一种被用于"非食物性来源"营养补充剂的工业原料。（Patrick，1994）
- **二硫化钼**即辉钼矿。它被用作润滑油添加剂和氢化作用催化剂。（Budvari et al.，1996）
- **氯化钾**是由氯和钾组成的结晶物质。它被用于照片成相。（同上）
- **碘化钾**是将碘化氢（HI）和碳酸氢钾（KHCO3）在干氢中融化，然后经电解制成的。它被用于制作感光乳剂，以及作为祛痰剂。（同上）
- **硫酸钾**是由液态氨所含的元素制成的。它被用作肥料，以及用于制作玻璃。（同上）
- **氧化硒**是通过将硒在氧气中燃烧，或将硒在硝酸中氧化制成的。它被用作生物碱的反应物，或作为一种氧化剂。（同上）
- **硒代蛋氨酸**是蛋氨酸的硒类似物。它被用作放射性显像剂。（同上）

- **二氧化硅**即玛瑙。它被用于生产玻璃、磨料、陶瓷、搪瓷和消泡剂。(同上)
- **硫酸氧钒**是名为硫酸氧钒的蓝色晶体粉末。它在染色和纺织印花中被用作二水合物,并被用于生产玻璃,以及给陶器上蓝色和绿色的釉。(同上)
- **醋酸锌**由硝酸锌和乙酸酐制成。它被用于催吐。(同上)
- **碳酸锌**即菱锌矿。它被用于生产橡胶。(同上)
- **氯化锌**由锌和氯组成,被用作防腐材料。(同上)
- **柠檬酸锌**是由菱锌矿加柠檬酸加工制成的。它被用于某些牙膏的生产。(同上)
- **葡萄糖酸锌**是由锌矿石加葡萄糖酸加工制成的。葡萄糖酸被用于许多清洁剂中。(同上)
- **乳酸锌**是由菱锌矿加乳酸加工制成的。乳酸酯被用作溶剂。(同上)
- **单蛋氨酸锌**是加入蛋氨酸的锌盐。它被用作"非食物性来源"营养补充剂。
- **乳清酸锌**是由锌矿石加乳清酸加工制成的。乳清酸是促尿酸剂(促进尿酸排泄)。(同上)
- **氧化锌**即氧化锌岩。它被用作一种白漆的颜料,以及作为快干水泥的一部分。(同上)
- **磷酸锌**即磷锌矿。它被用于牙科粘固粉。(同上)
- **吡啶甲酸锌**是由锌矿石加吡啶甲酸加工制成的。吡啶甲酸被用于除草剂。(DiTomaso,1996)
- **硫酸锌**由锌矿石加硫酸加工制成。它在印花中被作为一种腐蚀性材料,并帮助保护木材。(Budvari et al.,1996)

有一个相对简单的方法来区分矿物质是否为工业化学品。只要营养补充剂标签上所列的矿物质名称超过两个字,从逻辑上我们可以断定该物质为工业矿物质产品,而非100%纯天然的食物。其中铬GTF是例外(GTF的意思为葡萄糖耐受因子），如果它是由营养酵母制成的，那它便是天然食物。（参见 Vitamin-Mineral Manufacturing Guide，1986）

### （四）螯合性矿物质

螯合性矿物质一般是工业矿石经压碎后，加上一种或多种酸加工制成的。

现如今的矿物质和 1947 年相比，最大的不同可能在于有些公司决定以工业化的方式来生产与肽相连的矿物质形式。从本质而言，他们所做的是取来一块矿石或工业无机盐，对它进行化学改变，然后尝试将它和矿物质相连。由此会产生一种与正常无机盐不同的矿物质，但并没有将该物质转变为食物。以此方法制成的矿物质包括形形色色的矿物抗坏血酸、矿物吡啶甲酸、矿物天冬氨酸、矿物甘氨酸和螯合物。我们需要了解，由于对"螯合物"一词尚无公认的准确定义，因此当该词出现在营养补充剂标签上时，我们一般无法知道该螯合物是来自氨基酸还是来自某些工业酸。

虽然人类确实可以从 USP 级无机盐或螯合性矿物质中吸收和利用矿物质，但这并不如从食物中（或从真正的食物性来源营养补充剂、浓缩食物中）获取矿物质来得安全（甚至通常情况下，也不如食物性来源有效）。

### （五）不应依赖非食物性来源营养补充剂

摄入非食物性来源的矿物质是明智的选择吗？

20 世纪初期积极推广天然膳食营养的伯纳德·詹森医生曾这样写道："当我们从食物中提取出某些特定的无机盐时，我们有可能同时改变了这些食物中的其他化学物质。而当被从食物中提取出来后，这种被提取的特定化学无机盐甚至有可能产生毒性。例如，无论钾存在于食物中或存在于药店出售的营养补充剂中，它本身就带有毒性，磷也同样如此。因此为了赶走这些无机盐或被引入体内的毒素，我们有可能会造成身体超负荷工作，并导致内在功能都必须更快地运作。组成我们身体的化学元素必须以生物化学的、能产生生命力的形式存在。当出现在我们面前时，它们必须是产自大地的食物，带有活的磁性和电性。当我们缺乏某一种元素时，我们所缺少的一定不只是这一种元素。从没有人会只缺少一种元素。正如从不存在只含有一种元素的食物，比如全部由钙组成的胡萝卜，或完全由硅组成的球芽甘蓝。"（Jensen，1983）

我们需要注意加入"柠檬酸和吡啶甲酸并不会增强人体对锌的吸收"。（King and Keen，1999）吡啶甲酸铬是由加里·埃文斯（Gary Evans）发明的人造物质（参见 Chromium picolinate，rev.，2002）。它并不是天然食物。吡啶甲酸被用于除草剂（DiTomaso，1996），如果我们追根溯源的话，会发现"吡啶甲酸其实是排泄物或废弃物。它并不是人体的代谢产物，对于人体也没有益处"。（参见 Albion Research Notes，2000）有科学家报道："一些研究团队近期发现，相比其他的铬营养补充剂，吡啶甲酸铬会引起更大的氧化压力，并可能对 DNA 造成潜在损伤。"（Stoecher，2005）

来自不同领域的专家学者都对人类主动摄入营养补充剂中的无机物质所可能造成的潜在影响表达了担忧。这些物质并非适合人类服用的天然物质，长期摄入可能引起某些类型的毒素堆积。（Jensen，1983；Stoecher，2005）然而，许多看似关注营养健康的人却每天摄入各种完全不应被口服的碳酸盐、葡萄糖酸、氧化物、吡啶甲酸、磷酸盐、硫酸和其他矿石成分。鉴于这些"非食物性来源"矿物质还存在许多潜在的负面作用（参见 Albion Research Notes，2000），真正关注自身健康的人最好及早停止摄入高矿物质的食物或由这些食物制成的营养补充剂。

杰伊·帕特里克（Jay Patrick）宣称其创造了能够生产所有七种矿物抗坏血酸的制作流程（Patrick，1994），因此将含有矿物抗坏血酸的营养补充剂称为"食物"是极不准确的。

事实上，目前所有被宣传包装为"螯合性"的矿物质没有一款是浓缩食物，尽管有些食物中确实含有天然的螯合性矿物质，但它们通常被称为食物性来源矿物质。虽然相比无机盐而言，工业生产的螯合性矿物质的确具有一些理论上的优势，但这些螯合物都不能被认为是天然食物。

## （六）生物利用率

营养学专家都清楚，绝大多数的人体必需矿物质都没有得到充分吸收，人体对某些矿物质的吸收利用率还不到 1%。（Turnland，1991）"以口服的方式摄入维生素、矿物质和微量元素，其生物利用率受到一系列复杂因素的影响……在营养学中，'生物利用率'包含了所有对于人体对某个营养元素的新陈代谢利用情况可能起到减缓或促进作用的影响因素。"（Shumann et al.，1997）研究同时发现，含矿物质的食物的生物利用率和/或有效性优于离析的无机盐或螯合性矿物质。（Andlid，Veide and Sandberg，2004；Avery，Howlett and Radice，1996；Buckman，2006；Beloosesky et al.，2003；see Biotechnology in the Feeding Industry，1995；Badmaev，Prakash and Majeed，1999；Schumann et al.，1997；El-Bayoumy et al.，2002；Ensminger，Ensminger，Konlade and Robson，1993；Hamet et al.，1995；King and Cousins，2005；Rude and Shils，2006；Thiel，2005；Wi'snicha，Krzepiko，Krawiec and Bili'nski，1998；Wood and Ronnenberg，2006；）这些研究显示，天然食物性来源的矿物质可能比无机盐能更好地被人体吸收、利用和/或保留在体内。

另外，在绝大多数营养补充剂中所使用的矿物质并不包含伴侣蛋白或其他在矿物质被细胞吸收的过程中所需要用到的食物因素。1999年，君特·布洛贝尔（Guenter Blobel）因为发现矿物质需要伴侣蛋白才能被细胞受体吸收而获得了当年的诺贝尔医学奖。"人体是通过消化过程将其他矿物质形式（无机盐）所携带的矿物质从其载体上切割下来",而当人体摄入不含有伴侣蛋白的无机盐时,"这些矿物质会成为带电离子,从而使它们很难被人体吸收。研究人员已经发现这些带电的自由矿物质会阻碍其他矿物质的吸收,或与其他膳食因素结合,形成人体无法吸收的化合物"。(参见 Albion Research Note, 2002)人体必须想方设法地排出这些残留的化学元素。

通常包含数量可观的人体必需矿物质并常被用于营养补充剂中的食物包括红皮藻、马尾草、海带、营养酵母、米糠和水生百里香。这些食物不仅含有天然食物形式的矿物质,而且还包含重要的伴侣蛋白,比如铜伴侣蛋白 Atx1 或血浆铜蓝蛋白。(Rouhi,1999; Himelblau et al., 1998)工业生产的无机盐并不含有伴侣蛋白或使矿物质能被充分吸收所需用到的其他食物因素。另外,有些食物还含有特定的食物因素,能帮助降低某些矿物质对人体产生毒性的可能性。(Avery, Howlett and Radice, 1996; Himelblau et al., 1998; Wi'snicka, Krzepiko, Krawec and Bili'nski, 1998)工业生产的无机盐和螯合性矿物质则完全没有这样全面的组成。

## (七)数量和质量上的不同

食物性来源矿物质和非食物性来源矿物质之间存在数量上和质量上的区别。表6-4按照不同矿物质罗列了它们的具体区别。

表6-4 食物性来源矿物质和非食物性来源矿物质在数量和质量上的区别

| 食物性来源矿物质 | 相比无机盐/螯合性矿物质 |
| --- | --- |
| 钙 | 提高血清中离子钙水平的有效性高出7倍[1] |
| 铬 | 近25倍的生物利用率[2] |
| 铜 | 含有能减少潜在铜中毒可能性的物质[3] |
| 铁 | 更安全,不会引起便秘,更易吸收[4] |

续表

| 食物性来源矿物质 | 相比无机盐／螯合性矿物质 |
|---|---|
| 镁 | 更易吸收、能更好地保留在人体中[5] |
| 锰 | 不会像矿物形式锰那样引起锰中毒[6] |
| 磷 | 更少引起腹泻或电解质失调[7] |
| 硒 | 被保留在人体中的数量高过近2倍[8] |
| 钒 | 更安全，功效高出50%[9] |
| 锌 | 更易吸收，更好的化学形式[10] |

1. Hamet et al., 1995.
2. Ensimger, Ensminger, Konlade and Robson, 1993.
3. Avery, Howlett and Radice, 1996; Himelblau et al., 1998.
4. Wi'snicka, Krzepiko, Krawiec and Bili'nski, 1998; Wood and Ronnenberg, 2006.
5. Rude and Shils, 2006.
6. Buchman, 2006; Lapinskas, Lin and Culotta, 1996.
7. Beloosesky et al., 2003.
8. El-Bayoumy et al., 2002; see Biotchnology in Feeding Industry, 1995.
9. Badmaev, Prakash and Majeed, 1999.
10. Andlid, Veide and Sandberg, 2004; King and Cousins, 2005.

食物，顾名思义理应是无毒的，并如前文所提到的，食物中可能含有能够防止特定矿物质产生潜在中毒反应的保护因素。这些矿物质包括铜、铁、锰以及其他的一些矿物质。（Avery，Howlett and Radice，1996；Himelblau et al.，1998；Lapinskas and Lin，1996；Wi'snicka，Krzepiko，Krawiec and Bili'nski，1998）

## （八）矿物质逐一介绍

研究人员已通过实验发现了食物中所含的复合矿物质与无机盐形式矿物质之间的一些区别，并获刊登发表。以下将按照矿物质逐一进行介绍：

### 1. 硼

"硼会与含有羟基群的有机化合物结合"（Nielsen，1994），这是硼在天然食物中的存在形式。硼会影响常量矿物质和类固醇激素的代谢，如果人体缺少足够的硼，骨骼的组成成分、力量和结构都会弱化。（同上）

## 2. 钙

"钙能被人体吸收的具体数量，取决于它与其他膳食成分之间的相互作用……钙的吸收主要决定于其他的食物成分。"（Allen and Wood，1994）这也是为什么离析的钙无机盐（比如碳酸钙）无法像天然食物中的复合钙那样有效地被人体吸收的原因之一。（Heaney，Dowell and Barger-Lux，1999）"碳酸钙是抗酸剂，它不仅会破坏人体对钙的吸收，也会破坏人体对铁的吸收。"（Whitney and Hamilton，1987）（尽管人体对碳酸钙中所含钙的吸收情况看似比食物中所含的钙要好）（Heaney，Dowell and Barger-Lux，1999）至少已有一位研究人员发现常用的无机盐，如乳酸钙和葡萄糖酸钙，会引起高血钙水平，而非缓解组织中钙含量过低所引起的症状。（Timon，1985）"钙参与构筑骨骼和牙齿"，以及一些参与血液凝结的酶。"（Allen and Wood，1994）钙会影响我们的情绪和血压。（Allen and Wood，1994；Burge，1988）临床报告持续发现，日常饮食/食物中所含的钙（Gehman，1948；Shapes，Schlussel and Cifuentes，2004；Wallace，1992）对于调控血压起到重要作用，而离析的钙盐并无相同表现（其试验结果无法恒定）。（Hamet et al.，1995；Orlov，Li，Tremblay and Hamet，1995；Osborne et al.，1996；Yamamoto et al.，1995）重要的是，在一项研究中发现食物中所含的钙会将血清的离子钙水平从 1.08 提高至 1.15 毫摩尔，但碳酸钙并未发现会升高血清的离子钙水平。（Hamet et al.，1995）血清中的钙水平会进而影响血压。（Orlov，Li，Tremblay and Hamet，1995；Afghani and Johnson，2006）由于低骨量在一定程度上和高舒张压水平成反比（Nielsen，1994），这表明在高血压的情况下，食物中所含的钙可能对人体更好。钙对身心健康起到重要作用，因此钙缺乏症可能导致骨质疏松症、肌肉（尤其是腿部肌肉）抽筋、失眠、情绪/行为/神经问题、高血压、肾结石和结肠癌。（Orlov，Li，Tremblay and Hamet，1995；Knight and Keith，1994；Weaver and Heaney，2006）研究表明，钙摄入过量只会出现在服用无机盐形式的钙补充剂的情况下，摄入食物中所含的钙则不会出现此情况。（Weaver and Heaney，2006）

### 3. 铬

生物活性形式的铬有时被称为葡萄糖耐受因子或 GFT，它已被证明是铬和烟酸的复合物，并有可能包含氨基酸甘氨酸、半胱氨酸和谷氨酸。研究人员一直努力尝试离析或人工合成葡萄糖耐受因子，但始终未获成功。（Nielson，1994）值得注意的，铬在人体中的天然存在形式，并非是常见的如吡啶甲酸铬或螯合铬的营养补充剂形式。"铬通常被认为是重要的营养要素，它能够增强胰岛素的作用，从而影响碳水化合物、脂质和蛋白质的代谢。"（同上）研究发现，天然食物中所含的复合铬引起铬中毒的可能性要远低于如吡啶甲酸铬的形式。（Stoecker，2005）相比铬 GFT 高达 10%～25% 的吸收率，无机盐形式的铬只有 1% 的吸收率或更低。（Ensminger，Ensminger Konlade and Robson，1993）铬只能由营养酵母产生。（Hendler and Rorvik，2001）

### 4. 铜

在人体中，除了不同种类的血浆结合铜，"至少已有一种铜肽复合物"已被离析。（Turnland，1994）铜在人体中的天然存在形式并非为葡萄糖酸铜或硫酸铜。"铜缺乏症会引起贫血、中性粒细胞减少症和骨质疏松症。"铜参与人体的联结组织、铁元素的代谢、中央神经系统、黑色素、热调节、胆固醇代谢、免疫功能和心脏功能。（同上）在营养酵母等食物中所含的铁具有能够减少铜中毒可能性的保护因素。（Avery，Howlett and Radice，1996；Himelblau et al.，1998）

### 5. 锗

锗是会影响骨骼和肝脏的矿物质组成的超痕量矿物质。（Nielsen，1994）有机复合锗已被证明能在动物体内阻止肿瘤的形成，但无机盐形式的锗可能具有毒性。（同上）大量摄入无机盐形式的锗可能引起肾损伤。（同上）

### 6. 碘

人体内绝大多数碘以含碘氨基酸的形式存在。（Hetzel and Clugston，1999）甲状腺需要碘来帮助生成会对人体绝大多数新陈代谢作用产生影响的甲状腺素。（同上）海带是碘的绝佳食物来源。（同上）

### 7. 铁

绝大多数研究人员都知道，相比无机铁，有机铁能更好地被人体吸收。（Greene and Moran，1994）人体根据铁的存在形式有相应不同的吸收机制。（Fairbanks，1994）食物中的铁是有机形式。人体生长和血红蛋白的形成都需要用到铁；铁摄入量不足，会导致"体虚、乏力、脸色苍白、运动性呼吸困难、心悸，以及感觉筋疲力尽"。（同上）相比非食物性来源的铁，食物中所含的铁更安全、较少引起便秘（事实上，不会引起便秘），并且吸收更充分。（Wi'snicka, Krzepiko, Krawiec and Bili'nski, 1998; Wood and ronnenberg, 2006）

### 8. 镁

"人体摄入镁之后的吸收百分比受到其膳食浓度，以及是否存在会起到抑制或促进作用的膳食成分的影响。"（Shils，1994）离析的无机盐形式镁并不含有能起到促进吸收作用的膳食成分。"人体中的许多酶化过程都会用到镁，通过这些过程，食物成分被代谢，并产生新的物质"；在与之类似的超过 300 个人体反应中都会用到镁。（参见 Dietary Guidelines，1999）镁缺乏症在临床上会导致"腱反射被抑制、肌颤、颤抖症、肌肉痉挛、性格异化、厌食症、恶心和呕吐"。（Shils，1994）相比无机盐形式的镁，食物中所含的镁能更好地被人体吸收和保留。（Rude and Shils，2006）

### 9. 锰

被人体吸收的锰会在体内和不同的肽形成复合物。（Nielsen，1994）锰在食物中主要以锰肽复合物的形式存在（比如锰超氧化物歧化酶）。锰在人体中并不会以类似硫酸锰的形式存在。锰缺乏症会导致"生长发育障碍、骨骼异常、生育功能受到干扰或抑制、新生儿共济失调，以及脂类和碳水化合物的代谢缺陷"。（同上）锰缺乏症也会影响皮肤、头发、指甲的生长，以及钙的新陈代谢。（同上）相比矿物形式的锰，食物中所含的锰更安全，更不易引起任何形式的锰中毒反应。（Buchman，2006；Lapinskas，Lin and Culotta，1996）

### 10. 钼

"食物中所含的钼能够迅速、直接地被人体吸收。"（Nielsen，1994）"钼是酶的辅因子"，因此可以"解除不同种类的嘧啶、嘌呤、蝶啶和相关化合物的毒性"（同上），它还可能影响人体的生长和生育功能。（同上）

### 11. 磷

磷存在于植物中。（Whitney，1987）磷盐会引起腹泻和其他健康问题（Beloosesky et al.，2003）——但食物中所含的磷并不会引起这些问题。磷和钙一起协作，帮助人体生成强健的骨骼。（Allen and Wood，1994）

## 12. 钾

钾存在于植物中。（Whitney，1987）钾是最主要的细胞内电解质，因此电解质平衡、刺激肾上腺分泌肾上腺素和调控血压都需要用到钾。（同上）伯纳德·詹森医生认为只有天然食物中所含的复合钾才是安全的。（Jensen，1983）

## 13. 硒

"硒在动物组织中的主要存在形式是硒代半胱氨酸。"（Levander and Burk，1994）这是硒在特定食物中的主要存在形式。在一项研究中发现，天然高硒含量的日常饮食（每日摄入高达 724 微克的硒）并不会引起任何硒摄入过量的体征或症状，而另一项试验发现，过量摄入无机盐形式的硒，则会引起硒中毒。（同上）硒会支持甲状腺荷尔蒙的生成、参与形成多种酶，并具有抗氧化作用。（同上）拉里·克拉克（Larry Clark）博士和其他研究人员发现，酵母中所含的硒可以帮助减少患特定癌症的风险。（Whitaker，1999）医学博士朱利安·惠特克发现："硒最佳的吸收形式，以及在克拉克博士的研究中所用到的硒，都是高硒含量的酵母。"（同上）在一项试验中，受试者每天摄入 247 微克的高硒酵母，经过 3 个月和 9 个月后发现血浆中的硒水平比基准值高出 2 倍，并在 12 个月后才回到基准值的 136%；9 个月后还发现血液中的谷胱甘肽水平也升高了 32%。（El-Bayoumy，et al.，2002）人体对食物中所含的硒的保留程度比非食物性来源的硒要高 2 倍。（同上；参见 Biotechonology in Feeding Industry，1995）

## 14. 硅

"动物体内既有自由形式的硅，也有结合形式的硅"。（Nielsen，1994）人体对硅的吸收很大程度上取决于硅的存在形式。（同上）骨骼钙化和连接组织的形成都需要用到硅。（同上）健康的头发和皮肤也需要用到硅。（Burger，1988）食物中所含的硅是有机形式。

### 15. 微量元素

人体健康的正常运作必须用到微量元素，以及"超痕量矿物质"。（Burger，1988；Nielsen，1994）人体中有许多种微量元素，其中有些已被明确为人体必需矿物质，另外一些的"重要性"还有待进一步研究。海洋中的植物，以及特定的酵母都是微量元素的优质食物来源。（Whitney and Hamilton，1987；Ensminger，Ensminger，Konlade and Robson，1993；Hetzel and Clugston，1999）

### 16. 钒

"钒与其他生物物质一起形成化合物。"（Nielsen，1994）"研究人员推断，钒参与了人体对（NAK）-ATP酶、磷酸转移酶、腺苷酸和蛋白激酶的调控；并作为一种酶的辅因子参与了氧钒基的形成，以及荷尔蒙、葡萄糖、脂质和牙齿的新陈代谢。"（同上）食物中所含的钒是有机形式的。相比非食物性来源的钒，食物中所含的钒更安全，并且具有高出约50%的有效性。（Badmaev，Prakash and Majeed，1999）

### 17. 锌

绝大多数研究人员都知道，相比无机形式的锌，有机形式的锌更易被人体吸收。（Greene and Moran，1994）锌本身在人体中主要存在为离子形式（同上；Cunnane，1988）；通常和清蛋白结合（King and Keen，1999；Cunnane，1988）或和α2-巨球蛋白结合（King and Keen，1999），或作为多种锌金属酶的组成部分。（同上；Cunnane，1988）锌在食物中的主要存在形式为锌钛复合物（比如和超氧化物歧化酶复合）。在自然情况下，锌在人体中不会以葡萄糖酸锌、乳清酸锌、硫酸锌或吡啶甲酸锌的形式存在。在人体中，"锌缺乏症不会在没有出现其他营养元素缺乏症的情况下单独存在"。（同上）锌缺乏症会导致脱发、阳痿、皮肤问题、免疫力不足、夜盲症、味觉受损、伤口不易恢复、食欲缺乏、畏光、难以适应暗光、发育迟缓和男性不育。（King and Keen，1999）相比无机形式的锌，含酵母食物中所含的锌更易于吸收，也是更适合人体的形式。（Andlid，Veide and Sandberg，2002；King and Cousins，2005）

## （九）食物和食品加工

"在人类长久力争食物的历史进程中，人类主要食用纯天然食物，它们很少经过加工……食物中所含的营养成分往往在加工过程中大量流失。"（Bauernfeind，1994）"密集型的动物饲养方式、人为操控农作物生长以及食品加工，都已经改变了西方社会所摄入的食物营养在数量和质量上的平衡关系。无论是人类的生理构造还是生物化学特性，目前可能都还没有适应这一变化，而这一变化也被认为是慢性疾病在工业化的西方国家大规模肆虐的罪魁祸首。"（Ghebremeskel and Crawford，1994）一些研究报告认为，仅靠服用人工合成的综合维生素/矿物质补充剂并无法改变这一问题。（Bazzarre，Hopkins，Wu and Murdoch，1991）

## （十）营养

从最基本的角度而言，生命机体通过寻找、摄入、分解、吸收和利用营养元素使自身得以存活。尽管人类看似拥有享之不尽的食物以及营养元素，但由于现代社会使用化学除草剂和杀虫剂，造成质量恶劣的空气和水，使得我们在市场上所能买到的营养元素多是劣质的。人体需要存在于蔬果、肉类、牛奶、蛋类和水中的营养元素，但是因为所有动物都直接或间接地以植物为食，而所有的植物又需要从土壤中获得养分，因此土壤中的矿物质元素流失可能是造成当今疾病的最根本原因之一。

## （十一）真正的土壤

我们人类与大地、土壤之间的紧密关系是至关重要的。而在现今充斥着人工化学品、人造食物和各种人造物质，并且人类已经开始对它们产生依赖的时代，我们与大地和土壤的关系显得尤为重要。现代社会的食物体系无法取代真正的土壤，以及由此产出的具有生命力的农作物。我们对于人工、人造产品的依赖已经在整体上影响了我们与土壤和自然界的关系，由此我们才会需要营养补充剂。

## （十二）土壤环境

土壤环境是排在基因学和自然气候之后，对于任何蔬果所含的营养成分，以及间接地对于动物性食物会产生影响的最重要因素。全球的土壤已经遭受了并且还在继续承受人类种植所造成的伤害。现在的食物生产体系虽然已经纠正了过去对土壤的一些滥用，但仍然将各种或新或旧的迫害方式加诸土壤之上，并进而大大削弱了土壤的营养价值。由于高密度的种植、不良的农作物管理、水土侵蚀、商业施肥、使用杀虫剂和其他因素，我们现在用以种植农作物的绝大多数土壤已经被掏空，尤其是土壤中所含的人体必需矿物质已大为减少。

## （十三）人类的食物链

人类的食物链包括动物、动物产品和植物，它们都直接或间接地依赖于土壤。植物通过一系列无机或有机的要素来获得自身需要的营养元素和整体健康。

这些无机物质包括氧、碳、氮、磷和钾，以及铁、钙和一系列其他矿物质。主要的有机要素包括腐烂的植物介质和动物排泄物，以及蚯蚓和令人惊叹的各种微生物，其中包括细菌、真菌、藻类和原生动物。（Hall 1976：134）所有这些要素对于农作物和以农作物为生的动物的健康和营养价值都起到重要作用。

## （十四）健康的土壤

健康的土壤是美国最大的自然资源。但很少有人意识到，目前在北美广泛出现的土壤侵蚀情况正严重威胁着我们的生存。大家可能很难相信，在你、我和饥荒之间只隔着一层薄薄的表土层。我们人类与大地、土壤之间的紧密关系是至关重要的。通常我们所说的表土层是充满丰富营养元素的地壳表层，农作物从此处吸收养分。表土层之下可能是黏土、页岩或岩石，它们无法支持农作物的生长。只有在这一层极为宝贵的、薄薄的表土层，植物能够生根、发芽、抽枝、得到滋养和生长。这些植物是处于食物链最低端的动物的食物。而以这些植物为食的动物则继而成为处于食物链顶端的动物的食物。因此，我们必须格外关注表土层，因为它很容易由于疏于照顾而被耗竭。最好的农夫会在耕作的同时更新、补充土壤。然而，这一举动却成为另类之举，尤其是在今天的社会环境之下。

## （十五）被掏空的土壤

当土壤被掏空，植物往往会表现出营养不良的症状，很像人类所患的营养缺乏症。比如，一株整体看起来枯黄或惨绿（缺绿病）的植物表明该植物缺乏硫黄和氮，而一株苍白或暗黄的植物则缺乏铁元素。其中有些营养缺乏症非常明显，足以影响农作物的销售。可是绝大多数的营养缺乏症却会逃过商家甚至农夫的眼睛,在缺乏营养的情况下仍然被销往市场。化肥和杀虫剂对于土壤所造成的损伤是多方面的,最终会导致如今重创美国中西部的土壤侵蚀问题。由此所产生的最直接和最立即可见的损失,是土壤中矿物质和维生素的流失,这会经由食物链层层上传至人类(多米诺效应)。(参见 Burr-Madsen,1996)

商业性食品加工方式的出现,绝对降低了食物所含的营养成分(Erdman and Poneros-Schneir,1994),并有可能对人体健康构成威胁。(Ascherio and Willett,1997)全谷物(包括小麦、大米和玉米)的精加工造成它们所含的天然食物性复合营养元素大量流失(Whitney and Hamilton,1987;Erdman and Poneros-Schneir,1994),尤其是将小麦磨成精白面粉,会导致天然食物性复合维生素和矿物质成分减损 40% ~ 60%。(Erdman and Poneros-Schneir,1994)食品精加工会减少如锰、锌和铬这样的微量元素(Schroeder,1973)以及各种常量矿物质(如镁)。(Turnland,1994;Lapinskas,Lin and Culotta,1996)用乙二胺四乙酸(EDTA)来制作罐头或速冻蔬菜会造成食物损失所含的绝大多数锌。(Whitney and Hamilton,1987)钙代谢失调的高发病率(Schumann,et al., 1997)表明许多人平日服用的钙的形式完全不适合人体(有时甚至会造成钙的流失)。(Whitney and Hamilton,1987)

而相比采用常规种植方式(非有机)的农作物,有机种植的农作物含有更高水平的某些人体必需矿物质(Hornick,1992)以及更低水平的有毒重金属。(Smith,1993)即使现代的食品加工方式不会影响食物所含的营养元素(事实上,这些方式确实会造成影响),人体健康所需的所有矿物质也不会统一、均匀地分布在土壤中。"全世界许多地区的土壤缺乏特定的矿物质,这会导致这些地区的饮用水、农作物,甚至畜牧动物的机体组织中只含有低浓度的常量或微量矿物质,由此造成该地区人群膳食营养摄入不全或缺乏。"(Bauernfeind,1994)从地质学角度来看,这些可能缺失的矿物质包括碘、钼、钴、硒和硼。(Schroeder, 1973;Hetzel and Clugston,1999;Bauernfeind,1994)

尽管人类需要至少20种矿物质（在人体中已发现超过60种矿物质），绝大多数植物可以在只被施予氮、磷和钾化合物的情况下生长。（Schroeder，1973）如果除氮、磷、钾外，土壤中人体健康所需的其他矿物质的数量减少，植物仍然可以（而且会）在没有这些矿物质的情况下继续生长。这就意味着，在同一块土地上反复耕种，会导致人类健康所必需的一些矿物质大量减少。（Ghebremeskel and Crawford，1994）

另外，一些已获发表的研究报告显示，无机盐形式的矿物质在人体中的运用情况与有机形式的矿物质完全不同，我们不应依靠这些无机盐来提供食物中所含矿物质所能提供的所有健康益处。（Thiel and Fowkes，2005）人类应该从食物和/或真正由100%纯天然食物制成的营养补充剂中来获得所需的矿物质。

无论一个人口服多少工业生产的矿物质补充剂，这些补充剂：

1. 永远不会是真正全面的营养来源。
2. 永远无法取代食物中所含矿物质的所有功能。
3. 对于人体而言，始终是非自然的物质。
4. 始终会在人体中引入有毒物质，并迫使人体进行解毒，或通过某些方式排出这些矿物质补充剂中的非自然结构/化学成分。
5. 永远不会像食物性来源营养元素那样被人体利用、吸收和保留。
6. 无法像食物性来源营养元素那样防止高级蛋白质糖基化终产物的生成。
7. 永远无法像食物性来源营养元素那样具有抗氧化作用。
8. 终究只是工业产品。
9. 始终由石油衍生物、氢化糖、酸和/或经工业加工的岩石组成。
10. 永远无法像食物性来源营养元素那样帮助构建最佳的人体健康。

工业加工的矿物质可能具有某些积极的营养作用，但它们不是为人类准备的食物。和人类不同，植物具有能够帮助矿物质吸收的根系或菌丝。事实上，植物有能力通过改变化合物的生物化学形式来降低它们的毒性。（Huang，Chen and Tao，2000）植物的构造天生是为消化岩石而准备的，但人类并非如此。（Cronquist，1982）

事实上，天然植物或完全由天然植物制成的补充剂是最适合人类的矿物质补充剂形式（Thiel and Fowkes，2005），然而绝大多数正在服用矿物质营养补充剂的人，其实是在摄入某些经工业加工后的石块。

## （十六）总结

自然疗法是建立在与人体自身的自然运作协同合作的基础之上，帮助改善人体健康的科学体系。虽然自然疗法中的某些相对年代久远的观点可能有一些过时和片面，但是自然疗法认为"人体有其自然的运作过程，可以用天然的方法加以支持"的基本理念，时至今日仍然历久弥新。而人体自然的运作过程始终得益于正确的纯天然食物和食物性来源营养元素。

非自然的物质可能具有毒性，并可能使一些人患上血毒邪症。不断累积的血毒邪症会使人易患慢性疾病，并增加感染各种传染原的可能性。

虽然人类的生活可以而且已经朝向更好的方向发展，但今天的世界仍然需要真正的自然疗法。

然而，即使纵观西方历史，也有许多自称为自然疗法师的人使用着非自然的和从理论上而言有毒的物质。

甚至在今天，在全球销售的绝大多数维生素并非是食物性来源——它们是经人工加工的石油和/或氢化糖提取物——虽然它们在标签上都被标为"天然的"，它们的化学形式或结构形式和食物中所含的真正维生素并不相同，因此对于人体而言，它们并非是天然的食物。真正天然的食物性来源维生素要优于人工合成的维生素。由于食物性来源维生素能够更好地被人体吸收和／或保留，因此它们在功能上要胜过非食物性来源维生素。离析的、非食物性来源维生素，即使并无化学上的不同，也只是经分解获得的营养元素。

营养补充剂中所含的绝大多数矿物质其实是岩石加上工业酸经加工而成的。这些来自无机盐形式的矿物质在自然条件下不会存在任何真正的食物之中，人类在自然情况下是不会食用它们的。因此，人类不应将它们作为营养补充剂。在本章中所列举的研究报告都试图说明，食物性来源维生素和食物性来源矿物质的生物利用率要优于绝大多数离析的 USP 级维生素，因而它们天然地能够更好地维持人体健康，使人体免患传统的维生素缺乏症，至少一些食物性来源营养元素能更好地被人体保留。目前尚不清楚食物性来源营养元素所具有的优势是来自维生素／矿物质的物理化学形式或是由于食物中天然所含的其他食物成分，或是这些因素的综合作用。

希波克拉底所言极是。他曾说，人类应该：

以食为药，以食代药。

事实上，我们只能采用食物性来源或由 100% 纯天然食物制成的补充剂，因为其中不含非食物性来源的维生素类似物或无机盐形式的矿物质。基于此，所有自然健康的倡导者都应该鼓励能够自然地改善食物中所含营养成分的行为，比如真正的有机耕种。所有人都应该倡导天然食物，以及在合适的情况下，服用 100% 纯天然食物制成的营养补充剂。

从西方历史中清晰可见，自然健康的倡导者理应将健康建立于食物或食物中所含的营养元素之上。这是希波克拉底所提出的准则，也是在 1947 年被西方真正的自然疗法师们所正式采纳的准则。

这一准则——也是对真正自然疗法的承诺——应该由今天的自然健康医师继续坚守，无论他们来自东方还是西方的文化背景。人类的健康福祉当以此为基石。

# 第七章 生命的智慧——阿育吠陀医学

杨环

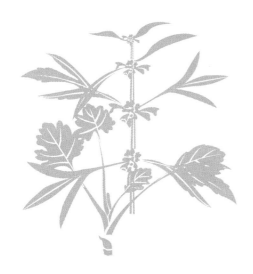

阿育吠陀医学是印度的传统医学，有着五千多年的悠久历史。阿育吠陀是梵语 Ayurveda 的音译，它由"Ayus"和"Veda"构成。"Ayus"是"生命"之意，代表着包括躯体、感官、心智乃至灵魂在内的整体生命状态；"Veda"，泛指知识、智慧、智力、思想等，它与中国古代的"明"和"圣明"的含义十分接近。阿育吠陀也被译为"生命吠陀"，它是有关生命的知识，或者说是基于这种知识而形成的生活指导法则，也可以将其称为"生命的智慧"。

阿育吠陀医学的着眼点在于整体与平衡，健康的生命不仅是躯体与心智、灵魂的平衡，更是人与社会、自然界乃至整个宇宙的和谐共生。一个健康的人不仅要体魄强健，还要有高尚的情操和圣洁的心灵；而追求健康的方式不仅在于运用各种医疗手段，还在于培养良好的道德约束和行为习惯。

根据阿育吠陀的观点，人体内部及与外界总是保持着一种动态的平衡，而当这种平衡被打破时，就会产生疾病。阿育吠陀治疗的目的就是运用各种自然物质和方法来恢复人体内部与外界的平衡，由此治愈疾病和维护健康。

阿育吠陀与现代医学最大的不同之处在于，它始终把人与人的生活作为治疗关注的重点，而非疾病，因此阿育吠陀的治疗与预防涉及人类生活的各个方面，包括草药、按摩、饮食、季节、环境、占星、瑜伽、祈祷等。

这一古老智慧对于生命的认识和尊重，对繁忙浮躁的现代生活方式尤其具有现实的指导意义，因此，阿育吠陀医学现今在全球仍然焕发着活力。它不仅是一门医学体系，更是一种对生命充满关怀的健康生活方式。

# 一、认识阿育吠陀医学

## （一）阿育吠陀的起源

古代知识的起源与传承大多与宗教和神话有关。根据《阇罗迦集》（Charaka Smhita）记载，阿育吠陀起源于古印度的婆罗门教。婆罗门教的创世者－梵天（Lord Brahma）为了保护人类创立了阿育吠陀医学，并传授给医学之神－双马童（Aswins），双马童再传给专司雷雨的天神－因陀罗（Indra），由因陀罗再传到人间。

从文献史料来看，阿育吠陀主要来源于古印度的《吠陀经》（The Vedas）。《吠陀经》是用梵语写成的印度教经典。在印度传统中，它意味着远古的神圣启示，所有关于宇宙的神秘知识都可以叫"Veda"，而凡是记述了吠陀知识的圣书都被称为《吠陀经》。

《吠陀经》主要由四部分组成：《梨俱吠陀》（Rig Veda），《耶柔吠陀》（Yajur Veda），《沙摩吠陀》（Sama Veda）和《阿闼婆吠陀》（Atharva Veda）。阿育吠陀的记载首次出现在《梨俱吠陀》（Rig Veda）中，而其主要理论渊源来自《阿闼婆吠陀》，其中记载的大量疗愈咒术，是远古时代印度医学最主要的治疗手段，阿育吠陀就作为副吠陀补充于《阿闼婆吠陀》之后。

阿育吠陀作为理论完备、可被传承的医学体系，是在大约公元前600年到公元1000年之间，随着三大医学经典先后问世而逐步发展完善起来的。三大医学经典分别由阇罗迦（Charaka）、妙闻氏（Sushruta）和婆拜他（Vaghbhata）三位圣者集结，他们被称为阿育吠陀的"三医圣"。

阇罗迦生活的时代大约在公元前200年到公元200年之间。在古代印度，Charaka一词常常代指闲游的学者或游医，而从其生活的年代来看，阇罗迦可能并非仅指一个人。阇罗迦是阿育吠陀医学奠基之作《阇罗迦集》的集结者，被誉为"印度医学之父"。他认为健康和疾病并不是注定的,健康长寿可以通过努力而获得,并明确提出了"预防重于治疗"的医学观念。《阇罗迦集》(Caraka Samhita)阐述了阿育吠陀的病理学、病因学、胚胎学和解剖学等内容,并率先提出了消化、代谢和免疫等概念,阐释了三病素学说以及发病的原因,记录了许多药物和疗法,构筑了阿育吠陀医学最核心的理论框架。

妙闻氏(Susruta)是主要传授外科知识的医圣,他集结了《妙闻集》(Susruta Samhita)。《妙闻集》是现存最重要的阿育吠陀医学文献之一,它主要记载了古代印度的外科学成就,保存了大量技艺高超的外科手术案例,因此,妙闻氏也被誉为阿育吠陀的"外科医学之父"。

婆拜他(Vaghbhata)归纳整理了《阇罗迦集》和《妙闻集》的内容,集结成为更加易读、易懂的医学经典——《八支心要集》(Astanga samgraha)(下文简称《八心集》)。婆拜他的整理使阿育吠陀医学知识广为传播,《八心集》先后被翻译成不同的语言流传海外,在公元8世纪后期被译成藏语传入了我国西藏地区,对藏医学产生了深远影响。藏医学中认为由"隆""赤巴"和"培根"三大元素构成人体的理论与三病素说几乎同出一辙。《阇罗迦集》《妙闻集》《八心集》三部经典是阿育吠陀医学体系的理论基石,至今仍然是阿育吠陀医学正规教育所采用的教材。

## (二)阿育吠陀医学概说

阿育吠陀是关注整体的医疗体系,它将身、心、灵视为一个整体,提倡人类应与自然界和谐共存,从而获得健康完满的生活。在阿育吠陀的理念中,健康不仅是身心无病,还包括更好地实现现世愿望和履行自己的责任义务。根据阿育吠陀的观点,健康的人生有四个基本目标:法(dharma)、利(artha)、爱(kama)、解脱(mokas)。简单来说,法,是指有益于他人与社会的正确行为;利,代表富足和生产技术的积累;爱,是现世愿望的满足;解脱,是通过证悟与对神的理解实现教化。作为一门医学，阿育吠陀的医疗宗旨涉及生命活动的各个方面，它的健康观念包含了对于整个人生全方位的期许。

在阿育吠陀的观念中，人与宇宙、虚空是一个整体。人是宇宙的一部分，人体就像一个小宇宙，与外界宇宙有着同样的运作，人体是宇宙的一个缩影。因此，天体运动对人体也会产生各种有利或不利的影响，这也是阿育吠陀运用占星术和各种宝石治疗疾病的原理所在。

阿育吠陀理论认为，宇宙万物包括我们自己都是由空（Akasha）、风（Vayu）、火（Agni）、水（Jala）、地（Prthvi）五种元素或"五大"（Panchamahabhutas）为基础而构成的。五种元素并不是物质性的，而是代表着某一类功能属性。五种元素的不同组合构成了体风素（Vata）、胆汁素（Pitta）和黏液素（Kapha）。体风素、胆汁素和黏液素也被称为三病素（Tridoshas），是构成和维持人体生命活动的三种基本能量。三病素之间的力量失衡正是产生疾病的根源。

阿育吠陀的诊疗方法十分丰富。医生在诊断中会先了解患者的饮食习惯、对压力的感受、睡眠等基本情况；再根据详细的身体检查来做出判断，包括对患者的舌头、眼睛、皮肤、行为举止、声音等进行检查。经过诊断之后，医生会针对患者的体质特点和疾病性质确定治疗方案，疗法包括草药、食疗、瑜伽、按摩、祈祷等；同时还会在生活方式、饮食习惯、情志、季节、运动等方面给出有益的指导。阿育吠陀治疗的终极意义，是教授人们正确的生活方式，改变人们对生活与生命的态度以重获健康。

阿育吠陀医学分为八大学科，古印度也将这八大学科称为"八支"。八支分科是由《阿提耶集》（Atreya Samhita[1]）明确提出的，分别为：① Kayachikitsa（内科学）；② Shalakya Tantra（头颈外科学及治疗、眼科学和耳鼻喉科学）；

---

[1]《阿提耶集》（Atreya Samhita）：是由 Atreya 集结的一部阿育吠陀医学文献，是阿育吠陀内科经典《阇罗迦集》的理论源头。

③ Shalya Tantra（外科学）；④ Agada Tantra（毒物学）；⑤ Bhuta Vidya（精神病学）；⑥ Kaumarabhritya（儿科学）；⑦ Rasayana（延缓身体衰老的老年医学）；⑧ Vajikarana（生育学）。这八种分科一直沿用至今。

## 二、阿育吠陀的基本原理

古代印度人十分重视对事物的不同属性进行划分，这一点对医学也产生了很大影响。在阿育吠陀的医学体系中，有许多不同的分类概念，比如五元素说、三病素说、七种体组织、三德学说等，都是从不同角度和层面来认识人体的身心状态，它们构成了阿育吠陀独特的理论体系。

### （一）五元素说

根据阿育吠陀的观点，宇宙的万事万物包括人类都是由五种基本恒定的元素按照不同比例构成的，它们分别为空（Akasha）、风（Vayu）、火（Agni）、水（Jala）、地（Prthvi），这被称为"五元素说"或"五大"，梵语为"Panchamahabhutas"。每一种元素都具有不同的属性和功能，五种基本元素与灵魂结合就构成了生命存在。五元素说和西方的四体液说以及中国的五行学说相当类似。

表 7-1　五元素的属性和功能

| 五元素 | 属 性 | 功 能 |
| --- | --- | --- |
| 空 | 流畅，柔软，微细，渗透力，不光滑。声音的属性，不明确的味道 | 使柔软、轻快和多孔 |

续表

| 五元素 | 属 性 | 功 能 |
|---|---|---|
| 风 | 粗糙，轻，干燥，冷，可溶。触的属性，大部分涩和轻微的苦味 | 驱除黏性；使轻快，干燥，消瘦 |
| 火 | 产热，辛辣，粗糙，明亮。形的属性，辣味 | 激发感知力，帮助消化和腐熟；升高体温；提高视力 |
| 水 | 寒冷，流动，凝重，湿润，缓慢的消化，黏稠。味的属性，甜味、涩味、酸味和咸味 | 透光，使湿润；增加液体含量；类似于营养、润滑剂和净化剂的作用 |
| 地 | 重着，坚固，稳固，钝滞，压紧，浓稠，强壮，粗糙，具有甜味 | 增加躯体的坚固，有力，强健；有缓剂、营养剂、净化剂的作用 |

　　五种元素分别对应着体内相应的组织器官和生理功能。其中，"空"对应着身体的空腔部位，如口、鼻、喉、腹、呼吸道和细胞等；"风"是指具有运动性的因素，代表着肌肉运动、脉搏、肺的膨胀与收缩、肠道，甚至是每个细胞中的运动；"火"掌管着消化功能；"地"一般代表稳定而坚固的组织，如骨骼、指甲、牙齿、肌肉、软骨、筋、皮肤和头发以及体型。"水"通常是指流动、柔软、润滑、油性等的特质，代表肌肉、脂肪、胆汁、黏液、尿、汗以及体味等。

表 7-2　身体中的五元素

| 五元素 | 相关组织器官 |
|---|---|
| 空 | 天然的空隙。不同器官发出的声音和语言 |
| 风 | 实体功能。吸入、呼出，眼皮的开合，关节的伸缩，其他运动功能等 |
| 火 | 胆汁、体温、热量、身体的色泽、视觉能力 |
| 水 | 液体成分。移动，缓慢，柔软，光滑，油性，黏腻。血浆、肌肉、脂肪、痰、胆汁、尿液、汗。味觉能力 |
| 地 | 实体结构。粗糙的，静态的，有形状和体积，像牙齿、骨骼、指甲、肉、皮肤、筋、肌肉等坚固的结构。体味。嗅觉能力 |

　　五种元素还分别具有声（Sabda）、触（Sparsa）、视（Rupa）、味（Rasa）、嗅（Gandha）五类固有的属性，恰好与人体的五官感知相对应。

表 7-3　五元素与五官

| 五元素 | 属性 | 五官 | 感官功能 |
| --- | --- | --- | --- |
| 空 | 声 | 耳 | 听觉 |
| 风 | 触 | 皮肤 | 触觉 |
| 火 | 视 | 眼 | 视觉 |
| 水 | 味 | 舌 | 味觉 |
| 地 | 嗅 | 鼻 | 嗅觉 |

此外，阿育吠陀医学把构成人体的组织要素分为七种：味、血液、肉、脂肪、骨、髓、精液。这七种组织要素皆源自"五大"，每一种组织要素中都有一到两种元素占据优势。

表 7-4　七种体组织和优势元素

| 体组织 | 优势元素 |
| --- | --- |
| 味 | 水 |
| 血液 | 火 |
| 肉 | 地 |
| 脂肪 | 地 |
| 骨 | 空、风 |
| 髓 | 火 |
| 精液 | 水 |

五元素说是阿育吠陀医学理论的基本学说，五种元素是构成人体的基本单位，被认为是人体的先行要素，在此之上，五种元素的不同组合构成了七种体组织、三种病素以及三病素学说，这是阿育吠陀认识人体的核心理论，也是其养生防病的根本依据。

## （二）三病素说

病素（Dosha），是阿育吠陀医学中的一个重要概念，其基本含义是"不良状态、障碍"。三病素说（the Tridosashs），也被译作"三体液说"，它认为人体由 Vata、Pitta 和 Kapha 三种基本要素组成。"Vata"为"以风为主"之意，又称为"体风素"或"风"；"Pitta"为"以火为主"之意，又称为"胆汁素"或"胆"；"Kapha"为"以水和土为主"之意，又称"黏液素"或"痰"。

简单来说，体风素主要代表着体内的神经系统功能，胆汁素代表着体内的整个化学过程，如酶、激素以及消化功能，黏液素则代表着整体骨骼和稳定性。三病素共同维持着人体正常的生理功能，整个生命状态的任何一环都离不开三病素的运作。每一种病素在人体中都有其主要的存在场所，其中，体风素位于下部（腰与直肠），胆汁素位于中部（肠与胃间），黏液素位于上部（胃）。

三病素虽然以"病"冠名，但在生理状态下，它们并不具有"病"的含义，而是代表着体内基本的三大能量系统，因此，也有学者将"Vata""Pitta""Kapha"分别译作"气能""火能""土能"，它们是形成体质特殊性的要素，也是生命活动正常运作和健康长寿的根本。当三病素彼此的能量失衡，机体就会进入病理状态，这时体风素、胆汁素和黏液素才会具有致病因素的含义。

三病素是五种元素不同组合的结果，每种病素中占主导的五元素不同，由此决定了每种病素的独特属性。

表 7-5　三病素中五种元素的优势成分

| 病素 | 体风素 | 胆汁素 | 黏液素 |
| --- | --- | --- | --- |
| 主导元素 | 空、风 | 火 | 地、火 |

三病素决定了每一个人的体质特点和对疾病的易感倾向。阿育吠陀的治疗

与养生就是试图纠正三病素的失衡状态，并竭力恢复和维持三病素之间的平衡。

### 1. 体风素

体风素"Vata"，具有运动与释放的含义，它的主要元素为空和风，代表了肉体与精神的动能。它有干、轻、冷、微细、易动、粗糙、清透等属性。一般来说，体风素在体内负责整个身体的生理运作，并参与调节心智。

表 7-6　体风素的属性与表现形式

| 属　性 | 表现形式 |
| --- | --- |
| 干 | 身体干燥、消瘦、憔悴、体短。干、低、嘶哑、拉长而断断续续的声音。熬夜 |
| 轻 | 脚步、行动、饮食皆轻，浮躁 |
| 易动 | 关节、眼、眉、颚、唇、舌、头、肩、手足皆无沉着稳重之相 |
| 多样 | 多言善语，丰富的韧带与静脉 |
| 快 | 行动、疾病的起始迅速。多有伴随恐怖的苦恼，好恶不定。理解快，遗忘亦快 |
| 冷 | 不耐寒。多有发冷、恶寒、强直之恼 |
| 粗糙 | 毛发、胡须、体毛、爪、齿、颜、手、足粗涩 |
| 不光滑 | 四肢与内脏有裂纹，运动时关节作响 |

体风素的功能与"空""风"和动态性密切相关，它具有运动、刺激传达、摄食补给、分离（乳糜与排泄物）、括约保养（屎、尿、精液）等作用。体风素在人体内的不同部位所发挥的功能也有所不同。

表 7-7　不同部位体风素的功能与特性

| 名称 | 存在部位 | 正常机能 | 引发疾病 |
| --- | --- | --- | --- |
| Prana<br>生命之气 | 心脏、脑、颜面、胸部、耳、鼻、舌 | "生命的赋予者"；呼吸，吞咽，心脏，精神，感觉器，例行的维持，动、静与神经的正常机能 | 呃逆、支气管炎、喘息、声音断续、感冒 |

续表

| 名称 | 存在部位 | 正常机能 | 引发疾病 |
|---|---|---|---|
| Udana<br>上升之气 | 咽喉、肺、脐。向上至颈与鼻,至脐 | 发声,语言,歌唱,上行倾向;体力的维持;精神、记忆、理性的强化 | 眼、耳、鼻、咽喉的各种疾病 |
| Samana<br>脐部之气 | 胃、小肠、脐。活动于整个肠道 | 促进消化酶的作用;促进胃液分泌;消化物的同化与传输;糟粕的传输 | 消化不良,下痢 |
| Apana<br>下降之气 | 大肠与骨盆的脏器 | 大小便、经血的排泄;妊娠期的维系 | 膀胱、肛门、精囊、子宫的疾病。包括糖尿病在内的顽固性泌尿系疾病 |
| Vyana<br>行布全身之气 | 心脏 | 血管及循环系统的机能调节;营养与血液的全身输布 | 循环障碍,肝病,下痢 |

## 2. 胆汁素

胆汁素"Pitta",具有"热""燃烧"之义,胆汁素代表着体内所有的化学活动,包括产热。胆汁素的主要元素是火与水,它具有轻、热、油、尖锐、迅猛、流畅、轻微的油性、蓝色和黄色、酸、辛辣等属性。

表7-8 胆汁素的属性和表现形式

| 属 性 | 表现形式 |
|---|---|
| 热 | 不喜热物,脸发热,柔软而光泽的身体,葡萄酒般的肌肉、雀斑、黑痣、经常感到饥饿与口渴。皱纹早现,白发与秃顶,颜面头部及其他部位褐色柔毛 |
| 锐(迅猛) | 严厉,体力与消化力强,贪吃,暴饮暴食,不能适应不利的环境 |
| 流动 | 关节与肌肉松弛与柔韧,汗,大小便 |
| 臭气 | 腋下、口、头、身体有强烈的腐臭气味 |
| 酸与辛辣 | 精子、性欲、生殖力低下 |

胆汁素的功能与"火"和产热有关,它具有赋予乳糜赤色、消化食物、赋予精力与健康、产生智力、体温等功能。胆汁素在人体不同部位所起到的作用也不尽相同。

表 7-9　不同部位胆汁素的功能与特性

| 名　称 | 存在部位 | 正常机能 | 引发疾病 |
| --- | --- | --- | --- |
| Pacaka 分解、消化 | 胃、十二指肠、小肠、肝、脾、胃 | 消化；消化后之有用成分与糟粕的分离；协助其他四种胆汁素造血。 | 消化不良 |
| Ranjaka 转化血液 | 心脏 | 记忆；其他精神机能。 | 贫血，黄疸等。 |
| Sadhaka 灵性、精力 | 眼（瞳孔） | 正常视觉机能的维系。 | 视觉障碍 |
| Alocaka 视觉 | 皮肤 | 皮肤的色、泽；吸收擦在皮肤上的油脂。 | 白斑及皮肤疾患。 |
| Bhrajaka 赋予光泽，着色 | | | |

## 3. 黏液素

黏液素（Kapha）具有"黏着""凝结"的含义，黏液素的特质是重、冷、油、慢、黏腻、浓稠、柔软、稳固等，它会带来强健、饱满、热忱、宽容、勇气和男子气概等特质。黏液素负责构成具有生命力的躯体，它的主要元素是水和土。因此，黏液素比其他两种元素更具有稳固性。

表 7-10　黏液素的属性和表现形式

| 属　性 | 表现形式 |
| --- | --- |
| 黏 | 脏器多油 |
| 滑 | 脏器光滑 |
| 柔 | 愉快的样子，柔和，脸色好 |
| 甜美 | 精子的量多，性欲强，频繁 |
| 紧（凝聚） | 身体结实，端正，安稳 |
| 致密 | 所有的脏器圆而丰满 |
| 迟 | 行动、饮食、运动迟缓 |

续表

| 属　性 | 表现形式 |
|---|---|
| 安定 | 起动慢，忧郁的样子 |
| 重 | 难于移动，取足底全部着地的安定姿势 |
| 冷 | 饥饿感，口渴，热，出汗的缺如 |
| 黏着 | 关节结实而紧张 |
| 明亮 | 表情洋溢着幸福感，面容与声音显得幸福而柔和 |

黏液素的作用与"水"有关，它具有连接关节、使身体滑泽、愈合创伤、使身体肥满、赋予力量与强韧性的等特性，我们的躯体壮实有力就归功于黏液素的作用。黏液质在人体不同部位所具有的功能如下：

表7-11　不同部位黏液素的功能与特性

| 名　称 | 存在部位 | 正常机能 | 引发疾病 |
|---|---|---|---|
| Kledaka 湿润之物 | 胃。胃中分泌的起泡液体 | 湿润食物。帮助消化。此痰最重要的作用是协助其他四种痰 | 消化功能障碍 |
| Avalambaba 支持之物 | 心脏（胸部） | 四肢的能量。保护心脏免受高温之害；赋予心脏力量；使"味"作用于心脏 | 怠惰 |
| Bodhaka 协助知觉之物 | 舌 | 味觉、味感；湿润舌所触及的东西；遇到洗好的食物，此痰大量涌出 | 味觉障碍 |
| Tarpaka 使满足之物 | 头部 | 感觉器的营养与冷却 | 记忆障碍，感觉器的功能障碍 |
| Slesaka 结合之物 | 关节 | 关节的湿润；使关节坚固；通过黏液保护关节免受伤害；使运动流畅、圆润化 | 关节痛，关节功能障碍 |

## （三）"三德"学说

阿育吠陀有一套颇具特色的"三德"学说（Three Gunas），用以描绘我们的性格情志特征。它认为人的性格由纯质（sattva）、激质（rajas）和翳质（tamas）

三种基本属性构成。其中，纯质（Sattva）音译为"萨埵"，代表真理和美德；激质（Rajas）音译为"罗阇"，代表活动的、猛烈的、攻击的性质；翳质（Tamas）音译为"答摩"，代表黑暗、愚钝和不活跃的性质。人的性格是"三德"混合的结果，三者之中占优势的那一个就决定了此人的性格特点。比如，三种属性中纯质占优势的人，他的性格就属于纯质型。

"三德"之中，只有纯质是完全良性的，它具有轻快、觉悟、愉悦、明晰、无病等特点，同时也负责清明的思维和洞察能力。纯质任何时候都不会干扰人的情绪，反而可以缓和与调节激质和翳质的作用，使性情趋于清明和宁静。激质和翳质的失衡会对性格产生负面干扰，在过度压力之下容易引发许多消极的情绪，比如贪欲、怨恨、妄想、幻觉、贪婪、焦虑、恐惧和愤怒等。激质是最活跃的属性，它与动作和灵感有关。在我们的心理活动中，所有的渴望、心愿、野心等都是激质的表现，而许多情志病也都源自激质的失衡。翳质主要的特点是沉重和抵抗，它会对精神感知和情志活动产生干扰，令人出现懒惰、冷漠、困乏和嗜睡等问题。

"三德"属性的不同配比形成了我们在性情方面的差异。一般来说，纯质型的人倾向于圣洁高尚，这类人体质中的病素以黏液素为主导；激质型的人富有灵感，但性情更易愤怒，他们的性格比较特殊，虽然以理智为导向，但很容易被生活中的困境或诱惑击垮，激质型的人以胆汁素为主导；翳质型的人是三种类型中最务实的，他们是这个社会的中坚分子，当面对许多虚幻不实和精神层面的问题时，他们更愿意致力于解决现实生活最基本的问题，比如饮食男女和享受人生等，翳质型的人以体风素为主导。

## （四）体质学说

阿育吠陀医学是一门特别强调针对个体的医学，在诊疗养生的整个过程中，阿育吠陀医师首先要判断清楚的就是患者的体质，在此基础之上才能确定如何施治。

体质的梵文为 prakrti，本义为"自然"，也常常译作"自性"，它是每个人与生俱来、独一无二的特征。三病素是形成体质的基本要素，根据优势病素及其组合方式的不同，阿育吠陀将人的体质分为七大类型：体风质、胆汁质、黏液质、体风—胆汁质、体风—黏液质、胆汁—黏液质、均衡质。

体风素占优势的人属于体风质，这类人偏于干瘦，皮肤黝黑。说话的语速较快，睡眠不多且易被干扰，他们很活跃而不安分，情绪易于冲动而不稳定；善于记忆近期的事情，但是长期的记忆比较差，他们很容易改变自己的信念。体风质的人经常感到恐惧和焦虑，性情捉摸不定。他们饭量较小，喜欢甜、酸和咸味的食物，常会有口渴和便秘等问题。

胆汁素占优势的人属于胆汁质，这类人一般体型中等，皮肤白皙，浅棕或红色头发；牙齿小，中等大小的嘴型，绿色、灰色或微黄而有洞察力的眼睛；胆汁素质的人说话清晰，语速很快，他们喜欢轻而不间断的睡眠。胆汁质的人很聪明，但是常常具有攻击性，容易嫉妒、恼怒；他们拥有良好清晰的记忆力，且痴迷于自己的信念。他们食量较大，喜欢甜、微苦和口味刺激的食物，常常感到口渴，情绪容易紧张。

黏液素占优势的人属于黏液质，这类人体型较大，皮肤粗厚，暗淡，头发比较粗糙，有波浪，易油腻，嘴唇大，眼睛大而漂亮，睫毛黑；他们说话慢，需要大量睡眠。他们需要时间进行理性、安静的思考；具有良好的长期记忆能力，但是短期记忆能力较差；他们坚持自己的信念，能够平息贪婪和占有欲。他们的食欲稳定，喜欢吃苦、辛辣的食物。他们的肠蠕动较慢，情绪易于稳定。

除了三病素之外，阿育吠陀医学认为，一个人出生之前的状况对体质的影响也非常关键。体质具有遗传性，在生命形成之初即被定型，而既得的某些方面取决于母亲的状况，胚胎时期母体的情绪、生活方式和子宫环境等，都会对出生后的体质产生巨大影响。

不同的体质决定了一个人对不同疾病的易感倾向，同时影响着疾病的性质、转归和预后。对一个人来说，他的体质以哪些病素为主导，这些病素也就相应会成为他所患疾病的根源所在，所以体质也能帮助我们发现专属于个体的治疗方法。

### （五）平衡与失衡

阿育吠陀理论认为，三病素的平衡协调维系着人体正常的生理活动，对机体的生长发育、体力充沛、精神稳定等起到至关重要的作用，而三者之间一旦失衡，就会引发疾病。三病素的失衡通常有三种情况：过剩、不及和紊乱。

每一种病素失衡所引发的疾病都与该病素自身的功能属性密切相关。体风素在体内主要支配神经系统，调节全身运动。当代的阿育吠陀学者认为，体风素引发的疾病大约有 80 种，大多与运动功能和神经支配失调有关，例如风湿病、关节炎、肌肉骨骼疼痛等；而胆汁素支配着体内的酶与激素，与消化、色素、体温、饥渴、视觉、勇气等功能和特性相关，胆汁素失衡引发的疾病大约有 40 种，例如胃酸过多、皮疹、易于过敏、灼热感、体温上升、黑痣、黄疸、荨麻疹、咽喉炎、癔病等；黏液素在体内具有调节体风素和胆汁素的功能，并且与关节连接、身体的稳固、生殖力、体力、耐力等有关，黏液素失调引发的疾病大约有 20 种，有肥胖、嗜睡、神经性厌食、倦怠、支气管炎、哮喘、头重、黏液分泌、血管硬化、失忆等。相对于其他两种病素而言，体风素的失衡对机体的影响最大，引发的疾病种类也最多。

引发三病素失衡的原因十分广泛，不良的生活习惯、饮食不当、季节环境的影响以及不良的精神状态和过分的感官刺激等，都有可能使某种病素出现过剩、不及或紊乱，从而导致疾病的发生。

## 三、阿育吠陀的诊疗方法

### （一）阿育吠陀的诊断

作为一门传统医学，阿育吠陀的诊断方法主要是直接观察、触摸检查和与患者进行交谈，这要求医生具备坚实的专业基础和良好的观察推理能力。在临床中，医生要对患者进行不同层次的检查，来判断患者的体质特点和三病素失衡的情况。阿育吠陀关注的不仅是疾病，还包括机体的整体状态及其与外界的关系，这种诊断方式首先考虑的是患者的年龄、性格、日常作息、社会环境、文化背景等因素，它将患者的体质评估作为诊断的首要任务。

临床检查的内容包括十项基础检查和八项病理检查。十项检查是对患者整体状况进行初步了解，它包括体质特征、病理状态、组织活力、体格、身高、适应性、精神特质、消化能力、运动能力和年龄十个方面。其中的病理状态检查要确定疾病的病因、病程和相关的失衡病素；组织活力检查包括淋巴液、血液、肌肉、脂肪、骨骼、脊髓、生殖器等。通过十项检查可以初步确定患者整体的生命状态和体质特征。八项病理检查涉及对患者代谢产物和病理产物的观察，它包括脉搏、舌象、声音、皮肤、视力、面容、尿液和大便，八项病理检查可以进一步帮助医生明确疾病的程度和特殊性。

一位好的阿育吠陀医生不仅可以熟练地进行上述体格和病理检查，还会考虑到疾病的业因、患者的精神状态和宗教信仰，甚至包括星座、星象等多方面的信息，为治疗做出最精准的判断。

### （二）阿育吠陀的治疗

阿育吠陀的治疗手段可以说包罗万象，除了内服药和外用疗法之外，还包括瑜伽、精神疗愈、占星术、诵咒、祈祷等重要疗法，它的治疗涵盖了对身、心、灵三个层次的调节。阿育吠陀治疗的重点永远都不是对疾病症状进行控制，而是纠正和恢复人体从物质到精神层面的失衡，从而保持生命的活力与健康长寿。

根据施治的途径，阿育吠陀的疗法可以分为内治法、外治法和外科疗法三大类。内治法包括净化疗法和祛病疗法；外治法包括按摩、外敷药、含漱和其他物理疗法；外科疗法在阿育吠陀医学中自成体系，它是指运用麻醉剂、各种手术器具和缝合技术对腹腔等部位进行外科手术，比如剖腹手术、鼻整形术等。

### 1. 五种净化疗法

五种净化疗法（Panchakarma），包括吐法（vamana）、下法（virecana）、灌肠（vasti）、放血法（raktamokshana）和催嚏法（nasya）。净化的观念可以追溯到远古印度的吠陀时期，《梨俱吠陀》中就有通过鼻、头、耳、舌和血管祛除疾病的记载，主要是运用药物清除体内毒素来达到恢复平衡和治愈疾病的目的。五种净化疗法在阿育吠陀治疗体系中占主导地位，几乎在各类疾病治疗中都有运用，至今仍然是阿育吠陀最核心的治疗手段。此外，由于净化疗法十分有助于维护三病素的平衡，它们也成为阿育吠陀预防养生的重要手段。

吐法，是使用催吐剂通过口腔清除病素，阿育吠陀理论认为，这是清除黏液素的最佳方法。因为黏液素位于人体的上部（胃），从口腔清除的距离是最短的。催吐药物都可以帮助清除人体上部的有害物质，一般用蜂蜜和矿物盐送服。如果吐法运用得当，会令胸腔和胃部感到清爽，身体轻松，有时会排尿或排便。使用吐法时医生要格外注意适度原则，催吐过度会出现意识丧失、出血、虚弱和胸痛等副作用，而催吐不充分则无法达到预期的治疗效果。

下法，也叫清除疗法，它是从肛门清除病素，相当于通便法，主要用于不能用吐法和无法从其他通路清除的病素。下法是清除胆汁素和黏液素的系统疗法，缓下法也可以用于体风素引起的疾患，因此下法是五种疗法中使用最多的方法。它可以用于发烧、皮肤病、上部器官出血（口腔、鼻）、痔疮、寄生虫病、痛风、阴道疾病、瘘管等。下法一般用在实施吐法三天以后，也可以直接运用，但是必须经过油、汗疗法之后才能施用。下法使用的药物分为缓泻药、中度泻药和强烈泻药三种。

灌肠法被认为是治疗体风素紊乱最佳的方法，而体风素引起的疾病多种多样，所以几乎半数以上的疾病都会用到灌肠法。灌肠法使用得当，可以恢复体力、增加正气和延寿，并可以提亮肤色和声音。根据药物的成分，灌肠法可以分为油性灌肠和水煎剂灌肠。油性灌肠使用油或脂肪，适用于体风素显著增加、身体过于干燥、消化力过于旺盛等问题。油性灌肠不会产生任何副作用，可以每天或隔天使用。水煎剂灌肠主要用于疏散病素，适用于各种神经系统疾病、肠道疾病、体力消耗、肌肉萎弱、消化力减弱、尿道结石、口渴、下腹痛、发烧和头痛等情况。

放血法是通过清除血液中的毒素来治病，适用于血液和胆汁素引起的疾病。放血法使用金属器具或者水蛭和葫芦，可以用于血液失常引起的顽固皮肤病、某些肿瘤、嗜睡、秃头症和幻觉等。使用无毒水蛭吸血是最温和的放血法，水蛭会专门把不干净的血吸光。用工具放血的效果比水蛭强，适用于血液不纯净造成的大量脓肿，比如肝脾肿大等情况。

催嚏法是使用药物滴鼻取嚏，它会对鼻腔黏膜引起刺激。催嚏法一般用于治疗锁骨以上的问题，比如耳朵、鼻子、咽喉、头部和牙齿等，也可用于脱发和头发早白、鼻窦炎、偏头痛、反复发作的鼻腔充血等。催嚏法可以让人头部感到轻松，容易入睡，但是如果使用不当，会引起鼻、眼的分泌物过多，身体沉重和其他感官功能的失调。

### 2. 外科疗法

大约在公元1500年，阿育吠陀医学分化为内科和外科两大学派，《阇罗迦集》讨论的疗法以内服药物为主，被誉为内科学的主干；而《妙闻集》因大量记载外科手术疗法和案例而被视为外科学的代表。

妙闻氏认为外科疗法是最有价值的治疗手段，因为通过运用各种器械可以使疾病得到立刻缓解。《妙闻集》中记录了丰富的外科手术案例，如换肢术、整形术、剖腹手术甚至脑外科手术；其中描述了多种手术器械及其使用方法，包括101种钝器的和21种锐器；它把外科疗法划分为八种，也叫"外科八法"，包括切除、切开、乱刺、穿刺、拔除、刺络、缝合和包扎；涉及的外科手术用具有线（用于肛瘘）、绷带、夹板（竹子或树木内皮）、缝合物、羊肠线，还有一些用于实施手术的麻醉剂和唤醒患者的药物。

《妙闻集》中所记载的许多手术是当时的世界先例，比如世界上最早的鼻整形术，这对后世的外科整形术意义重大，而书中记载的烧灼腐蚀法至今仍然被运用在阿育吠陀的临床治疗中。

古印度的外科学之所以比较先进，或多或少与印度当时的战乱有关。梵语的"外科"一词本身就是用介入方法处理外来物和创口的意思。与西方的古代外科医学大不相同的是，古代印度的外科学构建在大量解剖学、生理学和治疗学的基础之上，它更为精准、更具有技术含量，代表了阿育吠陀医学的辉煌成就。尽管随着时代的发展，绝大部分阿育吠陀的外科手术已经退出了历史舞台，但其精湛的技艺和对后世的影响，不得不令人为之惊叹和折服！

### 3. 瑜伽行法

瑜伽（Yoga）是阿育吠陀的重要组成部分。简单来说，它是一种通过调整身心来获得精神层面和谐的灵修方式。对于当代盛行的瑜伽体式练习来说，瑜伽仅仅是恢复身心健康、缓解压力的一种温和运动。但是在远古的印度，瑜伽是一整套严格的修行体系，它通过一系列行为和精神的戒律来寻求真我与解脱，是印度各种宗教——婆罗门教、佛教、耆那教——的主要修行方法。

瑜伽在印度有着五千多年的历史，早在《梨俱吠陀》中就有瑜伽行法的记载。它的词根梵文"yuga"，具有"连接"与"合一"的含义。最早是婆罗门教把瑜伽与宗教的解脱思想联系在一起，他们认为"梵"是宇宙的本体，是唯一真理，"我"和物质世界是"梵"的幻化，梵我的合一就会达到解脱，而瑜伽是获得梵我合一的途径。

大约在公元前2世纪，波颠阇利（Patajali）创作了《瑜伽经》，使瑜伽从宗教中分离出来成为一个独立的哲学体系。波颠阇利所讲的瑜伽术，包括八种方法：禁制、劝制、坐法、调息、制感、执持、禅定和三昧。这八种瑜伽术也被称为"八支"行法。其中的坐法和调息属于瑜伽术的外在修法，也是目前流传较广的瑜伽练习方式。

Asana是瑜伽体式，它的意思是"让自己保持舒服的姿势"。瑜伽体式可以使肉体和精神得到放松，它不仅是简单的肌肉动作，还可以修复重要的组织器官。常见的瑜伽体式有山式、树式、莲花式、伸展式、半神鱼、蜥蜴式、眼镜蛇式等，有些瑜伽体式对练习者的年龄、性别、环境等因素没有特殊要求。不过瑜伽体式并不适合在压力较大和疲劳状态下进行练习，每一个体式都要缓慢并富有耐心地来完成，如果练习方法不正确，反而会带来负面效果。

练习瑜伽体式最好能配合调息。调息，梵语为Pranayama，其中的prana指生命能量、生命之气、呼吸之气等，yama是延长、控制之意。调息就是学习控制呼吸。调息可以使我们学会控制生命的能量，让神经系统安静下来，令身体和大脑产生宁静广阔的感觉，有助于唤醒内在的精神能量。古印度人还认为，调息练习是一种高级的灵修方式，它能帮助人们实实在在地消除恶业。与一般的肩式呼吸不同，调息会使呼吸深长，使肺部充满氧气，能够极大减少哮喘、支气管炎、鼻炎和感冒的发生。

### 4. 占星、祈祷与咒语

占星术研究的是星象变化和对人类所产生的影响，很多时候它被用来占卜前世的情况或者预测未来。在阿育吠陀医疗体系中占星术具有十分重要的地位，它为我们揭示了疾病的业因，并指导我们如何利用非药物的祈祷、珠宝和精神疗法来治病，以及帮助选择合适的手术时间等。一位高明的阿育吠陀医生会使用占星术帮助诊断和治疗疾病。

古印度使用的是二十七宿（Nakshatra）占星法，他们把黄道带划分为27等份，每一区块为13°20′，月亮的运行周期是27.3日，大约每一天通过一个星宿。二十七宿会对人类产生各方面的影响，包括夫妻关系、职业、性格、精神行为和健康等。

表 7-12　古印度 27 宿占星术

| 体风素星宿 | 黄道十二宫 | 胆汁素星宿 | 黄道十二宫 | 黏液素星宿 | 黄道十二宫 |
| --- | --- | --- | --- | --- | --- |
| 昴宿 Kritika | 白羊座/金牛座 | 胃宿 Bharani | 白羊座 | 娄宿 Aswini | 白羊座 |
| 柳宿 Aslesha | 巨蟹座 | 毕宿 Rohini | 金牛座 | 觜宿 Mrigasira | 金牛座/双子座 |
| 星宿 Makha | 狮子座 | 参宿 Aridra | 双子座 | 井宿 Pnarvasu | 双子座 |
| 角宿 Chitta | 处女座/狮子座 | 张宿 Pubba | 狮子座 | 鬼宿 Pushyami | 巨蟹座 |
| 氐宿 Visakha | 天枰座/蝎子座 | 翼宿 Uttara | 狮子座/处女座 | 轸宿 Hasta | 处女座 |
| 心宿 Jyeshta | 蝎子座 | 箕宿 Poorvashadha | 射手座 | 亢宿 Swati | 天枰座 |

续表

| 体风素星宿 | 黄道十二宫 | 胆汁素星宿 | 黄道十二宫 | 黏液素星宿 | 黄道十二宫 |
|---|---|---|---|---|---|
| 尾修 Moola | 射手座 | 斗宿 Uttarashada | 射手座/摩羯座 | 房宿 Anuradha | 蝎子座 |
| 虚宿 Dhanisshta | 摩羯座 | 室宿 Poorvashada | 水瓶座/双鱼座 | 女宿 Sravana | 摩羯座 |
| 危宿 Satabhisha | 水瓶座 | 壁宿 Uttarashada | 双鱼座 | 奎宿 Revati | 双鱼座 |

几乎所有的星宿都对不同疾病的原因具有直接启示。当身患某种慢性疾病时，可以根据星宿来推算治疗时间的宜忌。要避免在月亮运行到你出生星座和星宿的时候进行治疗。例如，如果一个人的星座是白羊宫的娄宿，那就应该避免在月亮行经白羊座或天蝎座附近时进行治疗，这对外科手术更加重要，如果选择在这些不适宜的时间进行治疗，对医生和患者都十分不利。

佩戴特殊的珠宝可以帮助我们减少星宿对身体的影响。但最好咨询占星家或者专业的阿育吠陀医师来选择正确的珠宝，因为这需要计算每个人的星象图，还要清楚地了解疾病性质和业因，如果选择了不适合的珠宝，反而会加重病情或者引起其他的问题。

表 7-13  每种疾病与它们星宿所对应的宝石

| 疾　病 | 宝　石 | 星　宿 |
|---|---|---|
| 风湿病，肌肉与骨骼问题，骨病 | 红珊瑚、翡翠、珍珠、深蓝宝石、红宝石 | 火星、水星、月亮、土星、太阳 |
| 消化疾病包括糖尿病 | 红珊瑚、白珊瑚，翡翠 | 火星、水星 |
| 神经系统疾病 | 深蓝宝石 | 土星、计都（ketu） |
| 心理疾病包括神经错乱 | 晚上佩戴翡翠、白天佩戴红珊瑚 | 水星、火星、计都 |
| 皮肤病 | 白珊瑚、黄色蓝宝石 | 火星、土星、罗喉（rahu） |
| 泌尿系和妇科疾病 | 珍珠、钻石、红珊瑚、翡翠、黄玉 | 月亮、金星、火星、土星、水星、木星 |

续表

| 疾病 | 宝石 | 星宿 |
| --- | --- | --- |
| 牙齿疾病 | 蓝宝石、红珊瑚 | 土星、火星 |
| 耳、鼻、喉疾病 | 黄色蓝宝石、白珊瑚 | 土星、火星 |
| 血液相关疾病 | 深蓝蓝宝石、翡翠、红宝石 | 土星、水星、太阳、罗喉 |

在有形的躯体之上来洞察我们的精神世界是阿育吠陀医学中独特而不可或缺的部分。祈祷、念咒这些充满宗教色彩的行为同样也是阿育吠陀医学中重要的治疗方法，特别是针对严重的慢性疾病。古代印度人相信，所有疾病都是由业因导致的，而摆脱自身恶业的唯一途径就是良好的行为和神圣的祈祷，优秀的阿育吠陀医师能够给予这方面的指导。

阿育吠陀医学认为，祈祷的不可思议胜过任何药物，因为它可以深入器官和组织之中来影响疾病。每一个细胞都在听闻祈祷，所以无须借助药物的力量进行修复。祈祷源自对神祇的崇拜和信仰。在婆罗门教中，与疾病和治愈有关的神祇很多，像主管治愈的神祇毗湿奴（Vishnu）和湿婆（Shiva），湿婆的儿子韦驮天（Kartikeya）和伽内什（Ganesha），毗湿奴谱系中的克里希那（Krishna），以及最有力量的愈病之神——湿婆的配偶 - 杜尔迦（Durga）。

印度人特别尊重每个人不同的宗教信仰，他们并不认为只有印度教徒的祈祷才会有效。在他们眼中，一位虔诚的印度教徒和一位虔诚的穆斯林的灵魂是同样高贵的，因为祈祷的核心不在于崇信什么样的神祇，而在于发自内心的虔诚与恭敬，有如我们平常所说的心诚则灵。

在印度教中，咒语拥有非常强大和神秘的治愈力，它能治愈疾病，还能迅速消除前世的恶业，保佑自己身、心、灵的健康。与祈祷不同，念诵咒语不仅要有一颗虔诚的心，还要求准确掌握咒语的发音，因为正确的发音是咒语发挥效力的前提，因此咒语必须请老师来传授。而在婆罗门教中，每一位神祇都有自己的咒语，比如"om"这个音到底要怎么念，就要由你的老师亲自教给你。

未经老师传授的咒语是没有力量的，有时还会产生误导。此外，还有一点非常重要，当我们运用祈祷和咒语的时候，要以谦卑的心态，做到完全彻底依赖与信任，这样才能发挥最大的作用。

## （三）阿育吠陀的药物

古代印度的药物以植物药为主，印度北起喜马拉雅山，南至科罗曼德尔海岸的版图跨度，为阿育吠陀医学提供了一个丰富的天然植物药库。印度医学对植物药的记载可以追溯到史前时期，最在《梨俱吠陀》中就描述了植物和它们的作用，而《阿闼婆吠陀》中则记载了更为详细的药物疗法。

阿育吠陀的三大医学经典均有大量的药物记载，《阇罗迦集》中大约有1 100种药用植物名，《妙闻集》中约有1 270种，《八心集》中则有约1 150种，但其中也有许多同名同义的药物。据研究，三部医经共同记载的药物大约有670种。

《阇罗迦集》把药物分成动物、植物、矿物三类。在认识药性的时候，阿育吠陀医学特别重视药物所处的生长环境和气候，比如土壤环境是否适宜、采收的季节和方法是否恰当等，这些因素会直接影响药物的性能和药效，这与中药的道地药材理论十分相似。

阿育吠陀医学十分重视根据不同目的对药物进行制备和加工，最终在临床中使用的药物一般都是经过加工制成的某种剂型，而把药物制成何种剂型则与药物自身的属性和治疗需求有关。阿育吠陀的药物剂型有糊剂、粉剂、鲜榨汁、煎剂、片剂和药油等。通过制备可以矫正药物的某些属性或加强某种功效；此外，不同的剂型也被用于不同的治疗途径。

表 7-14　主要的药物剂型和制备方法

| 剂　型 | 制备方法 |
|---|---|
| Svarasa | 植物的压榨汁，有时加水，有时不加 |
| Kalka | 研磨的糊状药物，有时用水浸润 |
| Kvath or Kasahya | 煎剂。药物的作用比较粗糙。一类或一种药物被置于器皿中，加四倍、八倍或十六倍的水，煮沸后，小火煎至水量减到四分之一，过滤 |
| Churna | 一种或几种药物制成细粉或粗粉 |
| Vati or Gutika | 药片，由不同的草药粉单独或一同与所需辅料制成 |
| Asava | 浸泡在液体（主要为水）中的药物，让其在特定时间内发酵，然后过滤 |
| Arishta | 与发酵制剂很相似，这种煎剂有不同类型，用于维持长效作用 |
| Avaleha | 用中糖制成的半固态制剂 |
| Taila | 阿育吠陀的油剂 |
| Ghrta | 与 Taila（油剂）相似，但使用的是酥油 |
| Lepa | 外用的糊状药物 |
| Bhasma | 一类高温煅烧的药物 |

大部分阿育吠陀药物都可以进行合用，合用时要考虑的因素包括药物的病素属性、味、作用、功效以及特殊性能等。阿育吠陀医学认为，两种或者三种药物合用会呈现出特殊的效能，该种效能是单个药物所不具备的；而且药物之间产生的协同作用还可去除不理想成分，同时令药物增效，这与中医复方的组方原理颇有相通之处。

## 四、阿育吠陀的养生防病

在阿育吠陀医疗体系中，养生的观念无处不在，因为阿育吠陀医学的一个重要理念就是预防胜过治疗。

健康是一种身、心、灵与环境的平衡状态，这种平衡就是最好的防病手段，而正确的生活方式、合理的饮食与良好的道德行为都是保持身心平衡的关键。对于想获得健康的人，阇罗迦氏给出了一套复杂而详细的饮食、行为规范，这成为阿育吠陀养生的基本原则。他认为普通人的寿命应该是一百年，但是由于饮食、行为方面的不检点减损了寿命，如果能遵照养生原则，就会获得健康长寿。

## （一）作息与行为

良好的作息习惯与道德规范对保持健康十分重要。阿育吠陀不仅规定了一个人在日常生活中需要注意的卫生保健内容，还指出了道德层面的行为准则。

在日常生活中注重个人卫生是最基本的养生原则。比如在一天之中，我们应该在太阳升起时起床，然后进行基本的自身清洁，这些清洁不仅包括基本的清理和修饰，还包括喷洒香水、化妆和佩戴首饰等使身心愉悦的事。

阿育吠陀医学十分提倡通过运动锻炼保持身心健康，并且强调要根据个人的体质来选择适宜的运动方式，因为运动不当不仅无法养生，还会对身体造成损伤。比如说，一个体质为黏液质的人应该多运动，而胆汁质的人就应该相对少一些，体风质的人应避免有氧运动，最好是练习瑜伽。体质虚弱、发烧或者刚刚饱食的人都不适宜锻炼，而有出血倾向、肺结核、心脏病、哮喘和眩晕症的人则要严格禁止锻炼。

基于道德修养的行为规范也会对身心产生良好的影响，比如要敬畏天神、师长、圣者和老人；要在别人陷入困境时施予援手；要拥有人性中坚定、无畏、智慧、勇敢、宽恕等优秀品质；应该避免人性中的愚蠢、罪恶和贪婪；不去不好的地方和避免过度饮酒；等等。阿育吠陀医学认为，这些行为和态度都会令人身心愉悦，对健康十分有益。反之，错误的生活作息和不良的行为习惯会导致体内的三病素紊乱，进而引发疾病。

表 7-15  导致三病素失衡的行为习惯

| 影响病素 | 行为习惯 |
| --- | --- |
| 加重体风素 | 长期熬夜，过度疲劳，精神紧张；过度的跳舞和有氧运动；过量食用多叶蔬菜或生的菜和食物；放纵的性生活，过多的电话，尤其是手机聊天；独处或冥想的时间不足；长时间观看电影或电视；缺乏思考而感情用事；缺乏情感和家庭支持；缺乏触感；生活没有规律，等等 |
| 加重胆汁素 | 过多暴露于阳光下；夏天穿得太多太厚；嗜食辛辣；过量饮酒；喝水过少，尤其是在夏天；过度争论；户外活动太少，特别是在绿地和河边；缺乏稳定感、爱和安全的关系等 |
| 加重黏液素 | 缺乏锻炼；无节制的生活方式；过量饮酒和甜食；睡眠过多，特别是早上和下午；食量大；嗜食生冷，特别是冰激凌和冰酒；在雨雪天冒湿；穿不干的衣服或在淋雨、洗澡后不擦干；过度依赖亲密关系而缺乏独立等 |

此外，阿育吠陀医学还特别强调，如果不能及时满足正常的生理冲动，比如排尿、排便、饥饿、口渴、睡眠、喷嚏、呃逆、打哈欠、呕吐、放屁、射精和喘息等，也会引发疾病。

## （二）饮食与三病素

对于人的生存而言，食物是最基本的物质要素，这不仅是医学概念，也是得到公认的常识。阿育吠陀十分强调合理饮食对于保持健康的重要性，对食物的品质、摄入量、进食次数和方式都非常讲究。比如：

吃热的食物可以帮助消化和促进体风素向下部流动。油性食物可以刺激消化、增加体力、增加感官能力，提亮肤色。

合理的食量可以延长寿命，不会使病素加重，并保持消化能力。

进餐应在上一餐的食物被消化之后。如果在上一餐食物没被消化前就进食，宿食会和新吃的食物混合起来，造成消化不良。在上一餐食物消化后进餐，可以促进消化能力、增加食欲、使尿液和粪便排泄通畅、气流通畅、延长寿命。

食物之间的属性不能相克。食物的属性相互排斥会引起疾病，比如大蒜和牛奶、鱼和牛奶等。

在正确的地点和时间进食可以帮助减缓压力，诸如悲伤、愤怒、贪婪、嫉妒、混乱、恐惧等情绪都会导致消化不良和病素失衡。

进餐过快、过慢和不专心都会导致健康问题。

避免暴饮暴食，以及在进餐时大笑。

进餐时要有信心，相信食物对自己的身体是有益的。

了解食物的属性是饮食养生的关键性内容，食养的一条重要原则是：摄取的食物属性要有益于维护三病素的平衡，不能扰乱体内的三病素。每种食物都有不同的属性，根据三病素学说，摄入体内的食物也可以分为体风质、胆汁质和黏液质，它们会分别加重体内的相同病素，比如，体风质食物会加重人的体风素，如果体风质的人吃太多这类食物就会引起体风素失衡，以此类推。所以我们要根据不同的体质，尽可能选择能够平衡自身三病素的食物，减少自身优势病素类食物的摄入，避免使其失衡。

表7-16　三病素与食物

| 三病素 | 食　物 |
|---|---|
| 胆汁素 | 辛辣、寒凉的食物，牛奶、黄油、苹果、鳄梨、西瓜、莴苣、秋葵、卷心菜、鸡蛋、鱼、瘦肉、小麦、大米、燕麦等 |
| 体风素 | 牛奶、酥油、青豆、鸡蛋、鱼、葵花籽等 |
| 黏液素 | 甜食、油腻食物、苹果、杏、桃、西蓝花、红辣椒、洋葱、菠菜、番茄等 |

## （三）季节的影响

阿育吠陀医学十分重视自然界对人体的影响，而季节交替带来的气候和环境变化，会对生长在大地上包括人类在内的所有生物产生影响。印度是南亚次大陆最大的国家，大体上属于热带季风气候，它有雨季、凉季（冬）和暑季（夏）三个季节，每个季节由两部分组成，因此一年也可以分为六季。由于南印度和北印度的气候差异较大，两个地域的季节也有所不同。

北印度多为平原地带，大陆性气候比较显著，以寒冷的季节为特征，它有"严冬季"而没有"雨季"。

表 7-17　北印度季节

| 历法 | 太阳南回归（Visarga） | | | 太阳北回归（Vdana） | | |
|---|---|---|---|---|---|---|
| 印度历 | 雨季<br>（varsa） | 秋<br>（sarada） | 初冬<br>（hemanta） | 严冬<br>（sisira） | 春<br>（vasanta） | 夏<br>（grisma） |
| 公历 | 6月22日至<br>8月21日 | 8月22日至<br>10月21日 | 10月22日至<br>12月21日 | 12月22日<br>至2月21日 | 2月22日至<br>4月21日 | 4月22日至<br>6月21日 |

南印度有德干高原，靠近海洋，为热带沙漠气候，这里的冬季平静温和，它没有严冬季，但是有从夏季过度到雨季的"前雨季"。

表 7-18　南印度季节

| 历法 | 太阳南回归（Visarga） | | | 太阳北回归（Vdana） | | |
|---|---|---|---|---|---|---|
| 印度历 | 雨季<br>（varsa） | 秋<br>（sarada） | 初冬<br>（hemanta） | 春<br>（vasanta） | 夏<br>（grisma） | 前雨季<br>（pravrt） |
| 公历 | 7月22日至<br>9月21日 | 9月22日至<br>11月21日 | 11月22日至<br>1月21日 | 1月22日至<br>3月21日 | 3月22日至<br>5月21日 | 5月22日至<br>7月21日 |

一年之中，人体内的能量也会随着季节变换发生相应的变化，上一季的体

能累积是为下一季的消耗做准备，犹如季节交替一样，人体能量也是一个消长往复的循环。

在干燥时期，严冬季为第一个季节，有助于体力增强；第二个季节春季会轻微地增进体力，第三个季节夏季则会引起体能虚弱。多湿时期正好与此相反，第一个季节雨季会使体能虚弱，第二个季节秋季会使体能稍稍增强，第三个季节初冬则会让体能明显增强。因此如果在多湿时期的最后一季储备足够的能量，就可以在干燥时期的第一个季节保持健康，为接下来的三个季节提供足够的、用于消耗的体能，这是一个持续不断的循环过程。

表7-19 季节对人体的影响

| 季节 | 前雨季 | 雨季 | 秋 | 初冬 | 严冬 | 春 | 夏 |
|---|---|---|---|---|---|---|---|
| 身体 | 湿 | 呼吸湿润，皮肤湿润 | 钝，热 | 紧张 | 紧张，硬 | 弛缓 | 变干，变轻 |
| 体力，抵抗力 | 最弱 | 最弱 | 中度 | 最强 | 最强 | 中度 | 最弱 |
| 消化力，食欲 | | | 中度 | 强，旺盛 | 强，旺盛 | 中度 | 弱，少 |

季节变换直接影响着体内三病素的消长与盛衰。在夏季，人体的体力和消化力均开始减退，并因汗出而使体液丧失，这使体风素开始蓄积，到了雨季，从热到寒的气候变化令体风素旺盛；雨季的多湿使体能和消化能力继续减弱，令胆汁素开始蓄积，而夏季的温热最终导致了胆汁素旺盛；冬季体能得到恢复，消化力增强，食量的增加使黏液素开始蓄积，到了春季，气温升高使蓄积的黏液素旺盛。

一般来说，如果季节性质与一个人的体质刚好相反，就可以促进此人的健康，反之则对健康不利。比如，冬季的寒冷环境对胆汁质的人来说是好事，但是对于体风质和黏液质的人来说却非佳音。

特别是在夏季、前雨季和雨季，人的体能与消化力总体呈衰弱的态势，这一时期要注意对于食物性质的选择。黏液素会在雨季旺盛,因此黏液质的人在这些季节应该间断性地断食。

表 7-20　季节与发病

| 季节 | 影响病素 | 引发疾病 |
| --- | --- | --- |
| 雨季<br>秋季<br>初冬 | 体风素 | 风湿病和其他肌肉骨骼的问题,中风瘫痪和心脑血管疾病 |
| 春末<br>夏季 | 胆汁素 | 各种类型的肝炎;皮肤疾病,包括银屑病、皮肤烧灼、皮疹、皮肤瘙痒和灼痛 |
| 春季<br>严冬 | 黏液素 | 肥胖,出现于婴儿期的严重遗传性疾病(因果病),如脊髓灰质炎和先天性失明等 |

在不同的季节中,食物与水中占据优势地位的"味"也会影响体内特定的病素。阿育吠陀医学认为,食物具有甘、酸、辛、苦、涩、咸六种味,在日常饮食中,六种"味"的食物都应摄取。但是根据不同季节三病素的状态,饮食的选择应有所侧重。比如,甘味、酸味和咸味的食物会增加胆汁素,在胆汁素旺盛的春季,应该控制或禁止具有这三种味的食物,余则同理。

## (四)益寿延年与生殖保健

对于任何一门医学而言,健康与长寿都是其追求的终极目标,阿育吠陀医学的治疗也包含了这两方面:对于身患疾病的人要帮助他恢复健康,对于健康无病的人,要帮助他延长寿命、永葆青春。因此,益寿延年在阿育吠陀医学中具有十分重要的地位。

养生延寿的方法可以分为药物性和非药物性两类。运用药物延寿,一般要根据年龄、个体状况、体力、感官状态、消化能力等确定养生方案，选用能够提高免疫力、消化力和代谢能力的药物。延寿药物不仅能让身体恢复青春活力，也会让思维心智变得年轻。有些特殊的延寿药物可以提高智力、记忆力和意志力，常常会被用于心理治疗之中。

延寿也可以不使用药物，从阿育吠陀医学的观点看来，良好的行为、心理和道德规范都有助于获得健康长寿。比如崇拜上帝、尊敬长辈和老人，避免生气、嫉妒、羡慕和不厚道的行为，平稳的睡眠，有规律地服用牛奶、炼乳和其他营养食物，不抑制生理冲动，有规律地进行冥想，等等。这些行为都会令人摆脱压力和不稳定的情绪，起到预防疾病的作用。对于快节奏、超负荷的当代都市人而言，这不失为一种理想的养生方法。

阿育吠陀医学还有一套完整的生殖保健方法，通过服用药物来提高生育率和男性的生殖能力。这类药物包括壮阳药和促生殖药，它们会令人产生短暂的激情和快感，增强精子分泌，有时候对老年人也会奏效。这类药物一般在性生活时使用，它会让男性产生强烈的渴望，希望自己的优秀血统能够延续给后代。但是有一点需要特别注意，促进生殖的药物其根本目的是提高生育率，如果滥用则会引起精神和心理的一系列问题。

## 五、今天的阿育吠陀医学

阿育吠陀作为一门历史悠久的传统医学，在今天的印度仍然发挥着举足轻重的作用。1970年，印度政府承认了阿育吠陀以及其他传统医学体系，此后在全国建立了大量的阿育吠陀医院和诊所，公立的阿育吠陀医院和诊所为全民提供完全免费的医疗服务。

阿育吠陀医学具有疗效好、不良反应小和价格便宜的优势，在印度农村地区十分普及，根据2011年公布的人口普查显示，70%以上的印度人生活在农村地区，而他们的医疗保健主要靠当地的阿育吠陀医院诊所提供。

阿育吠陀医学在近代印度的教育体制中也获得了与西方医学基本平等的地位，阿育吠陀医学有自己的大学和考试制度。阿育吠陀医学教育在目前的印度非常普及，全国有超过250所阿育吠陀医学教育机构，平均每个邦有4~5所阿育吠陀大学，部分大学有硕士学位和博士学位的授予权。在印度，学生必须完成十二年的基础教育并修读完物理、化学和生物才有资格报考医学院。医学本科学制为4年半~5年半的时间，此后还要完成为期一年的轮转实习才可获得印度医学会（MCI）颁发的执业认证和医师注册。印度传统医学的教育也分为学院派和师带徒两种方式，经由这两种方式培养而出的阿育吠陀医生都要在政府进行医师注册。

阿育吠陀医学研究包括基础研究、文献研究、药物研究和临床研究等。对于临床研究，印度传统医学部基于国家优先发展领域以及阿育吠陀医学的优势，设定了呼吸疾病、肠胃疾病、老年医学和免疫疗法、代谢疾病、肝病、疟疾等重点研究领域。

印度对阿育吠陀药物的生产有着严格的质量控制标准。1962年，印度政府成立了阿育吠陀药典委员会（Ayurvedic Pharmacopoeial Committee），开始对生产单味药和复方药的厂商设定标准。印度的阿育吠陀药厂所生产的药物主要分为两类：一类是与阿育吠陀官方指定图书上描述一致的传统制剂，另一类是专利和专卖的药品组合。阿育吠陀的草药资源不仅保障了本国的基础医疗，还为印度带来了可观的海外利润，每年都有数亿美元的药用植物、植物药品出口到欧美等国家。

在西方国家，随着瑜伽、冥想和密乘佛教等东方文化的盛行，阿育吠陀医学也逐渐被人们所了解和关注。在现代文明的喧嚣和压力之下，人们开始意识到精神世界对人体健康的重要影响，并开始寻求各种自然方法来治疗身心疾病，芳香疗法、罗尔芬按摩法、亚历山大康复术等都曾受到追捧。作为一门理论严密的传统医学体系，阿育吠陀医学以其崇尚自然和强调身—心—灵平衡统一的观念，更加契合现代人的需求。然而要在印度本国之外保持阿育吠陀医学的纯正性，也是其在发展过程中所要面临的重要课题，因为毕竟它是一门严谨的医学体系，与人们热衷的瑜伽、密乘修法不能混为一谈。在对其神奇疗效极力宣传的背后，更需要的是具有专业资质的阿育吠陀医学从业者和可靠的阿育吠陀药物。

# 第八章 生命的宇宙机理

瑟给·菲多托夫（Sergey Fedotov）

脉学研究所圣彼得堡分院

熊旻利 译

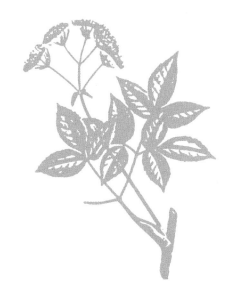

# 前言

现代常规医学正遭遇瓶颈——这已是这个领域中广为人知的事实。数千年来，尽管大量有关生命机体是如何运作的知识持续不断地累积，但人类中百岁老人的人数和寿长却并没有重大的突破。目前仍存在不治之症，它们对医学科学家和普通人一视同仁，任何人都有可能面临它们的威胁。

医学的研究者们就如同大象身上的跳蚤一般：每一个跳蚤都在专注检查、研究着大象某一个具体的小点，他们是如此的专心，以至于他们根本无法察觉到周围正在发生着什么。这种"细枝末节"的海量知识的积累，真的可以让人类对自身的理解产生"质的飞跃"吗？答案非常令人怀疑。可以说，甚至数万亿只跳蚤的共同努力，都无法凭凑出一副完整的大象图像。

我们急需一种截然不同的研究方式，能让我们从任意角度来检测人体的变化，它不仅能满足我们从整体的角度来观察"大象"的需要，同时还能让我们从微观的角度来理解机体每日生长的具体变化。

本文是在长期的脉相频谱分析研究的前提下所撰写的，目的是找到一个能支持我上述想法的模型和理念。简言之，目前事实已清楚地表明，地球上的生命过程是绝对依赖宏观宇宙的变化的，另外，地球的整个生命过程可以用19世纪的经典物理学理论来加以诠释。

> 谁知道宇宙之眼眨了眨
> 他看到了谁

我保证肯定不是我和你

因你脚上的重力我才看到了你的存在
从出生开始我们就被迷惑
为什么我们会"站"在地上
我们从来没有想去看到真相
这美不胜收的银河宇宙

颜色站队成了光谱
彩虹承载了我们的情感
黑洞在大口吞噬
黑暗扭曲着疗愈
太阳照耀着月亮
指引我们从黑夜找到亮光
提醒我们积极面对每一个挑战

——斯提芬妮·尼科拉（Stephanie Nicole）

# 一、物理学中的基本元素：空间及其内容物

如果希望解开生命之谜，则必然无法忽略"物理"这门学科（"Physics"起源于古希腊，意思是"自然"）。事实上，对于"宇宙"属性的研究更是无法脱离物理学，因为宇宙拥有无限大的空间，同时它包含了所有的存在。认识到有一个包含着万物的事物的存在——这本身就是一个矛盾的声明。确实，宇宙本身在哪里？还有，宇宙浩瀚却难以捕捉。古人凭借生命的智慧假定，每一种存在都有它

的极限，每一个事物都有其开始与结束。尽管如此，为了获得能帮助我们提高生命质量的实际结果，我们可以先接受"宇宙无限性"的假设，并把这一原则作为我们的理论基础。毕竟，如果我们把我们所处的地球与宇宙的规模进行比较，从实际的角度来看，"宇宙空间无限性"的假设是被允许的。

当然，我们的理论要经由实践来检验。

进一步，在研究方法上，我们采用的是"奥卡姆剃刀"（Occam's Razor）原则[1]——即当对自然中的现象或者事件进行解释的时候，必须采用最少的对象和规则。这种方法论是与自然原则相协调的，因为自然本身就是通过消耗最小的能量以达到最大的效率来运作的。换句话说，奥卡姆剃刀原则就是最好的原则——满足充分性和必要性的原则——就像水永远往最容易的方向顺流而下，或者如同没有人会下意识地用右手挠左耳等。

任何研究以及任何科学都是基于某些公理和公设发展而来，而公理和公设是不需要被证明的。在我们的研究当中，我们采用天才笛卡儿的公设：**"在宇宙当中，除了以太及其旋涡之外，别无他物。"**（In the Universe there is nothing but Aether and its vortexes.）

笛卡儿公设完全符合奥卡姆剃刀原则，因为它仅用两个组成部分就解释了包含万物的宇宙：在这个公设的"宇宙舞台"上，其一是"背景"——宇宙；另一个则是"演员"——以太。在背景和演员的互动下，自然（Nature）扮演着全宇宙大景观，而这个大景观也能表现出最细微、最复杂的过程和现象。以上提到的所有事物都可以被分成两部分来加以解释，这一概念类似于东方哲学当中的"阴阳"。在我们的研究中，我们把宇宙（空间）命名为"阳"（有形的），

---

[1] 译者注：又被称为"奥康的剃刀"，是由14世纪逻辑学家、圣方济各会修士奥卡姆的威廉（William of Occam，约1285年至1349年）所提出的。该原理认为，如无必要，勿增实体，即"简单有效原理"。

而在这个空间中充满了"阴"——以太（内容物）。

## 二、宇宙空间的属性

如果用线条来描述空间的话，它包含两个基本的特性：

**空间的第一个特性（The first property）：它是一个可被测量的三维空间。**经过两条垂直线的交点，你只能绘制出一条垂直于这两条相交线的单行线。这意味着作用于空间内部任意点的一个"力"，可以被分解成三个不同方向并相互垂直的力。

对三维空间的测量，也体现在对于人体现象的解释上，比如：

古印度哲学认为人体由三大能量（Doshas）组成，其中包含着火（Pita）、土（Kapha）和风（Vata）。这一公设通过以上三个活性的充分必要条件原则来解释人体的机能。

两个化学物质之间的反应结果，取决于其反应介质的活性。

在电磁学中，采用坡印廷定律[1]来计算能量，这一定律中所含的两个计算量——"电能"和"磁力线"的向量是相互垂直的。

当我们有了三条在空间中交集于一点、并且相互垂直的线时，我们就可以确定空间中任意的一个特定点，并通过三段投影的距离（三个坐标数值）来描述这个点的具体位置：

其他维度空间的物理描述有其自身特点（比如零维度、一维度及双维度空间）。假设存在高于三维的维度空间，那么三维空间的解读方法就能为高维空间

---

[1] 译者注：坡印廷定律（The Poynting vector）：是计算电磁能量流所含具体能量（单位 $W/m^2$）的公式，$S = E \times H$。其中 $E$ 是电场，$H$ 是磁场，$S$ 则是电磁能量流。

的特殊数学模型提供数据（比如四维、五维或更高维度的空间），并且会根据我们观察角度的不同而发生变化，与实际的物理定律无关。

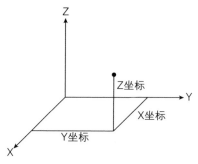

图 8-1　空间的坐标系统

这个系统的中心可以是空间中的任意一点，但如果该系统中心是某个指定点时，则应记录和进一步计算，以保证数据的连续性

**空间的第二个特性（The second property）：无向性、均质性（isotropy）。**当从一个点向任何方向移动时，所在空间的特性不会发生改变。

# 三、以太（Aether）的属性

以太，作为一个物质性的存在，是非常小的单位粒子。它们有绝对的弹性，在相互碰撞时不断地恒速移动。所以以太以及它们所填充的空间，有两个主要的特性。

**以太的第一个特性是：**正如伟大的传统哲学经典《易经》这一书名所包含的含义，以太粒子之间的弹性碰撞提供了永动的能量，使宇宙永远处于变化当中。这种无穷无尽的运动代表着能量本身——无数的以太粒子在宇宙当中没有所谓的限制（与其他力量相比，以太的能量非常强大）。尽管如此，每个以太粒子都是以相同的恒定速度在运动，这和其他粒子是有区别的。我们把一个以太粒子的运动速度作为一个单位的宇宙能量。事实上正是以太的这个特性让物理学家创造出了量子物理学理论。

在一个相同的时间段内，所有以太粒子的运行距离是相同的。这意味着，时间也可以和空间一样被描述——一方面时间可以通过测量粒子的运行距离来进行衡量，另一方面来说距离可以通过计算时间来加以估算。显然，著名的数学家赫尔曼·闵可夫斯基（Hermann Minkowski）正是基于以太在空间中的这个特性，建立了伪欧几里得空间的理论。在他的宇宙理论模型中，时间是第四维度（闵可夫斯基的空间理论是爱因斯坦相对论的基础）。然而，经笔者本文研究认为，在闵可夫斯基的空间中并没有真正的物理过程出现，它只是用来记录三维空间中某对象在时间过程中的运动轨迹的一种方法。

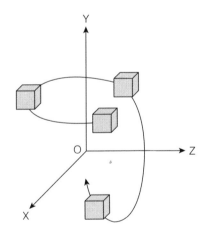

图 8-2　轨迹上的点集是闵可夫斯基的空间（包含三维物体和物体的运行轨道——时间），可能闵可夫斯基的空间被引入了隐藏的常识

"时间"这个现象，是无数以太粒子恒速运动所产生的结果，它被空间参数所限制。因此事实上空间包含了时间，由此时间本身无法单独存在，必须依靠有规则的坐标轴。上述内容提升了"距离"的重要性：对一个有确定体积的物

体而言,时间才会有所谓的"流逝"。我们没有必要通过测量果蝇一生的飞行情况来估算星系的运动过程,因为二者的体积实在相差过大。

**以太的第二个特性是:** 在不同空间中,以太粒子的分布是不均匀的。在宇宙空间中存在着持续改变大小的区域,它们产生了或高密度或低密度的以太粒子局部空间。以太在空间上的不均匀分布,产生了以太空间的各向异性。相对论提出了介质的各向同性理论假设(如光的速度被声明为常量),使其理论的真实性减弱。

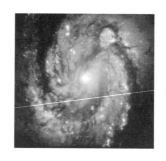

图 8-3　星系图在空间上直观地展示了能量物质的不平等分布

如果在一个单位体积空间内相对有更多粒子存在的话,那么这个空间就会拥有更多以太,从而使得压力增高(粒子之间的碰撞增多),同时这个局部区域内的能量层次也得以提高(粒子的活动次数也相应增多)。从这个角度来看,黑洞是宇宙当中各种运动向量同时指向某个单点的存在。当粒子被最大程度地压缩后,以太粒子会在其弹性力势能的影响下,开始向粒子密度较低的区域移动。

以太粒子变得稀薄的情况时常发生于空间当中,空间的压力会因此而减小。当一段时间内局部粒子的密度或多或少保持一致的时候,同密度的区域会形成一个长方形的闪光节点(以太浓度按照持久规律变化的节点)。这种类型的晶体结构是最自然的三维空间(可见的空间密度不平等将导致其他类型的不规则晶体反射形状)。矩形晶体节点之间的距离取决于不同区域以太的平均浓度,如下图所示:

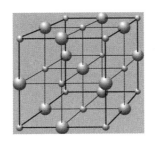

图 8-4　晶体中有高密度和低密度的节点。在半个周期的振荡过程中，密度大的节点球会变小，而密度小的节点球会变大

以太密度的估量，决定于该空间内粒子之间的平均距离。在地球表面附近，对地球进行物理观测是可行的，我们能够测得平均范围内的以太粒子在与另一个粒子碰撞前的相距距离，在普朗克波的长度内它等于 $1\,616\,199(97)\cdot 10^{-35}$ 米。

在形成黑洞以及黑洞衰败的过程中，会形成向内流入的以太层流，在此之间，还有一个被称为"白洞"的存在，它会源源不断地向外流出以太层流。当这两个层流相遇的时候，就会形成各种大小的笛卡儿旋涡（Descartes vortices）。存在最久的以太旋涡是环形的，就像抽烟的人吐出的烟圈，这个过程和以太旋涡的形成最为接近。

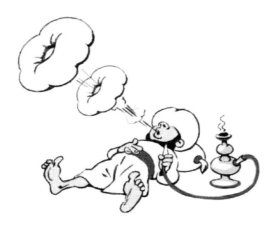

图 8-5　环形成的过程比拟

万物都是由这样大大小小的环组成的，从基础元素、电子、原子，到地球、星球、星系都是如此。如同一则谚语所说的，"一切同源"，诚然如是。

## 四、以太浓度变化对生物及其生化的影响

在一个空间中，当以太粒子聚集在一起、浓度增加的时候，也是粒子们开始不断自动调整、自我组成稳定结构的过程。当达到高密度时，以太粒子往往已经组成了晶体状的结构（图8-6的第三阶段），这样可以让最大数量的以太粒子在有限的空间内存在。

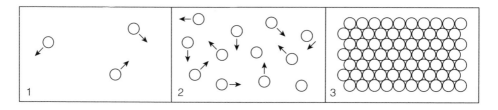

图 8-6　以太粒子的自组织结构

假如我们将一个空间当中有某数量、密度平均的以太粒子的情况，认为是宇宙的"相对能量零点"的话，则同样空间体积内，以太粒子增多就会产生过多的能量势能，并以各种方式向缺乏以太粒子的空间传递能量。

如果我们把注意力放到化学元素的原子组成上，我们应该会发现最根本的组成部分是"质子"。我们建议把质子看成是一个固定大小、不断环状加速的模型。我们发现由于离心效应，内部的以太浓度会减少并形成一个永远倾向吸引周围以太粒子进入的"点"，来补充内部以太浓度的缺失。

另外还存在一种旋转环是不断抑制旋转的，这种情况下的旋转环处于不断

衰竭的状态，因为它们在一直向外散播以太粒子。我们认为这些不断衰竭的环就是电子（可能在衰竭过程中丢失了质子）。

以上描述了以太从电子走向质子的整个流动过程：**证明了吸引力的存在。** 当电子到达质子的旋转环时，质子环的离心力和电子的吸引力之间达到平衡，在稳定以后，电子就找到了质子周围的固有轨道。

化学元素的原子之间的吸引力，事实上是决定于电负性的。由此可以推导出需要多少电子被吸引到原子身边，才能让整个环达到中性的状态，这里的"中性"是指周围以太能量对比达到平衡。当以太浓度不平衡的时候，就会产生出更强反应性的化学元素。

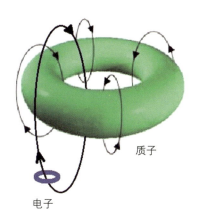

图 8-7　氢元素的可能模型

黑线是以太的流转，在这个黑色线的中心，是电子在流动

最后，让我们看看上述过程是如何影响生命机能的。

如果人体当中的某个区域缺少或者含有过多电子，则会影响氧化还原电位和酸碱平衡的参数（这些参数的重要性是被现代医学所公认的）。假设在某个人体空间内出现了电子的缺乏，氟、氧或氯元素就会从体内的任何底物中分离出电子，这一过程大幅提高了自由基的氧化速率，通过减少碳水化合物和脂肪的蛋白质结构来"燃烧"，以为机体提供能量，从而造成不可逆的正常细胞损害。这也是为什么过量的氧化过程可以通过增加电子而加以抑制，如同用"齐热夫斯基吊灯（Chizhevsky's chandelier）装置来从干燥空气中收集静电或如同接地线将静电导入地下一样。

如果介质当中存在过多的电子，卤元素和氧的电负性将得到补偿，并将先前存储的能源用于启动身体细胞结构的恢复。

在明白了电子对于身体的重要作用之后，我们可以推断，电子对人体代谢变化的影响是通过空间内不同密度的以太集中来实现的。

### （一）当以太密度增加时

质子获得了额外的旋转动力，通过加速捕捉外面的以太，以补偿内部压力增大。与此同时，以太的内流往外驱逐电子（电子本身也会排挤以太），定量平衡逐渐向"质子优势"转变，使介质酸化。因此，倾向氧化的活性元素（如氧、氟、氯），它们的氧化活性明显增大。这说明，以太过多的空间增压状态会引起人体的分解代谢——燃烧和消耗体内的营养物质来提供能量，而其中一部分营养物质与能量是人体在此之前存储起来，以备不时之需的。

人体代谢情况和天气状况紧密相关。天气晴朗时，以太的压力高，所有的生物都会感到精力充沛，生机勃勃。

### （二）当以太密度减低时

当质子环压力减小的时候，它的运转会减慢，并且更容易释出电子。在这个空间内以太是自由流动的，自由电子和光粒子进来代替以太，于是介质变得碱化。氧化速度减慢，增加机体修复的速度，能量被存储起来用于组织修复所需，而不是像之前那样被分解利用。

以太密度的减少常伴随阴雨天，介质中充满了粒子和电子（在大气层中水分子占主导地位）。所有的生命活动在此时偃旗息鼓，趋向平静。

因此，空间中常规以太密度的周期性变化，为生物体内的代谢过程依照永久性的序列合成代谢形式进行流动创造了条件：

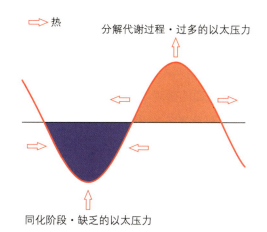

图 8-8　在代谢阶段振荡流转的环境中，以太的压力变化是同步的

从生物的生理层面来看，以太密度或者以太压力的变化在生命机体中表现为人体结构甚至几何尺寸的变化。液体的体积、血液的体积、细胞的体积、其他的身体组成结构及更精细的层次结构，由于都在分解复合物，因而在循环中不断地减小，同化时又不断增大。这些变化伴随着固定振荡的介质酸碱度和氧化还原电位变化（如果人体 pH 值和氧化还原电位不再变化，就意味着死亡）。正因如此，人体体重当中 60% ~ 80% 是水，并且还存在着类似凝胶和溶胶这样的循环过渡阶段的结构。

**溶胶阶段**（Sol phase）和介质的碱化反应有关，而发生碱化反应的介质往往以太密度压力低、电子增多，同时几何尺寸会减小。这种情况下容易激活组织的修复过程，并且积累和存储未来的凝胶阶段（Gel phase）会使用到的重要营养物质。

**凝胶阶段（Gel phase）**伴随介质酸度的增加，这时候组织的以太浓度过多、电子减少，同时几何尺寸减小。这是机体在进行积极的分解工作、并利用溶胶阶段所存储下来的能量的时候。

一个活着的机体与死亡的机体的不同之处，在于是否存在"自由意志（Free will）"。"自由意志"能在任意情况下主动提高分解代谢的过程，而不以"以太压力"变化为前提（当然，由于以太浓度和压力过低，分解代谢工作在机体合成的时期不会那么有效率）。这种"自由意志"可以在生命体遇到生命或生存的威胁时，让生命体主动运作，自己去寻找食物或者逃离一时的危险。"自由意志"的能量是通过使用在细胞代谢的微观周期所产生的以太压力振荡来进行累积的，此过程类似于使用设备为机体进行额外充电。例如在跳蚤的肌肉细胞中，以太振荡转换为能量的效率很高，所以当节肢弹性蛋白（Protein rezilin）从压缩状态被释放的时候，这种累积的势能可以让跳蚤的弹跳速度增速到 100G（宇航员也才经历增速 3～4G 而已）。

生命是不可能脱离以太压力的振荡而存在的。尽管有人远途旅行到地表以外的空间或者前往不同海拔的地区，这也只是改变了以太压力振荡的幅度，并会出现严重的健康问题。也就是说，人体基因组的振荡改变是为了适应地球表面以太压力变化而存在的。

生命机体与宇宙极为类似：

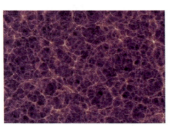 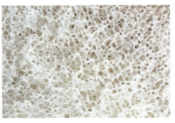

图 8-9　宇宙和人类镜下组织的相似性太令人吃惊了：左侧的图片是马克斯·普朗克天体物理研究所制作的宇宙模型，右侧的是镜下的人类骨组织

## 五、传统中医理论五行元素的起源以及元素每天的周期变化

日周期节律（太阳的日变化）能产生地球上几乎所有生物的代谢循环节律，它是最重要的生物节律。同时，这也是宇宙当中两股不同密度的以太交替变化的自然频率，记录着"23 小时 56 分 4 秒"这一革命性的地球自转周期。

让我们来研究一下这个日周期节律的形成机理。

在下图中展示了两个很重要的向量，一个是地球本身的自转向量，另一个是维持地球稳定在公转轨道上的向量。在经历被中医称为"火主（心包、三焦）"经络活跃的时候，重要向量的组合后指向方向会与地球部分重叠。因此火主经络在五行理论中应当占据特殊的位置。

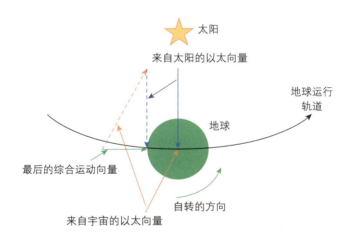

图 8-10 两种作用在地球上的以太向量，推动地球在轨道上运行的向量

在地球的物理表面存在绕地球并与之同步旋转的以太流，就如同小河上的船在前行时，在船的周围会有一层水伴随船一同前行。宇宙以太流与地球表面以太层流交汇后会产生不同的振荡频率谱，可以用多普勒效应（Doppler effect）[1]加以解释。当两种流动体相遇的时候（在蓝色、天蓝色区域），与减退频率的区域相比（下图里面的黄色、红色区域），它们会形成更高频率的场。

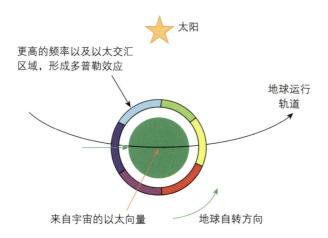

图 8-11 振荡频率的分布；在相交汇的以太流层遇见宇宙的以太向量

我们可以用几乎相同的机理来分析来自太阳的以太流与地球以太层流之间的相互作用。

在这两个几乎相对的以太流的共同作用下，形成了地球自转的向量以及推动地球在其公转轨道上运行的向量，这都是通过简单的物理合力的计算公式可以得出结果的。在轨道方向的最终以太合力的影响下，新的多普勒云谱产生了。

---

[1] 多普勒效应（Doppler effect）：多普勒效应是指物体辐射的波长因为光源和观测者的相对运动而产生变化，在运动的波源前面，波被压缩，波长变得较短，频率变得较高。在运动的波源后面，产生相反的效应，波长变得较长，频率变得较低，波源的速度越高，所产生的效应越大，根据光波红/蓝移的程度，可以计算出波源循着观测方向运动的速度。

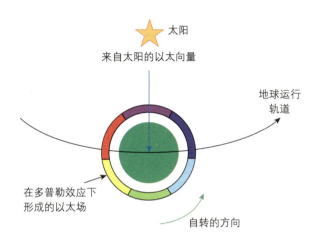

图 8-12　太阳以太向量影响下的地球表面多普勒现象

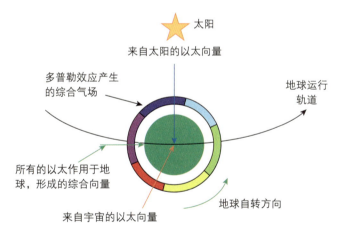

图 8-13　综合在两种以太向量作用下，地球表面以太场的变化

在上图当中我们可以观察到，震动波长的改变，是从最长波长的红色到最短波长的紫色。现在我们来研究一个很重要的概念——即传统中医哲学的五行理论，尤其是五行与三爻卦之间的关系。如下图所示：

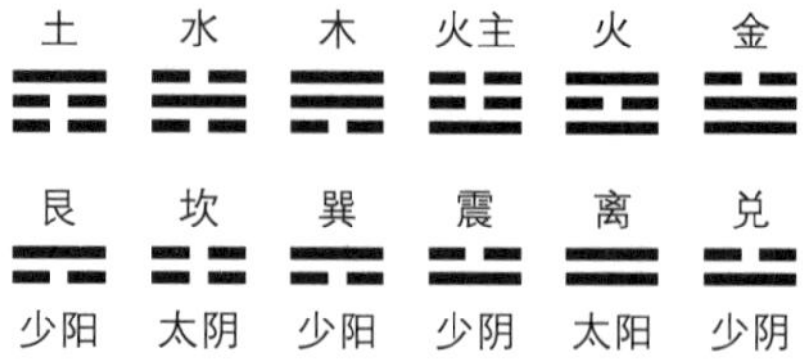

| 土 | 水 | 木 | 火主 | 火 | 金 |

艮　坎　巽　震　离　兑
少阳　太阴　少阳　少阴　太阳　少阴

图 8-14　五行和三爻卦之间的关系图

接下来我们会经常用到以下的五行缩写以及常用经络名的缩写：

木元素（Wood Element）：
阴木—肝—LR；
阳木—胆囊—GB；

火元素（Fire Element）：
阴火—心—HT；
阳火—小肠—SI；

土元素（Earth Element）：
阴土—脾—SP；
阳土—胃—ST；

金元素（Metal Element）：
阴金—肺—LU；
阳金—大肠—LI；

水元素（Water Element）：
阴水—肾—KI；
阳水—膀胱—BL；

火主元素（Fire-Minister Element）：

阴火主—心包—PC；

阳火主—三焦（血液）—TE。

回到三爻卦上，如莱布尼茨一样，我们先假设三爻卦只是普通的二进制数字，然后给每一个三爻卦赋予数字，当然我们需要遵守古老的中国哲学传统，从最下一爻开始往上读爻。当三爻都被用数字代替并按照数值进行排列的时候，我们可以看到基础元素从左到右，以相生的序列顺序出现：木生火，火生土，土生金，金生水，水生火主。如果我们假设卦的数值可能与颜色有关，那么我们可以得出下图：

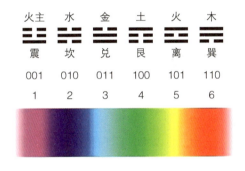

图 8-15　五行与光谱的关系

在中医哲学中"火主"占据特殊的位置，它代表着一个连接两个循环的纽带元素。卦的数值关系、元素的光谱波长让我们了解到中国五行元素的"真实颜色"，然后通过这些不同的特定振荡片段，能够让我们从信息层面更深刻地理解中国古代哲学。当然，**我们认为这些振荡的本质是以太密度的波动**。以太在振荡中作为"本神"，产生出"千变万化"的元素及元素间的关系，在中国道家思想中，这就是"一生二，二生三，三生万物"的道理。

我们现在所阐述的想法是用崭新的观念来诠释或解读中国现象哲学。虽然至此我们已经理解了"五行元素"不同颜色的来源，但仍有人质疑这众所周知的相关性是错误的，它或来自故意捏造，或者是古老高科技知识的退化，也可能是古今科学的杂合。

假设能量的流动是按照五行的"相生关系"、从木到火主元素、从长波长到短波长的顺序进行传播的，这就与从物理学角度所理解的局部空间的以太压力增大相吻合。这就像物理学理论中的向心力、重力（Gravity）是因为以太被拽到行星的中心而产生的原理一样。依照这样的理论可以推断，我们住在一个不断缩小的世界里。而这个宇宙空间的缩小，会产生"红移（Red shifting）"和"星系的退化"，我们就像站在爱丽丝梦幻奇遇记里的一个点上，人在缩小，周围的几何空间则在不断扩展、增大。

接下来，我们用中医针灸的属阴经络名称来代替相关的元素名称。之所以选择阴经，是因为阴经在人体中被称为"结构性存在"，是形成生命的基础。

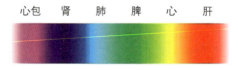

图 8-16 结构性的"阴"经络的颜色谱．

我们现在已经明确了有两股以太能量作用于地球，它们的活跃周期在一天中形成了一个循环，当我们结合多普勒频谱的颜色，我们就会得到一个完整的经络和五行"一日循环"的全景图：

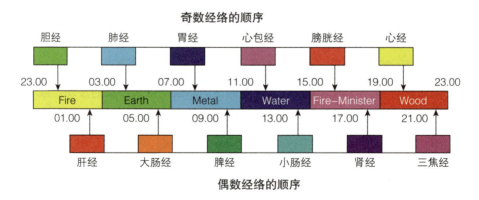

图 8-17 每天 12 经络时间循环颜色图谱

在上面这个图当中我们惊喜地发现，五行元素的颜色（中间一行）竟然是上下经络叠加之后形成的颜色，而针灸经络的颜色配比原理在前文已被提及。颜色叠加图谱可见图 8-18：

绿色 + 红色 = 黄色

绿松石色 + 黄色 = 绿色

蓝色 + 绿色 = 蓝绿色、绿松石色

紫色 + 绿松石色 = 蓝色

红色 + 蓝色 = 紫色

黄色 + 紫色 = 红色

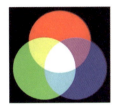

图 8-18　颜色叠加图谱

如此我们就可以把上图颜色的日循环画成以下的圆饼图：

就像你能看到的，每一条经络都和一个特定的频率相关，并且这些频率的产生都相应地来自地球每天的自转，它是生物体内代谢过程的生理节律的唯一原因。

以下是经络和颜色之间关联的文字描述：

红色对应于肝经（LR）、膀胱经（BL）的功能；

黄色对应于心经（HT）、大肠经（LI）的功能；

绿色对应于脾经（SP）、胆囊经（GB）的功能；

天蓝色（绿松石色）对应于肺经（LU）、小肠经（SI）的功能；

深蓝色对应于肾经（KI）、胃经（ST）的功能；

紫色对应于心包经（PC）、血液（三焦经–TE）的功能。

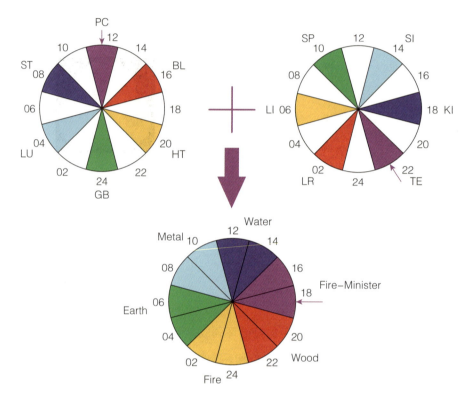

图 8-19　经络日循环五行颜色图谱

与传统的经络特性不同的是，在我们的这个体系当中，"阴火主"心包经在早上 11 点到下午 1 点之间（中医理论中为"心经"活跃时）处于活性状态，理由如下：

第一，火主元素在中医哲学的五行元素中占据很特殊的位置；

第二，从物理学的角度而言，计算宇宙角度的"中午"，其实是以太流从太阳中心垂直于地球表面进行冲击的时候，也就是时间和地点对应的"天文中午"

（以太流力从太阳系的中心发出，根据多普勒效应形成的振动活动经络模型）。

第三，由于振荡的波长是有分层和传递的，所以心包经的波长应该比心经的波长更短。这是由身体上经络位置的拓扑结构所证实的，真正的心包经在小指尾端结束，落在真正的心经的末尾，小指正常会比中指尖短一截。我们这样处理"阴火主心包经"的目的是打乱经络的名称，从而完成全天的经络循环可能，但是经络的本我依然是按照时间规律获得激活和保持平衡的。

所有的12种振荡同时在人体内发生，但每一条经络在全天都有一个特定的旺盛时间段。如果不考虑生命机体的情况，这一每天循环的振荡体现的正是以太密度变化的节律，这个节律创造了人体细胞合成与分解进程的振荡。如果因为某种原因，这个节律被打乱，那么人体细胞的合成与分解循环节奏也会被打断——细胞会因此失去整体代谢机能而死亡。衰老，正是由不断增加的死亡细胞所导致的，而这些死亡细胞是因为没有跟上"以太介质"的节奏。**只有自由和无限地接受以太能量，人体才能按照日周期的节律获得活力（生命力）。**

## 六、经络的振荡变化和六气能量的关系

让我们继续研究人体上与五行基础元素相关的针灸穴位（在不同的书上，它们被称为"传输通道""五腧穴""古栈道点"）。我们发现阴经的"风气穴"（属木）是距离人体中心，或者说距离"振荡中心"最远的穴位。其他元素的经络气穴离振荡中心更近，这样可以减短它们的波长，由此才能进入五行相生关系的循环（热、湿、风、燥、寒）。阳经的穴位在振荡中心的传递下也符合这种顺序，但它们是起自距离中心最远的燥气穴（金元素），这揭示了在阴经和阳经之间存在代谢循环。

我们已明确，在与振荡中心距离相同的情况下，波长变化不大。因此我们进一步把类似波长的点用相同的颜色联系起来，它们都与振荡中心有着极为相近的距离。

因此，我们可以将阴、阳经络的振荡关系总结如下：

阴水—阴寒气，肾经（KI）—蓝色（蓝色箭头）对应阳土—阳湿气，胃经（ST）；

阴金—阴燥气，肺经（LU）—天蓝色（天蓝色箭头）对应阳火—阳热气，小肠经（SI）；

阴土—阴湿气，脾经（SP）—绿色（绿色箭头）对应阳木—阳风气，胆经（GB）；

阴火—阴热气，心经（HT）—黄色（黄色箭头）对应阳水—阳寒气，膀胱经（BL）；

阴木—阴风气，肝经（LR）—红色（红色箭头）对应阳金—阳燥气，大肠经（LI）。

通过以上总结，我们发现在规律当中有一个疑点仍没有得到解决，如果我们按照颜色的频率光谱顺序来排列经络旺盛时间的话（参见前文经络日循环五行颜色图谱），大肠经和膀胱经的颜色在这里是"有问题"（confused）的，这会导致我们对前文五腧穴的排列方式产生质疑。

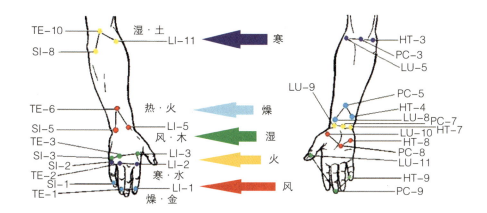
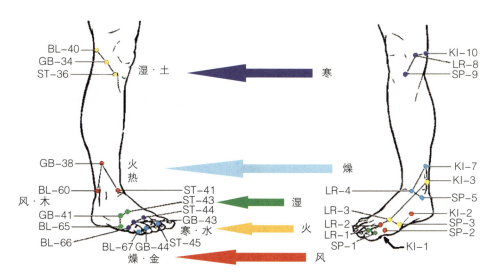

图 8-20　比较阴、阳经上穴位点的振荡频率，请注意"热"属性的穴位和心包经都在传统位置上，但是我们会对总结的名称做出改变，原因已在前文中提及

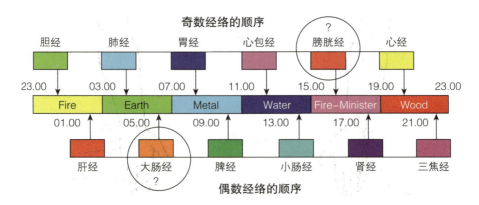

图 8-21 经络颜色图谱中的疑点

我们查询了一种叫作"子午流注"的针灸体系，其中对阴阳的组成元素循环另有阐释：

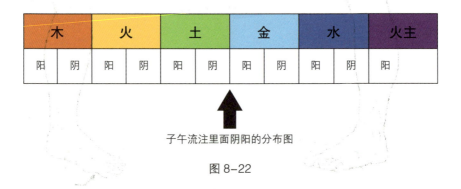

子午流注里面阴阳的分布图

图 8-22

通过将多普勒光谱与上图进行比较，我们可以将图 8-21 的阴阳序列和图 8-22 的子午流注序列图进行结合，形成图 8-23：

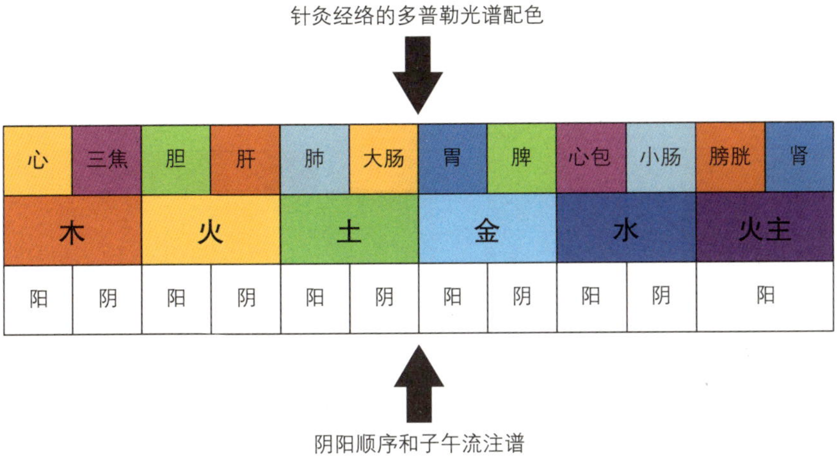

针灸经络的多普勒光谱配色

| 心 | 三焦 | 胆 | 肝 | 肺 | 大肠 | 胃 | 脾 | 心包 | 小肠 | 膀胱 | 肾 |
|---|---|---|---|---|---|---|---|---|---|---|---|
| 木 | | 火 | | 土 | | 金 | | 水 | | 火主 | |
| 阳 | 阴 | 阳 | 阴 | 阳 | 阴 | 阳 | 阴 | 阳 | 阴 | 阳 | |

阴阳顺序和子午流注谱

图 8-23　阳奇数序列的经络：心—胆—肺—胃—心包—膀胱
阴偶数序列的经络：三焦—肝—大肠—脾—小肠—肾

因此，阴和阳的基础元素组合成为"子午流注"，我们可整理成为下图：

| 白天时间 | 元素 | 阳性部分的元素，子午流注表中气的名称；每天循行的经络色谱中名字和颜色 | 阴性部分的元素，子午流注表中气的名称；每天循行的经络色谱中名字和颜色 |
|---|---|---|---|
| 19－21 | 木—风 | 风阳气<br><br>黄色，心经 | |
| 21－23 | | | 风阴气<br><br>紫色，三焦经 |
| 23－01 | 火—热 | 热阳气<br><br>绿色，胆经 | |
| 01－03 | | | 热阴气 |

续表

| 白天时间 | 元素 | 阳性部分的元素，子午流注表中气的名称；每天循行的经络色谱中名字和颜色 | 阴性部分的元素，子午流注表中气的名称；每天循行的经络色谱中名字和颜色 |
|---|---|---|---|
| | | | 红色，肝经 |
| 03–05 | 土—湿 | 湿阳气<br><br>天蓝色，肺经 | |
| 05–07 | | | 湿阴气<br><br>黄色，大肠经 |
| 07–09 | 金—燥 | 燥阳气<br><br>蓝色，胃经 | |
| 09–11 | | | 燥阴气<br><br>绿色，脾经 |
| 11–13 | 水—寒 | 寒阳气<br><br>紫色，心包经 | |
| 13–15 | | | 燥阴气<br><br>天蓝色，小肠经 |

图 8-24　子午流注图

下图中，我们可以总结出每条阴阳经络之间的五腧穴颜色（频率）：

| 五腧穴类别 | 子午流注中的气和在阴经络的每日循环的颜色 | 子午流注中的气和在阳经络的每日循环的颜色 |
|---|---|---|
| 井穴—井 | 风—紫色 | 燥—蓝色 |
| 荥穴—泉 | 热—红色 | 寒—紫色 |
| 输穴—溪 | 湿—黄色 | 风—红色 |
| 原穴（阳经） |  | 温—黄色 |
| 经穴—河 | 燥—绿色 | 热—绿色 |
| 合穴—海 | 寒—天蓝色 | 湿—天蓝色 |

图 8-25　五腧穴与频率振荡之间的关系

图 8-25 表明了在子午流注的顺序当中，阴经和阳经振荡频率之间的物理关系。如此一来，我们对频率分段就没有任何疑问了，上图的表格完全揭示了五腧穴的组成。我们可以看到，奇数经络的寒气和湿气，偶数经络的燥气和热气是共振的（它们有着同样的颜色和频率）。但在更多的片段当中，这种关联并不存在。我们可以明确的是，在子午流注顺序当中，偶数振荡（阴）经络比奇数振荡（阳）经络频率更低。当奇数（阳）经已经完整经历了整个的颜色循环，偶数（阴）经才改变了五种颜色的更替。

另外，在图 8-25 中，我们可以推测出气和特殊频率（颜色）的关系。某种特殊的气可以产生特殊的五行元素，并进入人体能量循环。在图 8-25 中也可以看出，每一种元素会被前一种元素的振荡所激活（这恰好是我们熟知的五行"母生子"关系）。

## 七、五腧穴的正确用法

遗憾的是，目前尚无成文、严格的选穴方法。只有已知的几本书提到，应该在每天经络能量循环的某一具体时间选择对应的特定经络上的穴位进行治疗。这能够极大减少我们的尝试次数，帮助我们直接找到正确的治疗方案。但是在大多数的临床案例中，医者很少通过这种推演想象来确定穴位，更很少将针灸治疗与扎针当下的宇宙时间进行对应。

几乎所有的执业针灸师都知道穴位与其可治疗疾病之间的对应关系。可是只有很少的针灸师知道人体内元素的振荡顺序，现在让我们将这个空白填补起来。

在子午流注中，我们有奇数（阳）经和偶数（阴）经序列。子午流注里奇数和偶数经络的序列顺序与阴经、阳经每天的巡行顺序相关。因此，我们有四种相关的"五腧穴"点：

在子午流注里顺序中，奇数序列（阳）经在一天中有两种阴阳经络的循环方式（参见图8-26）。

| 五腧穴的类型 | 气，颜色和每日子午流注"奇数序列循环"当中阴经的名称（膀胱、心、胆、肺、胃、心包）表1 | 气，颜色和每日子午流注"奇数序列循环"当中阳经的名称（膀胱、心、胆、肺、胃、心包）表2 |
|---|---|---|
| 井穴—井 | 阴气—紫色—心包经—PC | 阳燥—蓝色—胃经—ST |
| 荥穴—泉 | 阴热—红色—膀胱经—BL | 阳寒—紫色—心包经—PC |
| 输穴—溪 | 阴湿—黄色—心经—HT | 阳风—红色—膀胱经—BL |
| 原穴（阳经） |  | 阳温—黄色—心经 |
| 经穴—河 | 阴燥—绿色—胆经—GB | 阳热—绿色—胆经—GB |
| 合穴—海 | 阴寒—天蓝色—肺经—LU | 阳湿—天蓝色—肺经—LU |

图 8-26

同样的，我们将相应的偶数阴经络序列循环与五运六气的关系作图如下：

| 五腧穴的类型 | 气，颜色和每日子午流注<br>"偶数序列循环"当中阴经的名称<br>（肝、大肠、脾、小肠、肾、三焦）<br>表3 | 气，颜色和每日子午流注<br>"偶数序列循环"当中阳经的名称<br>（肝、大肠、脾、小肠、肾、三焦）<br>表4 |
|---|---|---|
| 井穴—井 | 阴风—紫色—<br>三焦经—TE | 阳燥—蓝色—<br>肾经—KI |
| 荥穴—泉 | 阴热—红色—<br>肝经—LR | 阳寒—紫色—<br>三焦经—TE |
| 输穴—溪 | 阴湿—黄色—<br>大肠经—LI | 阳风—红色—<br>肝经—LR |
| 原穴（阳经） |  | 阳温—黄色—<br>大肠经 |
| 经穴—河 | 阴燥—绿色—<br>脾经—SP | 阳热—绿色—<br>脾经—SP |
| 合穴—海 | 阴寒—天蓝色—<br>小肠经—SI | 阳湿—天蓝色—<br>小肠经—SI |

图 8-27

或者可以将以上的颜色分布做成下面的日循环图（图 8-28）：

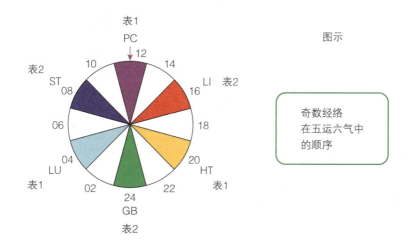

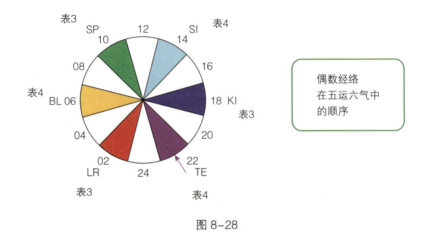

图 8-28

为使读者便于理解每日的经络循环，我们将上述图示以文字形式加以总结（见图 8-29）：

| 经络名称<br>简称，当旺之时 | 穴 位 | | | | | |
|---|---|---|---|---|---|---|
| | 井穴<br>井 | 荥穴<br>泉 | 输穴<br>溪 | 原穴 | 经穴<br>河 | 合穴<br>海 |
| 胆经<br>GB, 23-01 | GB-44<br>ST | GB-43<br>PC(↑) | GB-41<br>BL | GB-40<br>HT | GB-38<br>GB(↓) | GB-34<br>LU |
| 肝经<br>LR, 01-03 | LR-1<br>TE | LR-2<br>LR(↓) | LR-3<br>LI | | LR-4<br>SP | LR-8<br>SI(↑) |
| 肺经<br>LU, 03-05 | LU-11<br>PC | LU-10<br>BL | LU-9<br>HT(↑) | | LU-8<br>GB | LU-5<br>LU(↓) |
| 大肠经<br>LI, 05-07 | LI-1<br>KI | LI-2<br>TE(↓) | LI-3<br>LR | LI-4<br>LI | LI-5<br>SP | LI-11<br>SI(↑) |
| 胃经<br>ST, 07-09 | ST-45<br>ST(↓) | ST-44<br>PC | ST-43<br>BL | ST-42<br>HT | ST-41<br>GB(↑) | ST-36<br>LU |
| 脾经<br>SP, 09-11 | SP-1<br>TE | SP-2<br>LR(↑) | SP-3<br>LI | | SP-5<br>SP(↓) | SP-9<br>SI |

续表

| 经络名称<br>简称，当旺之时 | 穴 位 | | | | | |
|---|---|---|---|---|---|---|
| | 井穴<br>井 | 荥穴<br>泉 | 输穴<br>溪 | 原穴 | 经穴<br>河 | 合穴<br>海 |
| 心包经（这是心经的位置，在目前的解释）<br>PC, 11–13 | HT-9<br>PC(↑) | HT-8<br>BL | HT-7<br>HT(↓) | | HT-4<br>GB | HT-3<br>LU |
| 小肠经<br>SI, 13–15 | SI-1<br>KI | SI-2<br>TE | SI-3<br>LR(↑) | SI-4<br>LI | SI-5<br>SP | SI-8<br>SI(↓) |
| 膀胱经<br>BL, 15–17 | BL-67<br>ST(↑) | BL-66<br>PC | BL-65<br>BL(↓) | BL-64<br>HT | BL-60<br>GB | BL-40<br>LU |
| 肾经<br>KI, 17–19 | KI-1<br>TE(↓) | KI-2<br>LR | KI-3<br>LI | | KI-7<br>SP(↑) | KI-10<br>SI |
| 心经（这是心经的位置，在目前的解释）<br>HT, 19–21 | PC-9<br>PC(↑) | PC-8<br>BL | PC-7<br>HT(↓) | | PC-5<br>GB | PC-3<br>LU |
| 三焦经<br>TE, 21–23 | TE-1<br>KI | TE-2<br>TE | TE-3<br>LR(↑) | TE-4<br>LI | TE-6<br>SP | TE-10<br>SI(↓) |

图 8-29

在图 8-29 当中可以看到，每一条经络都是在特定的其他经络之间，根据日循环的互相协作所产生的影响而发生变化的，所有经络都可以分为子午流注的奇数和偶数系统顺序。在这里有意思的是，阳经的原穴和阴经的输穴一样都是"黄色"的振荡频率，并且它们和心经、大肠经的能量相关：这些振荡在经典中医中被称为"元气"，而且它们会与心脏的振动相关是合乎逻辑的（因为心脏是人体的振荡中心）。

通过将五腧穴与经络联系起来，只要找到特定经络的"当旺时"，我们就有可能用直接或者间接的方式，调整和平衡任何一条经络。在具体治疗时，必须严格遵守以下两条原则：

**第一条原则**：某条经络的五腧穴必须严格在其当旺时选取应用。

**第二条原则**：选穴的时候应该应用五行原理，以使选穴符合与经络相关的五行属性：

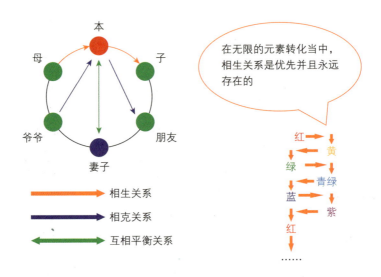

图 8-30　五行关系表（五种元素振荡模式间的关系）

如果你站在任何一个颜色的角度，用"我"的视角来观察下列关系：

相生关系：

A.（"我"）会被前一种颜色所增强（母）；

B.（"我"）会增强后一种颜色（子）。

相克关系：

A.（"我"）被某种颜色抑制（爷爷），这个元素"生"了我的母亲；

B.（"我"）抑制某种颜色（朋友），这个元素跟在我儿子的后面。

相互平衡——如果（"我"）更强大，那么妻子会变得更弱，反过来亦如此。在五行传统的五角星结构之上，"我"和"妻子"创造出了另一个常见的元素。

当你用五行的方法来运用五腧穴时，基于经络能量的增长和消退的规律来扎针是非常重要的。比如说，下面这张图表述了心包经（PC）能量增长与消退的振荡规律。如果要增加心包经的活性，在凌晨 1 点到上午 12 点之间扎针是最有效的；如果要抑制心包经的活性，就只能在下午 1 点到晚上 12 点之间扎针，以此类推。反之，如果在下午 1 点到晚上 12 点之间增加并活化心包经能量，或者在凌晨 1 点到上午 12 点之间抑制心包经能量，就会使心包经代谢紊乱，进而导致人体整体生命能量振荡频率降低。

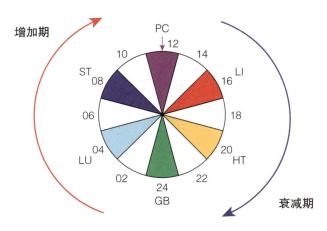

图 8-31　能量应在增加期提升，在下降期会回落到原点

以上定律适用于处于日循环当中的任何一条 12 经络。

## 八、可以用多普勒定律来解释基础元素形成的更多证据

基础元素和经络的多普勒模型之间的关联到底存有多大可信度，我们可以

通过以下三项物理定律进一步加以证明：

## （一）第一条定律

地球上第一个舒曼共振的频率是 7.83 赫兹，它会与太阳光谱中可见光的频率产生共振，所产生的共振区域就是绿色光区。在我们的模型当中，绿色和阴土元素（脾）以及阳风元素（胆囊）相关。

$7.83Hz=C/(\lambda*246)$

在公式当中：

$C=299\ 792\ 458\ m/s$ 是光速，$\lambda=0.000\ 000\ 544\ m$ 是绿色可见光区域中心的波长，246 是八度分形因子。

而在中国传统哲学中，土元素恰恰是一个相当特殊的元素。在五行模型中，其他四种元素都是围绕着土元素相生和运化的。

## （二）第二条定律

美国著名科学家理查德·费曼（R.Feynman）在其一篇有关物理学的文章中的第九章里提到"大气层的电流"，从第一段"大气电场电位梯度"开始，我们摘录如下：

"整个电流（在大气当中——作者注）会上下波动15%，在伦敦时间下午7点达到峰值。有一个很奇特的现象是无论你在哪里测量该电流——在大西洋、太平洋或是北冰洋——这个峰值都出现在伦敦时间晚上7点整，而最小值出现在伦敦时间早上4点钟。换言之，我们可以说大气电流似乎和整个地球的'绝对时间'有关，而非观察点的区域时间。"

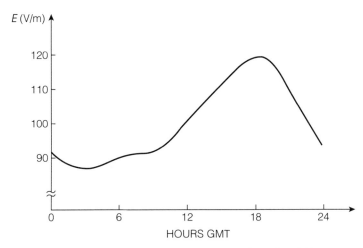

图 8-32　大气当中的电位变化表（以伦敦时间计算）

尽管在当时这个现象让理查德·费曼百思不得其解，但现在我们已经可以解释这个现象了。由元素的多普勒模型可知，下午 6 点钟"以太流"的向量是让地球沿着公转轨道方向运行。自然情况下以太压力峰值的形成来自以太向量。增加的"以太压力"会替换空间介质内的电子、增加介质的抗性，同时增加大气中两个垂直点之间的电位。

以太流的波动周期是格林尼治标准的一天时间，最大波幅出现在每天的 19：00。当以太波在我们模型当中的下午 6 点和现实物理世界中的下午 7 点之间变化时，提示以太波长作用于地球所对应的真正子午线，其位置应为英国伦敦以西。

令人吃惊的是，这正与真正的零子午线位置相重叠：如果我们仔细研究 1595 年的默卡多（Mercado）老地图，我们会发现零子午线穿过冰岛的西部（目前它的经度为 17°59′12″W）。一小时的地球自转对应 15 度的恒星坐标分，这实际上相当于当以太波到达冰岛时，刚好是当地时间下午 6 点，这与我们的模型完全吻合！

值得注意的是，默卡多老地图是建立在古老的文献基础之上，显然是历经了之前文明灾难的公元 14 世纪所遗留下来的。

众所周知，在 14 世纪时有一位非常有名的奥地利历史文化研究者伊冈·福利得尔（Egon Friedell），在他的书当中将"Kulturgeschichte der Neuzeit"（德语，意为现代文化史）称为"最后的重创"（The Last Great Shock），它始于文艺复兴时期，由幸存的近代人类所创立。显然，文艺复兴时期的技术天才达·芬奇（Leonardo Da Vinci）是站在之前文明坚实的基础技术知识之上进行创作的。即使是如设定零子午线这样具体的事实也能表明，之前的古老文明远比现在的人类文明更强大和先进。古老科学知道以太的存在，并顺应自然，将以太纳入当时的制图和天文学中。

### （三）第三条定律

这与前文对费曼的文章的引用是同一个内容——在伦敦时间早上四点钟是电子电位最低的时候。如果我们将这个时间转换为真实的宇宙时间（这个宇宙时间的零子午线是在冰岛），则为早上五点钟。这个早上五点钟在我们的多普勒模型当中对应着土元素的中心——这个中心刚好对应着最低的以太压力和最大的还原过程（电子过剩）——在传统中医学中对应的是"阴盛"时期。

## 九、萨摩科斯基提出的电解质宏单元

俄罗斯的亚历山大·萨摩科斯基（Alexander Samokhotsky，1890～1986）

是一位外科医生，他通过长时间的临床经验积累发现任何疾病都可以用四种电解质元素（Macroelements，后被称为"电解质宏单元"）进行有效的治愈：钾、钙、镁、钠。如果不考虑疾病的种类，仅仅检测患者血液里这四种元素的水平，并开具四种元素的混合处方，在大多数情况下都可以迅速治愈患者。

某次萨摩科斯基听取建议，尝试用中国哲学来找到这些电解质宏单元之间的关系。在五行中，有两个主要元素（火主元素和土元素）被排除在对照的多普勒模型外：它们分别对应 $H^+$ 和电子浓度的极性水平（火主表明有多余的 $H^+$，土元素表明有多余的电子）。

为了找到 $Ca^{2+}$（钙），$Mg^{2+}$（镁），$K^+$（钾）和 $Na^+$（钠）与基础元素的关系，我们在"巴尔默系列可见太阳光谱"中研究了这四种电解质元素的光谱吸收发射能量，由此我们发现这四种电解质元素与基础元素之间的关系是：

火主——氢离子过多；

土——电子过多（或 OH，与自由基）；

木——钙元素；

火——钾元素；

金——镁元素；

水——钠元素。

让我们来解释一下其中的原理：

**氢元素：**

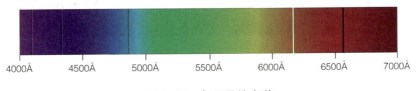

图 8-33　氢原子的光谱

钾元素：

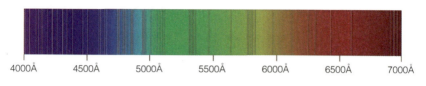

图 8-34　钾原子的光谱

钠元素：

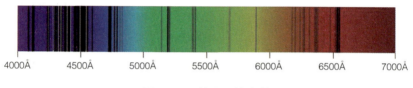

图 8-35　钠原子的光谱

镁元素：

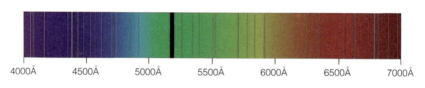

图 8-36　镁原子的光谱

钙元素：

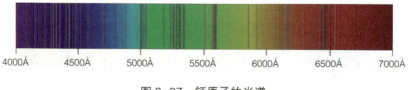

图 8-37　钙原子的光谱

如果我们将这些光谱图柔化并用线性方式呈现的话，它们会形成下图：

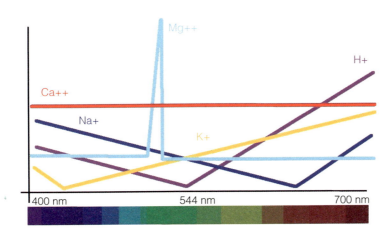

图 8-38　四元素能量光谱柔化后能量谱对比

氢元素光谱线条在绿色多普勒谱区域呈现出一个下降的趋势，之后开始不断升高到色谱边缘，升高的这一段就是逐渐靠近紫色区域的时间段，说明在这个区域内，酸性是不断增加的。故氢元素和三焦（血）经、心包经相关。

钾元素光谱线条在短波区域（蓝色区域）振荡能量降低。中等能量区域是黄色区域，在前文中我们已经证明了黄色区域和火主经络相关；而最低的能量振荡区域是蓝色区域，它与水元素相关。在每日循环中，火元素与水元素的光谱互为对抗，这一图形证实了其物理基础。故钾元素和心经、大肠经相关。

钠元素光谱线条与钾元素相对，它是短波光谱区域内的最大值，也即蓝色光谱区域是钠元素的能量最高值区域，然而钠元素的能量最低值出现在黄色区域。在前文中我们已经证明了蓝色和水元素相关，而与它相对的正是黄色区域，对应着火。故钠元素和肾经、胃经相关。

镁元素光谱线条有着非常陡的高值峰，出现在从绿色转变到蓝色的过程中。其他光谱部分都是平线。以笔者的观点看，将自然界四种元素与四种电解质元素（钾、钙、钠、镁、氢离子与氢氧离子）建立关系，这条镁元素的曲线就类似五行之中的金元素。故镁元素和肺经、小肠经相关。

钙元素光谱线条是一条平直的线，没有光谱峰值，只是一条平均的能量曲线。它的这一特性与木性相合。基于这种关系，我们可以提出至少两个论点：a. 众所周知，镁和钙之间存在代谢互为抑制的关系，并且在光谱图形中，我们可以看到镁和钙存在某些形式上的相对性——镁元素的爆发集中在窄谱带，而钙元素在整个光谱中都在散射能量（数值均衡且高）；b. 在传统中医的哲学模型中，木元素（风气）负责人体的运动，而钙离子在人体内直接参与肌肉收缩过程（相反的，镁离子则是负责促进肌肉放松）。故钙和肝经、膀胱经相关。

# 参考文献

## 第一章

Alberti, A., Pirrone, P., Ella, M., Warning, R., and Romano, C. (1999). Sulphation deficit in 'low-functioning' autistic children: A pilot study. . 46: 420-424.

American Academy of Pediatrics. (1998). Position paper: Auditory integration training and facilitated communication for autism. (RE9752). *Pediatrics*. 102: 431-433.

Andersson, G.B.J., Lucente, T., Davis, A.M., Kappler, R.E., Lipton, J.A., & Leurgan, S. (1999). A comparison of osteopathic spinal manipulation with standard care for patients with low back pain. *N. Engl. J. Med*. 341: 1426-1431.

Astin, J.A. (1998). Why patients use alternative medicine. *JAMA*. 279: 2303-2310.

Baldwin, C.M., Long, K., Kroesen, K., et al., (2002). A profile of military veterans in the Southwestern United States who use complementary and alternative medicine. *Arch Intern Med*. 162: 1697-1704.

Brokaw, J., Tunnicliff, G., Raess, B. et al., (2002). The teaching of complementary and alternative medicine in US medical schools: A survey of course directors. *Academic Medicine*. 77（9）. 876-881.

Buck, T. Baldwin, C.M. & Schwartz., G.E. (2005). Influence of worldview on health care choices among persons with chronic pain. *The Journal of Alternative and Complementary Medicine*. 11（3）. 561-568.

Byrd, R. (2002). Report to the Legislature on the Principal Findings from the Epidemiology of Autism in California: A Comprehensive Pilot Study. M.I.N.D. Institute, University of California, Davis, CA.

Capra, F. (1982). The turning point: Science, society, and the rising culture. Bantam books:

Toronto.

Castiglioni, A. (1934). Neo-Hippocratic tendency of contemporary medical thought. Medical Life, XLI, No. 3, 115-146.

Cherkin, D.C., Eisenberg, D.M., Sherman, K.J., Barlow, W., Kaptchuk, T.J., Street, J. et al. (2001). Randomized trial comparing Traditional Chinese Medical acupuncture, therapeutic massage, and self-care education for chronic low back pain. *Arch Intern Med*.161: 1081-1088.

Conboy, L., Patel, S., Kaptchuk, T., Gottlieb, B., Eisenberg, D., & Acededop-Garcia, D. (2005). Sociodemographic determinants of the utilization of specific types of complementary and alternative medicine: An analysis based on a nationally representative survey sample. *The Journal of Alternative and Complementary Medicine*.11 (6): 977-994.

Cook, E. (1988). Genetics of autism.*MRDD Res. Rev.*4: 113-120.

Coulter, H. (1994). Divided Legacy: A History of the Schism in Medical thought. Vol. 1. The Patterns Emerge: Hippocrates to Paracelsus. Washington, D.C.: Center for Empirical Medicine.

Crevier-Buchman, L., Laccourreye, O., Papon, J.F., Nurit, D., Brasnu D., (1997). Adductor spasmodic dysphonia: case reports with acoustic analysis following botulinum toxin injection and acupuncture. *J. Voice*. 11: 232-237.

DDS (Department of Developmental Services). (1999). Changes in the Population of Persons with Autism and Pervasive Developmental Disorders in California's Developmental Services System: 1987-1998. A Report to the Legislature March 1, 1999. California Health and Human Services Agency, Sacramento, CA.

Dossey, L. (2003). Samueli conference on definitions and standards in healing research: Working definitions and terms. *Alter Therapy*. 9: A10-A12.

Drug Topics Red Book 2000. Montvale, N.J.: Medical Economics Company.

Dubos, R. (1987). Mirage of Health: Utopias, Progress and Biological Change. Newark: Rutgers University Press.

Eisenberg, D.M., Kessler, R.C., Foster, C. et al., (1993). Unconventional medicine in the United States. *N Engl. J. Med*. 328: 246-252.

Eisenberg, D.M., Davis, R.B., Ettner, S.L., et al. (1998). Trends in alternative medicine use in the United States, 1990-1997.*JAMA*. 280 (18): 1569-1575.

Elder, N.C., Gillcrist, A. & Minz, R. (1997). Use of alternative health care by family practice patients. *Arch Fam Med*.6: 181-184.

Emerson-Lombardo, N.E., McManus, C., Xu, G., Sheridan, P & Hohnstein, J. (2001). Acupuncture as treatment for anxiety and depression in persons with dementia: Results of a feasibility and effectiveness study. *Alzheimer's Care Quarterly*.2 (4): 28-41.

Engel, G.L. (1982). The Biopsychosocial Model: Extending the Scope of Scientific Medicine. Critical Issues in Behavioral Medicine. Philadelphia: J. B. Lippincott.

Feng, L. (1988). Effect of emitted Qi on human carcinoma cells. In: *Proceedings from the First World Conference for Academic Exchange of Medical Qigong in Beijing*, China. Beijing.

Fernandez, C. V., Stutzer, C. A., MacWilliam, L., Fryer, C. (1998). Alternative and complementary therapy use in pediatric oncology patients in British Colombia: Prevalence and reasons for use and nonuse.*J. Clin Oncol*.16 (4): 1279-1286.

Folio, M. and Fewell, R. (2000). *Peabody Developmental Motor Scales*, Second Edition (PDMS-2). Pro-ed, Austin, Texas.

Fruehauf, H. (1998). Chinese Medicine in crisis: science, politics and the making of TCM. *California J. of Oriental Medicine*. 10 (1): 26-29.

Geller, G. & Warren, L. (2004). Toward an optimal healing environment in pediatric rehabilitation. *The J. of Alternative and Complementary Medicine*. 10 (1): S179-192.

Gould, K.L., Ornish, D., Scherwitz, L., Brown S., Ederns, R.P., Hess, M.J., et al. (1995). Changes in myocardial perfusion abnormalities by positron emission tomography after long-term intense risk factor modification.*JAMA*. 274: 894-901.

Grootenhuis, M.A., Last B.F., de Graaf-Nijkerk, J.H. & van der Wel M. (1998). Use of alternative treatment in pediatric oncology. *Cancer Nurs*. 21 (4): 282-288.

Gupta, S. (2000). Immunological treatment for autism.*J. Autism Dev Disord*. 30: 475-479.

Hain, T., Fuller, L, Weil, L., Kotsias, J. (1999). Effects of Tai Chi on balance. *Arch otolaryngol Head Neck Surg*. 125: 1191-1195.

Halvorson, G. & Isham, G. (2003). Epdidemic of Care: *A call for safer, better and more accountable health care*. Jossey-Bass: San Francisco, CA.

HealthPartners. (2001). Thalamic Stimulation for Essential Tremor or Parkinson's Disease. Internal report (Minneapolis: Health Partners, Mar.2).

Hefler, S. et al., (2002). Health Spending Projections for 2001-2011: The Latest Outlook. Health Affairs (Mar.-Apr.). 207-218.

Horvath, K., Papadimitriou, J., Rabsztyn, A., Drachenberg, C. & Tildon, J. (1999). Gastrointestinal abnormalities in children with autistic disorder. *J. Pediatr*. 135: 533-535.

Hurth, J., Shaw, E., Izeman, S.G. et al., (1999). Areas of agreement about effective practices among programs serving young children with autism spectrum disorders. *Inf Young Child*. 12: 17-26.

Hyman, S.L., & Levy, S.E. (2000). Autistic spectrum disorders: when traditional medicine is not enough. *Coutemp Pedistr*. 17: 101-116.

Iwasaki, K., Kobayashi, S., Chimura, Y., et al. (2004). Effects of the Chinese herbal medicine 'ba wei di huang wan' in the treatment of dementia: a SPECT cerebral blood flow examination and a randomized, double-blind, placebo-controlled clinical trial for cognitive function and ADL. *Geriatrics and Gerontology International*. 4: S124-S128.

Jennings, B. (1993). Healing the self: the moral meaning of relationships in rehabilitation. *Am J. Phys Med Rehabil*. 72: 401-404.

Jianfei C., Meifang, Y & Jia W. (1988). Hemorrheological study on the effect of acupuncture in treating cerebral infarction. *J. of Traditional Chinese Medicine*. 8 (3): 167-172.

Kaptchuk, T.J. and Eisenberg, D. M. (2001a). Varieties of healing: 1. Medical pluralism in the United States. *Ann Intern Med*. 135 (3), 189-195.

Kaptchuk, T.J. and Eisenberg, D.M. (2001b). Varieties of healing: 2. A taxonomy of unconventional healing practices. *Ann Intern Med*. 135 (3), 196-204.

Klinger, L. & Dawson, G. (1996). *Child Psychopathology*. Guilford, New York.

Kohn, L., Corrigan, J., Donaldson, M. (Eds). (1999). To Err is Human: Building a Safer Health System. Washington, D.C.: National Academy Press.

Krauss, H., Godfrey, C., Kirk, J., & Eisenberg, D.M. (1998). Alternative health care: Its use by individuals with physical disabilities. *Archives of Physical Medicine and Rehabilitation*. 79: 1440-1447.

Kroesen, K., Baldwin, C.M., Brooks, A.J. & Bell, I.R. (2002). U.S. military vaterans' perceptions of the conventional medical care system and their use of complementary and alternative medicine. *J. Fa Pract*. 19: 57-64.

Krug, D., Arick, J., & Almond, P. (1980a). *Autism Screening Instrument for Educational Planning*. ASIEP Educational Co., Portland, OR.

Krug, D., Arick, J., & Almond, P. (1980b). Behavior checklist for identifying severely handicapped individuals with high levels of autistic behavior. *J. Child Psychol*. 21: 221-229.

Lazarou, J., Pomeranz, B. & Corey P. (1998). Incidence of adverse drug reactions in hospitalized patients. JAMA. 279: 1200-1205.

Leape, L., (1992). Unnecessary Surgery. Annu. Rev. Public Health. 13: 363-383.

Lee, L, Daughton, S, Scheer, S., Stemple, J.C., Weinrigh B., et al. (2003). Use of acupuncture for the treatment of adductor spasmodic dysphonia: a preliminary investigation. *J. Voice*.17 (3). 411-424.

Linde, K. Ramirez., G., Murow, C.D., Pauls, A., Weiderhammer, W., & Melchart, D. (1996). St John's wort for depression-an overview and meta-analysis of randomized clinical trials. *BMJ*. 313: 253-258.

Levy, S.E. & Hyman, S.L. (2002). Alternative/complementary approaches to treatment of children with autistic spectrum disorders. *Inf Young Children*. 14 (3): 33-42.

Ma, X.P. & Zhang, Y.T. (1995). Needling three pairs of paravertebral points in treating cerebral palsy: a clinical observation of 72 cases. *Int J Cli Acupunct*. 6 (3): 275-278.

National Institute of Health, National Center for Complementary and Alternative Medicine Web site (2006). http://nccam.nih.gov/news/camsurvey_fs1.htm. Accessed on Oct. 15, 2006.

Naeser, M. (1997). Neurological rehabilitation: Acupuncture and laser acupuncture to treat paralysis in stroke, other paralytic conditions and pain in carpal tunnel syndrome. *The Journal of Alternative and Complementary Medicine*. 2 (1): 211-248.

Nickel, R.E. (1996). Controversial therapies for young children with developmental disabilities. *Inf Young Child*. 8 (4): 29-40.

Norred C.L., Zamudio, S., Palmer, S.K. (2000). Use of complementary and alternative medicines by surgical patients. *AANAJ*. 68 (1): 13-18.

Oishi, M., Mochizuki, Y. & Takasu, T., et al. (1998). Effectiveness of traditional Chinese medicine in Alzheimer disease. *Alzheimer Dis. Associ. Disord*. 12: 247-250.

Paramore, L.C. (1997). Use of alternative therapies: Estimates from the 1994 Robert Wood Johnson Foundation National Access to Care Survey. *J. Pain Sym Mana*. 13: 83-89.

Pelletier, K. (2000). The Best Alternative Medicine. New York: Simon & Schuster.

Pepper, S.C. (1961). *World Hypotheses/A Study in Evidence*. Berkeley: University of California Press. (reprinted from 1942).

Perlman, A.I., Eisenberg, D.M., Panush, R.S. (1999). Talking with patients about alternative and complementary medicine. *Rheum Dis Clin North Am*. 25（4）: 815-822.

Philipp, M., Kohnen, R. & Hiller, KOO.（1999）. Hypericum extract versus imipramine or placebo in patients with moderate depression: Randomized multicentre study of treatment for eight weeks. *BMJ*. 319: 1534-1539.

Phillips, D., Christenfeld, N. & Glynn, L.（1998）. Increase in US medication error deaths between 1983 and 1993. Lancet. 351: 643-644.

Pittler, M.H. & Ernst, E.（2000）. Efficacy of kava extract for treating anxiety: Systematic review and meta-analysis.*J Clin Psychopharmacol*. 20: 84-89.

Pronk, N.P.（2000）. Economic Aspects of Obesity: A managed care perspective. Minneapolis, Minn.: HealthPartners Center for Health Promotion and HealthPartners Research Foundation.

Radda, G.（2001）. *Review of Autism Research. Epidemiology and Causes*. Medical Research Council, London.

Rasmussen, H.（1975）. Medical education: revolution or reaction. Phros, 38: 53-59.

Rossetti, L.（1990）. *The Rossetti Infant-Toddler Language Scale*. LinguiSystems Inc., East Moline, IL.

Satcher, D.（2000）. Healthy People 2010. Washington, D.C.: U.S. department of Health and Human Services.

Schopler, E., Reichler, R. & Renner, B.（1988）. *The Childhood Autism Rating Scale（CARS）*. Western Psychological Services, Los Angeles.

Shaffer, R.J., Tuchman, R.F., Jacokes, L.E., et al.,（1999）. Interactive metronome: effect on motor control, concentration, control of aggression, and learning in children with attention-deficit/hyperactivity disorder. *Presented at the Interdisciplinary Council on Developmental and Learning Disorders*, Third Annual International Conference on Autism and Disorders of Relating and Communicating. McLean, VA.

Shi, B. P., Bu, H.D. & Lin, L.Y.（1992）. A clinical study on acupuncture treatment of pediatric cerebral palsy.*J. Tradit Chin Med*. 12（1）: 45-51.

Siev-Ner, I., Gamus, D., Lerner-Geva, L. & Achiron, A.（2003）. Reflexology treatment relieves symtoms of multiple sclerosis: a randomized controlled study. *Multiple Sclerosis*. 9: 356-361.

Silva, L. & Cignolini, A.（2005）. A medical Qigong methodology for early intervention in autism spectrum disorders: a case series. *The American Journal of Chinese Medicine*. 33（2）, 315-327.

Starfield, B. (2000). Is U.S. Health Reality the Best in the World?. Journal of the American Medical Association. Vol. 284 (4).

Starfiled. B. (1998). Primary Care, Balancing Health Needs, Services and Technology. Oxford University press, New York. N. Y.

Stubberfield, T.G., Wray, J.A. & Parry, T.S. (1999). Utilization of alternative therapies in attention-deficit hyperactivity disorder. *J. Paediatr Child Health*. 35: 450-453.

Taylor, M.A., Reilly, D., Llewellyn-Jones, R.H., McSharry C. & Aitchison, T.C. (2000). Randomized controlled trial of homeopathy versus placebo in perennial allergic rhinitis with overview of four trial series. *BMJ*. 321: 471-476.

Wainapel, S.F., Thomas, A.D., & Kahan, B.S. (1998). Use of alternative therapies in rehabilitation outpatients. *Arch Phys. Med. Rehabi*. 79: 1003-1005.

Wakefield, A. J., Murch, S. H., Anthony, A., Linnel, J., Casson, D.M. et al., (1998). Ileal-lymphoid-nodular hyperplasia, non-specific colitis, and pervasive developmental disorder in children. Lancet, 351: 637-641.

Wang, C., Xue, D. & Qian, Y. (1990). The beneficial effect of Qigong on the hypertension incorporated with coronary heart disease. In: *Proceedings from the Third International Symposium on Qigong in Shanghai, China*. Shanghai.

Waring, R., Ngong, J., Klovrza, L., Green, S., Sharp, H. (1997). Biochemical parameters in autistic children. *Dev Brain Dysfunct*. 10: 43.

Weil, A. (2004). Health and Healing. Boston: Houghton Mifflin.

Weingart, S.N. Wilson, R.M. Gibbard, R.W. & Hernson, R. (2000). Epidemiology and Medical Error. British Medical Journal. 3201: 774-777.

Weiser M., Strosser W. & Klein, P. (1998). Homeopathic vs. conventional treatment of vertigo: A randomized double-blind controlled clinical study. *Arch Otolaryngol Head Neck Surg*. 124: 879-895.

Wetzel, M.S. Eisenberg, D, M. & Kaptchuk, T.J. (1998). Courses involving complementary and alternative medicine at US medical schools. *JAMA*. 280 (9). 784-787.

Winslow, R. (2001). New Heart Stents Deliver Drugs to Blockage Site. Wall Street Journal. Jan. 12, 2001.

Xue, S. & Hao, J. G. (2009). The use of complementary and alternative therapies by the allied health professionals. (to be submitted for publication 2009).

Xue, S. & Hao, J. G. & de Schepper, L. (2009). Homeopathic treatment of spasmodic dysphonia. A clinical case report. Homeopathy 98. 56–59.

Yoffee, L (2002). Resenosis: Drug-coated Stents Prevent Blockages in the Long Term Heart Disease Weekly, Apr. 28, 2002.

Zhanjun, Z. (1989). Efficacy of acupuncture in the treatment of post-stroke aphasia. *J. of Traditional Chinese Medicine*. 9 (2): 87–89.

Zimmerman, I., Steiner, B. and Pond, R. (1992). *Preschool Language Scale*, Third Edition (PLS-3). The Psychological Corporation, San Antonio, Texas.

# 第四章

Achterberg, Jeanne. Imagery in Healing. Boston, Mass.: New Science Library, 1985.

Achterberg, Jeanne. "Mind and Medicine: The Role of Imagery in Healing." ASPR Newsletter 14/1988.

Abram, David. The Spell of the Sensuous: Perception and Language in a More-Than-Human World. New York: Vintage Books, 1996.

Allen, Sarah. The Shape of the Turtle: Myth, Art and Cosmos in Early China. Albany: State University of New York Press, 1991.

Allan, Sarah. The Way of Water and Sprouts of Virtue. Albany: State University of New York Press, 1997.

Baizi quanshu (A Compendium of the Writings of the 100 Masters). 8 volumes. Shanghai: Zhejiang Renmin Chubanshe, 1991.

Bamford, Christopher, ed. Homage to Pythagoras: Rediscovering Sacred Science. Herndon: Lindisfarne Press, 1994.

Bartenieff, Irmgard. Body Movement: Coping with the Environment. New York: Gordon and Breach, 1980.

Becker, Robert O. Cross Currents: The Perils of Electropollution, the Promise of Electromedicine. Los Angeles: Jeremy Tarcher, 1990.

Birrell, Anne. Chinese Mythology: An Introduction. Baltimore: Johns Hopkins University Press,

1993.

Benveniste, : Human basophil degranulation triggered by very dilute antiserum against IgE; INSERM U200, University de Paris, Nature Vol333; 30 June, 1988.

Both, G. (1987). Zur prophlaxe und therapie des metritis-mastitis-agalactie (MMA) complexes des schweines mit biologischen arzneimitteln. Biologische Tiermedizin, 4: 39.

Bradford, T.L. (1900). The logic of Figures or Comparative Results of Homeopathic and Other Treatments. Philadeplhia: Boericke and Tafel.

Casanova, P., Gerard, R., (1992). Dilan de 3 annees d'estudes randomisees multicuentriques Oscillococcinum/placebo. Oscillococcinum-rassegna della letterature internationale. Milan: Laboratories Boiron; 11–16.

Castiglioni, A. (1934). Neo-Hippocratic Tendency of Contemporary Medical Thought. Medical Life, XLI, No.3, 115–146.

Coulter, H. (1994). Divided Legacy: A History of the Schism in Medical Thought. Volume 1. The Patterns Emerge: Hippocrates to Paracelsus. Washington, D.C.: Center for Empirical Medicine.

Dubos, R. (1990). Mirage of Health. New Brunswick, New Jersey: Rutgers University Press.

Eid, P., Felisi, E., Sideri, M. (1993). Applicability of homeopathic Caulophyllum thalictroides during labour. British Homeopathic Journal. 82: 245.

Eid, P., Felisi, E., Sideri, M. (1994). Super-lacebo ou action pharmacologique? Une etude en double aveugle, randomisée avec un remède homéopathique (Caulophyllum Thalictroudes) dans le travail de l'accouchement. Proc. V Congr. O.M.H.I., Paris, 20–23.

Ferley, J.P., Zmirou, D., D'Admehar, D., et al., (1989). A controlled evaluation of a homeopathic preparation in the treatment of influenza-like syndrome. British Journal of Clinical Pharmacology, March, 27: 329-35.

Fisher, A., Greenwood, E.C., Huskisson, et al., (1989). Effect of homeopathic treatment on fibrositis. British Medical Journal, 299: 365–66.

Fruehauf, H. (1999). Chinese Medicine in Crisis: Science, Politics, and the Making of TCM. California Journal of Oriental Medicine. 10 (2): 26–29.

Gaucher C, Jeulin D, Peycru P, Pla A, Amengual C. (1993). Cholera and homeopathic medicine: The Peruvian experience. Br Homeopathic J 1993; 82: 155–163.

Gibson, R.G., Gibson, S.L.M., Mac Neil, A.D., Buchanan, W. Watson (1980). Homeopathic therapy in rheumatoid arthritis: Evaluation by double-blind clinical therapeutic trial. Brit. J. Clin. Pharmac. 9: 453.

Havlvorson, G. & Isham, G. (2003). Epidemic of Care. San Francisco: Jossey-Bass.

Jacobs, J., Jonas, W, Jimenez-Perez, M., Crothers, D. (1994). Homeopathy for childhood diarrhea: combined results and meta-analysis from three randomized, controlled clinical trials. Pediatric Infectious Disease Journal. 22 (3): 229-234, March 2003.

Jonas, W.B. & Jacobs, J. (1996). Healing with Homeopathy: The Doctors' Guide. New York: Warner Books, Inc.

Jung, C. (1989). The Psychogenesis of Mental Disease; Volume 3 of the Collected Works of C. Jung. Bollinger Series XX, Princeton University Press, USA.

Jung, C. (1968). Analytical Psychology. Its Practice and Theory: The Tavistock Lectures. Vintage Books Division of Random House, New York.

Kleijnen, J., Knipschild, P., and Rieter, G. (1991). Clinical trials of homeopathy. British Medical Journal, 302: 316-23.

Linde, K. & Jonas, W. (1997). Are the clinical effects of homeopathy placebo effects? A meta-analysis of placebo controlled trials. Lancet, September 20, 350, 834: 43.

Papp, R., Schuback, G., Beck, E., et al. (1998). Oscillococcinum in Patients with Influenza-like syndromes: a placebo controlled double-blind evaluation. British Homeopathic Journal, April, 87: 69-76.

Rastogi, D.P., Single, V., Dey, S.K. et al., (1993). Research studies in HIV infection with homeopathic treatment. CCRH Q Bull. 15: 1-6.

Reilly, D.T., et al. (1986). Is homeopathy a placebo response? Controlled trial of homeopathic potency, with pollen in hayfever as model. Lancet, ii (8512): 881-85.

Reilly, D., Taylor, M.A., Beattie, NG.M., et al. (1994). Is evidence for homeopathy reproducible? Lancet, 344: 1601-1606.

Taylor, M.A., Reiley, D., Lyewellyn-Jones, R.H., McSharry, C., and Aitchison, T.C. (2000). Randomized controlled trial of homeopathy versus placebo in perennial allergie rhinitis with overview of four trial series. Br. Me. J. 321: 471.

Ullman, D. (1996). The Consumer's Guide to Homeopathy. Berkeley, Calif.: Homeopathic Education Services.

Vickers, A. J. & Smith, C.（2000）. Homeopathic Oscillococcinum for preventing and treating influenza and influenza-like syndromes. Cochrane. Database. Syst. Rev., CD 001957.

Weisenauer, M., Hassler, S., and Gaus, W.（1983）. Pollinosis Therapie mit Galphimia glauca. Fortschritte der Medizin, 101: 811–14.

Weisenauer, M., and Gaus, W.（1985）. Double-blind trial comparing the effectiveness of the homeopathic preparation Galphimia potentisation D6, galphimia dilution 10-6 and placebo on pollinosis. Arzneimittel Forschung/Drug Research, 35: 1745–47.

Weisenauer, M., and Gaus, W.（1991）. Wirksamkeitsnachweis eines Homoopathikums bei chronischer Polyarthritis eine randomisierte Doppelblindstudie bei niedergelassenen Ärzten. Aktuelle Rheumatologie, 16: 1–9.

Weisenauer, M., and Ludtke, R.（1995）. The treatment of pollinosis with Galphimia glauca D4 a randomized placebo controlled clinical trial. Phytomedicine, 2: 3–6.

Weisenauer, M., and Ludtke, R.（1996）. A meta-analysis of homeopathic treatment of pollinosis with Galphimia glauca. Forschung Komplementärmedizin, 3: 230–34.

Williamson, A. V., Mackie, W.L., Crawford, W.J., Rennie, B.（1991）. A study using Sepia 200c given prophylactically postpartum to prevent anoestrus problems in the dairy cow. British Homeopathic Journal. 80: 149.

# 第五章

## 传统藏医学

Lobsang Tsultrim Tsona & Tenzin Dakpa: *Fundamentals of Tibetan Medicine*, Men-Tsee-Khang, Dharamsala, 2001

Rohrer, A. & Qusar, N.: Comparative Paradigms of Homoeopathy and Tibetan Medicine, Journal of Tibetan Medical & Astrological Institute of H.H. the Dalai Lama, vol I, no 2, 1995

Sangye Gyamtso: *The Blue Beryl*-Tibetan Medical Paintings, H. N. Abrams, Inc.Publishers, NY, 1992

Yeshi Donden: *Health trough Balance. An introduction to Tibetan Medicine*, Motilal Banarsidass

Publishers, Delhi, 2000

Yuthok Yonten Gonpo: *The Root Tantra and The Explanatory Tantra from the Secret Quintessential Instruccions on the Eight Branches of the Ambrosia Essence Tantra*, Men-Tsee-Khang Publications, Dharamsala, 2nd Edition, 2011

Yuthok Yonten Gompo: *The Subsequent Tantra from the Secret Quintessential Instructions on the Eight Branches of the Ambrosia Essence Tantra*, Men-Tsee-Khang Publications, Dharamsala, 2011

## 和疗医学参考文献

Boericke, W.: *Pocket Manual of Homoeopathic Materia Medica*, Boericke & Runyon, Philadelphia, 1927

Hahnemann, S.: *Organon of Medicine*, 6th Edition, trad. Dr. J. Kunzli, Victor Gollancz LTD, London, 1986

Hahnemann, S.: *Doctrine Homoeopathique ou Organon de l'art de guérir*, 6ème edition, trad. Dr. Pierre Schmidt, éditions J.B. Baillière-Ed. Similia, Paris, 1982

Hahnemann, S.: *The Lesser Writings*, B. Jain Publishers, Delhi, 1984

Hope, R.A. et al.: *Oxford Handbook of Clinical Medicine*, Oxford University Press, 1993

Kanjilal, J.N.: *Repertorization. How to utilize symptoms of the case for finding out the similimum with the help of repertory*, B. Jain Publishers (P) Ltd, Delhi, 1995

Kent, J.T.: *Lectures on Homoeopathic Philosophy*, Examiner Printing House, Lancaster, 1900

Kent, J.T.: *Final General Repertory of the Materia Medica*, National Homoeopathic Pharmacy, Delhi, 1982

Ortega, P.S.: *Apuntes sobre los miasmas o enfermedades crónicas de Hahnemann*, Editorial Albatros, Buenos Aires, 1983

Ortega, P.S.: *Introducción a la Medicina Homeopática*, Novarte, México, 1992

Solano de Luque, F.: *Observaciones sobre el pulso*, Imprenta Real, Madrid, 1787

Surós, J.: *Semiología médica y técnica exploratoria*, Salvat Editores, Barcelona, 1978

Weir, J.: *Homoeopathy. An explanation of its principles*. A lecture given at the Royal Society of Medicine, London, 26th July, 1932

## 第六章

Albion Research Notes. Implications of the 'other half' of a mineral compound. 2000 and 2002；9（3）：1-5

Albion Research Notes. Frequently Asked Questions. www.albionlabs.com July 19，2002

Allen LH，Wood RJ. Calcium and Phosphorus. In Modern Nutrition in Health and Disease，8th ed. Lea and Febiger，Phil.，1994：144-163

Afghani A，Johnson CA. Resting blood pressure and bone mineral content are inversely related in overweight and obese Hispanic women. Am J Hypertens. 2006；19（3）：286-292

American Naturopathic Medical Association Code of Ethics. ANMA，Las Vegas，1996

An Overview of Vitamin E Efficacy. VERIS Research Information Service，November 1998

Anagisawa KY，Rendon-Angeles JC，Shizawa NI，Ishi SO. Topotaxial replacement of chlorapatite by hydroxy during hydrothermal ion exchange. Am Mineralogist 1999；84：1861-1869

Andlid TA，Veide J，Sandberg AS. Metabolism of extracellular inositol hexaphosphate（phytate）by Saccharomyces cerevisiae. Int J. Food Microbiology. 2004；97（2）：157-169

Asherio A，Willett WC. Health effects of trans fatty acids. Am J Clin Nutr，1997；66：1006S-1010S

Avery SV，Howlett NG，Radice S. Copper toxicity towards Saccharomyces cerevisiae: dependence on plasma fatty acid composition. Apple Enviton Microbiol 1996；62（11）：3960-3966

Avocados rise to the top. Nutr Week，2001；31（24）：7

Badmaev V，Prakash S，Majeed M. Vanadium: a review of its potential role in the fight against diabetes. J Altern Complement Med. 1999；5（3）：273-291

Balch JF，Balch PA. Prescription for a Nutritional Healing，2nd ed. Avery Publishing，Garden City Park（NY），1997

Barrett S，Herbert V. Fads，Frauds，and Quackery. In Modern Nutrition in Health and Disease，9th ed. Williams and Wilkins，1999：1793-1810

Bauerenfeind JC. Nutrification of foods. In Modern Nutrition in Health and Disease，8th ed. Lea and Febiger，Phil.，1994：1579-1592

Bazzarre TL，Hopkins RG，Wu SM，Murdoch SD. Chronic disease risk factors in vitamin/mineral supplement users and nonusers in a farm population. J Am Coll Nutr，1991；10（3）：247-257

Ben Amotz；van het Hof KH，Gartner C，Wiersma A，Tijburg LB，Westrate JA. Comparison of the bioavailability of natural palm oil carotenoid and synthetic beta-carotene in humans. J Agric Food Chem, 1999; 47（4）: 1582-1586

Bowen HT, Omaye ST. Oxidative changes associated with beta-carotene and alpha-tocopherol enrichment of human low-density lipoproteins. J Am Coll Nutr. 1998; 17（2）: 171-179

Beers MH, Berkow R, eds. The Merck Manual of Diagnosis and Therapy, 17th ed. Merck Research Laboratories, Whitehouse Station（NJ）, 1999

Beloosesky, Y, Grinblat J, Weiss A, Grosman B, Gafter U, Chagnac A. Electrolyte disorders following oral sodium phosphate administration for bowel cleansing in elderly patients. Arch Intern Med. 2003; 163（7）: 803-808

Ben-Amotz A, et al. Effect of natural beta-carotene supplementation in children exposed to radiation from the Chernobyl accident. Radiat Environ Biophysics 1998; 37: 187-193

Biotechnology in the Feed Industry. Nottingham Press, UK, 1995: 257-267

Booth SL, Pennington JA, Sadowski JA. Dihydro-vitamin K1: primary food sources and estimated dietary intakes in the American diet. Lipids, 1996; 31: 715-720

Booth SL, Pennington JA, Sadowski JA. Food sources and dietary intakes of vitamin K-1( phylloquinone) in the American diet: data from the FDA Total Diet Study. J Am Diet Assoc, 1996; 96（2）: 149-154

Brattstrom L. Vitamins as homocysteine-lowering agents: A mini review. Presentation at The Experimental Biology 1995 AIN Colloquium, April 13, 1995, Atlanta Georgia

Buchman A. Mangenese. In Modern Nutrition in Health and Disease, 10th ed. Lippincott William and Wilkins, Phil, 2006: 326-331

Budvari S, et al editors. The Merck Index: An encyclopedia of Chemicals, Drugs, and Biologicals, 12th ed. Merck Research Laboratories, Whitehouse Station（NJ）, 1996

Burr-Madsen A. Gateways College of Natural Therapies, Module 1. Gateway College, Shingle Springs（CA）, 1996

Burton GW, et al. Human plasma and tissue alpha-tocopherol concentrations in response to supplementation with deuterated natural and synthetic vitamin E. Am J Clin Nutr, 1998; 67（4）: 669-684

Burger S. Vitamins and Minerals for Health. Wild Rose College of Natural Healing, Calgary, 1988

Burr-Madsen A. Natural Therapies, Module 1. Gateways College, Shingle Springs（CA）, 1996

Cabbage, raw. USDA National Nutrient Database for Standard Reference, Release 18, 2005

Cervantes-Lauren D, McElvaney NG, Moss J. Niacin. In Modern Nutrition in Health and Disease,

9th ed. Williams and Wilkins, Balt., 1999: 401-411

Chick H. Rat study comparing fortified white flour to wholegrain flour (as described in Murray RP. Natural vs. Synthetic. Mark R. Anderson, 1995: A3). Lancet, 1940; 2: 511-512

Chromium picolinate, rev. 6/96B. BLI website, July 16, 2002

Chu YF, Sun J, Wu X, Liu RH. Antioxidant and antiproliferative activities of common vegetables. J Agric Food Chem. 2002; 50 (23): 6910-6916

City of Lubbock. www.solidwaste.ci.lubbock.tx.us/hhw/hhw.htm 7/18/02

Cunnane SC. Zinc: Clinical and Biochemical Significance. CRC Press, Boca Raton (FL), 1988

Cordingley EW. Principles and Practices of Naturopathy. Reprint by Health Research, Mokelumne Hill (CA), written 1924

Cronquist A. Plantae. In Synopsis and Classification of Living Organsims, Vol1. McGraw-Hill, NY, 1982: 57

Crook W. The Yeast Connection: A Medical Breakthrough, 3rd ed. Professional Books, Jackson, TN; 1986

DeCava JA. The Real Truth About Vitamins and Antioxidants. A Printery, Centerfield (MA), 1997

DeCava, J. The Lee Philosophy-Part II. Nutrition News and Views 2003; 7 (1): 1-6

Depaola DP, Faine MP, Palmer CA. Nutrition in Relation to Dental Medicine. Modern Nutrition in Health and Disease, 9th ed. Williams and Wilkins, 1999: 1099-1124

Dietary guidelines in The Weston A. Price Foundation brochure. Weston A. Price Foundation, Washington, 1999

DiTomaso JM. Yellow starthistle: chemical control. Proceedings of the CalEPPC Symposium, 1996, as updated 5/2/02

El-Bayoumy K, Richie JP Jr, Boyiri T, Komninou D, Prokopczyk B, Trushin N, Kleinman W, Cox J, Pittman B, Colosimo S. Influence of Selenium-Enriched Yeast Supplementation on Biomarkers of Oxidative Damage and Hormone Status in Healthy Adult Males: A Clinical Pilot Study. Cancer Epidemiol Biomarkers Prev. 2002; 11: 1459-1465

Elvehjem C. Chick study comparing Goldberg diet (as described in Murray RP. Natural vs. Synthetic. Mark R. Anderson, 1995: A4). J Am Diet Assoc, 1940; 16 (7): 654

Ensminger AH, et al. Food and Nutrition Encyclopedia, 2nd ed. CRC Press, New York, 1993

Ensminger AH, et al. Food and Nutrition Encyclopedia, 2nd ed. CRC Press, New York, 1993

Erdman JW, Poneros-Schneir AG. Factors affecting the nutritive value in processed foods. In Modern Nutrition in Health and Disease, 8th ed. Lea and Febiger, Phil., 1994: 1569-1578

Fairbanks VF. Iron in Medicine and Nutrition. In Modern Nutrition in Health and Disease, 8th ed. Lea and Febiger, Phil., 1994: 185-213

Farrel PM, Robert RJ. Vitamin E. In Modern Nutrition in Health and Disease, 8th ed. Lea and Febiger, Phil.; 1994: 326-341

Fioravanti L, Miodini P, Cappelletti V, DiFronzo G. Synthetic analogs of vitamin D3 have inhibitory effects on breast cancer cell lines. Anticancer Res, 1998; 18: 1703-1708

Fowkes SW. Antioxidants and reduction. Smart life News, 2000; 7 (9): 6-8

Gehman JM. From the Office of the President: Pseudo-Group Once Again Misleading the Naturopathic Field. Official Bulletin ANA, January 25, 1948: 7-8

Ghebremeskel K, Crawford MA. Nutrition and health in relation to food production and processing. Nutr Health, 1994; 9 (4): 237-253

Greene HL and Moran JR. The Gastrointestinal Tract: Regulation of Nutrient Absorption. In Modern Nutrition in Health and Disease, 8th ed. Lea and Febiger, Phil., 1994: 549-568

Gruenwald et al editors. PDR for Herbal Medicines, 2nd ed. Medical Economics Company. Montvale (NJ) 2000

Guralnik DB. Webster's New World Dictionary, 2nd College Edition, William Collins+World Publishing, New Yord, 1974

Ha SW. Rabbit study comparing yeast and isolated B vitamins (as described in Murray RP. Natural vs. Synthetic. Mark R. Anderson, 1995: A3). Ann Rev Physiol, 1941; 3: 259-282

Hahnemann S. Organon of Medicine. Reprint by B. Jain Publishers, New Delhi (India), originally written 1833 and translated into English by R. Dudgeon, 1893

Halbert SC. Diet and nutrition in primary care from antioxidants to zinc. Primary Care, 1997; 24 (2): 825-843

Hamet P, et al. The evaluation of the scientific evidence for a relationship between calcium and hypertension. J Nutr, 1995; 125: 311S-400S

Hamilton K. Clinical Pearls in Nutrition and Preventive Medicine. ITSevices, 1998

Harrower H. Practical Organotherapy. 3rd ed. W.B. Conkey Co.: Hammond (IN): 31-36, 1921

Hatchcock JN, Rader JI. Food Additives, Contaminants, and Natural Toxins. In Modern Nutrition in

Health and Disease, 9th ed. Williams and Wilkins, 1999: 1835-1860

Haynes W. Chemical Trade Names and Commercial Synonyms, 2nd ed. Van Nostrand Co., New York, 1955

Heaney RP, Dowell MS, Barger-Lux MJ. Absorption of calcium as the carbonate and citrate salts, with some observations on method. Osteoporosis Int, 1999; 9: 19-23

Hendler S, Rorvik D, editors. PDR for Nutritional Supplements. Medical Economics, Montvale (NJ), 2001

Herbert V, Das KC. Folic acid and vitamin B12. In Modern Nutrition in Health and Disease, 8th ed. Lea and Febiger, Phil., 1994: 402-425

Hetzel BS, Clugston GA. Iodine. In Modern Nutrition in Health and Disease, 9th ed. Lea and Febiger, Phil., 1999: 253-264

Himelblau E, et al. Identification of a functional homolog of the yeast copper homeostasis gene ATX1 from Arabidopsis. Plant Physiol 1998; 117 (4): 1227-1234

Hojo Y, Hashimoto I, Miyamoto Y, Kawazoe S, Mizutani T. In vivo toxicity and glutathione, ascorbic acid, and copper level changes induced in mouse liver and kidney by copper (II) gluconate, a nutrient supplement. Yakugaku Zasshi 2000; 120 (3): 311-314

Holick MF. Vitamin D. In Modern Nutrition in Health and Disease, 9th ed. William and Wilkins, Balt., 1999: 329-345

Hornick SB. Factors affecting the nutritional quality of crops. AM J Alternative Ag, 1992; 7 (1-2)

Howell E. Enzyme Nutrition. Avery Publishing, Wayne (NJ), 1985

Huang Y, Chen Y, Tao S. Effect of rhizospheric environment of VA-mycorrhizal plants on forms of Cu, Zn, PB and Cd in polluted soil. Ying Yong Sheng Tai Xye Bao 2000; 11 (3): 431-434

Hui JH. Encyclopedia of Food Science and Technology. John Wiley, New York, 1992

Ishida A, Kanefusa H, Fujita H, Toraya T. Microbiological activities of nucleotide loop-modified analogues of vitamin B12. Arch Microbiol, 1994; 161 (4): 293-299

Jenkins D, Wolever T. Diet factors affecting nutrient absorption and metabolism. In Modern Nutrition in Health and Disease, 8th ed. Lea and Febiger, Phil., 1994: 583-602

Jensen B. Chemnistry of Man. Bernard Jensen, Escondido (CA), 1983

Jenkins DJA, Wolever TMS, and Jenkins AL. Diet Factors Affecting Nutrient Absorption and Metabolism. In Modern Nutrition in Health and Disease, 8th ed. Lea and Febiger, Phil.: 583-602, 1994

Johnson C, Luo B. Comparison of the absorption and excretion of three commercially available sources of vitamin C. J Am Diet Assoc, 1994; 94: 779-781

Knight KB, Keith RE. Effects of oral calcium supplementation via calcium carbonate versus diet on blood pressure and serum calcium in young, normotensive adults. J Opt Nutr, 1994; 3 (4): 152-158

King JC, Keen CL. Zinc. In Modern Nutrition in Health and Disease, 9th ed. Williams and Wilkins, Balt., 1999: 223-239

King JC, Cousins RJ. Zinc. In Modern Nutrition in Health and Disease, 10th ed. Lipponcott Williams and Wilkins, Phil., 2005: 271-285

Kulkarni MV. Healing Through Naturopathy. Reprint by B. Jain Publishers, New Delhi (India), written circa 1930.

Lapinskas PJ, Lin SJ, Culotta VC. The role of Saccharomyces cerevisiae CCC1 gene in the homeostasis of manganese ions. Mol Microbiol 1996; 21 (3): 519-528

Lee R. How and Why Synthetic Poisons Sold as Imitations of Natural Foods and Drugs? 1948

Levander OA, Burk RF. Selenium. In Modern Nutrition in Health and Disease, 8th ed. Lea and Febiger, Phil., 1994: 242-263

Levine M, et al. Vitamin C. In Present Knowledge in Nutrition, 7th ed. ILSI Press, Washington, 1996: 146-159

Lucock M. Is folic acid the ultimate functional food component for disease prevention? BMJ, 2004; 328: 211-214

Lust, Benedict N.D. A Report on Conditions in California. The Naturopath, May 1923, pp. 250-251

Lust, Benedict. The Fight is on in California. The Official Naturopath and Herald of Health, September 1934, p. 270

Macrae R, Robson RK, Sadler MJ. Encyclopedia of Food Science and Nutrition. Academic Press, New York, 1993

Mangels AR, et al. The bioavailability to humans of ascorbic acid from oranges, orange juice and cooked broccoli is similar to that of synthetic ascorbic acid. J Nutr, 1993; 123 (6): 1054-1061

McCormick DB, Riboflavin. In Modern Nutrition in Health and Disease, 9th ed. William and Wilkins, Balt., 1999: 391-399

McCormick DB, Riboflavin. In Modern Nutrition in Health and Disease, 8th ed. Lea and Febiger, Phil., 1994: 366-375

Mervyn L. The B Vitamins. Thorsons, Wellingborough (UK), 1981

Milne L, Milne M. The Arena of Life: The Dynamics of Ecology. Natural History Press, Garden City (NJ), 1972

Miyamoto K, Murayama E, Ochi K, Watanabe H, Kubodera N. Synthetic studies of vitamin D analogues. XIV. Synthesis and calcium regulating activity of vitamin D3 analogues bearing a hydroxlkoxy group at the 2 beta-position. Chem Pharm Bull, 1993; 41 (6): 1111-1113

Murray RP. Anderson MR Natural vs. Synthetic. Mark R. Anderson, 1995: A1-2

Nakano H, McMahon LG, Gregory JF. Pyridoxine-5'-beta-glucoside exhibits incomplete bioavailability as a source of vitamin B-6 and partially inhibits the utilization of co-ingested pyridoxine in humans. J Nutr, 1997; 127 (8): 1508-1513

Nielsen F. Ultratrace Minerals. In Modern Nutrition in Health and Disease, 8th ed. Lea and Febiger, Phil., 1994: 269-286

Nielsen F. Chromium. In Modern Nutrition in Health and Disease, 8th ed. Lea and Febiger, Phil., 1994: 264-268

Olson R.E. Vitamin K. In Modern Nutrition in Health and Disease, 9th ed. Williams and Wilkins, Balt., 1999: 363-380

ORAC Test by Brunswick Laboratories, Wareham (MA), February 2006

Orlov SN, Li JM, Tremblay J, Hamet P. Genes of intracellular calcium metabolism and blood pressure control in primary hypertension. Semin Nephrol. 1995 Nov; 15 (6): 569-592

Organic tomatoes, vitamin C, and calcium. Nutr Week, 1998; 28 (24): 7

Osborne G, et al. Evidence for the relationship of calcium to blood pressure. Nutr Reviews, 1996; 54(12): 365-381

Paolini M, Abdel-Rahman SZ, Sapone A, Pedulli GF, Perocco P, Cantelli-Forti G, Legator MS. Beta-carotene: a cancer chemopreventive agent or a co-carcinogen? Mutat Res. 2003; 543 (3): 195-200

Patrick L. Beta-carotene: the controversy continues. Altern Med Rev. 2005; 5 (6): 530-45

Patrick J. What most people don't know about vitamin C. The Alacer Health Report, Foothill Ranch (CA), 1994

Physician's Desk Reference, 53rd ed. Medical Economics, Montvale (NJ), 1999

Rouhi AM. Escorting metal ions: protein chaperone protects, guides, copper ions in transit. Chem Eng News 1999; 11: 34-35

Research Breakthroughs. USA Weekend, November 15-17, 2002

Ross AC. Vitamin A and retinoids. In Modern Nutrition in Health and Disease, 10th ed. William and Wilkins, Phil. 2006: 351-375

Rice bran, crude. USDA National Nutrient Database for Standard Reference. Release 18, 2005

Rude R.K., Shils M.E. Magnesium. In Modern Nutrition in Health and Disease. 10th ed. Lippincott William and Wilkins, Phil, 2006: 223-247

Schlagheck TG, et al. Olestra's effect on vitamin D and E in humans can be offset by increasing dietary levels of these vitamins. J Nutr, 1997; 127 (8): 1666S-1685S

Schroeder HA. The Trace Elements and Man. Devin-Adair, New Greenwich (CT), 1973

Schumann K, et al. Bioavailability of oral vitamins, minerals, and trace minerals in perspective. Arzneimittelforshcung 1997; 47 (4): 369-380

Sebastian J, et al. Vitamin C as an antioxidant: evaluation of its role in disease prevention. J Am Coll Nutr, 2003; 22 (1): 18-35

Shapes SA, Schlussel YR, Cifuentes M. Drug-Nutrient Interactions That Aggect Mineral Status. In Handbook of Drug-Nutrient Interactions. Humana Press, Totowa (NJ), 2004: 301-328

Shils M. Magnesium. In Modern Nutrition in Health and Disease, 8th ed. Lea and Febiger. Phil., 1994: 164-184

Shils M, et al, editors. Modern Nutrition in Health and Disease, 8th ed. Lea and Febiger, Phil., 1994

Shils M, et al, editors. Modern Nutrition in Health and Disease, 9th ed. Williams and Wilkins, Balt., 1999

Sinatra S. Consumer Alert: Don't Touch this Button, 2003: 34-35

Smith BL. Organic foods vs. supermarket foods: J Applied Nutr, 1993; 45 (1) 35-39

Spitler H.R. Basic Naturopathy: A Textbook. American Naturopathic Association. Washington (DC), circa 1951

Stepp W, Kuhnau J. Schroeder J. The vitamins and their clinical applications (as described in Murray RP. Natural vs. Synthetic. Mark R. Anderson, 1995: A2). Ferdinand Enke, Stuttgart, Germany 1936.

Stoecker B.J. Chromium. In Modern Nutrition in Health and Disease, 10th ed. Lippincott Williams and Wilkins, Phil., 2005: 332-337

Supplee G, Ansbacher S, Bender R, Flinigan G. Reports on prevention of rickets in chickens and children using natural and USP forms of vitamin D (as described in Murray RP. Natural vs. Synthetic. Mark R. Anderson, 1995: A6). J Biol Chem, 1936; 1 (107) 957

Tandler B, Krhenbul S, Brass EP. Unusual mitochondria in the hepatocytes of rats treated with a vitamin B12 analogue. Anat Rec, 1991; 231 (1): 1-6

Tilden JH. Toxemia Explained. Reprint by Life Science Institute, Manchaca (TX), written circa 1926

Traber MG. Vitamin E. In Modern Nutrition in Health and Disease, 9th ed. Williams and Wilkins, 1999: 347-362

Traber MG, Elsner A, Brigelius-Flohe R. Synthetic as compared with natural vitamin E is preferentially excreted as alpha-CEHC in human urine: studies using deuterated alpha-tocopherol acetates. FESB Letters, 1998; 437: 145-148

Thiel R. and Fowkes S. W. Down syndrome and thyroid dysfunction: Should nutritional support be the first-line treatment? Medical Hypotheses, 2007; 69: 809-815

Thiel R. Efficacy of Glandulars and Herbs: The Result of 945 Cases. In translation, 2007

Thiel R. Might disorders of calcium cause or contribute to myoclonic seizures? Medical Hypotheses, 2006; 66 (5): 969-974

Thiel R. ORP Study on Durham-produced Food Vitamin C for Food Research LLC. Doctors' Research Inc., Arroyo Grande (CA), February 17, 2006

Thiel R, Fowkes S. Can cognitive deterioration associated with Down syndrome be reduced? Med Hypo, 2005; 64 (3): 524-532

Thiel R. Vitamin D, rickets, and mainstream experts. Int J Naturopahy, 2003; 2 (1): 15-19

Thiel RJ. The truth about vitamins in supplements. ANMA Monitor, 2003; 6 (2): 6-14

Thiel R. Effects of natural interventions on attention-deficit disorder and attention-deficit hyperactive disorder. Townsend Letter for Doctors, 2000; 201: 93-97

Thiel R. Combining Old and New: Naturopathy for the 21st Century. Whitman Publications, Warsaw (IN), 2000

Thiel R. Natural vitamins may be superior to synthetic ones. Med Hypo 2000 55 (6): 461-469

Thiel RJ. Mineral salts are for plants, food complexed minerals are for humans. ANMA Monitor 1999; 3 (2): 5-10

Thiel R. Musculoskeletal pain relief for people with arthritis, lupus, and fibromyalgia. Townsend Letter for Doctors, 1999; 193/194: 136-138

Thiel R. Natural interventions for migraine sufferers. ANMA Monitor, 1998; 2（3）: 5-9

Thiel R. Natural Interventions for People with Fibromyalgia. IATS Quarterly 2（6）: 1, 1997

Thiel R. Chronic fatigue assessment and intervention: the result of 101 cases. ANMA and AANC Journal, 1996; 1（3）: 17-19

Timon S. Mineral Logic: Understanding the Mineral Transport System. Advanced Nutrition Research: Ellicottville（NY）, 1985

Turnland JR. Bioavailability of dietary minerals to humans: the stable isotope approach. Crit Rev Food Sci Nutr 1991; 30（4）: 387-396

Turnland JR. Copper. In Modern Nutrition in Health and Disease, 8th ed. Lea and Febiger, Phil., 1994: 231-241

Verhoef P. Homocysteine metabolism and risk of myocardial infarction: Relation with vitamin B6, B12, and Folate. Am J. Epidemiol 1996; 143（9）: 845-859

Vithoukas G. The Science of Homeopathy. Grove Press, New York, 1980

Vitamin-Mineral Manufacturing Guide: Nutrient Empowerment, volume 1. Nutrition Resource, Lakeport（CA）, 1986

Wallace RA. Biology: The World of Life, 6th ed. Harper Collins, New York, 1992

Warner FJ. Nutrition and Down syndrome. Presentation at the Third Annual Convention of the California State Naturopathic Medical Association, Buena Park, February 11, 2001

Weaver CM, Heaney R. Calcium. In Modern Nutrition in Health and Disease, 10th ed. Lippincott Williams and Wilkins, Phil., 2006: 194-210

Wendell P. Naturopathic Farmocopeia-Naturopathic Physician's Guide. Paul Wendell, New York, 1950

Whitaker J. Minerals, part1: Cut your cancer risk with selesium. Health and Healing, 1999; 9（4）: 6-8

Whitney EN, Hamilton EMN. Understanding Nutriton, 4th ed. West Publishing, New York, 1987

Williams D. ORAC values for fruits and vegetables. Alternatives, 1999; 7（22）: 171

Williams AW, Erdman JW. Food processing: nutrition, safety, and quality balances. In Modern Nutrition in Health and Disease, 9th ed. William and Wilkins, Balt., 1999: 1813-1821

Witherton S. Naturopathy a Half Century. ANMA Monitor, 1998; 2（3）: 14-15

Whitney EN, Rolfes SR. Understanding Nutrition, 7th ed. West Publishing, St. Paul, 1996

Whitney EN, Rolfes SR. Understanding Nutrition, 4th ed. West Publishing, New York, 1987

Williams AW, Erdman JW. Food Processing: Nutrition, Safety, and QualityBalance. In Modern

Nutrition in Health and Disease, 9th ed. William and Wilkins, 1999: 1813-1821

Wi'snicka R, Krzepiko A, Krawiec Z, Bili'nski T. Protective role of superoxide dismutase in iron toxicity in yeast. Biochem Mol Biol Int 1998; 44（3）: 635-641

Wood R.J., Ronnenberg A.G. Iron. In Modern Nutrition in Health and Disease, 10th ed. Lippincott William and Wilkins, Phil., 2006: 248-270

Yamamoto ME., et al. Lack of blood pressure effect with calcium and magnesium supplementation with adults with high-normal blood pressure results from phase I of the Trails of Hypertension and Prevention（TOHP）. Ann Epidem, 1995; 5: 96-107

Zvenia B. Historic overview of the profession of naturopathy. ANMA Monitor, 1997; 1（1）: 12-13

## 第七章

邬焜.《梨俱吠陀》中关于宇宙、食物自生性的过程论思想［J］.西北大学学报（哲学社会科学版）2009，7，39（4）: 149-151.

Michael Witzel（2003）, "Vedas and Upaniṣads", in The Blackwell Companion to Hinduism（Editor: Gavin Flood）, Blackwell.

罗艳秋，郑进.藏医学与印度医学源远流长的关系［J］.云南中医学院学报，2007，30（5）: 8-11.

唐鹏琪.印度阿育吠陀医学的哲学思想［J］.南亚研究季刊，2006，4（16）: 84-87.

陈明."八术"与"三俱": 敦煌吐鲁番文书中的印度"生命吠陀"医学理论［J］.自然科学史研究，2003，22（1）: 26-41.

Gopi W. & Deepika G. M. D.the Complete Illustrated Guide to Ayurveda——the Ancient Indian Healing Tradition. Press by Element.

Robert S. & Arnie L. Tao and Dharma——Chinese Medicine and Ayurveda. Lotus Press.

廖育群.阿育吠陀-印度的传统医学［M］.沈阳: 辽宁教育出版社，2002，7.

孙景风、郭元兴（合译）.西藏传本印度古代医经［M］.上海：上海市卫生局印行，1957，5.

穆罕默德·哈施米普.亚洲的两种传统医学基本原理比较［J］.环球中医药，2010，3（1）：42-44.

周末.印度瑜伽的文化传承与教育研究［D］.北京：中央民族大学，2009.

张子隽.印度传统医学的发展现状［J］.世界中医药，2014，9（5）：654-647.